临床医疗护理常规（2019 年版）

放射科诊疗常规

金征宇　主　编
北京医师协会　组织编写

中国健康传媒集团
中国医药科技出版社

内 容 提 要

本书是放射科医师临床工作规范指南，根据原卫生部《医师定期考核管理办法》的要求，由北京医师协会组织放射科专家、学科带头人及中青年业务骨干共同编写而成，介绍了放射科医师日常工作的基本知识和技能。体例清晰、明确，内容具有基础性、专业性、指导性及可操作性等特点，既是放射科医师应知应会的基本知识和技能的指导用书，也是北京市放射科领域执业医师定期考核业务水平的唯一指定用书。本书适合广大执业医师、在校师生参考学习。

图书在版编目（CIP）数据

放射科诊疗常规／北京医师协会主编. —北京：中国医药科技出版社，2021.5
（临床医疗护理常规：2019年版）
ISBN 978 - 7 - 5214 - 2438 - 6

Ⅰ. ①放… Ⅱ. ①北… Ⅲ. ①放射诊断②放射治疗学 Ⅳ. ①R81

中国版本图书馆 CIP 数据核字（2021）第 077344 号

美术编辑　陈君杞
版式设计　易维鑫

出版　**中国健康传媒集团** | 中国医药科技出版社
地址　北京市海淀区文慧园北路甲 22 号
邮编　100082
电话　发行：010 - 62227427　邮购：010 - 62236938
网址　www. cmstp. com
规格　787 × 1092 mm $\frac{1}{16}$
印张　26 ¼
字数　648 千字
版次　2021 年 5 月第 1 版
印次　2021 年 5 月第 1 次印刷
印刷　三河市万龙印装有限公司
经销　全国各地新华书店
书号　ISBN 978 - 7 - 5214 - 2438 - 6
定价　128.00 元

获取新书信息、投稿、
为图书纠错，请扫码
联系我们。

《放射科诊疗常规（2019 年版）》
编委会

主　　编　金征宇
主　　审　周纯武（中国医学科学院肿瘤医院）
　　　　　张兆琪（首都医科大学附属北京安贞医院）
编　　者（按姓氏笔画排序）
　　　　　于　薇（首都医科大学附属北京安贞医院）
　　　　　于经瀛（北京医院）
　　　　　马　林（中国人民解放军总医院）
　　　　　王志伟（中国医学科学院北京协和医院）
　　　　　王怡宁（中国医学科学院北京协和医院）
　　　　　王振常（首都医科大学附属北京友谊医院）
　　　　　邓　刚（应急总医院）
　　　　　卢　洁（首都医科大学宣武医院）
　　　　　冯　逢（中国医学科学院北京协和医院）
　　　　　吕　滨（中国医学科学院阜外医院）
　　　　　孙应实（北京肿瘤医院）
　　　　　杜静波（北京市大兴区人民医院）
　　　　　李　辉（北京市顺义区医院）
　　　　　宋　伟（中国医学科学院北京协和医院）
　　　　　陈　敏（北京医院）
　　　　　金征宇（中国医学科学院北京协和医院）
　　　　　赵心明（中国医学科学院肿瘤医院）
　　　　　洪　楠（北京大学人民医院）
　　　　　袁新宇（首都儿科研究所附属儿童医院）
　　　　　袁慧书（北京大学第三医院）
　　　　　彭　芸（首都医科大学附属北京儿童医院）
　　　　　蒋　涛（首都医科大学附属北京朝阳医院）
　　　　　曾庆玉（应急总医院）
　　　　　温智勇（北京电力医院）
　　　　　鲜军舫（首都医科大学附属北京同仁医院）
　　　　　薛华丹（中国医学科学院北京协和医院）

《临床医疗护理常规（2019年版）》
编委会

Preface

序 言

　　为适应现代医疗卫生事业的发展需要，及时更新医学知识，北京医师协会2018年10月决定对北京市《临床医疗护理常规（2012年版）》的内容进行补充修订。北京医师协会与北京地区52个专科医师分会组织医学专家和业务骨干，以现代医学理论为指导，致力于促进北京地区医疗质量与患者安全的持续改进和提高。经过有关专科医师分会和专家的共同努力，修编后的《临床医疗护理常规（2019年版）》内容更加丰富，相关知识、技能更加先进，更能满足北京地区临床一线医师的需求。作为北京市各级各类医疗机构医务人员日常医疗护理工作规范，各类专科医师应知应会的基本知识与技能，北京市执业医师定期考核唯一指定用书，《临床医疗护理常规（2019年版）》必将有效地帮助医疗机构提高工作质量，规范医疗行为，维护医务人员合法权益，推动北京地区临床医疗护理工作的持续改进和提高，为实现健康中国的宏伟目标做出积极的贡献。

　　在此，也向积极参与《临床医疗护理常规（2019年版）》修编工作的各位专家和业务骨干表示衷心地感谢。

郭积勇

2019 年 12 月

《临床医疗护理常规（2019 年版）》
修 编 说 明

2012 年 3 月北京医师协会受北京市原卫生局委托，组织北京地区 35 个专科医师分会的医学专家和业务骨干，以现代医学理论为指导，结合北京地区临床实践经验，对《临床医疗护理常规（2002 年版）》进行了认真修编，推出了《临床医疗护理常规（2012 年版）》。

《临床医疗护理常规（2012 年版）》是按照北京医师协会已经成立的各专科医师分会所涉及的医疗专业类别进行编写的。推出 7 年来，对提高各级各类医疗机构医疗质量，规范医护人员医疗行为，保障医务人员及患者安全方面发挥了重要作用。

随着我国医疗卫生事业的快速发展，涌现出许多新的医疗技术手段，北京医师协会的专科医师分会也由 2012 年的 35 个发展到目前的 59 个。为了更好地规范医疗服务行为，适应现代医疗卫生工作的需要，借鉴、吸收国内外先进经验，紧跟医学发展步伐，自 2018 年 10 月开始，北京医师协会组织专科医师分会对《临床医疗护理常规（2012 年版）》有关内容进行补充修编，现共计推出 33 个专科的《临床医疗护理常规（2019 年版）》。《临床医疗护理常规（2019 年版）》凝聚着有关专家和业务骨干的心血，是北京地区临床医疗护理工作的一份宝贵财富。

尚需说明：

1. 关于《临床医疗护理常规（2019 年版）》的修编，内科医师分会、康复医学科医师分会、泌尿外科医师分会、烧伤科医师分会、耳鼻咽喉科医师分会认为本专科技术变化不大，未进行修编。原《儿科诊疗常规》分为《儿内科诊疗常规》和《儿外科诊疗常规》两册。由于北京医师协会近期成立了重症专科医师分会和疼痛专科医师分会，故本次修订增加了《重症医学科诊疗常规》和《疼痛科诊疗常规》。全科医学医师分会提前对《全科医学科诊疗常规》进行了修订，已于 2018 年 7 月出版。老年专科医师分会于 2017 年成立后即出版了本专科的《老年医学诊疗常规》。

2. 为进一步完善北京市医师定期考核工作，保证医师定期考核工作取得实效，修编后的《临床医疗护理常规（2019 年版）》旨在积极配合专科医师制度的建设，各专科分册独立程度高、专业性强，为各专科医师提供了应知应会的基本知识和技能。《临床医疗护理常规（2019 年版）》将成为各专科执业临床医师定期考核业务水平测试的重要内容。

3.《临床医疗护理常规（2019 年版）》的修编仍然是一项基础性工作，目的在于为各级医护人员在临床医疗护理工作中提供应参照的基本程序和方法，以利于临床路径工作的开展，促进医学进展的学术探讨和技术改进。

4. 本次修编仍不含中医专业。

北京医师协会
2019 年 10 月

　　医学影像技术在临床日常的诊疗活动中发挥着极其重要的作用，但是由于仪器设备的配置和人员技术水平的差异，不同医疗机构之间的影像诊断水平存在较大差距。为提高影像技术整体水平，保证影像诊断人员从业规范化，2012 年在北京医师协会的组织下，北京医师协会放射医师分会成功编写并出版了《放射科诊疗常规》。自出版以来，《放射科诊疗常规》成为广大影像工作者日常工作中减少漏诊误诊、规范诊疗行为、提高诊断质量、保障医疗安全的重要指导用书。随着科学技术的进步，近年来，影像诊疗的技术方法和诊断标准也存在着不同程度的发展更新，此次对本书的编修再版将契合影像诊疗的更新和临床的需求。

　　重新修订的《放射科诊疗常规》保留了上一版的篇章架构，分为常用影像学检查技术、常见疾病的影像学诊断、常用介入诊疗技术、放射防护与安全四篇。涵盖了常规 DR、CT、MR 以及介入诊断治疗技术规范操作，全身七大系统临床常见疾患的影像诊疗标准和影像方法的优选，对于常规的 X 线诊断缩减了篇幅，新增已广泛用于临床诊断新技术的介绍。同时，儿科和乳腺疾病也在独立章节较上一版做了更为详细的编写。全书部分影像图片也进行了更换，以保证图片清晰、精美，具有代表性。

　　本书凝聚了北京市放射领域众多医疗机构专家的智慧和经验，在各自专长的专业领域内依据临床实际工作进行编撰，多次讨论，反复修改，力求简明易读，要点精练，便于日常使用，适用于各级医疗单位基本医疗行为的规范。衷心希望本书在各位读者的日常实践中持续发挥指导作用。

编　者
2021 年 4 月

Contents

目 录

第四篇　放射防护与安全 / 399

第 一 篇
常用影像学检查技术

第一章　X 线检查技术

第一节　普通检查

一、透视

荧光屏透视已基本淘汰，目前主要采用影像增强电视透视或由平板探测器透视系统组成的数字透视，并且透视检查已经逐步被 X 线摄影所取代，只在少数情况下作为辅助检查方法。

【透视前准备】

（1）仔细阅读申请单，了解透视的目的、要求和检查部位。

（2）患者除去身体上过多的衣物，特别是受检部位的装饰物、膏药等异物。

（3）根据患者体形、检查部位及病理情况，设定透视条件，并在透视过程中随时调整。

【临床应用】

1. 胸部透视

一般取立位，幼儿和年老体弱者可取坐位或卧位。透视时双手叉腰，两肘内旋，使肩胛骨外移，不与肺野重叠。同时转动患者体位，上下移动肩部进行检查。应自上而下、由内向外地观察纵隔、心脏大血管、肺门、肺野、横膈及肋膈角。透视时让患者做深呼吸动作，观察肺尖、肺野透过度、膈肌运动及病变的变化。

2. 心脏透视

（1）正位　观察心脏及大血管的大小、形态及搏动情况，心尖及相反搏动点的位置、右心缘有无双边现象，主动脉弓的位置、形态、高度等，肺动脉段及肺门血管状态。

（2）右前斜位（第一斜位）　观察肺动脉段及心前缘的状态、有无膨突。观察食管各段，尤其中下段有无压迫移位。

（3）左前斜位（第二斜位）　观察左、右心房、室有无增大的迹象。右心室增大时，心脏前缘中下段向前膨隆；左心房增大时，心脏向后上膨隆并推压左主支气管移位；左心室增大，心后下间隙缩小或消失。

3. 腹部透视

多用于急腹症的检查，观察胃肠道有无穿孔或梗阻。可以发现并确定腹部的钙化、结石、金属异物的大致部位。通常取卧位或斜位作胸腹联合透视，观察膈下游离气体需作立、卧位对照。下腹透视主要用于节育器的检查，可以确定其有无及位置、形态的变化。

4. 四肢透视

多用于观察四肢骨有无骨折、脱位及异物，还可在透视下进行骨折复位、异物摘除等操作。

二、普通 X 线摄影

【摄影前准备】

头颅、胸部、四肢等部位无需特殊准备；腹部、下部脊柱、骨盆和尿路等部位摄影时，要事先进行肠道准备以清除肠道内容物，否则会影响诊断。

【摄影步骤】

（1）认真核对患者的姓名、性别、年龄和摄片部位。

（2）确定摄片部位。

（3）依据检查部位的实际大小选择适当的照射视野。

（4）胶片上的各种标记要核对清楚，放到规定位置，避开照片的诊断区。

（5）胸部、腹部、脊柱、骨盆和头颅等较厚的部位，需使用滤线栅；根据摄影距离选择适当栅比的滤线栅。

（6）除去衣物或身体部位上能影响 X 线穿透力的物质，如发卡、金属饰物、膏药和敷料等。

（7）选择适当的曝光条件，如焦点大小、管电压（千伏）、管电流（毫安）、时间、焦片距等。

（8）摄影部位与呼吸有关者（如胸部、腹部）应做呼气、吸气、屏气的训练。

（9）摆好体位、对准中心点、调整曝光视野、手动曝光；摄影完毕，作好摄影条件记录并签名。

【注意事项】

1. 骨关节系统

（1）患者处于最舒适体位。

（2）摄影部位与胶片长轴平行，置于暗盒中心。

（3）一张胶片上拍摄两个位置时，身体的同一端必须放在胶片的同一侧。

（4）拍摄范围要全，要包括软组织。四肢骨要包括邻近的一个关节，腰椎要包括下部胸椎，胸椎要包括下部颈椎或上部腰椎。

（5）两侧对称的部位，应在同一技术条件下拍摄对侧，或一张胶片包括两侧结构。

（6）任何部位都要有正、侧两个摄影位置，必要时还要拍摄斜位、切线位和轴位。

（7）单侧摄影需在胶片显著位置标明方向。

2. 胸部

（1）常规采用深吸气后屏气曝光，怀疑气胸或支气管异物时，可以同时拍摄深呼气相作对比。

（2）使用滤线栅；摄影距离为 150～180cm；短时间、高千伏曝光。

3. 腹部

（1）摄片前清除肠内容物。

（2）曝光时屏气；使用滤线栅；摄影距离为 100cm。

（3）必要时，检查当日禁食及禁服任何药物。

（4）摄片前可进行腹部透视，观察有无其他影响诊断的影像（气影或对比剂影），如有，需进行处理。

第二节 造影检查

一、循环系统造影检查

心血管造影是显示心脏大血管的内部解剖结构、内脏血管的形态学及血流动力学方面的方法，为心血管疾病的主要检查方式之一，目前多采用数字减影血管造影（DSA）技术，但传统 X 线血管造影检查技术仍普遍应用，且为 DSA 检查的基础，故本节也一并介绍。

（一）胸主动脉造影

【适应证】

（1）胸主动脉瘤和主动脉夹层。

（2）主动脉瓣病变，如主动脉瓣狭窄或关闭不全。

（3）先天性升主动脉及其分支畸形，如主动脉缩窄、头臂动脉畸形等。

（4）胸主动脉及其主要分支狭窄或阻塞性病变。

（5）心底部分流，如动脉导管未闭等。

【禁忌证】

1. 绝对禁忌证

多器官功能衰竭且临床表现极不稳定的患者。

2. 相对禁忌证

（1）碘过敏者。

（2）急性或慢性肾功能不全者。

（3）肝功能异常或肝功能严重损害者。

（4）心力衰竭、严重心律失常者（尤以室性心律失常）。

（5）严重的凝血功能紊乱者。

（6）不能稳定地平卧在检查床上的患者。

（7）做完口服钡剂检查尚未排出的患者。

（8）孕妇。

【造影方法】

1. 设备和器械

（1）带有影像增强器 – 电视系统的大型 X 线机（100kV，500mA 以上）或数字减影血管造影机。

（2）高压注射器　能够使对比剂的最高流速达到 25 ~ 35ml/s，一般临床应用 15 ~ 20ml/s。

（3）导管造影室相关监护及抢救设备　包括心电监护仪、除颤器、中心供氧、麻醉机及吸引器等，以及必要的抢救治疗药物。

（4）血管穿刺针、导管鞘、猪尾导管（5 ~ 7F）和 145cm 长导丝（直径为 0.035 ~ 0.038 英寸）。

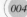

2. 对比剂

非离子型对比剂，成人 35ml/次，儿童 15 ~ 20ml/次；流速 15 ~ 20ml/s；对比剂用量按每次 0.8 ~ 1.5ml/kg 计算；成人每次最大量不超过 55ml，腹主动脉造影不超过 35ml；小儿一次造影最大量不超过 6ml/kg。

3. 造影前准备

（1）认真检查患者（病史、体检、辅助检查等），明确诊断，适应证是否明确，有无禁忌证。

（2）仔细核对和阅读申请单，了解临床对诊断的要求，设计合理的造影方法。

（3）向患者及其家属仔细说明检查目的、操作过程、可能出现的并发症、患者应注意的事项，以消除恐惧心理，争取合作；特别应将可能发生的合并症和意外情况向患者及其家属交代清楚，并要求签字。

（4）常规心电图、超声心动图检查及结果。

（5）血尿常规、出凝血时间、乙肝五项和丙型肝炎病毒抗体（HCV – Ab）、人类免疫缺陷病毒（HIV）、活化部分凝血活酶时间（APTT）、凝血酶原时间（PT）和活动度、纤维蛋白原（Fib），有条件可查国际标准化比值（INR）。

（6）拟定穿刺部位皮肤准备（清洁、备皮）。

4. 操作步骤及投照方法

（1）经皮穿刺股动脉或者肱动脉后，建立导管入路。

（2）可根据诊断要求将猪尾导管头端置于主动脉根部、升部、弓部或降部；进行造影。

（3）投照体位 可取正侧位、左前斜位、长轴斜位（适用于动脉导管未闭或主动脉缩窄）、双斜位，根据诊断需要决定摄影时间。

【术后注意事项】

（1）住院患者送返病房，门诊患者留院观察24小时。静脉穿刺者应静卧6小时。动脉穿刺者穿刺部位加压12小时，静卧24小时，期间注意观察肢体远端皮肤温度、颜色和动脉搏动是否良好，有无血栓栓塞并发症发生。

（2）使用对比剂剂量较大者，应注意毒性反应、不良反应，特别是心、肾功能不全，如出现应予对症治疗。

【并发症及处理】

（1）对比剂过敏反应 严重者可出现过敏性休克、肺水肿、喉头水肿甚至死亡（对比剂的使用、过敏试验、急救常规与预防见相关章节）。

（2）局部血管损伤、出血、血肿、假性动脉瘤、血管撕裂、血栓形成。严重者需要外科手术修补。

（3）导管打结，导管、导丝断裂造成体内异物，需用介入或手术方法取出。

（4）心律失常、心力衰竭，予以对症处理。

（5）神经系统并发症 脑栓塞、横贯性脊髓炎造成偏瘫或截瘫，请神经科处理。

（二）腹主动脉造影

【适应证】

（1）各种原因引起的腹主动脉及其主要分支狭窄梗阻性病变。

（2）各种类型的主动脉瘤、动静脉畸形、动静脉瘘及腹部搏动性肿块的诊断和鉴别诊断。

（3）高血压原因待查，除外肾血管性高血压。

（4）髂 – 股动脉疾患。

（5）腹主动脉移植术后。

（6）外伤，疑诊内脏损伤、血管破裂等。

（7）妇科疾病，如宫外孕、子宫和盆腔肿瘤等。

【禁忌证】

参见"胸主动脉造影"部分。

【造影方法】

1. 设备和器械

（1）带有影像增强器 – 电视系统的大型 X 线机（100kV，500mA 以上）或数字减影血管造影机。

（2）自动高压注射器　能够使对比剂的最高流速达到 25~35ml/s，一般临床应用 15~20ml/s。

（3）血管穿刺针、导管鞘、猪尾导管（5~7F）和 145cm 长导丝（直径为 0.035~0.038 英寸）。

2. 对比剂

非离子型对比剂，成人 35ml/次，儿童 15~20ml/次；流速 15~20ml/s。

3. 造影前准备

参见"胸主动脉造影"部分。

4. 操作步骤及投照方法

（1）经皮穿刺股动脉或者肱动脉后，建立导管入路。

（2）可根据诊断要求将猪尾导管头端置于腹主动脉进行造影。高位腹主动脉造影，导管先端置于第十二胸椎上缘，用于观察全腹动脉；低位腹主动脉造影，导管先端置于第 3 腰椎水平，用于观察髂动脉及其分支。

（3）投照体位　正位，必要时加侧位或斜位。

【术后注意事项】

参见"胸主动脉造影"部分。

【并发症及处理】

参见"胸主动脉造影"部分。

（三）选择性腹腔动脉造影

【适应证】

（1）肝、胆、胰、脾、胃、十二指肠的血管性病变。

①各种原因引起的动脉狭窄、栓塞、血栓形成。

②动脉瘤、动静脉畸形、动静脉瘘。

③外伤或溃疡性血管破裂、血液外渗、血肿形成等。

（2）肝、胆、胰、脾、胃、十二指肠的占位性病变，如良（恶）性原发性肿瘤、转移瘤及囊肿、脓肿。

（3）肝、胆、胰、脾、胃、十二指肠病变行介入治疗前的定性、定位诊断。

（4）门脉高压症外科分流术后的疗效评估。

（5）寄生虫性疾病。

【禁忌证】

参见"胸主动脉造影"部分。

【造影方法】

1. 设备和器械

基本参见"胸主动脉造影"。5~7F 内脏动脉造影导管（如 Cobra 导管）及血管穿刺针、导管鞘、145cm 长导丝（直径为 0.035~0.038 英寸）等。

2. 对比剂

非离子型对比剂，成人 30~40ml，儿童 0.8~1.5ml/kg；流速 6~8ml/s。

3. 造影前准备

参见"胸主动脉造影"部分。

4. 操作步骤及投照方法

（1）经股动脉穿刺，送入动脉穿刺套管，经套管送入内脏动脉造影导管，将导管尖端置于第十二胸椎至第一腰椎水平，于腹主动脉前壁找到腹腔动脉开口。当感觉导管尖端进入分支后手推 2ml 对比剂于透视下观察，如确定为腹腔动脉后则选择投照体位固定床面。

（2）投照体位　正位，必要时摄斜位和侧位。根据诊断需要决定摄影时间。

【术后注意事项】

参见"胸主动脉造影"部分。

【并发症及处理】

参见"胸主动脉造影"部分。

（四）选择性肠系膜上动脉造影

【适应证】

主要为胰头、十二指肠、小肠、右半结肠病变。如胰头癌及胰腺其他肿瘤，十二指肠溃疡大出血的定位，小肠平滑肌瘤和平滑肌肉瘤，小肠病变所致消化道大出血，其他小肠肿瘤及右半结肠肿瘤等。

【禁忌证】

参见"胸主动脉造影"部分。

【造影方法】

1. 设备和器械

参见"选择性腹腔动脉造影"部分。

2. 对比剂

非离子型对比剂，成人 30~40ml，儿童 0.8~1.5ml/kg；流速 6~8ml/s。

3. 造影前准备

参见"胸主动脉造影"部分。

4. 操作步骤及投照方法

（1）基本同"选择性腹腔动脉造影"，将导管送于腹主动脉后，尖端置于第十二胸椎至第一腰椎水平于腹腔动脉开口下方 1.5~2cm 处，找到肠系膜上动脉开口处。

（2）投照体位　参见"选择性腹腔动脉造影"部分。

【术后注意事项】

参见"胸主动脉造影"部分。

【并发症及处理】

参见"胸主动脉造影"部分。

（五）选择性肠系膜下动脉造影

【适应证】

主要为左半结肠、乙状结肠、直肠病变，如结肠血管畸形等所致下消化道大出血、结肠肿瘤等。

【禁忌证】

参见"胸主动脉造影"部分。

【造影方法】

1. 设备和器械

参见"选择性腹腔动脉造影"部分。

2. 对比剂

非离子型对比剂 8～12ml，流速 2～4ml/s。

3. 造影前准备

参见"胸主动脉造影"部分。

4. 操作步骤及投照方法

（1）基本同"选择性腹腔动脉造影"部分，将导管送于腹主动脉后，使其尖端置于第三、四腰椎水平，于腹主动脉左前壁找到肠系膜下动脉开口处。

（2）投照体位　正位，必要时摄斜位和侧位。

【术后注意事项】

参见"胸主动脉造影"部分。

【并发症及处理】

参见"胸主动脉造影"部分。

（六）选择性肾动脉造影

【适应证】

（1）肾动脉狭窄–阻塞性病变　如动脉粥样硬化、纤维肌性结构不良、大动脉炎及其他病因所致肾血管性高血压。

（2）其他肾血管病变　如动静脉畸形和多发性肾动脉瘤等。

（3）先天性畸形　如一侧肾未发育或发育不全、马蹄肾、多囊肾、一侧肾移位等。

（4）肾占位性病变的诊断与鉴别诊断。

（5）肾外伤或肾移植术后等。

【禁忌证】

参见"胸主动脉造影"部分。

【造影方法】

1. 设备和器械

血管穿刺针、导管鞘、猪尾导管及 Cobra 导管等端孔导管（5～7F）和145cm长导丝（直径为 0.035～0.038 英寸）。

2. 对比剂

非离子型对比剂，半选择性造影 20～35ml，流速 15～20ml/s；选择性造影 6～12ml，流速 4～8ml/s。

3. 造影前准备

参见"胸主动脉造影"部分。

4. 操作步骤及投照方法

（1）半选择性肾动脉造影　经股动脉穿刺，送入动脉导管鞘，经鞘管送入猪尾导管，将导管尖端置于肾动脉开口上方，导管侧孔与肾动脉开口在同一水平。准确定位导管位置以充分显示双肾动脉开口近心端及避免与肠系膜上动脉发生重叠。

（2）选择性肾动脉造影　经股动脉穿刺，通过鞘管送入 Cobra 导管，将导管尖端置于第十二胸椎至第一腰椎水平，沿腹主动脉左右侧壁自上而下滑入肾动脉开口。透视下少量试验注入对比剂，以调整导管位置，尖端不应过深以防止肾动脉痉挛。

（3）投照体位及程序　正位，必要时摄斜位，加照静脉期或肾盂输尿管期。

【术后注意事项】

参见"胸主动脉造影"部分。

【并发症及处理】

参见"胸主动脉造影"部分。

（七）选择性肺动脉造影

【适应证】

（1）肺动脉狭窄 – 阻塞性病变　如肺动脉血栓栓塞等。

（2）肺动静脉瘘、肺静脉畸形引流、先天性发育畸形等。

（3）肺静脉疾患。

（4）肺部疾患，如咯血、肿块待查等。

（5）左心房病变、二尖瓣狭窄、左心室流出道及主动脉瓣狭窄等。

对重度肺动脉高压病例适应证应从严掌握。

【禁忌证】

1. 绝对禁忌证

参见"胸主动脉造影"部分。

2. 相对禁忌证

除了参见"胸主动脉造影"外，还包括以下情况。

（1）合并严重的肺动脉高压。

（2）心电图上显示左束支阻滞的患者。

【造影方法】

1. 设备和器械

参见"胸主动脉造影"部分。

2. 对比剂

非离子型对比剂，成人 20～35ml/次，儿童 0.5～1.5ml/kg。流速 15～20ml/s。重度肺动脉高压者用非离子型对比剂以低压手推注入比较安全。

3. 造影前准备

基本参见"胸主动脉造影"部分；此外术前要评估右心室血流动力学状况，特别是右心室舒张末期压力及肺动脉收缩期压力；术前评估股静脉及下腔静脉情况。

4. 操作步骤及投照方法

（1）常规穿刺股静脉为通路，以此通路送入 5F 猪尾导管到靶血管造影。

（2）颈静脉和肱静脉可作为备选通路。

（3）导管经静脉插入，经右心房室导管尖端送入主肺动脉，如做选择性或超选择性肺动脉造影，导管尖端可置于一侧肺动脉或叶段分支，必要时可做嵌入性肺动脉造影，用以观察局部肺动脉分支及肺小动脉分支情况。

（4）投照体位　正位，必要时摄斜位和侧位。

【术后注意事项】

参见"胸主动脉造影"部分。

【并发症及处理】

参见"胸主动脉造影"部分。

（八）选择性支气管动脉造影

【适应证】

（1）原因不明的咯血、准备介入治疗或手术治疗者。

（2）肺癌拟行药物灌注或栓塞者。

（3）支气管动脉畸形。

（4）肺动脉闭锁，需了解肺动脉发育情况，可做支气管动脉或体－肺动脉交通支造影。

【禁忌证】

参见"胸主动脉造影"部分，对脊髓功能不全者应严格掌握。

【造影方法】

1. 设备和器械

3～7F 选择性支气管动脉造影导管或其他类型内脏动脉造影导管，其他参见"胸主动脉造影"部分。

2. 对比剂

5～10ml 非离子型对比剂，以手推法注入。如为较大体－肺动脉交通支，可适当增加对比剂用量。

3. 造影前准备

参见"选择性腹腔动脉造影"部分。

4. 操作步骤及投照方法

（1）经股动脉穿刺，送入选择性支气管动脉造影导管，于第五、六胸椎水平降主动脉寻找支气管动脉开口。当感觉导管尖端进入开口后，以少量对比剂试验注射，如确定为支气管动脉后行造影检查。

（2）投照体位　正、侧位，斜位。

【术后注意事项】

参见"选择性腹腔动脉造影"部分。

【并发症及处理】

（1）造影同时进行药物灌注或栓塞者，可能发生胸痛、发热，对症处理即可。

（2）横贯性脊髓炎　可能与对比剂毒性有关，部分患者可能于 2 个月内恢复。如进行栓塞术引起脊髓梗死，将引起不可复性截瘫，建议应用非离子型对比剂。选择性插管试验注射如发现脊髓前动脉显影，应采取措施避开其开口部分。

（3）余参见"选择性腹腔动脉造影"部分。

（九）四肢动脉造影

【适应证】

（1）各种病因引起的动脉狭窄梗阻性疾患。

（2）真、假性动脉瘤。

（3）先天性或后天性动静脉瘘。

（4）外伤、肢体移植术后。

（5）骨或软骨组织的良、恶性肿瘤；肿瘤与炎性肿块的鉴别诊断。

【禁忌证】

参见"胸主动脉造影"部分。

【造影方法】

1. 设备和器械

18 ～ 20 号穿刺针、5 ～ 7F 动脉穿刺套管、5 ～ 7F 端侧孔导管、导丝。

2. 对比剂

目前多采用非离子型对比剂。对比剂用量：上肢 20ml/次，下肢 30 ～ 40ml/次。流速 10 ～ 15ml/s。

3. 造影前准备

参见"胸主动脉造影"部分。

4. 操作步骤及投照方法

（1）经皮动脉穿刺直接造影法　以 18 号穿刺针顺行穿刺肱动脉或股动脉，用手推或高压注射器注入对比剂，进行外围动脉造影。

（2）经皮穿刺导管法造影　采用 Seldinger 法经皮穿刺动脉，沿导丝或套管送入导管进行造影。

1）锁骨下动脉或肱动脉造影：经皮穿刺右股动脉，沿导丝选择性送到欲行造影的锁骨下动脉或肱动脉。

2）髂动脉造影：入径有三种方法：①同侧股动脉穿刺逆行插管法；②对侧股动脉穿刺入径法：多用于同侧股动脉有病变或未能触及搏动穿刺有困难者；③经左肱动脉入径法：用于双侧股动脉有病变或未能触及搏动穿刺有困难者。

3）股（浅）动脉造影：入径有两种方法：①顺行股动脉穿刺法：穿刺点较逆行穿刺插管法为高，以免进入股深动脉分支，将导管沿导丝送入股动脉；②对侧穿刺入径法：同髂动脉造影，经导丝将导管引入对侧股浅动脉，进行造影。

【术后注意事项】

参见"胸主动脉造影"部分。

【并发症及处理】

参见"胸主动脉造影"部分。

（十）**下肢静脉造影**

【适应证】

（1）下肢静脉曲张　深静脉、交通静脉或大隐静脉瓣膜功能不全。

（2）静脉梗阻性疾患　深静脉血栓形成、髂静脉压迫综合征、肿瘤压迫性髂静脉回流障碍、下肢静脉梗阻。

（3）估计先天性静脉病变的部位和范围。

（4）静脉瘤样病变　海绵状血管瘤、静脉瘤。

【禁忌证】

参见"胸主动脉造影"部分。

【造影方法】

1. 设备和器械

7 或 8 号头皮穿刺针，止血带。

2. 对比剂

40～100ml 非离子型对比剂，手推注入。

3. 造影前准备

参见"胸主动脉造影"部分。

4. 操作步骤及投照方法

（1）平卧结扎穿刺法　肢体放平，于踝部或股部结扎止血带，以 7 或 8 号头皮针穿刺足背静脉，手推对比剂 40ml，在注入对比剂 20ml 时开始摄片。于小腿部摄正侧位，腘部及股部摄正位，然后放开股部止血带，抬高患肢活动两次，可以很好地显示髂静脉和下腔静脉，并摄正位片。

（2）斜立位结扎穿刺法　患者取 30°斜立位，健肢站在半尺厚木垫上，使检查侧肢体松弛或内翻，踝关节上方扎止血带，于 3～7 分钟内注入对比剂 100ml，在影像增强透视下，根据静脉显影情况，逐段摄取小腿正侧位片，股部正位，Valsava 试验下摄股部及骨盆正位片。

【术后注意事项】

参见"胸主动脉造影"部分。

【并发症及处理】

参见"胸主动脉造影"部分。

二、消化系统造影检查

（一）食管造影

【适应证】

（1）吞咽困难及吞咽不适。

（2）咽部肿瘤或异物感。

（3）门脉高压患者，了解有无静脉曲张。

（4）观察肺、纵隔病变是否压迫食管。

（5）食管异物。

（6）患者误服强酸、强碱后造成化学烧伤，了解食管狭窄程度。

【禁忌证】

（1）妊娠。

（2）食管静脉曲张出血。

【造影方法】

1. 对比剂

硫酸钡混悬液。

2. 造影前准备

禁食 4 小时，余无特殊准备。

3. 操作步骤及投照方法

（1）胸部透视。

（2）口服钡剂，正、侧位观察咽部结构是否对称，有无吞咽功能障碍。

（3）直立位，先取右前斜位，再转至正位及左前斜位，多个角度观察食管情况，显示清晰时摄像点片。

（4）食管静脉曲张以卧位检查为宜。

（5）食管异物患者用钡棉检查。

（二）上消化道气钡双重对比造影

【适应证】

（1）消化不良、上腹部不适等症状。

（2）体重下降。

（3）上腹部肿块。

（4）上消化道出血。

（5）消化道部分梗阻。

（6）食管裂孔疝。

（7）上消化道术后复查。

【禁忌证】

（1）完全性消化道梗阻。

（2）消化道出血急性期。

（3）消化道穿孔。

（4）患者体质差，难以耐受检查。

（5）妊娠。

【造影方法】

1. 对比剂

硫酸钡混悬液。

2. 造影前准备

（1）禁食 6 小时。

（2）检查当日尽量不吸烟（吸烟可增加胃动力）。

（3）检查前 3 天禁服影响胃肠道功能和不透 X 线的药物。

3. 操作步骤及投照方法

（1）胸、腹透视。

（2）口服发泡剂。

（3）正、侧位观察咽部结构及吞咽功能情况。

（4）多个体位观察食管情况，必要时点片。

（5）口服钡剂 150～200ml 后，将检查床放平，让患者翻身，使钡剂均匀涂布于胃黏膜上，透视下不同体位观察胃及十二指肠并点片。

（6）观察裂孔疝及胃食管反流，需采用俯卧、右后斜及头低脚高位，让患者吞服钡剂的同时令其作 Valsalva 动作，增加腹压，观察有无疝囊及食管胃环的出现。

【注意事项】

嘱患者检查后多喝水以避免大便干结，必要时可口服泻药。

【并发症】

（1）钡剂自未知的穿孔处漏出。

（2）部分结肠梗阻因钡剂嵌塞转变成完全梗阻。

（三）全消化道造影

【适应证】

（1）腹部疼痛。

（2）腹泻。

（3）贫血或消化道出血查因。

（4）消化道部分梗阻。

（5）吸收不良。

（6）腹部肿块。

（7）小肠灌肠失败。

【禁忌证】

（1）完全梗阻。

（2）可疑穿孔。

（3）妊娠。

【造影方法】

1. 对比剂

硫酸钡混悬液。

2. 造影前准备

参见"上消化道气钡双重对比造影"部分。

3. 操作步骤及投照方法

（1）按"上消化道气钡双重对比造影"常规检查至十二指肠。

（2）口服促胃肠道动力药（甲氧氯普胺）20mg（腹泻及吸收不良的患者除外），再次口服钡剂 100 ~ 150ml 左右。

（3）每隔 15 ~ 20 分钟检查一次，观察各组小肠的形态、分布及钡剂通过情况并摄片，直至钡剂到达结肠。

（4）各组小肠及回盲部的良好显示常需压迫器的辅助才能做到。

（四）十二指肠低张造影

【适应证】

（1）黄疸，疑有胰头、十二指肠壶腹及胆总管下端占位性病变。

（2）十二指肠肿瘤、溃疡、炎症或憩室。

（3）因十二指肠球部溃疡变形致内镜不能通过者。

【禁忌证】

（1）青光眼。

（2）前列腺增生肥大。

（3）心脏疾患，尤其是心律不齐、心动过速者。

（4）妊娠。

【造影方法】

1. 对比剂

硫酸钡混悬液。

2. 造影前准备

禁食 6 小时。

3. 操作步骤及投照方法

（1）嘱患者口服发泡剂（约为上消化道造影检查的 2 倍）。

（2）口服 200ml 左右的钡剂，透视下观察，当钡剂通过十二指肠后，静脉注射平滑肌松弛剂（山莨菪碱）。

（3）让患者翻身，使钡剂均匀涂布于十二指肠黏膜上。

（4）透视下观察，当十二指肠蠕动消失后，于多个体位拍摄点片。

【并发症】

口干、心动过速、视物模糊、尿潴留，系平滑肌松弛剂（山莨菪碱）不良反应所致。

（五）小肠气钡双重对比造影

【适应证】

（1）小肠部分梗阻。

（2）小肠炎性疾病。

（3）消化道出血，已排除其他部位者。

（4）腹部肿块需除外小肠来源。

（5）消化道多发息肉。

【禁忌证】

（1）消化道穿孔。

（2）小肠坏死。

（3）消化道完全梗阻。

（4）年老体弱不能耐受检查。

（5）上消化道局部有狭窄变形，不能插管者。

（6）妊娠。

【造影方法】

1. 对比剂

硫酸钡混悬液。

2. 造影前准备

（1）检查前 2 天进食少渣食物，并停用镇静或低张药物。

（2）造影前 1 天服缓泻剂。

（3）禁食 6 小时以上。

3. 操作步骤及投照方法

（1）口服促胃肠道动力药（甲氧氯普胺）20mg。

（2）患者取坐位，头后仰，将导管经患者鼻孔插入胃内。

（3）仰卧位，透视下借助导丝将导管送过幽门进入十二指肠直至十二指肠悬（Treitz）韧带，将导管外侧固定。

（4）经导管将钡剂灌入小肠内，透视下观察钡首走行情况并摄片，当钡首到达回盲部时停止灌钡。

（5）经导管注入空气，形成双对比，观察小肠各段情况并摄片。

【注意事项】

检查后 5 小时内禁食。

【并发症】

导管、导丝所致的肠穿孔。

【优点】

可使小肠更好地显示。因为快速、大量而连续地把钡剂灌入小肠可有效防止钡柱分节现象及钡剂沉淀。

【缺点】

（1）插管可给患者造成一定的痛苦，少数情况下，插管可能不成功。

（2）耗时较长。

（3）接受射线量较高。

（4）患者呕吐可造成检查失败。

（六）结肠气钡双重对比造影

【适应证】

（1）大便习惯改变。

（2）腹部疼痛。

（3）腹部肿块。

（4）黑便或贫血。

（5）消化道梗阻。

【禁忌证】

1. 绝对禁忌证

（1）中毒性巨结肠。

（2）伪膜性结肠炎。

（3）直肠活检术 24 小时内。

（4）妊娠。

2. 相对禁忌证

（1）肠道准备不充分。

（2）7～10 天内做过钡餐造影。

（3）患者年老体弱不能耐受检查。

【造影方法】

1. 对比剂

硫酸钡混悬液。

2. 造影前准备

（1）检查前 3 天进食少渣食物。

（2）检查前 1 天吃流食，下午开始服泻药，并大量饮水。

（3）检查当日早晨用开塞露，促使患者排便，若患者大便次数较少，应做清洁洗肠。

3. 操作步骤及投照方法

（1）静脉或肌内注射平滑肌松弛剂（青光眼、前列腺增生、心脏疾患者禁用）。

（2）患者左侧卧位于检查床上，右腿屈曲，将肛管插入直肠内，嘱患者平卧，灌入钡剂，透视下观察，当钡首到达结肠脾曲时停止灌钡。

（3）向患者结肠内注入空气，当钡剂到达盲肠，整个结肠充气满意后停止注气。

（4）嘱患者翻身，使钡剂均匀涂抹在结肠黏膜面，多种体位拍摄各段结肠。

【并发症】

（1）结肠穿孔。

（2）短暂菌血症。

（3）平滑肌松弛剂的不良反应。

（4）直肠扩张导致的心律失常。

（5）钡剂静脉栓塞。

（七）经皮肝穿刺胆管造影（PTC）

【适应证】

（1）黄疸的鉴别诊断、胆管结石、肿瘤、损伤引起的胆管狭窄或梗阻、节段性硬化性胆管炎、先天性胆管系统畸形。

（2）胆红素过高，不适于口服或静脉胆管造影者。

（3）内镜逆行胰胆管造影（ERCP）检查不成功者。

（4）外科手术前胆管减压。

【禁忌证】

（1）年龄较大，全身情况衰弱，不能耐受手术者。

（2）凝血机制障碍有出血倾向者。

（3）碘过敏者。

（4）急性梗阻性化脓性胆管炎。

【造影方法】

1. 对比剂

非离子型碘对比剂 20~30ml。

2. 术前准备

（1）测定凝血功能，化验血型。

（2）造影前禁食 8 小时，建立静脉输液通道。

（3）造影前进行腹部透视定位。

3. 操作步骤及投照方法

（1）常规仰卧位，穿刺点为右腋中线肋膈角下 1~2 个肋间或胸骨剑突下，消毒后局部麻醉。

（2）穿刺针向第十一胸椎水平刺入，止于椎体右侧 3~5cm 处，然后徐徐退针并同时注入少量对比剂，直至胆管显影。

（3）穿刺成功，固定穿刺针并先抽出胆汁 5~10ml，然后注入对比剂约 20ml，直至整个胆道系统显影清楚，多体位摄片。

（4）摄片后，先将对比剂尽量抽出，然后令患者屏气拔针，局部包扎。注意观察生命体征。

【并发症】

疼痛、腹腔出血、胆血瘘、胆汁性腹膜炎、胆道感染、其他脏器损伤。

（八）术后经 T 形管胆道造影

胆道手术后留置 T 形胆汁引流管，经引流管注入对比剂使胆道显影，以了解胆道通畅情况及有无残留结石。

【适应证】

胆道手术后留置 T 形引流管者。

【禁忌证】

（1）严重的胆系感染和出血者。

（2）碘过敏、甲状腺功能亢进、有胰腺炎病史者。

（3）严重的心、肾功能不全。

【造影方法】

1. 对比剂

60% 泛影葡胺。

2. 操作步骤及投照方法

（1）患者取头低 30°仰卧位。

（2）消毒 T 形管体外部分，用生理盐水冲洗胆管，注意勿将空气带入。

（3）在透视监视下缓慢注入对比剂 15～20ml，充盈满意后立即拍片，15 分钟后再拍一片，观察对比剂排空情况。

三、泌尿生殖系统造影检查

（一）静脉肾盂造影

经静脉注入的对比剂在通过肾脏排泄过程中，使尿路各部位显影的方法。

【适应证】

（1）肾脏、输尿管及膀胱疾病，如先天畸形、结核、肿瘤等。

（2）不明原因的血尿或脓尿。

（3）泌尿系结石，以确定结石的位置及了解有无阴性结石。

（4）尿路狭窄或患者有恐惧心理时，以此法行膀胱造影。

【禁忌证】

（1）碘过敏。

（2）严重的心、肝、肾功能不全。

（3）妊娠。

（4）甲状腺功能亢进症。

（5）严重蛋白尿，如多发性骨髓瘤等。

（6）失水或休克状态。

【造影方法】

1. 对比剂

非离子型碘对比剂。成人用量 20～30ml；儿童 1 岁以下 4～6ml，2～6 岁 5～10ml，7～14 岁 10～15ml，15 岁以上 20ml。肥胖患者双倍剂量。

2. 术前准备

（1）造影前一晚服缓泻剂，常用酚酞 2 片。

（2）禁食、禁水 12 小时。

（3）造影前排尿。

（4）摄腹平片，包括双肾区及膀胱区。

3. 操作步骤及投照方法

（1）患者仰卧平躺在 X 线检查台上，腹部加压迫带以阻断两侧输尿管通路（使用有气袋的压迫袋可等注射完对比剂后再充气压迫）。

（2）经肘静脉将对比剂于 5 分钟内注完。

（3）对比剂注射完毕后第 5 ~ 7 分钟、15 分钟各摄一片。如肾功能良好，此时肾盂、肾盏多能充盈理想，待 30 分钟时松开压迫带，拍全尿路像（包括双肾、输尿管和膀胱）。

（4）如肾功能差，显示不满意，则需加拍 30 分钟、60 分钟乃至 120 分钟片。如疑有肾下垂，最后一张全尿路像应取立位。

（5）儿童、大量腹水或腹部肿瘤患者不便加压，可取头低位同上述时间摄片。

（二）逆行性肾盂造影

通过膀胱镜，将特制的导管插入输尿管并注入对比剂，使肾盂、肾盏、输尿管和膀胱充盈，用以观察全尿路情况。

【适应证】

（1）不适于做静脉肾盂造影者，如心、肝、肾功能差。

（2）静脉法不显影的肾、输尿管疾患，如严重的肾结核、肾积水及先天性多囊肾等。

（3）多次静脉肾盂造影显影不满意者。

（4）证实平片所示阴影是否位于输尿管内，并能够肯定两者的关系。

（5）了解肾、输尿管与邻近器官的关系，观察有无受累情况。

【禁忌证】

（1）尿道狭窄不能做膀胱镜检查者。

（2）急性下尿路感染及出血。

（3）严重的心脑血管疾患等身体极度虚弱的情况。

（4）妊娠。

【造影方法】

1. 对比剂

10% ~ 15% 泛影葡胺或稀释后的碘海醇（欧乃派克）或碘普罗胺（优维显），一般每侧用量 7 ~ 10ml。

2. 造影前准备

参见"静脉肾盂造影"部分，但不禁水。

3. 操作步骤及投照方法

（1）插管　借助膀胱镜将导管插入输尿管内，一般插至肾盂下方一个椎体为宜。

（2）造影　透视监视下缓慢注入对比剂，充盈满意时点片。

（三）尿道造影

尿道造影是将对比剂注入尿道内显示其解剖形态的检查方法，主要用于男性。

【适应证】

（1）尿道先天畸形。

（2）外伤后了解尿道的损伤部位及范围。

（3）前列腺病变。

（4）尿道周围炎及瘘管。

（5）尿道结石。

【禁忌证】

（1）尿道急性炎症及龟头炎症。

（2）尿道出血。

（3）碘过敏。

（4）妊娠。

【造影方法】

1. 对比剂

60%泛影葡胺稀释至10%左右。

2. 操作步骤及投照方法

（1）逆行尿道造影　自尿道外口插入导管，注入对比剂过程中拍摄尿道的斜卧位像。

（2）排泄法尿道造影　在静脉肾盂造影后，或通过导管注入对比剂使膀胱充盈，在排尿过程中摄片。

四、其他

（一）椎管造影

将含碘对比剂经鞘内注射到脊椎管蛛网膜下腔，使对比剂与脊髓、神经及周围结构形成对比，通过对比剂在椎管内的流动情况、形状及位置的变化，诊断有无脊髓及椎管内的病变。

【适应证】

（1）椎管内占位性病变，如肿瘤、囊肿等。

（2）椎间盘突出、椎管狭窄及其他椎管内阻塞性病变。

（3）蛛网膜慢性炎症及其后遗粘连。

（4）脊柱外伤。

（5）脊柱和脊髓畸形，如脊髓纵裂、动静脉畸形、脊膜膨出、圆锥低位等。

【禁忌证】

（1）椎管内出血，如蛛网膜下腔出血。

（2）穿刺部位炎症。

（3）碘过敏者相对慎用。

（4）癫痫。

（5）妊娠。

【造影方法】

1. 对比剂

目前一般都采用非离子型水溶性对比剂，常用的有碘海醇（欧乃派克），浓度180Y时用量10～15ml，或当浓度为240Y时用量8～12ml；儿童一般使用浓度180Y，小于2岁者用量2～6ml，2～6岁者用量4～8ml，大于6岁者用量6～12ml。总含碘量不可超过3g。

2. 造影前准备

（1）造影前6小时禁食。

（2）必要时使用镇静剂。

3. 操作步骤及投照方法

（1）患者侧卧于检查床上，头侧床面抬高15°～20°。

（2）选择第三至四、四至五腰椎椎间隙为穿刺点，消毒铺巾。

（3）选用小号细针穿刺。

（4）穿刺成功后，用1～2分钟缓慢均匀注入对比剂。

（5）调整体位，透视拍片，过程中尽量减少患者移动；腰段宜采用俯卧、侧卧位，常规投照正、侧及斜位片；如有条件，可投照侧卧位水平正位片，从而更好地显示单侧神经根袖；胸段采用侧卧头低位，透视下将对比剂送至胸段后，取仰卧位，常规投照正侧及双斜位。

（二）子宫输卵管造影

利用器械从子宫内口注入对比剂，将子宫、输卵管充盈，使之在X线下显影。

【适应证】

（1）查找原发或继发不孕症的原因。

（2）内生殖器发育畸形。

（3）各种绝育措施后了解输卵管情况。

（4）诊断内生殖器的各种疾病，如炎症、肿瘤、结核等。

（5）使轻度输卵管炎引起的粘连再通。

【禁忌证】

（1）碘过敏。

（2）生殖器官急性或亚急性炎症及盆腔炎症。

（3）月经期或经后4天以内。

（4）妊娠。

（5）刮宫术后子宫内膜尚未愈合。

（6）严重的心、肺疾病或全身性疾病者。

（7）发热，体温在37.5℃以上者。

【造影方法】

1. 对比剂

碘油剂或碘水剂。碘油剂常用40%碘油，第二片须在对比剂注入24小时后拍摄。碘水剂常用76%复方泛影葡胺或非离子型碘对比剂，第二片在对比剂注入后15分钟时即可拍摄。

2. 造影前准备

（1）造影日期选择在患者月经干净后第4～7天。

（2）造影前3天禁止同房。

（3）术前排净大小便。

（4）术者准备好消毒用的器械，包括有锥形橡皮头的金属通液导管1支，10ml注射器1支，宫颈钳、宫颈探子、手套、弯盘、阴道窥器、会阴部孔巾等各1件。

3. 操作步骤及投照方法

（1）患者取仰卧膀胱截石位，双腿抬高固定在托架上。术者用注射器抽入10ml对比剂准备，消毒患者会阴部，铺孔巾。

（2）术者戴好手套，用扩阴器扩张阴道暴露宫颈，用宫颈钳夹住前唇，探宫腔深度，然后放入锥形橡皮头的固定导管，将含对比剂的注射器与导管外侧端接通，先回抽管内气体，然后再向宫腔内注入对比剂，以避免假性充盈缺损。

（3）透视下缓慢注入对比剂，充盈子宫输卵管时可摄第一片。

（4）如输卵管不显影而阻力又大，应停推对比剂，避免导致黏膜撕裂或阻塞的输卵管破裂。

（5）于 15 分钟后摄第二片。

4. 造影后处理

（1）造影术后令患者休息 20 分钟后再离开。

（2）如患者感到下腹痛，要延长观察时间，必要时对症治疗。

（3）造影后 3 天不得同房。

（4）造影后使用 3 天口服抗感染药物。

【并发症】

（1）静脉回流，对比剂在子宫两侧呈虫样小条状影。

（2）淋巴管回流，对比剂在子宫间质内呈细小网状或云雾状。

（3）感染。

（三）**窦道及瘘管造影**

通过窦道或瘘管注入对比剂，可以清楚显示其轮廓、范围以及分布情况，对于治疗具有重要意义。

【适应证】

（1）对先天性瘘管或窦道需行手术治疗者，造影了解其行程及分布情况。

（2）观察感染性窦道或瘘管的行程、起源及与体内感染灶的关系。

（3）了解创伤或手术后并发的瘘管或窦道与其邻近组织或器官的关系。

【禁忌证】

（1）窦道或瘘管有急性炎症者。

（2）碘过敏者。

【造影方法】

1. 对比剂

常用 40％碘化油或各种有机碘水溶液。如瘘管或窦道较大，宜选用黏稠度较高的对比剂，对较细的瘘管或窦道，以黏稠度较低的对比剂为宜。用量的多少取决于腔道的大小。

2. 造影前准备

（1）摄患部 X 线平片，了解有无异常。

（2）腹部窦道造影检查前应清洁灌肠。

3. 操作步骤及投照方法

（1）体位　取卧位，并使瘘口向上。

（2）窦口及周围皮肤常规消毒后，经窦口插入导管，管口应尽量接近病灶，然后固定好导管。

（3）如窦道内原插有引流管，可利用引流管作造影导管。

（4）透视监视下经导管缓慢注入对比剂，至稍有外溢时为止。

（5）摄片　透视下选择显示窦道及病灶最清楚的位置与角度点片。

第二章　数字 X 线成像检查技术

第一节　CR 检查技术

计算机 X 射线摄影（CR）是计算机与 X 线摄影的结合产物，利用成像板（IP）取代常规增感屏－胶片系统，在光激励荧光体中利用光激励荧光体的延迟发光特性记录 X 线影像，并使影像信息以电信号方式被提取，数据经计算机处理而形成数字图像。CR 成像使影像数字化，能与原有的 X 线摄影设备兼容，是 X 线平片摄影数字化的过渡技术，正在逐步被数字 X 射线摄影（DR）取代。

【优点】

（1）X 线曝光剂量的范围大，能同时检测到极强和极弱的信号。

（2）可与原有 X 线摄影设备匹配使用，影像技师不需特殊培训。

（3）IP 取代胶片可以重复使用。

（4）具有多种处理技术，如谐调处理、空间频率处理、体层伪影抑制、动态范围控制、时间减影、能量减影等。

（5）具有多种后处理功能，如测量、放大、对比度反转/转换、影像边缘增强等。

（6）数字化存储与传输，节省胶片，无需暗室与储片库便于查询与比较。

（7）可接入影像存储与传输系统（PACS），实现数据库管理，可作远程放射学诊断和区域医疗一体化影像资料共享。

【缺点】

（1）时间分辨率较差，不能满足器官和结构的动态显示。

（2）空间分辨率相对较低，在细微结构的显示上有时不如常规屏－片系统。

（3）曝光剂量偏高，与常规屏－片系统相比，除一些对信噪比要求不高的摄影部位外，获得同等影像质量，CR 系统所需曝光量高出 30%，甚至更高。

（4）未能彻底改变常规 X 线摄影工作流程，操作程序较多，另外 IP 易老化耗损，成本高。

【应用】

CR 技术已广泛应用于人体系统各个部位的摄影与造影检查，由于其具有较大的曝光宽容度和强大的影像后处理功能，因此有利于显示软组织和细微结构，由于 IP 便于移动，可应用于移动床旁 X 线数字化摄影。

第二节　DR 检查技术

数字 X 射线摄影（DR）主要由 X 线摄影设备和全数字平板探测器组成。全数字平板探测器是 DR 的核心部件，其作用是采集 X 线信息，将透过人体的 X 线转换为相应的数字信号，获得 X 线衰减后的不同组织密度信息的数字矩阵后，经计算机处理，重建输出到显示器成像。

目前临床使用的 DR 设备中全数字平板探测器按照探测器中传感器的材料和信号转换

方式划分主要有三种，即 CCD 型平板探测器（间接转换数字探测器）、非晶硅平板探测器（间接转换数字探测器）和非晶硒平板探测器（直接转换数字探测器）。我国还曾于 1999 年与俄罗斯的科学研究机构共同安置成功多丝正比电离室型直接摄影装置。间接转换数字探测器根据闪烁晶体材料的不同，可分为碘化铯（CsI）探测器和硫氧化钆（Gd_2O_2S）探测器两种类型；按照数据连接传输方式划分主要有三种，即有线平板探测器、无线平板探测器、以及有线/无线两用平板探测器；按照其使用方式可划分为固定式和便携式两种类型。

【优点】

（1）量子检出效率（DQE）更高，很大程度地提高了图像质量，降低了曝光剂量。

（2）成像速度快，工作流程短。缩短了检查时间，大大地提高了工作效率，使患者流通率更高。

（3）探测器信号采集的动态范围和图像显示的动态范围大，丰富的灰度表现能力能够有效地反映人体组织细微的密度变化。

（4）可进行多种图像后处理，如对比度、亮度、边缘处理、增强、黑白反转、放大、缩小、伪彩等。

（5）PACS 性能好，可实现放射科无胶片化、网络化，便于教学、科研和会诊。

与常规屏－片系统相比较，DR 成像在影像分辨率和速度方面具有显著优势，DR 影像锐利度好，细节显示清楚，放射剂量小，曝光宽容度大，可进行各种影像后处理。利用 DR 摄影技术，X 线影像拍摄后可以立即显示在医生诊断工作站的医学专用监视器上，这样医生便可立即知道此次 DR 摄影是否已成功获取正确的投照位置。DR 影像会直接发送至 PACS 系统，以便立即转发至医用胶片打印机和临床观察工作站。DR 的高速和工作流效率可以减少患者的等待时间，并提高患者 DR 摄影检查的流通量，减轻医务人员的负担。

【应用】

DR 基本临床应用同 CR，还可用于乳腺检查。DR 的高级临床应用如下。

（1）组织均衡　该技术使得在以往多次曝光才可显示的不同密度的组织，在一次曝光后能够同时清晰显示。满足医生在短时间内对不同组织的观察，组织均衡突破了模拟胶片对组织显示的局限性，可为临床医生提供更多的诊断信息。该技术可见到常规模拟胶片难以看到的第七颈椎（C7）和第一胸椎（T1）椎体结构，同时有助于对这一部位的骨折和异物的诊断。此外，该技术提高了心后、膈后和脊柱的显示，对临床充血性心衰患者的心后显示尤其有效。该技术减少重复曝光，减少患者剂量，减少放射技师劳动强度，增加患者流通量。

（2）双能成像　该技术以两次曝光为基础进行双能采集，获得三幅图像——标准图像、软组织图像、骨组织图像。双能成像能做到去除骨组织信息或去除软组织信息从而获得不同的两种图像效果，有利于检测含有钙化的良性结节，减少 CT 的检查量。在腹部检查中，DR 双能成像技术可去除肾、输尿管及膀胱平片（KUB）与静脉肾盂造影（IVP）检查中的肠气重叠干扰，提高结石与泌尿器结构的显示率。

（3）全景拼接成像　因探测器尺寸及曝光范围受限，对欲观察组织结构多次曝光，后经计算机分析处理，自动或手动拼接成欲观察组织的全景图像。全脊柱拼接摄影用于脊柱畸形矫正的 X 线摄影。全下肢拼接摄影用于人工关节置换、下肢畸形矫正的 X 线摄影。

（4）数字融合体层摄影　数字融合体层摄影是基于大平板探测器的应用，一次扫描可以同时得到兴趣区多层面的图像。成像时间短，仅需通过监视器立即观察到断层结果，还可随意作出任何层面调整，虽密度分辨率不如螺旋 CT，但针对自身具有一定对比度的骨骼、肺部以及使用对比剂的部位，通过大平板所具有的高分辨率、边缘轮廓增强以及高信噪比的特点，同样可以完成精确的诊断。

对于进行过金属植入手术后的骨骼以及存在有高密度对比剂部位组织的观察，融合体层摄影比计算机体层摄影（CT）、磁共振成像（MRI）更具有优势，受金属伪影的影响极小。早期肺癌及肺转移的普查，因其辐射剂量明显少于 CT，可选作为检查方式。

第三节　DSA 检查技术

数字减影血管造影（DSA）是影像增强技术、电视技术和计算机技术与常规 X 线血管造影相结合的一种检查方法，目前已经广泛应用于临床。它利用碘化铯荧光体探测器将 X 线穿过人体的信息 X 线接受，使之变为光学图像，经影像增强器增强后，再用高分辨率的摄像机扫描，所得到的图像信号经模/数（A/D）转换储存在数字储存器内，将对比剂注入前所摄蒙片与对比剂注入后所摄的血管充盈像经减影处理成减影影像，再经数/模（D/A）转换成只留下含有对比剂的血管像。

与传统 X 线心血管造影检查相比，DSA 的图像消除了骨骼和软组织等背景结构，突出了血管影像，具有很强的对比度，对比剂用量可大为减少，但是其空间分辨率尚不如传统 X 线技术的高。DSA 技术的应用基本同传统 X 线心血管造影，详见前述。

高级临床应用：高级的临床应用包括实时旋转 DSA 和实时下肢 DSA 跟踪和三维血管重建。由于脑血管组织细密、复杂，单一角度的平面投照远远不能满足临床诊断的需求，这就要求要有多角度、多方位对血管成像进行采集和回放，以期达到对复杂脑血管疾病的及时准确的定性和定位。目前高端机常采用独特的角度触发技术，是在 C 型臂旋转采集的过程中，运动到预设的角度时，自动触发对蒙片和充盈片的采集，使得蒙片和充盈片在相同角度上配对，实时减影处理后得出在这一确定角度的血管影像。在得到实时旋转 DSA 图像的基础上，配合先进的三维图像工作站，可以得到清晰的血管三维图像，无骨骼、软组织干扰图像，便于血管病变的多角度观察。此外，快速的三维成像技术，包括支架成像、内窥镜等技术已成功地为临床所应用。

第三章　CT检查技术

计算机体层成像（CT）可用于身体任何部位组织器官的检查，因其密度分辨率高，解剖结构显示清楚，对病变的定位和定性诊断较普通X线有明显提高，已成为临床常用的影像检查方法。

第一节　基本检查技术

【适应证】

CT可用于全身各系统器官的检查，但由于其空间分辨率和时间分辨率的限制，以及主要依靠密度差异和形态变化来显示病变的成像原理，使其对于细小病变和空腔器官的观察有一定的限度，主要适应证如下。

（1）中枢神经系统　主要用于颅内肿瘤、脓肿与肉芽肿、寄生虫病、外伤性血肿与脑损伤、脑梗死与脑出血、先天性畸形、椎管内肿瘤与椎间盘突出等的诊断。

（2）头、面、颈部　对眼眶和眼球良恶性肿瘤、眼肌病变、乳突及内耳病变、耳的先天发育异常、鼻窦和鼻腔的炎症及肿瘤、鼻咽部肿瘤、喉部肿瘤、甲状腺肿瘤以及颈部肿块等有较大诊断价值。

（3）胸部　可用于诊断气道、肺、纵隔、胸膜、胸壁、膈肌、心脏、心包和大血管疾病等。

（4）腹、盆部　主要用于肝、胆、胰、脾、腹膜腔及腹膜后间隙以及泌尿和生殖系统的疾病诊断，尤其是占位性、炎症性和外伤性病变等。

（5）脊柱和骨关节　可用于脊柱退行性病变（如椎管狭窄、椎间盘病变）脊柱外伤和脊柱肿瘤等、骨与关节外伤、炎症及肿瘤的诊断，也可用于显示细微的骨质结构变化。

【禁忌证】

CT扫描无绝对禁忌证，相对禁忌证如下。

（1）碘过敏者。

（2）急性或慢性肾功能不全者。

（3）肝功能不正常或肝功能严重损害者。

（4）心力衰竭、严重心律失常者（尤其是室性心律失常）。

（5）严重的凝血功能紊乱者。

（6）不能稳定地平卧在检查床上的患者。

（7）刚刚做完口服钡剂检查的患者。

（8）孕妇。

【检查前准备】

（1）扫描前详细询问病史，复习有关影像检查资料和化验结果，了解申请检查的部位和目的，以确定适宜的扫描方案，如需进行增强扫描要告知患者检查的风险并取得患者或家属签字同意。

（2）腹部检查前4小时应禁食，急诊除外。扫描前两天不服泻药。扫描前一周不作胃肠钡剂造影，不服含金属的药物。检查前30分钟口服胃肠对比溶液或饮用水800~1000ml，扫描前 10 分钟再次口服 300ml 饮用水，使胃肠道充盈。盆腔检查前需憋尿。

（3）胸、腹部检查前应训练患者平静呼吸与屏气，喉部扫描时嘱患者不要做吞咽动作，眼眶扫描时嘱患者两眼球向前凝视，闭眼不动。

（4）儿童或不合作的患者可用镇静剂以制动，危重患者需采取监护，并准备急救措施。

（5）增强扫描的患者检查前应禁食 4 小时，可以口服苯海拉明、地塞米松等药物预防过敏，最好采用非离子型对比剂。

（6）去除扫描范围内患者穿戴的金属物体，例如发卡、耳环、假牙、金属拉链、皮带扣等。

【检查方法】

CT 检查时患者摆好位置后先扫定位图以确定扫描范围，然后按设定好的扫描程序开始扫描。CT 常用的检查技术有普通扫描（即平扫）、增强扫描、特殊扫描（如薄层扫描、重叠扫描、高分辨率扫描、动态扫描等）、造影 CT、CT 容积扫描和三维重建等，根据不同的检查部位和检查目的采用不同的检查方法。扫描结束后，进行必要的图像后处理，调节窗宽和窗位，进行照片和存档。

1. 常规扫描

常规扫描指不使用对比剂的单纯 CT 扫描，常规采用轴位即横断层面扫描，多层螺旋 CT 可以通过对容积数据后处理获得冠、矢状面等重建图像。

2. 增强扫描

增强扫描一般通过静脉注射水溶性有机碘对比剂后进行扫描。目前最常用的是静脉快速推注的增强扫描，目的是增加组织与病变之间的密度差，有利于发现平扫未显示或显示不清楚的病变，通过病变有无强化及强化特点，有助于病变的定性诊断，还可以观察血管性病变。计算机体层血管成像（CTA）是经周围静脉快速注入水溶性碘对比剂，在靶血管对比剂充盈的高峰期，用螺旋 CT 对其进行快速容积数据采集，由此获得的图像再经计算机后处理技术，重建成二维及三维血管影像。CTA 是一种创伤及风险较小的血管造影检查技术，可清楚显示较大动脉的主干和分支，清晰地显示动脉与肿瘤的关系，从不同角度观察血管狭窄、闭塞或动脉瘤等情况。

第二节　特殊扫描技术

为了更清楚地显示解剖结构或病变，除普通扫描外，对某些部位还需应用一些特殊扫描技术。

1. 薄层扫描

薄层扫描指扫描层厚≤5mm 的扫描，主要优点是减少部分容积效应，真实反映病灶及组织器官的内部结构，一般用于检查较小的病灶和较小的组织器官，如脑垂体、肾上腺、胰腺、眼眶、内耳等。进行三维重建等图像后处理时，也需进行薄层扫描以获得较好的图像质量。

2. 重叠扫描

重叠扫描是指层间距小于层厚，使相邻扫描层面部分重叠的扫描。重叠扫描可以减少部分容积效应，更真实地反映病灶，提高小病灶的检出率。但重叠越多，接受 X 线照射量也越多。

3. 高分辨率扫描

高分辨率扫描采用较薄的扫描层厚和高分辨率图像重建算法（或骨算法重建）获得良好的组织细微结构及高的图像空间分辨率。空间分辨率高、层厚薄对显示小病灶及病灶的细微变化优于常规 CT 扫描，一般是在常规扫描的基础上对感兴趣区进一步检查或用于小器官或小病变的检查，例如肺部弥漫性与结节性病变、垂体微腺瘤、内耳和肾上腺等检查。

4. 造影 CT

造影扫描与普通扫描的区别是在扫描前或扫描中需向体内引入对比剂。可使用阴性对比剂（如空气等）或阳性对比剂（如碘剂等）来增加靶器官与周围的对比度，包括血管造影 CT、脊髓造影 CT、脑室造影 CT、胆系造影 CT 等。随着多层螺旋 CT 和磁共振技术的普及，非血管造影 CT 多已不再应用。

5. 动态扫描

动态扫描即多期扫描，指静脉团注对比剂后，在较短时间内对某一部位进行快速连续扫描，可以获得动脉早期、动脉期、静脉期、静脉晚期及延迟期等不同时相的强化图像。

6. 灌注扫描

灌注扫描指在对比剂首次通过受检组织的过程中对选定的区域进行快速连续扫描，然后利用灌注软件测量图像的 CT 值变化，采用灰阶或色彩在图像上表示，利用一定的数学模型计算组织的血容量（BV）、血流量（BF）、对比剂达峰时间（TTP）、对比剂平均通过时间（MTT）和组织通透性等参数，从而反映这一组织的血供和血流动力学变化情况。

7. 低剂量扫描

低剂量扫描指在保证诊断要求的前提下，降低扫描参数，从而降低患者接受的剂量，主要用于肺癌患者的复查和高危人群的筛查。

8. 双能量扫描

双能量扫描采用两种不同能量的 X 线对同一部位进行扫描，根据不同物质的能谱变化利用软件进行区分和诊断。目前临床常用的有双源双能量 CT、快速管电压切换双能量 CT 及单源连续采集的双能量 CT 等。

9. 结肠 CT 扫描技术

针对临床结肠镜检查困难或失败的患者，在按结肠镜检查完成肠道准备后，于检查前经肛门插管注入二氧化碳或空气 1000 ~ 3000ml，行 CT 扫描，并利用相关计算机软件进行处理，可用于结肠肿瘤、息肉等病变的观察。

第三节　CT 三维重建技术

CT 三维重建技术是指在工作站上应用计算机软件将螺旋扫描所获得的容积数据进行后处理，重建出直观的立体图像。主要后处理重建有多层面重建、容积再现技术、表面遮盖显示、最大密度投影、CT 仿真内窥镜技术等。

1. 多层面重建

多层面重建（MPR）是将扫描的容积数据按照需要划线，重新组合成冠状、矢状、斜位和曲面图像。MPR 图像仍然是二维图像，但它能从不同角度反映目标的解剖关系，而且保留了像素的 CT 值信息，可以进行密度测量。曲面的 MPR 图像可以了解复杂目标的解剖结构。其缺点是没有直接展示三维模型，因此不能直接进行三维测量。

2. 容积再现技术

容积再现技术（VRT）是将容积数据按照 CT 值分别定义为不同的色彩、灰阶和透明度，采用三维显示扫描范围内的各种结构。人为改变体素的亮度和对比度，可以在不失真的情况下改变组织与周围的对比度，突出目标的形态。通过不同的颜色可以更好地区分不同组织器官。通过改变透明度可以更形象地显示不同组织和器官的三维相互关系。由于保留了全部原始的断层数据，使目标的三维现实层次更丰富，形态准确逼真。但是，也正是由于采用了全部数据，没有给特定目标确定表面界限，使得三维的距离、角度和容积的测量无法实现。

3. 表面遮盖显示

表面遮盖显示（SSD）是将连续平面图像形成的三维模型，以不同 CT 值或 CT 值范围为界限形成多组界面，并以光照和投影的方式显示不同界面的关系。通过计算扫描范围内组织表面的所有相关像素的 CT 值，保留所选 CT 阈值范围内的像素影像，将超出阈值范围的像素作透明处理，从而形成阈值范围内的组织表面影像。表面遮盖法的优势在于图像直观、立体，目标的三维关系明确清晰，不易混淆。其缺点是在大量的原始数据中仅保留了简单的界面关系，而内部信息丢失，无法进行内部结构的进一步分析。同时由于器官的界面是由人为规定的 CT 值范围确定的，造成明显失真，不能反映形态复杂器官的实际情况，形态受主观影响较大，可重复性差。

4. 最大密度投影

最大密度投影（MIP）是将扫描的容积数据按照 CT 值的大小进行投影，在投影方向上仅保留 CT 值最大的像素而忽略掉 CT 值较低的像素，这样形成的二维投影就是最大密度投影，多应用于血管成像。相应的如果投影仅保留最小 CT 值的像素形成的就是最小密度投影（MinIP）。这种方法由于使用了计算机自动提取模型，目标简化，突出目标与周围的对比，使目标的三维关系显示清楚。这种方法的主要缺点是对于周围对比度不高的实体目标，很难提取准确的影像。另外，由于这种方法一般仅使用灰度对比，对于微小病变有时会受周围物体遮盖而被忽略；而且这种方法在显示相对简单的三维关系时比较可靠，对于复杂的关系，由于相互遮盖，很难作出准确判断。

5. CT 仿真内窥镜

CT 仿真内窥镜（CTVE）是利用计算机软件将螺旋 CT 容积扫描获得的图像数据进行后处理，重建出空腔器官内表面的立体图像，类似纤维内窥镜所见。目前多用于观察气管、支气管、胃肠道、鼻腔、鼻窦、鼻咽、喉、膀胱和主动脉等。这种方法的优点是有利于了解目标的走行及内部有无狭窄或隆起、凹陷性病变。由于受到视野、视距、视角的影响，仿真内镜的影像经常出现畸变，因此很少用作精确的测量诊断。与纤维内镜相比，仿真内镜具有检查无痛苦、无需麻醉、可以观察阻塞部位以远的情况等优点，缺点在于患者须承受辐射、无法进行活检和无法观察黏膜充血、出血等颜色改变。对于 1cm 以上的病变，仿真内镜与纤维内镜的检出率相似。

6. 透明显示技术

透明显示技术是一种三维透明显示生物体结构的计算机图像处理技术，对所选择的三维组织或物体内的所有像素进行投影，可以观察内部结构，类似于透明法图像，多应用于含气的脏器（如鼻咽部、气道、肺、胃肠道等）的三维 CT 成像，一般在应用时可与阈值技术合并应用。

第四章　MRI检查技术

第一节　基本检查技术

【适应证】

MRI具有软组织分辨率高、多方位和多参数成像、安全无创等优点，几乎可以进行全身各器官组织的扫描；特别适合于中枢神经系统、头颈部、肌肉关节系统以及心脏大血管的检查，对纵隔、腹腔、盆腔等实质器官及乳腺的检查也有相当的适应性。

【禁忌证】

磁共振系统的强磁场和射频场有可能使体内金属植入物或装置，产生位移、热灼伤、植入装置（如起搏器、电子耳蜗）失效等危害，因此磁共振检查有绝对和相对禁忌证。

1. 绝对禁忌证

绝对禁忌证指受检者进入磁体后，会造成伤害或危及生命的情况。下列状况不适用磁共振检查。

（1）体内装有起搏器的患者。

（2）体内植入神经刺激器、磁性金属药物灌注泵、电子耳蜗等电子装置的患者。

（3）眼眶内有磁性金属物者。

（4）妊娠三个月内（需要终止妊娠者除外）的患者。

2. 相对禁忌证

相对禁忌证指受检者进入磁体后，有产生潜在伤害的可能性。下列情况，在做好风险评估和成像效果评估的前提下，慎重考虑检查。

（1）体内有弱磁性金属植入物，如心脏瓣膜、血管支架、血管夹、螺旋圈、人工关节、滤器、骨关节固定钉、骨螺丝等，如病情需要，详尽了解其说明书后，一般建议术后6～8周后做磁共振检查，一般在1.5T及以下场强的设备进行检查。

（2）危重患者或可短暂去除生命监护设备（非磁共振兼容）的患者。

（3）高热、急性鼓膜穿孔患者。

（4）幽闭恐惧症患者，如必须行磁共振检查，应给予适当镇静药物后进行检查。

（5）癫痫患者，应在完全控制症状后进行检查。

（6）妊娠三个月以上的妇女。

（7）不合作患者，如小儿，则应给予适量镇静药物后进行检查。

【检查前准备】

（1）认真审阅申请单，核实姓名、性别、年龄及检查部位，了解检查目的和临床要求。有条件的医院可准备一次性更换衣服，在患者检查前按要求更换，避免铁磁物及其他危险物品进入磁体。

（2）认真执行MRI检查的安全要求，属于绝对禁忌与某些相对禁忌（对患者的危害大于获益）的患者严禁进行MRI检查。

（3）告知患者在检查中会有较大噪音，有条件尽量佩戴防噪声耳机；磁体空间较狭小，应提前告知患者，有幽闭症者尽量不要睁眼，准备紧急呼叫装置以避免意外的发生。

（4）检查时受检者运动可造成图像不清晰，检查时身体需要制动，对需要进行屏气扫描的患者进行呼吸训练。接受盆腔、腹部检查的患者预先进行胃肠道准备。

（5）对不能合作的患者及患儿要给予镇静剂，待入睡后进行检查。

【检查方法】

MRI 的基本检查方法主要包括常规扫描和对比剂增强扫描。首先根据检查部位和目的选择适当的线圈，摆位时尽量让患者保持舒适体位并将靶器官放置于线圈中央；依据扫描定位像，根据需要选择适当的成像序列对靶器官进行轴位、冠状位和矢状位等多层面扫描。一般先进行平扫，根据平扫信息和（或）巡诊医师要求可进行增强扫描。

第二节　磁共振血管成像技术

磁共振血管成像（MRA）技术主要包括不需要注射对比剂的常规血管成像和需要注射对比剂的对比剂增强血管成像（CE－MRA）两大类。

（一）常规血管成像

不需要对比剂的 MRA 技术主要有时间飞跃法（TOF）和相位对比法（PC），两种方法均可采用 2D 或 3D 采集方式。首先获取一大组薄层面图像，即原始图像，再经后处理，将许多薄层面血管影叠加、压缩并经 MIP 重建出清晰完整的血管影像。此类方法的 MRA 是无创性血管成像技术，不需对比剂，便于对一般患者进行血管评估，尤以显示头颈部血管为佳，在显示颅内动脉粥样硬化所致的血管狭窄或闭塞方面效果近似于 DSA，可直接显示 Willis 环全貌，MIP 像结合原始图像可诊断 >3mm 的动脉瘤、证实颅内动静脉畸形，显示主要动脉的狭窄、闭塞等。另外，不需要对比剂显示血管的方法还有黑血技术等，包括磁敏感技术的黑血成像，对显示一些特殊血管和病灶有一定意义。

1. TOF－MRA

TOF－MRA 是应用最广泛的 MRA 成像方法，其原理是利用血流的流入增强效应，采用重复时间（TR）较短的快速梯度回波 T_1 加权成像（T_1WI）序列进行采集，通过选择适当的 TR 和反转角使静止组织处于饱和状态，与刚进入扫描容积的未饱和的血流形成较好的对比。

（1）2D－TOF－MRA　连续对单一层面进行激励和数据采集。

①优点：扫描速度快、采集时间短、背景组织抑制好，可用于大范围扫描。因为是单层面采集，层面内饱和效应轻，有利于静脉慢血流的显示。

②缺点：由于空间分辨率低，流动去相位明显，受湍流影响大，易出现假象；后处理效果不如 3D 成像。

（2）3D－TOF－MRA　对整个容积进行激励和数据采集。

①优点：信噪比高；空间分辨率高；流动去相位轻，受湍流影响小，适用于动脉瘤、动脉狭窄的显示；后处理重建图像质量好。

②缺点：扫描时间长；背景组织抑制效果不如 2D；对慢血流不敏感，不利于慢血流的显示。

2. PC－MRA

PC－MRA 采用快速梯度回波序列，利用血流速度不同引起的相位改变来区分流动和静止的质子。在射频脉冲激发后，在层面选择梯度和读出梯度之间施加大小相同、持续时间一致但方向相反的梯度场。静止组织的质子群被两个极性相反的梯度场的作用刚好完全抵消，第一个梯度场造成的横向磁化矢量变化被第二个梯度场完全纠正，到回波时间（TE），静止组织的横向磁化矢量相位变化为零。在施加两次梯度场时，由于流体质子群的位置发生了变化，第一个梯度场造成的横向磁化矢量的相位变化不可能被第二个梯度场完全纠正，到 TE 时刻，横向磁化矢量的相位变化得到保留，与静止组织存在相位差别，形成了相位对比。在获得参照物成像信息和三个方向的流速编码成像信息后（前后、左右、上下施加流速编码），减影去除背景组织，只保留血流的相位变化信息。PC–MRA 的特点：图像分为速度图像和流动图像。速度图像的信号与流速有关，流速越快信号越高，不具有血流方向信号；流速图像也称相位图像，不仅与流速有关，还具有血流方向的信息。正向流速的血流表现为高信号，流速越大，信号越强，静止组织呈中等信号。速度图像显示血管结构，流动图像用作血流方向、流速和流量的定量分析。减影后，静止组织的信号抑制效果好。

（1）2D–PC–MRA　采用层面选择梯度，即 2D 成像方式，依次对体积内的单个层面或层块进行逐个成像，最常见的是电影 PC。

（2）3D–PC–MRA　采用相位编码取代层面选择梯度，是 3D 成像方式。可以用非常小的体素采集，空间分辨率高。

PC–MRA 临床多用于脑动脉瘤的显示、心脏的血流分析、门静脉的血流分析、静脉的病变以及肾动脉病变的检查。

（二）对比剂增强血管成像

CE–MRA 利用顺磁对比剂缩短血液 T_1 值，形成血液与邻近组织之间明显的对比度，进而使血管结构得以清晰地显示。一般采用 3D 快速扰相梯度回波 T_1WI 序列（短 TR，短 TE），主要分为三类。①侧重反映血管细节：高分辨率 CE–MRA。②反应血管循环动态过程：高时间分辨率，在单个扫描野内反复多次采集（4D–MRA）。③大范围 CE–MRA（多段式）：主要用于全身大血管的扫描，将各段数据拼接，评估血管的情况，临床主要用于头颈血管、肺动脉、主动脉、四肢血管、肾动脉、肠系膜血管和门静脉等。3D–CE–MRA 的优点：显示血管更可靠；显示血管狭窄更真实；一次增强可显示动静脉；不容易遗漏病变，如动脉瘤。其缺点是：需要注射对比剂、不能提供血流动力学分析。

CE–MRA 成像质量主要受以下几个因素的影响。

1. 成像参数的影响

（1）TR　要选用适当的 TR。TR 过长，会导致背景组织抑制减弱；TR 过短，致使信噪比下降。同时 TR 和反转角又决定了 T_1 的权重，TR 延长需要加大反转角度以保证一定的 T_1 加权。

（2）TE　较短的 TE 可以缩短 T_2 弛豫效应对图像的影响。

（3）反转角　反转角越大，背景抑制效果越好，为保证图像的 T_1 权重，需相应增加 TR。

（4）扫描矩阵　特别是频率矩阵的增加，会增加 TR 时间。

（5）采样带宽　采样带宽的减少提高了信噪比，同时也增加了 TR。

（6）视野（FOV）和层厚　FOV 和层厚越小，TR 时间越长。

（7）梯度场强度　梯度场越高，TR 越短。

2. 对比剂的影响因素

（1）剂量　在不影响图像质量的前提下，剂量越小越好。目前常用的是低倍剂量 0.1mmol/kg 和双倍剂量 0.2mmol/kg。

（2）注射速率　注射速率是非常重要的参数，在对比剂固定的情况下，它决定了达峰时间、峰值持续时间、T_1 缩短程度以及静脉显影时间和血管的信噪比。目前认为最佳的注射速率是 3ml/s。

（3）扫描时机的掌握　扫描时机是 CE-MRA 成像成败的关键因素，扫描时机的确定目前主要有三种方法。

①团注测试：数据采集前静脉注射 1~2ml 对比剂及 20ml 的生理盐水，注射的同时启动快速梯度回波，对所选择的层面持续数据采集。对比剂循环的高峰时间可通过时间-强度计算出感兴趣的信号强度峰值作为对比剂的循环时间。

②透视触发：当对比剂注入血管后，通过应用 MR 透视技术快速获得二维梯度回波图像，当看到对比剂到达感兴趣区血管时，立即将二维扫描转换为 CE-MRA，开始中心 K 空间数据采集。使用透视触发技术时需要考虑从触发开始到扫描的延迟，如需要屏气扫描，屏气提示的时间也需要考虑。

③智能追踪触发：使用跟踪脉冲序列连续监视来自患者身体内操作者选定的感兴趣区的 MR 信号，椭圆中心 K 空间数据采集与团注对比剂的高峰期同步进行，可最大程度地获得动脉影像而没有静脉的污染。

3. K 空间的填充方式

（1）顺序式填充　最传统的填充方式，最佳的扫描时间需要通过公式计算，计算公式为 T 延迟时间 = T 峰值时间 - 1/2T 扫描时间 + 1/2 注射时间。

（2）中心填充　扫描的最初始开始采集 K 空间的正中心区域，随后一正一负向两端填充。整个图像的对比度由正中心填充 1/3 决定，即前 1/3 扫描时间决定图像对比度。

（3）椭圆中心填充　K 空间轨迹为圆周，可采用投影重建法及 FT 重建，每次激励横扫一条圆形 K 轨迹，像自行车轮辐一样从连续激励中得到多条 K 空间线来填充 K 空间，适用于要求非常短的 TE。

第三节　磁共振水成像技术

磁共振水成像技术主要是利用体内水的长 T_2 特性。因为体内静态或缓慢流动的液体的 T_2 值远远大于其他组织，采用重 T_2 加权序列，其他组织的横向磁化矢量几乎完全衰减，信号强度很低甚至几乎没有信号，而水仍保持较大的横向磁化矢量，因而使含水通道和器官显影。此技术对流速慢或停滞的液体（如脑脊液、胆汁、胃肠液、尿液）非常灵敏，将原始图像采用 MIP 重建，可以得到类似于注射对比剂造影一样的效果。临床上常用于磁共振尿路成像（MRU）、磁共振胰胆管成像（MRCP）、磁共振脊髓成像（MRM）。另外，磁共振内耳、涎腺管、输卵管成像和胃肠道水成像等也有应用。

一、磁共振尿路成像

【适应证】

（1）肾脏及尿路先天畸形。

（2）观察尿流动力学及泌尿系统以外病变的侵及。

（3）肾脏、输尿管、膀胱的肿瘤、结石、结核等病变，导致尿路梗阻或受损。

【禁忌证】

（1）体内装有起搏器的患者。

（2）体内植入神经刺激器、磁性金属药物灌注泵、电子耳蜗等电子装置的患者。

（3）眼眶内有磁性金属物者。

（4）妊娠三个月内的患者。

【检查前准备】

检查前半小时左右应嘱患者饮水约 500ml，使膀胱保持充盈状态；为使输尿管良好显示，检查开始前可注射或嘱患者口服 2ml 呋塞米，以维持输尿管持续排尿状态。为避免肠道内容物及液体影响对泌尿系统的观察效果，检查前一天尽量食用少渣饮食，检查前 4 小时应减少饮水。

【检查方法】

（1）患者仰卧位（根据特殊临床需要也可采取俯卧等特殊体位），其扫描范围上要包全肾脏，下要包全膀胱，以肚脐为定位中心。

（2）成像步骤

①常规肾脏 MRI 成像，包括轴位 T_1、T_2 加权像，冠状位 T_2 加权像。

②采用屏气扫描的二维厚块 MRU 序列（半傅立叶转换的快速自旋回波序列）或三维的 MRU 成像（多采用三维快速自旋回波序列）。屏气扫描的二维厚块 MRU 序列，对尿路进行多平面的成像，每次需屏气 4~6 秒，多次重复成像后进行动态放映可以展示输尿管内尿液的流动情况。三维 MRU 成像，要注意分析原始图像，容易发现细小病变；对图像进行 MIP 重建等后处理，有助于全面观察肾盏、肾盂、输尿管有否受压、侵蚀、充盈缺损、梗阻等情况。

（3）如欲了解肾脏的排泌功能，可行对比剂增强的磁共振尿路成像检查。静脉注射顺磁性对比剂（Gd – DTPA），观察对比剂通过肾脏皮、髓质进入收集系统的时间过程。

二、磁共振胰胆管成像

【适应证】

（1）了解胰胆管系统的解剖及其变异。

（2）胆道系统梗阻疾病，了解梗阻部位及原因。

（3）胆石症，包括胆管结石、胆囊结石等。

（4）急性、慢性胰腺炎。

（5）胆囊或胆道手术后复查。

【禁忌证】

参见"磁共振尿路成像"。

【检查前准备】

禁饮食 4 小时，必要时检查前服用水抑制口服对比剂。

【造影方法】

（1）患者仰卧位，其扫描范围上至膈顶，下至肝脏下缘，以剑突为定位中心。

（2）成像步骤

①常规腹部 MRI 成像，包括轴位 T_1、T_2 加权像，了解管壁及实质的病变。

②MRCP 序列：采用屏气扫描的二维厚块 MRCP 序列（半傅立叶转换的快速自旋回波序列）或三维的 MRCP 成像（多采用三维快速自旋回波序列）。二维厚块 MRCP 序列对胰胆管进行多平面的成像，每次需屏气 4~6 秒，多次重复成像。三维的 MRCP 成像，需对图像进行后处理，如 MIP 重建，有助于全面观察胰胆管系统，有否梗阻、扩张、狭窄、充盈

缺损、变形移位等征象，注意分析原始图像，避免漏诊因重建重叠掩盖的微小病变。

三、磁共振脊髓成像

【适应证】

（1）了解椎管解剖及其变异情况。

（2）椎管内梗阻性病变，如椎管内肿瘤、炎症等，显示椎管受压、梗阻的位置及范围。

（3）明确椎间盘脱出对硬膜囊压迫的确切位置及程度。

（4）有助于脊髓动静脉畸形的评估。

（5）脑脊液异常交通。

【禁忌证】

参见"磁共振尿路成像"。

【检查方法】

（1）患者仰卧位，平静呼吸。颈椎以下颌角为定位中心，胸椎以双侧乳头连线为中心，腰椎以肚脐上 3cm 为中心。

（2）选择脊柱成像专用线圈。

（3）成像步骤

①常规椎管 MRI 成像，包括矢状位 T_1、T_2 加权像。

②MRM 成像序列：二维厚块或三维水成像序列（包括稳态进动快速成像序列、快速自旋回波序列等），沿椎管行冠状位或斜冠状位扫描。三维的 MRM 序列，需对图像进行后处理，如 MIP 重建，有助于全面观察椎管有否受压变窄或梗阻，马尾、神经根及根袖情况，椎管内有否动静脉畸形等；同时注意分析原始图像，除外漏诊因重建重叠掩盖的小病变。

注：尽管新的磁共振脊髓成像技术发展很快，也有特殊序列可以观察脑脊液动力学改变；但是不需注射对比剂的脊髓造影成像技术与注射对比剂的成像技术相比在观察脑脊液动力学方面还是有一定差距。

第四节　磁共振弥散加权成像技术

弥散加权成像（DWI）可以观察水分子的扩散特性，该技术已较广泛应用于临床诊断中。扩散为水分子的随机运动，它依赖于组织类型、结构、物理和生理的状态以及微环境。DWI 需施加一个弥散加权梯度来增加对扩散运动的敏感性，b 值反映序列对扩散运动的敏感程度，与施加的扩散敏感梯度场强、持续时间和间隔有关。目前常用的 b 值为 500～1500s/mm^2。采集一系列不同的 b 值，可获得表观弥散系数（ADC），不同像素的 ADC 值可形成一幅 ADC 图。DWI 的图像信号既存在着 T_2WI 对比，也存在着水分子的扩散信息，而 ADC 图则主要反映水分子扩散的幅度，其影像对比通常与 DWI 对比相反。

DWI 最有价值的临床应用是检出和评价急性脑梗死与恶性肿瘤。

1. 中枢神经系统

（1）梗死　评价脑梗死的进程，粗略判断梗死发生的时间。

（2）有助于与临床脑梗死相似的疾病的鉴别诊断。

（3）有助于颅内环形强化病灶的鉴别。脓肿中心在 DWI 上呈高信号，ADC 值较低；而肿瘤液化坏死中心 ADC 值多升高。

（4）对脑肿瘤鉴别有帮助。淋巴瘤由于肿瘤细胞密度较高，在 DWI 上呈显著高信号，ADC 呈低信号，有助于与其他性质肿瘤鉴别。

（5）对颅内囊性占位鉴别有帮助。表皮样囊肿 ADC 值与脑实质接近，而蛛网膜囊肿、神经上皮囊肿等 ADC 值接近脑脊液。

（6）在脱髓鞘疾病、神经变性疾病中也有辅助作用。

2. 全身应用

由于不同病理状态下 ADC 值改变不同，DWI 成像也常用在体部以区分良性和恶性肿瘤。随着 MR 软、硬件技术的进步，目前 DWI 已经在全身得到较为广泛的应用，它的特点是快速、方便，有助于提高实质脏器（如肝、胰腺、甲状腺、前列腺）以及乳腺局灶病变的检出，并能从微观水平为病变的鉴别诊断提供信息。在其他方面，如全身的软组织肿块和淋巴结的良、恶性鉴别，术后复发的恶性病变与良性瘢痕的鉴别，甚至在恶性肿瘤治疗效果和预后判定等方面也有广泛的临床应用探索。普遍的规律是：恶性病变 ADC 值较低，良性病变 ADC 值较高，与动态增强 MRI 相结合，可以提高诊断和鉴别诊断效能。全身 DWI 配合抑制背景脂肪信号对全身或体部全长进行各方位扫描，最后采用对图像进行三维重建、反转图像对比，形成类似正电子发射体层摄影（PET）的肉眼感观图，可用于血液系统肿瘤的评价及恶性肿瘤的全身评价，对发现转移性病变有一定筛查作用。

第五节　磁敏感加权成像技术

磁敏感加权成像（SWI）是根据不同组织间的磁敏感特性差异提供影像对比的三维梯度回波成像技术。SWI 是一种全新的成像技术，不同于灌注加权成像（PWI）、T_1WI、T_2WI 等传统成像技术。通过长的回波时间、三个方向上的完全流动补偿技术、薄层扫描技术，产生相位图像，将相位图像滤过后生成相位蒙片（mask），相位 mask 与幅值图像相乘得到 SWI 图像。SWI 图像需要通过最小密度投影技术进行后处理重建才能得到显示静脉血管的图像。

磁敏感加权成像技术目前在脑血管病变、脑外伤和脑组织占位等中枢神经系统病变中有着较高的临床应用价值。

1. 脑血管病变

SWI 对出血区域很敏感，很容易显示出血区域，对于脑血管局部缺血导致的急性出血性或非出血性脑梗死的诊断，有着极高的应用价值。

2. 脑外伤

脑外伤所致的小出血灶极易漏诊，SWI 对于显示小出血灶有优势，为临床诊断提供了极大的帮助。

3. 脑组织占位

根据占位病变的血管增生和出血特性，SWI 有助于对占位性病变的良、恶性分级进行评估。

第 二 篇

常见疾病的影像学诊断

第五章　呼吸系统疾病

第一节　基本病变的影像表现与分析

一、气管、支气管改变

（一）气管、支气管狭窄与闭塞

导致气管或支气管管腔狭窄或闭塞的原因可以是腔内的肿块、异物、分泌物，或者是气管、支气管的水肿、痉挛，还可以是外压性病变及先天性狭窄。按程度分为部分性阻塞和完全性阻塞。胸片显示或发现气管、支气管本身病变效果欠佳，但可以显示阻塞性肺气肿、肺不张等间接征象。CT可以直接显示气管、支气管本身形态，也可以直接显示腔内肿块形态、腔内异物的大小及位置、狭窄程度和范围等（图5-1）。

038

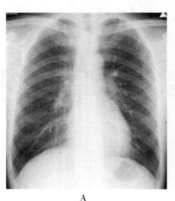
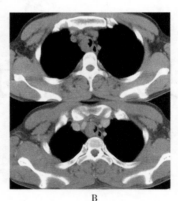

A　　　　　　　　　　　　　　　B

图5-1　气管内肿块

A. 胸片隐约可见气管狭窄；B. CT显示气管明显狭窄，肿块有显著强化

（二）支气管扩张

在支气管疾病的"支气管扩张"部分详述。

二、肺部病变

（一）肺气肿

1. X线

（1）弥漫性肺气肿　主要见于慢性支气管炎及支气管哮喘等。胸部X线（平片）表现为：①胸廓呈桶状，前后径增加，肋间隙变宽，膈低平；②两肺野透明度增加，肺纹理分布稀疏；③心影狭长呈垂位心型。

（2）局限性阻塞性肺气肿　病变通常发生在较大的支气管，导致其部分性阻塞并形成"活瓣"效应，气体潴留，此类病变可见于支气管异物、支气管内肿瘤等。这种类型的局限性阻塞性肺气肿持续的时间短，临床症状不明显，故实际较少遇到。这种类型的肺气肿胸部X线表现为局部肺野透明度增加，肺纹理稀疏。

2. CT

肺气肿在病理上分为小叶中央型、全小叶型、间隔旁型，不同病理类型的肺气肿有不同的 CT 表现。

（1）小叶中央型肺气肿　CT 表现为肺内小的类圆形无壁低密度区，周围是相对正常的肺实质（图 5 - 2），常分布在上叶。

（2）全小叶型肺气肿　CT 表现为肺内广泛的低密度区，肺血管影变细稀疏（图 5 - 3）。

（3）间隔旁型肺气肿　CT 表现为胸膜下的局限低密度小气囊、肺大疱等（图 5 - 4）。

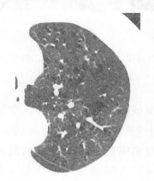 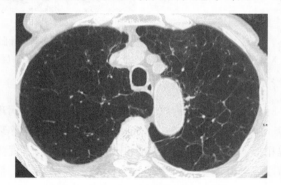

图 5 - 2　小叶中央型肺气肿　　　　　　图 5 - 3　全小叶型肺气肿

肺内小的类圆形无壁低密度区，周　　　　肺内广泛的低密度区，肺血管影变细稀疏
围是相对正常的肺实质

（二）肺不张

肺不张系指肺内气体减少或完全无气不能膨胀而导致的体积缩小，包括阻塞性肺不张和压迫性肺不张等。阻塞性肺不张是支气管完全阻塞的后果，常见原因有支气管肿瘤、支气管异物、痰栓、炎性肉芽肿、支气管内膜结核等。肺不张可为一侧性（图 5 - 5）、肺叶性（图 5 - 6）、肺段性及小叶性不张。阻塞性肺不张的 X 线表现和 CT 表现比较相似，其直接表现为患侧肺或肺叶、肺段等密度升高，致密不透光。间接征象主要是体现肺体积缩小的表现，如叶间裂、纵隔、肺门等邻近结构向患侧移位，肋间隙缩小，邻近肺叶代偿性肺气肿等。

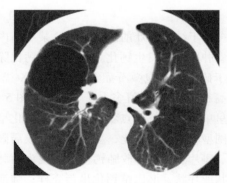 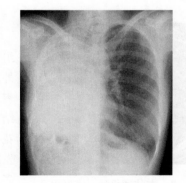

图 5 - 4　肺大疱　　　　　　　　　　图 5 - 5　右肺全肺肺不张

右肺可见巨大的类圆形薄壁无肺纹理区　　右肺野完全致密，纵隔气管向右移位

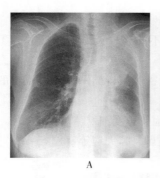 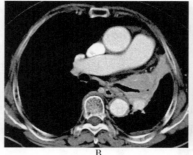 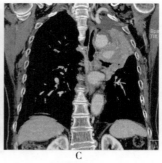

图 5-6　左肺上叶肺不张

A. X 线平片可见左肺上叶致密，气管向左移位；B，C. CT 轴位增强扫描和冠状位重建显示肺门肿块及肺不张

（三）肺实变

肺实变系指肺泡内气体被液体及细胞成分等病理组织或病理成分所代替，常见于各种炎症、肺结核、肺出血、肺水肿等，也可见于肺癌等肿瘤性病变。肺实变的 X 线表现和 CT 表现相似，如果是肺泡或肺小叶范围的实变，表现为边缘模糊的斑片状密度增高影；如果是肺段或肺叶的实变，表现为大片的密度增高影，部分可见含气的支气管及空气支气管征（图 5-7），肺实变时肺体积一般无缩小。

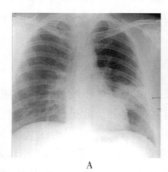 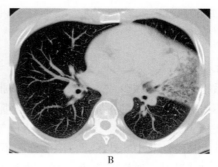

图 5-7　左肺上叶舌段实变

A. X 线平片可见片状致密影；B. CT 轴位显示大片密度增高影，其内可见支气管气相

图 5-8　左肺钙化灶，密度很高

（四）钙化

钙化多见于结核病灶的愈合阶段，某些肺内肿瘤组织内或囊肿壁也可发生钙化。两肺多发钙化除结核外还可见于矽肺、肺泡微石症等。钙化的 X 线和 CT 表现为很高密度影，CT 值多大于 100Hu（图 5-8）。结核钙化呈单发或多发斑点状；错构瘤的钙化呈爆米花样；周围型肺癌偶有钙化，呈单发点状或局限性多发颗粒状、斑片状钙化；矽肺钙化多表现为两肺散在多发结节状或环状，淋巴结钙化呈蛋壳样；肺泡微石症的钙化为多发粟粒状或结节状。

（五）结节、肿块

结节和肿块多见于肺内肿瘤性质的病变，如肺癌、肺肉瘤和转移瘤等；也可见于非肿瘤性病变，如结核瘤及炎性假瘤等。结节、肿块的X线（平片）表现和CT表现类似，一般呈类圆形或球形表现，通常直径小于3cm的称为结节，大于等于3cm的称为肿块。CT可以更好地显示结节、肿块的周边、边缘及内部细节情况，同时CT尤其是薄层CT可以发现直径数毫米的微小结节，CT还可以区分小的磨玻璃密度结节和小的实性结节。良性的结节、肿块，边缘光滑锐利；肺癌的结节、肿块多呈分叶状，边缘多不锐利或有毛刺（图5-9）；多发结节、肿块常见于转移瘤（图5-10）。

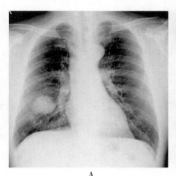 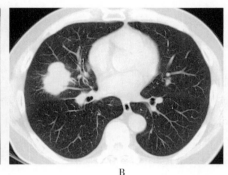

A   B

图5-9　右肺肿块

A. X线（平片）；B. CT，可见分叶表现及毛刺表现，比平片显示更细致

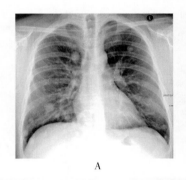 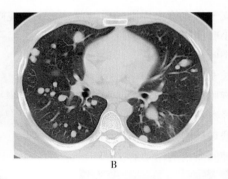

A   B

图5-10　双肺多发结节

A. X线（平片）；B. CT

CT比平片显示更多结节

（六）空洞与空腔

空洞为肺内病变组织发生坏死后经引流支气管排出后形成，X线表现和CT表现类似（图5-11），但CT可以更好地显示空洞洞壁、空洞内部及周围情况。空洞可见于结核、肺脓肿、肺癌、真菌病及韦氏肉芽肿等，其中以结核、肺脓肿与肺癌比较多见。薄壁空洞多见于肺结核、肺脓肿、肺转移癌；厚壁空洞可见于肺脓肿、肺结核及周围型肺癌。肺脓肿的空洞外壁为边缘较模糊的片状阴影，空洞内多有液平面；结核性空洞外壁整齐清楚，空洞内常无或仅有少量液体；周围型肺癌的空洞外壁多有深分叶，内壁凹凸不平，有时可见壁结节。空腔是肺内生理腔隙的病理性扩大，如肺大疱、含气肺囊肿及肺气囊等。X线及CT表现为边缘清晰光滑、壁厚约1mm的类圆形透亮区。

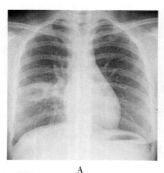
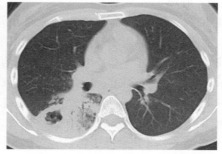

A   B

图 5 – 11　右肺空洞

A. X 线（平片）；B. CT

（七）肺间质病变

肺间质病变可见于慢性炎症、间质肺炎、结缔组织病、尘肺、肺水肿、癌性淋巴管炎等。病理上可以是液体、炎性细胞、纤维结缔组织、肉芽组织、肿瘤细胞等。

1. X 线

（1）肺纹理增重模糊。

（2）索条影、网状影或蜂窝状影（图 5 – 12）。

（3）间隔线影，多见于间质性肺水肿，可表现为 A、B、C 间隔线。

2. CT

（1）支气管血管束周围间质增厚，形态不规则（图 5 – 13）。

（2）小叶间隔增厚，表现为垂直于胸膜长 1～2cm 的细线或多角形网线。

（3）小叶核心增大。

（4）长索条影。

（5）胸膜下线，表现为胸膜下 1cm 内与胸膜平行的线状影。

（6）蜂窝状影。

（7）磨玻璃密度影，多为小片状，常多发。

（8）肺间质内的结节影。

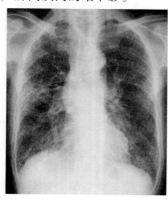
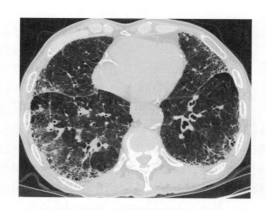

图 5 – 12　肺间质病变的 X 线表现   图 5 – 13　肺间质病变的 CT 表现

平片可见肺纹理增重模糊及索条影、网状影或蜂窝状影   可见支气管血管束周围间质增厚，形态不规则；小叶间隔增厚；长索条影；蜂窝状影及磨玻璃密度影

三、肺门的改变

（一）肺门大小改变

1. 肺门增大

肺门增大可见于肺血管病变、淋巴结增大以及支气管腔内、外肿瘤等，可为单侧或双侧。一侧肺门增大（图5-14）多见于结核或肺癌转移造成的淋巴结肿大或肺门肿块，两侧肺门增大多见于结节病、淋巴瘤、双侧肺动脉瘤或肺动脉高压。CT比X线平片能更准确地判断肺门是否增大，CT诊断肺门增大优于X线平片。

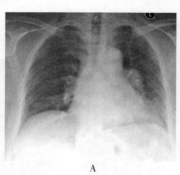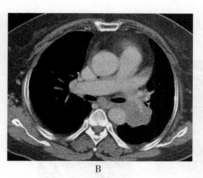

A   B

图5-14　一侧肺门增大

A. 平片可见右肺门增大；B. CT显示病灶与周围结构关系

2. 肺门缩小

肺门缩小主要为血管细小所致，一侧肺门缩小可见于肺动脉分支先天狭窄或闭锁，两侧肺门缩小可见于法洛四联症。

（二）肺门密度改变

肺门增大多伴密度增高。百日咳、麻疹肺炎、慢性支气管炎等引起肺门血管及支气管周围间质病理改变时，也可无肺门增大而只表现密度增高。

（三）肺门位置改变

心、肺病变均可使肺门发生移位。上叶肺不张或大量纤维化常使肺门上移，而下叶肺不张可使肺门下移。

四、胸膜病变

（一）胸腔积液

按积液性质分为渗出液或漏出液。渗出液多见于炎症、结核、肿瘤等，漏出液多见于心衰、肝硬化失代偿期、肾功能不全等。

1. 游离性胸腔积液

（1）X线　少量积液首先在侧位胸片上可见右肋膈角变钝，继之在正位胸片上显示患侧外肋膈角变钝（图5-15）；中等量积液指积液量超过整个膈面，患侧下肺野均匀致密，上缘呈内低外高的弧线影，膈肌显示不清；大量积液指积液面内上缘超过肺门角水平，患侧肺野大部分均匀致密，纵隔向健侧移位（图5-16）。

（2）CT　中等量及以下游离的胸腔积液在CT的纵隔窗上表现为后胸壁与胸壁平行的窄带或新月形水样密度影（图5-17）。大量积液以液体密度为主，肺组织受压缩（图5-18）。

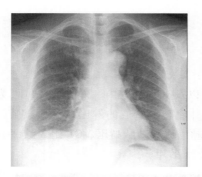

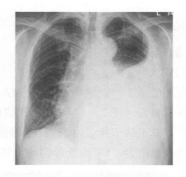

图 5 - 15　右侧少量胸腔积液

在胸片可见右肋膈角变钝

图 5 - 16　左侧大量胸腔积液

左侧大部分呈高密度，纵隔向右移位

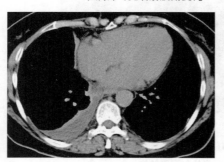

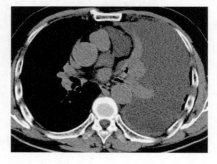

图 5 - 17　右侧少量胸腔积液的 CT 表现

可见后胸壁与胸壁平行的窄带状水样密度

图 5 - 18　左侧大量胸腔积液的 CT 表现

可见以水样密度为主，肺被显著压缩至肺门

2. 局限性胸腔积液

局限性胸腔积液即包裹性胸腔积液。X 线表现为局限胸壁或叶间裂的致密影，CT 表现为局限的水样密度。

（二）气胸与液气胸

多见于壁层胸膜直接损伤，如外伤、手术后及胸腔穿刺后，也可见于严重肺气肿、胸膜下肺大疱、肺结核和肺脓肿等引起的脏层胸膜自发性破裂。气胸的 X 线及 CT 表现为患侧肺萎陷致透亮度减低，并向肺门侧压缩，脏层胸膜线清晰可见，肺与胸壁间出现无肺纹理的透亮带。张力性气胸可有纵隔向健侧移位。液气胸为胸膜腔内同时有气体和液体，形成气 - 液平面（图 5 - 19，图 5 - 20）。

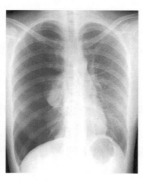

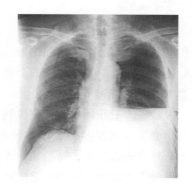

图 5 - 19　右侧大量气胸的胸片表现

右肺大范围透亮无肺纹理区，肺被显著压缩至肺门

图 5 - 20　左侧液气胸的胸片表现

可见外围透亮无肺纹理区及明显的气 - 液平面

（三）胸膜增厚、粘连及钙化

炎症性纤维素渗出、肉芽组织增生、外伤出血机化均可引起胸膜增厚、粘连及钙化。胸膜增厚与粘连常同时存在，胸膜钙化多见于结核性胸膜炎、脓胸、出血机化和尘肺。轻度胸膜增厚、粘连的 X 线表现为患侧肋膈角变钝。广泛胸膜增厚、粘连的 X 线表现为患侧胸壁与肺野之间条带样、边界清晰的致密阴影，患侧胸廓缩小，膈肌运动减弱。胸膜钙化表现为延肺表面的线状、条状或斑点状高密度影。CT 表现类似，CT 对钙化显示更好（图 5 – 21）。

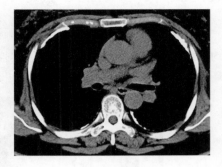

图 5 – 21　双重胸膜钙化的 CT 表现
可见条状致密影

（四）胸膜结节、肿块

胸膜肿瘤（例如间皮瘤、转移瘤、孤立性纤维瘤等）、肉芽组织增生等疾病可引起胸膜结节、肿块。间皮瘤可伴胸腔积液，转移瘤常伴有肋骨破坏。

五、纵隔的改变

1. 纵隔形态的改变

多表现为局限性或弥漫性纵隔增宽，主要见于为炎症、出血、纵隔肿瘤、纵隔淋巴性和血管性病变，其中以纵隔肿瘤最常见。

2. 纵隔密度的改变

绝大多数致纵隔增宽、变形的病变均表现为高密度影；纵隔气肿表现为纵隔内低密度的气带影；畸胎瘤所含牙齿、动脉瘤壁钙化、淋巴结结核钙化均表现为纵隔内更高密度的钙化影。

3. 纵隔位置的改变

胸腔、肺内及纵隔病变均可使纵隔移位。肺不张、肺纤维化及广泛胸膜增厚等引起肺容积缩小，纵隔向患侧移位；一侧严重的肺气肿、大量胸腔积液等纵隔向健侧移位。

六、横膈的改变

横膈的改变包括形态、位置和运动的改变。除了膈本身的病变外，膈上的肺内病变、胸膜病变、纵隔病变，膈下的肝、胃病变以及腹腔病变等均可引起横膈的改变。膈肌囊肿、转移瘤、包虫病等引起膈肌肿块；肺气肿可引起膈平直、下降；胸膜增厚、粘连可引起膈平直、升高；膈麻痹、腹水、腹部肿物等可使膈升高。

第二节　常见疾病影像诊断

一、先天性支气管肺疾病

（一）肺隔离症

肺隔离症又称支气管肺隔离症，分为肺叶内型和肺叶外型。在胚胎期部分肺组织和正常肺分离而单独发育，这部分肺组织与正常支气管树不相通，由体循环的分支供血，引流静脉可经肺静脉、下腔静脉或奇静脉回流。

【影像学表现】

1. X 线

肺下叶后基底段密度均匀，边缘清楚的致密阴影。合并感染时，病灶可增大模糊，形成单发或多发含气囊腔阴影。

2. CT

肺叶内型：软组织密度影，位于膈上脊柱旁的肺基底部；肺叶外型：边缘清楚，密度均匀的软组织密度影。增强扫描，实性部分强化，动态检查可显示病灶供养动脉源于体循环（主动脉最多见）（图5-22）。

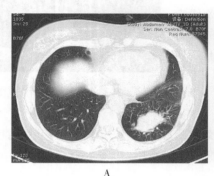
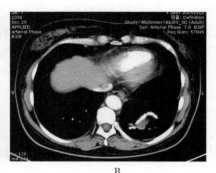

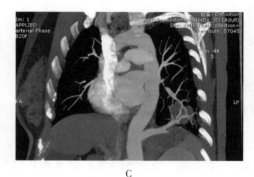

图5-22　肺隔离症

A. 胸部CT肺窗；B. 胸部增强CT；

A，B示左下肺肿块，边界清晰，周围可见索条及过度通气，增强后，肿块边缘可见粗大血管；C示供血动脉源于降主动脉

3. MRI

病灶信号不均，多方位扫描能显示病灶与周围组织关系及供血动脉起源、内部血管结构及静脉引流情况，利于区别肺内及肺外型。

4. 血管造影

主动脉造影显示来自体循环的供血动脉和引流静脉。

【鉴别诊断】

需与肺脓肿、多房性肺囊肿、阻塞性肺不张、肺炎、肺癌相鉴别。

【影像检查优选评价】

增强CT为首选检查手段。

（二）肺动静脉畸形

肺动静脉畸形又称肺动静脉瘘，是肺的动脉和静脉直接相通而引起血流短路。

【影像学表现】

1. X线

单发或多发肺结节；异常血管影。

2. CT

肺结节；肺内异常增粗、迂曲的血管团；增强检查病变明显强化，清楚显示供应动脉及引流静脉（图5-23）。

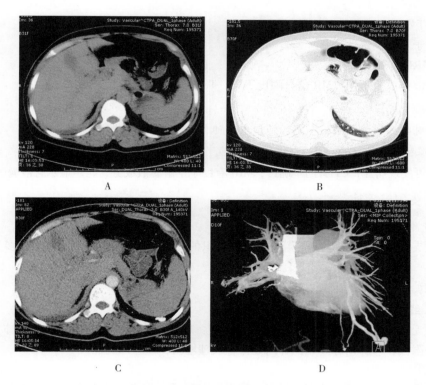

图 5 – 23　肺动静脉瘘

A. 平扫胸部 CT 纵隔窗；B. 胸部 CT 肺窗；C. 增强胸部 CT；D. CT 肺血管重组 MIP

A，B，C 示左下肺后基底段边界光滑的结节，有粗大的血管纹理与之相连，增强后结节呈明显强化（强化程度近似于血管）；D 示粗大的输入、输出血管与左下肺后基底段的强化结节相连

3. MRI

多方位成像，血流呈流空信号，根据所选序列及血流快慢不同，病灶内血流信号亦可呈高或等信号。

4. 血管造影

显示动静脉畸形（AVM）供养动脉来源、血管粗细、数目及瘤囊情况。

【鉴别诊断】

典型表现结合病史即可明确诊断，不典型者需与肺结核球、良性肿瘤、肺癌鉴别。

【影像检查优选评价】

增强 CT 和 MRI 可更清晰显示病灶，必要时行动脉造影确诊。疑为本病时避免穿刺活检。

（三）先天性支气管囊肿

先天性支气管囊肿是由胚胎发育障碍引起的先天性疾病。

【影像学表现】

1. X 线

单发囊肿：下叶多见，分含液、含气及液气囊肿，边界清晰，壁薄，大小可改变；多发囊肿：见于一叶、一侧或双肺野，含气囊肿大小不等，占据整侧肺时，呈蜂窝状，伴胸膜增厚，肺体积缩小改变。伴发感染时，囊肿边界模糊，壁厚。

2. 超声

位于胸膜下含液囊肿或气液囊肿，前者显示无回声区及包膜回声，后者显示液平线。

3. CT

有助于定位及定性诊断。

4. MRI

囊内液体成分不同，MR 信号强度不同，T_1WI 呈低或高信号。

【鉴别诊断】

需与肺隔离症、肺结核空洞、肺包虫囊肿、急性肺脓肿相鉴别。

【影像检查优选评价】

X 线可发现病灶，CT 有助于确诊，MRI 有助于了解囊液成分，超声显示含液囊肿包膜。

二、支气管疾病

（一）慢性支气管炎

慢性支气管炎指支气管黏膜及其周围组织的慢性非特异性炎症。老年人多见，病因多样。

【影像学表现】

1. X 线

早期无异常，进展期表现：①肺纹理改变：增多、紊乱、扭曲及变形；②肺气肿：弥漫性及局限性；③肺动脉高压：肺门处血管纹理增粗；④肺部炎症。

2. CT

支气管壁增厚，管腔狭窄、扩张，肺组织密度低，胸膜下肺大疱，气管"刀鞘状"改变，高分辨率 CT（HRCT）可显示肺间质及实质微细改变。

【鉴别诊断】

结合临床病史及症状不难诊断，需与间质性肺炎、结缔组织病、尘肺鉴别。

【影像检查优选评价】

首选胸部 CT 或高分辨 CT 检查。

（二）支气管扩张

支气管扩张多见于儿童及青壮年，常继发于支气管、肺化脓性炎症，肺不张及肺纤维化。

【影像学表现】

1. X 线

①柱状扩张表现为管状透明影或杵状致密影，囊状扩张表现为多个薄壁空腔，可有液平；②肺内炎症：小斑片状影；③肺不张。

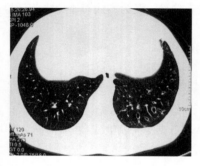

图 5 - 24 支气管扩张

胸部 HRCT 示左下肺支气管扩张、管壁增厚

2. CT

①柱状支气管扩张："双轨"征或呈"戒指"环状；②囊状支气管扩张：葡萄串状阴影；③曲张型支气管扩张：管径粗细不均，囊柱状改变；④扩张的支气管内充满黏液栓时显示棒状、结节状高密度阴影（图 5 - 24）。

【鉴别诊断】

结合临床表现及 X 线、CT 检查不难诊断，需与特发性肺纤维化的蜂窝肺鉴别。

【影像检查优选评价】

高分辨 CT 是最佳检出方法。

（三）支气管异物

80% ~90% 见于 5 岁以下儿童，植物性异物最多见。

【影像学表现】

1. X 线

直接征象：显示不透 X 线异物的位置、形态及大小。间接征象：①肺不张；②纵隔摆动；③阻塞性肺气肿；④肺部感染。

2. CT

发现不透 X 线的异物，确定位置、大小、形态。

【影像检查优选评价】

CT 较 X 线敏感，对 X 线不能确诊的可行 CT 检查。

三、肺炎与肺脓肿

（一）大叶性肺炎

肺炎链球菌、肺炎克雷伯杆菌、流感嗜血杆菌是较为常见的致病菌，病变呈肺叶、肺段分布。

【影像学表现】

1. X 线

①充血期：纹理增多，透明度略低；②实变期：密度均匀致密影；③消散期：大小不等，分布不规则斑片状致密影。

2. CT

①充血期：磨玻璃样阴影；②实变期：肺叶或肺段分布的致密阴影；③消散期：致密影密度减低（图 5 - 25）。

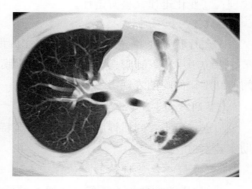

图 5 - 25　大叶肺炎

胸部 CT 示左肺大片实变，内见支气管充气征

【鉴别诊断】

对吸收缓慢、反复发作、年龄较大者应与肿瘤引起的阻塞性肺炎鉴别。

【影像检查优选评价】

胸部 X 线片可确诊，与阻塞性肺炎鉴别时行 CT 检查。

（二）支气管肺炎

支气管肺炎又称小叶性肺炎，多见于婴幼儿、老年人、极度衰弱者。

【影像学表现】

1. X 线

双肺中、下野内及中带肺纹理增多、模糊；斑点状或斑片状模糊的密度增高影，可融合，可伴局限性肺过度充气。

2. CT

两肺中下部支气管血管束增粗，大小不等片状磨玻璃样密度影或实变，有时可见肺气囊。

【影像检查优选评价】

X 线胸片可诊断，胸部 CT 检查更敏感。

（三）间质性肺炎

炎症主要累及肺间质，多见于小儿，常继发于麻疹、百日咳或流行性感冒等。

【影像学表现】

1. X 线

两肺门及中下肺野纹理增粗、模糊，并见网状及小斑片状影，有时伴弥漫性肺气肿。

2. CT

两肺支气管血管束增粗伴磨玻璃样阴影及散在小斑片状实变。

【影像检查优选评价】

胸部 CT 检查更敏感。

（四）过敏性肺炎

过敏性肺炎系机体对某些物质的过敏反应所引起的肺部病变，病变以间质、肺泡渗出为主，具有多发性、游走性的特点。

【影像学表现】

1. X 线

①多见于两肺中、下野，常沿支气管走行分布；②多发致密影，边缘模糊，内可见肺纹理；③变化迅速，呈游走性。

2. CT

①斑片状实变和（或）磨玻璃样影，散在分布，可融合成大片状；②2～4mm 的微结节，多位于中、下肺野；③线网状影，胸膜下区更明显，小叶间隔增厚所致；④蜂窝状影，间质纤维化的晚期表现。

【鉴别诊断】

与支气管炎、间质性肺炎、肺结核、特发性肺间质纤维化的影像鉴别困难时，需要借助实验室检查等。

【影像检查优选评价】

胸部 CT 为主要检查手段，普通 X 线胸片用于初筛。

（五）病毒性肺炎

病毒性肺炎多见于小儿、老年人、衰弱患者及慢性消耗性疾病患者、长期使用广谱抗生素、细胞毒性药物、肾上腺皮质激素等免疫抑制剂的患者。腺病毒、麻疹病毒、呼吸道合胞病毒、巨细胞病毒及流感病毒等是常见病原。

【影像学表现】

1. X 线

①早期：多无异常发现；②斑片状或节段性片状密度增高影、肺结节，散在分布，以两肺中外带多见，病变可快速进展融合成大片状；③重型：双肺弥漫分布的密度增高影，可呈"白肺"表现，可以伴有少量胸腔积液。

2. CT

①早期：散在分布的小斑片状磨玻璃样影或磨玻璃密度结节，多分布于胸膜下；②散在分布磨玻璃样影和（或）斑片状实变，可伴线网状影，胸膜下区更明显，病变进展可融

合成大片状；③重型：双肺弥漫分布的磨玻璃样密度影、实变，可呈"白肺"表现；④蜂窝状影，晚期肺出现间质纤维化所致。

【鉴别诊断】

影像表现无特异性，结合临床资料、实验室检查等综合判断。

【影像检查优选评价】

胸部 CT 为主要影像诊断方法，胸片用于初筛。

（六）支原体肺炎

支原体肺炎是由支原体引起的以间质改变为主的肺炎。

【影像学表现】

1. X 线

早期为间质性炎症，后出现肺泡渗出病变，典型表现为自肺门附近向肺野外围伸展的大片扇形阴影。

2. CT

肺纹理增粗模糊，磨玻璃样密度影。

【鉴别诊断】

细菌性肺炎、过敏性肺炎、继发性肺结核、病毒性肺炎，鉴别诊断需要结合临床表现及实验室检查。

【影像检查优选评价】

胸部 CT 为主要影像诊断方法，胸片用于初筛。

（七）放射性肺炎

指因乳癌、肺癌、食管癌等胸部恶性肿瘤经大剂量放射线照射治疗所引起的肺部损害。

【影像学表现】

1. X 线

①急性期：大片状高密度影，位于照射野范围内；②慢性期：病灶范围缩小且密度减低，伴网状影、纤维条索影，严重者出现纵隔移位、胸膜肥厚、胸廓塌陷等。

2. CT

①肺磨玻璃样密度阴影和（或）实变，位于照射野范围；②跨叶分布；③网状影、纤维索条多见于慢性期。

3. MRI

T_1WI 呈低或中等信号；T_2WI 急性期为高信号，慢性期信号渐减低。

【鉴别诊断】

需与肺结核、急慢性肺炎鉴别，结合放射线照射治疗病史、特定好发部位可作出明确诊断。

【影像检查优选评价】

胸部 CT 是首选的影像检查方法，CT 增强检查及胸部 MRI 可用于鉴别放射性肺炎及肿瘤复发。

（八）葡萄球菌肺炎

葡萄球菌肺炎主要由溶血性金黄色葡萄球菌引起，感染途径分为原发吸入性及继发血源性。本病的特点是起病急，病情重，变化迅速且影像表现多样。

【影像学表现】

1. X 线

①小斑片或大片的密度增高影,边缘模糊,常在短期内出现肺脓肿;②肺气囊:囊壁薄、内无液平、变化迅速,可早期出现;③结节影:双肺多发、大小不一、病变内可出现空洞或气-液平面;④可伴发胸腔积液、气胸、液气胸、心包积液等。

2. CT

多发小片状实变和(或)结节,边缘模糊,变化迅速,伴肺气囊。

3. MRI

病变于 T_1WI 上呈中等信号;T_2WI 上呈高信号。

【鉴别诊断】

影像学检查可以鉴别是否为肺内感染,大致推断可能的病原,但病原学诊断依赖实验室检查。

【影像检查优选评价】

X 线及 CT 检查为主要检查方法。

(九)军团菌肺炎

军团菌为革兰阴性杆菌,正常见于潮湿环境。嗜肺军团菌可引起社区获得性肺炎及医院内获得性肺炎。

【影像学表现】

早期:非节段性、边界不清的肺内实变和磨玻璃样密度阴影;进展期:病变进展迅速,可出现融合。50% 以上的患者有大叶性肺炎的表现,65% 的患者有双肺病变,10% ~ 30% 的患者有胸腔积液。

(十)肺脓肿

肺脓肿分为急、慢性两种。感染途径可为吸入性、血源性及邻近组织、器官感染直接蔓延。化脓性细菌为常见病原菌。

【影像学表现】

1. X 线

急性期:肺内大片致密影,边缘模糊,病变中心发生坏死液化并与支气管相通后,出现含液平的厚壁空洞。慢性期:肺空洞内可有或无液平,周围条索及斑片状影。血源性肺脓肿:两肺多发类圆形致密影,病变中心可有小空洞,也可有气-液平面。

2. CT

①边缘模糊的大片肺实变,内见低密度区。坏死物排出后表现为厚壁空洞,壁内缘略不整齐,空洞内常有气-液平面。可伴少量胸腔积液(脓胸)或液气胸(脓气胸)。②两肺多发结节和(或)小斑片状实变,边缘模糊,内可见小空洞或气-液平面,常见于血源性肺脓肿(图 5-26)。

【鉴别诊断】

需与结核性空洞及癌性空洞鉴别。

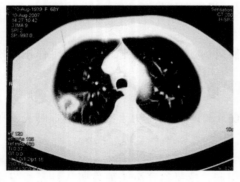

图 5-26　血源性肺脓肿

胸部 CT 示右上肺空洞结节,周围环以晕征

【影像检查优选评价】

胸部 CT 对显示肺脓肿的早期液化坏死及观察空洞壁的细节较 X 线优越,利于鉴别诊断。

四、肺结核

肺结核是由人型或牛型结核杆菌引起的肺部感染性疾病,分五型:原发性肺结核、血行播散型肺结核、继发性肺结核、结核性胸膜炎以及肺外结核。原发性肺结核多见于儿童,继发性肺结核多见于成年人。

【影像学表现】

1. X 线

(1)原发性肺结核 分为原发综合征及胸内淋巴结结核。原发综合征的典型表现为:①原发病灶:肺内云絮状阴影,多在肺中部近胸膜下;②淋巴管炎:病变与肺门间的条索状影;③淋巴结炎:气管旁及气管支气管淋巴结肿大多见,边缘清楚或模糊。胸内淋巴结结核表现为一侧纵隔增宽或自肺门外突的结节或肿块影。

(2)血行播散型肺结核 急性血行播散型肺结核表现为均匀分布,1.5 ~ 2mm 大小,密度相同的微结节。亚急性或慢性血行播散型肺结核表现为大小不一、密度不同、分布不均的结节,常伴有小斑片实变、索条、钙化等。

(3)继发性肺结核 渗出、增殖、播散、纤维化、钙化及空洞多种病变形式可同时存在。①小斑片状磨玻璃样密度阴影或实变,边界模糊,多位于肺尖、锁骨下区及下叶背段;②肺叶段性磨玻璃样密度阴影或实变;③肺叶段性实变发生干酪样坏死形成大叶性干酪性肺炎,则实变中可见多发虫蚀样空洞影;④支气管播散多表现为沿支气管走行分布的微小结节;⑤肺内干酪性病变被纤维组织包绕可形成结核球,表现为边缘清晰的肺结节,密度均匀或有小空洞及钙化影,周围常有散在卫星灶;⑥慢性期可见索条、纤维空洞、支气管播散、钙化等混合存在,可引起代偿肺过度充气、支气管扩张及慢性肺源性心脏病。

(4)结核性胸膜炎 与肺部结核病变同时出现或单独发生,急性期多表现为单侧游离性胸腔积液,慢性期表现为包裹性胸腔积液,胸膜增厚、粘连、钙化。

2. CT

(1)原发性肺结核 小斑片状磨玻璃样密度阴影或实变,单侧肺门或肺门旁肿大淋巴结。

(2)血行播散型肺结核 急性血行播散型肺结核表现为两肺广泛分布 1 ~ 2mm 结节,边界清楚,密度均匀,随机均匀分布。亚急性、慢性血行播散型肺结核表现为大小不一的结节,部分可有钙化(图 5 - 27)。

(3)继发性肺结核 ①单发或多发小叶实变或腺泡结节,多位于上叶尖后段或下叶背段,病变融合可呈肺段或肺叶实变;②干酪性肺炎表现为叶段性实变内多发小空洞;③外缘与内壁均较光滑的肺空洞,常伴有沿支气管血管束分布的微结节;④结核球表现为边界清晰的肺

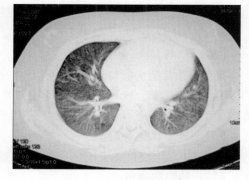

图 5 - 27 急性血行播散型肺结核
胸部 CT 示双肺弥漫均匀分布的微结节

结节，内可见小空洞、钙化，增强后结节无强化或呈环状强化。

【鉴别诊断】

结核球需与外围型肺癌、结核性空洞与癌性空洞鉴别。

【影像检查优选评价】

胸部 X 线片为基本检查方法，胸部 CT 用于诊断与鉴别诊断。

五、肺部真菌感染

（一）肺曲霉菌病

肺曲霉菌病是由曲霉菌引起的肺内感染，侵袭型、寄生型和过敏性支气管肺型是肺曲霉菌病的常见类型。

【影像学表现】

1. X 线

寄生型曲霉菌病表现为肺空洞或空腔内结节，结节边缘比较清晰，结节的位置可随体位变化而变动。侵袭型曲霉菌病表现为多发的斑片状肺实变和（或）结节，部分病变内可见空洞。过敏性支气管肺型曲霉菌病多表现为中心支气管扩张伴斑片状肺实变，外周支气管多正常。

2. CT

寄生型曲霉菌病表现为肺空洞或空腔内结节，结节位置随体位变化而变动。侵袭型表现为多发肺实变和（或）肺结节，结节周围常环以征晕，内常可见空洞。过敏性支气管肺型曲霉菌病多表现为中心支气管扩张伴黏液栓、小斑片状实变或磨玻璃样阴影（图 5 - 28）。

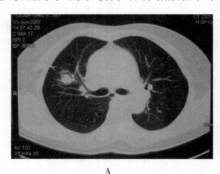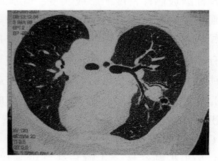

A   B

图 5 - 28　肺曲霉菌病

A. 仰卧位；B. 俯卧位

胸部 CT 示空腔内结节，结节的位置随体位变化而变动

【鉴别诊断】

寄生型曲霉菌病应与肺结核空洞及肺癌空洞等鉴别，结核空洞内多无结节，癌性空洞内结节为内壁结节。侵袭型曲霉菌病、过敏性支气管肺曲霉菌病的影像表现无特异性，前者常见于免疫损伤患者，后者多有哮喘和过敏性鼻炎。

【影像检查优选评价】

胸部 CT 是主要检查手段。

（二）肺隐球菌病

肺隐球菌对免疫损伤者及正常人都可引起肺部感染。肺隐球菌病的临床表现与影像表现与患者的免疫状态有关，免疫正常者的病变多局限，免疫损伤者的病变多为播散性。

【影像学表现】

1. 免疫正常者

①肺结节：单发或多发，多位于肺周边，周围可见晕征，内可见洞壁光滑的空洞；②斑片状实变和（或）磨玻璃样密度影（GGO）：易出现低密度坏死或空洞；③网状影：少见；④小叶中心结节、树芽征：少见。

2. 免疫损伤者

①多发实变、GGO；②肺空洞；③肿大淋巴结；④网状影/网状结节伴胸腔积液、肿大淋巴结常见于艾滋病患者。

【鉴别诊断】

本病的表现无特异性，与其他肺感染性病变、肺癌、非特异性肉芽肿等鉴别较难，实验室检查对鉴别诊断有价值。

【影像检查优选评价】

胸部 CT 是主要检查手段。

（三）肺孢子菌肺炎

肺孢子菌肺炎仅见于艾滋病、器官或骨髓移植、使用免疫抑制剂等免疫损伤患者。

【影像学表现】

双肺的磨玻璃样密度影，多位于肺门周围或肺上叶，边缘模糊。部分患者伴有网状影或小叶内间隔增厚。部分患者伴有囊状气腔，5mm～3cm，薄壁。部分患者伴有磨玻璃样结节（图 5-29）。

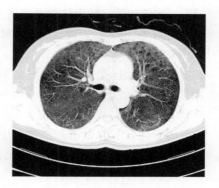

图 5-29　肺孢子菌肺炎
胸部 CT 示双肺弥漫的磨玻璃样密度影

六、肺肿瘤

（一）肺错构瘤

肺肿瘤是最常见的肺良性肿瘤，可分为外周型和支气管腔内型。

【影像学表现】

1. X 线

外周型多为位于胸膜下的软组织密度结节，少数可见弧状、环状、粗点状或爆米花状钙化。支气管腔内型常继发气道阻塞改变，少数可以表现为肺内孤立结节。

2. CT

外周型大部分只表现为胸膜下软组织密度结节，少数可见钙化，因大多数瘤内脂肪较少，难以检出。如能检出脂肪成分则可确诊。支气管腔内型与胸片表现相同（图 5-30）。

3. MRI

对脂肪成分的检出有一定价值，但由于瘤内的脂肪成分太少，且空间分辨率低，效果不如 HRCT。

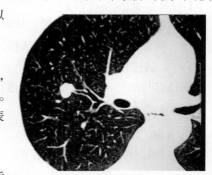

图 5-30　肺错构瘤
胸部 CT 示右肺软组织密度结节，边界光滑

【鉴别诊断】

如果肿瘤全部由未钙化的软骨及纤维组织构成，既不能检出脂肪，又不能检出钙化，

就难以根据影像表现作出定性诊断。必要时作肺穿刺活检。

【影像检查优选评价】

胸部 CT 是主要检查手段。

（二）原发性支气管肺癌

肺癌发生于支气管到终末细支气管上皮、腺上皮及肺泡上皮，大体类型可分为中央型、周围型及弥漫型。

【影像学表现】

1. X 线

中央型肺癌表现为肺门区肿块，支气管狭窄或阻塞引起阻塞性肺炎、阻塞性肺不张或肺气肿。周围型肺癌表现为肺结节或肿块，边缘模糊或有细毛刺，部分结节或肿块内可见空洞，壁较厚，且厚薄不均，少数可见钙化。肺结节邻近胸膜易引起局限性胸膜增厚、胸膜凹陷、胸腔积液。肺内转移可表现为多发肺结节，网线状影或支气管血管束增粗（癌性淋巴管炎）；淋巴转移表现为纵隔及肺门肿大淋巴结。

2. CT

表现与胸片近似，能提供更多形态学信息（图 5 – 31）。

3. MRI

可用于检查不能做增强扫描的中央型肺癌、贴近胸壁或横膈的肺癌、肺上沟癌，鉴别肺癌放疗后纤维变或复发。

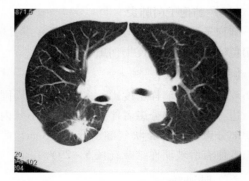

图 5 – 31　周围型肺癌

胸部 CT 示右肺结节，可见分叶、毛刺，邻近胸膜凹陷

【鉴别诊断】

中央型肺癌、结核、支气管腔内良性肿瘤均可引起肺阻塞性改变，鉴别时应注意阻塞远端的支气管情况、纵隔肺门有无淋巴结肿大及其分布部位，并应结合临床病史。肺结节的定性困难，弥漫型肺泡癌往往易被误诊为肺结核、肺炎、淋巴瘤等，但可根据其临床症状及其他临床检查加以鉴别，最终诊断依赖病理。

【影像检查优选评价】

X 线和 CT 是主要检查手段，MRI 是一种补充检查方法。定性诊断困难时可结合支气管镜检查、痰细胞学检查及肺穿刺活检。

（三）肺转移性肿瘤

其他部位恶性肿瘤播散到肺的途径有血行转移、淋巴转移、直接蔓延和经支气管播散。

【影像学表现】

1. X 线

肺血行转移表现为多发肺结节，多位于胸膜下且下肺野较上肺野多见，大小不一，边缘清楚或模糊。少数结节内有粗的钙化斑、空洞。肺淋巴转移表现为单侧或双侧肺网状结节影，可有肺门和（或）纵隔淋巴结肿大、胸腔积液。

2. CT

表现近似胸片，但能提供更多信息。

【鉴别诊断】

肺转移性肿瘤需要与肺内的许多疾病鉴别，病史非常重要。

【影像检查优选评价】

X 线和 CT 是主要检查手段。

七、肺寄生虫病

（一）肺吸虫病

肺吸虫病是以肺部病变为主的寄生虫病，分为游走期、囊肿期、囊肿后期和硬结期。

【影像学表现】

①游走期：边界模糊的小片状磨玻璃样阴影及条索状阴影，可伴胸腔积液、心包积液及气胸，逐渐出现胸膜增厚及缩窄性心包炎。②囊肿期：边缘清晰的囊肿，囊内可为实性或空泡，周围可见不规则管状或索条状阴影。③囊肿后期：肺内边缘比较锐利的结节状阴影，也可为小空泡状、囊状阴影。④硬结期：大小不等的斑条状阴影及钙化灶。

【鉴别诊断】

肺吸虫病与肺结核影像表现相似，前者病变多分布于中下肺野，囊肿常聚在一起，后者病变多分布于上肺野，空洞周围多有卫星灶。肺结核患者不咳果酱样痰，结合病史和实验室检查可鉴别。

【影像检查优选评价】

X 线和 CT 为主要诊断手段。

（二）肺包虫病

肺包虫病好发于畜牧地区。肺包虫囊肿多发生于肺的外围或叶间表面，分为内囊与外囊，囊肿可穿破与支气管相通而将囊内容物咳出，同时有气体进入囊内形成含气囊肿，也可外囊破裂使空气进入内外囊之间，随囊液排出的头节可在邻近组织内形成新的囊肿。

【影像学表现】

1. X 线

囊肿多分布在肺中下野的外带，圆形或椭圆形，密度均匀，边界锐利，囊壁可发生钙化，周围的肺纹理可受推压而呈抱球征。当合并感染时，囊肿边缘模糊，密度增高，外囊破裂，在囊肿上部形成狭长的弧形气带；内囊破裂，内、外囊之间出现气带，内囊壁塌陷并漂浮于囊液上，呈"水上浮莲征"；内、外囊均破裂，囊液全部排出，内囊壁皱缩附于外囊壁上。当囊肿破入胸腔可形成胸腔积液。

2. CT

肺包虫囊肿表现为圆形或椭圆形、均匀水样密度的囊肿，如囊腔内有多个子囊则表现为囊内有花瓣状或蜂窝状分隔。增强扫描囊壁呈环形强化。

【鉴别诊断】

较小的肺包虫囊肿应与结核球及周围型肺癌鉴别，结核球与周围型肺癌的边界多不光滑，结核多有卫星灶，肺包虫囊肿边缘清楚锐利，含气肺包虫囊肿与肺癌空洞、结核空洞的表现不同，临床特点及实验室检查有助于鉴别。

【影像检查优选评价】

CT 结合 X 线为主要诊断手段。

八、尘肺

(一) 矽肺

矽肺是由于长期吸入一定浓度的二氧化硅粉尘所引起肺部弥漫性纤维化的一种职业性尘肺病。肺内的基本病理改变是慢性进行性肺间质纤维化及矽结节形成。在病理上最有特征性的表现是矽肺结节，分布于两肺内，以两上叶和肺门周围为多，常沉积于支气管血管束、肺静脉周围和胸膜面附近的肺泡内，周围常有局限性肺气肿。肺门和纵隔淋巴结可肿大，4%～5%可发生蛋壳样钙化。

【影像学表现】

1. X线

表现为圆形小阴影，在中下肺野中外带较多，晚期圆形小阴影可互相融合形成团块。融合团块多位于上肺野，与侧胸壁之间相距几厘米。纤维收缩后可发生上叶瘢痕性萎陷，肺门头侧移位，团块周围发生瘢痕性肺气肿，两下叶发生代偿性肺气肿。伴有结核感染可使小阴影边缘模糊，较快地增大，使两上肺的融合团块形成钙化及空洞。

2. CT

可表现为小叶中心和胸膜下的圆形小阴影，多分布于中下肺野及后肺野，也可以发生钙化，或为边缘不规则的大阴影，多发生钙化。肺门和纵隔淋巴结增大和（或）钙化。合并肺气肿时有两种表现：瘢痕性肺气肿和散在的无明确壁的低密度区，多分布于肺前部。

【鉴别诊断】

本病的圆形小阴影需和结节病、癌性淋巴管炎和感染性肉芽肿病相鉴别。融合团块则易和支气管肺癌相混淆，但矽肺的融合团块常两侧对称，周围有肺气肿，病情发展缓慢。

【影像检查优选评价】

胸部CT能够早期发现肺内病变，但确诊及分期必须使用X线胸片。

(二) 石棉肺

长期吸入石棉纤维可引起弥漫性肺或胸膜的纤维化。胸膜改变包括胸膜斑、弥漫性胸膜肥厚和石棉性胸腔积液，肺部改变有间质纤维化、圆形肺不张、良性纤维性肿块和肺内纤维带。其中，胸膜病变最常见。

【影像学表现】

1. X线

胸膜斑是最常见表现，为平行于侧胸壁的局限性边缘清楚的致密影，常累及7～10肋间，不累及肺尖和肋膈角。有时可见弥漫性胸膜增厚、胸腔积液。最重要的肺部改变为弥漫性肺间质纤维化，纤维化开始于邻近脏层胸膜处的呼吸性细支气管周围，以后逐渐发展成弥漫性，表现为两下肺出现网状、囊状或细线状影，逐渐发展至中、上肺野，最后进展为粗糙的蜂窝状。其他肺内改变包括圆形肺不张、良性纤维性肿块及肺实质带。圆形肺不张表现为圆形、边缘锐利的肿块，紧挨着胸膜，多位于肺基底部，其邻近的胸膜多有增厚，特征性表现为其边缘可见弧线状尾巴。良性纤维性肿块，表现为楔状、透镜状或圆形，常有带状影放射到周围肺野内。肺实质带为下肺部条状致密影，代表肺实质内纤维化。

2. CT

可见到局限性胸膜增厚和弥漫性胸膜增厚，可发生钙化以及胸腔积液。在HRCT上早期纤维化表现为距胸膜几毫米处的点状致密影，随病变进展逐渐增加，形成网织结节表现。

胸膜下弧线影也代表了早期纤维化，它位于距胸膜 1cm 以内，与之平行的线状致密影，多见于中、下肺野的后部。另外石棉肺的表现还包括胸膜下增厚的间质短线影、肺实质带、蜂窝状改变、肺下垂部胸膜下致密影、磨玻璃表现及圆形肺不张。

【鉴别诊断】

本病的弥漫性肺间质纤维化与特发性肺纤维化、胶原血管病尤其是伴有硬皮病或类风湿性关节炎者相似，若同时见到胸膜肥厚或胸膜斑，有利于石棉肺的诊断。圆形肺不张、良性纤维性肿块需与肺癌相鉴别，圆形肺不张不增大或生长极缓慢，不典型者需作肺穿刺活检。

【影像检查优选评价】

胸部 CT 能够早期发现肺内病变，但确诊及分期必须使用 X 线胸片。

九、肺血液循环障碍性疾病

（一）肺水肿

肺水肿是由于毛细血管内液体大量渗入肺间质和肺泡所致。根据病理，肺水肿分为间质型肺水肿和肺泡型肺水肿；根据病因，临床上较常见心源性肺水肿和肾性肺水肿。X 线检查是诊断肺水肿的重要方法，可用于肺水肿的早期诊断和了解病变的动态变化。

【影像学表现】

1. X 线

（1）间质性肺水肿

①两上肺静脉分支增粗，两下肺野的血管纹理相对较细。

②肺纹理和肺门阴影边缘模糊。

③肺脏透亮度下降。

④支气管袖套征：常见的为上叶前段支气管，表现为支气管的环形阴影厚度增加，外缘模糊。

⑤间隔线阴影：主要是 Kerley B 线，在 X 线上表现为边缘清楚、锐利的细线形阴影，厚度为 1~2mm，长约 2cm，与胸膜垂直，后前位胸片上于两下肺野外带肋膈角处胸膜下最为清楚，侧位胸片 B 线在后肋膈角处可见。

⑥胸膜下水肿：类似胸膜增厚的阴影。

⑦胸腔积液：严重的肺水肿可引起少量胸腔积液。

在间质性肺水肿的 X 线征象中，肺纹理模糊和间隔线是主要的。常合并心脏扩大。

（2）肺泡型肺水肿　表现为肺泡结节、斑片状和大片融合阴影，有时可见支气管气像，病变边缘模糊。中央性分布的肺水肿肺内阴影主要分布在两侧肺野的中内带，呈蝶翼征。弥漫性分布的肺水肿是指肺内病变广泛分布于肺野的各个部位（图 5 - 32）。

2. CT

（1）间质性肺水肿　高分辨 CT 表现如下。

①小叶间隔增厚，其边缘光滑。

②支气管血管束增粗，光滑。

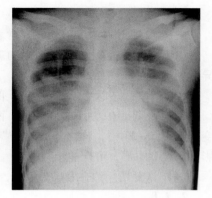

图 5 - 32　肺泡型肺水肿
胸像显示双侧肺门影增大，双肺中内带磨玻璃样阴影

③肺内磨玻璃样阴影。

④胸膜增厚，可有叶间积液。

（2）肺泡型肺水肿　小片状、大片融合阴影，有支气管气像。

【鉴别诊断】

（1）不同病因的肺水肿 X 线表现有差异。

①心源性肺水肿：最常见病因是左心衰竭，间质性肺水肿的 X 线表现无特殊，肺水肿实变影像为中心性分布或主要位于两肺基底部，左心室增大。

②肾源性肺水肿：见于急性和慢性肾功能衰竭。患者除有心源性肺水肿 X 线表现外，肾源性肺水肿时，上下肺野肺纹理均较正常时增粗，上腔静脉、奇静脉等大血管增宽。

③肺微血管损伤性肺水肿：可由多种原因引起：毒性气体吸入，胃液吸入，过量使用毒麻药，溺水，颅内压升高，高原性肺水肿，复张性肺水肿等。其 X 线表现为肺血分布正常，无袖套征，无间隔线，肺泡实变时为斑片状阴影，往往在肺野外围部分布，心影不大。

（2）急性肺水肿的肺泡实变阴影应与肺炎鉴别。

①肺水肿的阴影密度较均匀，如磨玻璃状。

②肺水肿可有间质改变，如肺纹理模糊、增粗及间隔线影。

③肺水肿阴影动态变化快，几天或几小时内可有显著增多或减少，而肺炎阴影明显变化一般在两周左右。

④肺水肿的病因和临床表现对鉴别诊断有重要的参考价值。

【影像学优选评价】

本病主要采用胸部 X 线平片检查，为和其他疾病鉴别，少数患者使用 CT 检查。

（二）成人型呼吸窘迫综合征

成人型呼吸窘迫综合征是指患者在严重损伤如休克、严重创伤、严重感染、体外循环术后所发生的急性、进行性、缺氧性呼吸困难及顽固性低氧血症，死亡率可达 50%～80%。其主要病理改变为毛细血管通透性增高性肺水肿。本病主要依靠 X 线检查与临床相结合，有助于早期诊断，观察疾病的动态变化，判断有无胸部合并症及预后。

【影像学表现】

1. X 线

发病 12 小时以内 X 线可无异常表现，根据 X 线表现分为四期。

（1）早期　发病 12～24 小时内。肺纹理模糊、增粗，可有小斑片状阴影，有的患者无异常表现。

（2）中期　在发病后 1～3 天。两肺斑片或大片状融合阴影，外带病变常较内带重。

（3）晚期　在发病 2～3 天后。两肺广泛片状阴影，当肺脏基本完全实变时两肺野普遍变白（图 5-33A），称之为"白肺"，心影轮廓消失，如合并感染，可见肺叶、段实变阴影，团块和空洞，可合并脓胸。

（4）恢复期　约在发病 7 天后，X 线阴影逐渐消失，少数患者可出现肺纤维化。

2. CT

肺内弥漫性或斑片状磨玻璃密度或肺实变影像，以外围肺野较重（图 5-33B）。

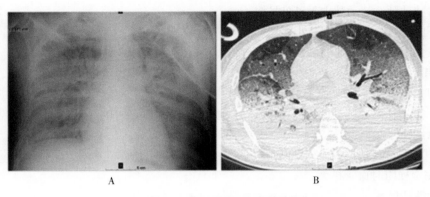

图 5－33　成人型呼吸窘迫综合征

A. 白肺；B. H1N1 患者肺内弥漫性或斑片状磨玻璃密度或肺实变影像

【鉴别诊断】

本病需与其他原因的肺水肿鉴别。

（1）心源性肺水肿　有肺血重新分布、间隔线、左心增大，肺内片状实变阴影中心性分布或主要位于肺基底部，本病无此特点。

（2）肾源性肺水肿　肺纹理普遍增粗，血管蒂增宽。

【影像学优选评价】

X线平片对本病可做出正确诊断，CT检查用于与其他肺弥漫性病变的鉴别，及合并感染时出现的空洞和胸腔积液。

（三）肺栓塞和肺梗死

肺栓塞是以各种栓子阻塞肺动脉系统为其发病原因的一组疾病或临床综合征的总称，深静脉血栓脱落是肺血栓栓塞症的主要原因。肺梗死是肺动脉栓塞后，其支配区的肺组织因血流受阻或中断而发生坏死。

【影像学表现】

1. X线

（1）区域性肺血管纹理变细、稀疏或消失，肺野透亮度增高。

（2）肺野局部浸润阴影。

（3）尖端指向肺门的楔形阴影。

（4）肺不张或膨胀不全。

（5）右下肺动脉主干增宽或伴截断征。

（6）肺动脉膨隆及右心室扩大征。

（7）患侧横膈增高。

（8）少至中量胸腔积液。

2. 超声

（1）直接征象　右心和肺动脉内观察到血栓回声。

（2）间接征象

①右心室和（或）右心房扩大。

②右心室壁运动幅度明显减低。

③室间隔运动异常。

④右肺动脉、肺动脉主干可见扩张。

⑤下腔静脉呼吸变化率减小。

⑥三尖瓣反流峰值速度增大。

3. CT

螺旋 CT 和电子束 CT 血管成像表现如下。

（1）直接征象 肺动脉内低密度充盈缺损、管腔狭窄及梗阻。

①急性肺栓塞

a. 中心型充盈缺损或血管截断征（图 5 - 34）。

b. 完全梗阻时血管扩大。

②慢性肺栓塞

a. 血栓为偏心性。

b. 血管管壁不规则增厚。

c. 血栓钙化。

d. 有血栓再通征象。

e. 受累部位血管减少，未受累部位血管增粗、增多。

（2）间接征象

①肺实质浸润改变：多发、多形性浸润灶，楔形、斑点状、云雾状、片状，多位于肺外周与胸膜密切联系。

②马赛克征。

③瘢痕及纤维索条影。

④肺底部盘状肺不张。

⑤膈肌抬高。

⑥肺纹理减少和增多。

⑦胸腔积液。

⑧肺动脉高压和（或）右心功能不全征象：肺动脉扩张、右心房室增大、心包积液、腔静脉扩张。

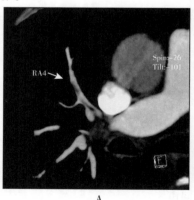 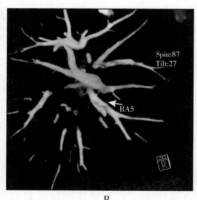

图 5 - 34 肺动脉栓塞（急性期）

A，B. 肺动脉 CTA MIP

右中叶内、外侧段肺动脉腔内条状充盈缺损，对比剂环绕

4. MRI

磁共振肺动脉造影表现如下。

（1）直接征象　恒定的血管腔内的充盈缺损或突然的血管中断。慢性肺栓塞者可见血管壁上的血栓物质和血管壁增厚，血管截断，血管突然变细、管径不规则及腔内网状影。

（2）间接征象　肺实质内不均匀强化。

5. 核素肺通气/灌注扫描

肺叶、肺段或亚段性分布的灌注缺损，而肺通气影像正常，呈不匹配显像征。结果可判定为高度、中度或低度可能性。

6. 肺动脉造影

（1）腔内充盈缺损。

（2）血管完全阻塞。

（3）外周血管缺失　呈截断或枯枝现象。

（4）未受累及的血管增粗、扭曲。

（5）肺实质期局限性显像缺损和（或）肺动脉分支充盈、排空延迟。

（6）肺动脉高压征象　中心肺动脉扩张，外周分支变细，右心扩大。

【鉴别诊断】

（1）不同类型栓子引起的肺栓塞鉴别　包括血栓栓塞、脂肪栓塞、空气栓塞、肿瘤栓塞和羊水栓塞。

（2）肺动脉内充盈缺损或阻塞应与淋巴结病压迫，转移性或局部肿物压迫、侵蚀肺动脉，肺动脉原发肿瘤，及大动脉炎累及肺动脉等疾病相鉴别。

【影像检查优选评价】

肺动脉造影目前仍为诊断的"金标准"，但其是有创检查，限制了临床应用。螺旋CT/电子束CT或MRI是临床常用的重要检查方法，特别是多排CT的出现，逐渐成为一线确诊手段。核素肺通气/灌注扫描检查结果当为高度或低度可能性时，具有较为重要的确定或排除诊断的意义，中度可能性时需进一步检查。

十、肺血管炎及少见疾病

（一）坏死性肉芽肿性血管炎

抗中性粒细胞胞质抗体（ANCA）是以中性粒细胞和单核细胞胞质成分为靶抗原的自身抗体。ANCA相关性血管炎包括坏死性肉芽肿性血管炎（NGV）、显微镜下多血管炎和变应性肉芽肿性血管炎。

坏死性肉芽肿性血管炎又称韦格纳肉芽肿病（WG），是一种坏死血管炎性肉芽肿，累及小血管，主要累及上呼吸道、肺和肾脏等脏器（三联征）。多发生于30~50岁，男性多于女性。

【影像学表现】

1. X线

（1）肺内结节　大小不等，单发或多发，常见厚壁空洞。

（2）肺内浸润阴影。

（3）间质病变。

（4）其他　胸膜增厚、胸腔积液，肺门纵隔淋巴结肿大；气管、支气管内肉芽肿病变引起气管狭窄、肺不张。

（5）鼻窦、鼻咽部软组织肿块、邻近骨质破坏。

2. CT

显示肺内、肺门纵隔结构更清晰，并可显示支气管壁增厚、腔内结节影及支气管狭窄。典型表现为"三多一洞"：①多形性：多发结节或肿块（90%）、实变，结节内常出现支气管充气征；②多发性：双侧，主要累及胸膜下区；③多变性：肺内游走；④空洞形成：常是厚壁，内部边缘不规则，治疗后空洞壁变薄并缩小（图5-35）。

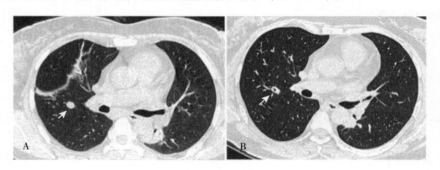

图5-35　韦格纳肉芽肿病

右肺上叶结节抗炎治疗效果不佳，一个月后出现空洞，活检证实

【鉴别诊断】

应与细菌感染、结核瘤、霉菌病、外围型肺癌、转移瘤等鉴别。

（二）结节病

结节病是一种病因未明的以非干酪性肉芽肿为特征的多系统疾病，以呼吸道受累为著。多数患者为自限性过程，少数发展为肺纤维化。20～40岁多见，女性发病多于男性。

【影像学表现】

1. X线

（1）分期

0期：无异常X线表现。

Ⅰ期：仅两侧肺门和（或）纵隔淋巴结肿大。

ⅡA期：两侧肺门和（或）纵隔淋巴结肿大，伴肺内实质性病变。

ⅡB期：仅有肺内实质性病变而无胸腔淋巴结肿大。

（2）典型表现

①胸内淋巴结肿大：多为双侧对称性肺门淋巴结肿大（95%），状如土豆。

②肺实质病变：最常见为网状结节影，上叶为主；或仅表现为结节、团块，或磨玻璃影，小叶间隔增厚；部分发展为不可逆的蜂窝状改变，肺结构破坏，甚至肺纤维化。

（3）不典型表现

①肺门、纵隔淋巴结蛋壳样钙化。

②肺实质损害：空洞形成、上叶肺大疱、肺内浸润性病变。

③支气管受压狭窄，晚期支气管扭曲、变形。

④胸膜增厚，胸腔积液或气胸。

2. CT

（1）肺门、纵隔淋巴结肿大、钙化（图5-36A）。

（2）肺内结节 小结节（<5mm）或融合结节主要位于胸膜下、叶间裂旁及沿支气管血管束分布（图5-36B）。

（3）不规则线影 小叶间隔线、非间隔线、蜂窝或囊状影。

（4）局灶磨玻璃影。

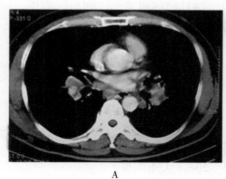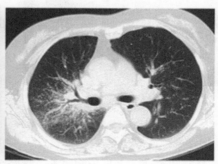

A   B

图5-36 结节病

A. 胸部增强CT纵隔窗显示双侧肺门、纵隔淋巴结肿大；

B. 右肺门周围沿支气管血管束分布的小结节

3. MRI

对肺门纵隔淋巴结的显示优越。

【鉴别诊断】

（1）淋巴结结核 肺门淋巴结结核以一侧为主，纵隔淋巴结结核多见于右侧气管旁，多有钙化，增强可有环形强化。

（2）淋巴瘤 纵隔淋巴结肿大为主，胸外淋巴结肿大多见。

（3）转移性淋巴结肿大 肺内病变特征及原发肿瘤史有助于诊断。

【影像检查优选评价】

CT对于发现肺门纵隔淋巴结肿大较X线平片敏感，对肺内小结节、间质改变的显示优于平片，MRI对肺门纵隔淋巴结的显示好。

十一、肺间质病变

肺间质病变是以弥漫性肺泡单位慢性炎症和间质纤维化为主要病理特征的一大组疾病。

（一）特发性肺纤维化

特发性肺纤维化（IPF）又称为普通型间质性肺炎（UIP），是肺间质疾病的常见类型，分为UIP型、可能UIP型和非UIP型，是一种特发性纤维性肺泡炎，病因不明，目前认为肺泡上皮细胞持续性损伤导致的异常组织修复是IPF的主要机制。男女发病率相近，可见于任何年龄。可急或慢性起病，典型症状为干咳、进行性呼吸困难。

【影像学表现】

1. X线

（1）早期 X 线表现可正常，或两肺中下部磨玻璃样阴影。

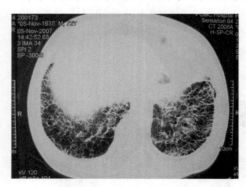

图 5 - 37　特发性肺纤维化
胸部 CT 示双肺蜂窝征

（2）细小网状或点状阴影，向中上肺野发展，不对称。

（3）两肺呈粗网状或结节状改变，可见厚壁囊状阴影，呈蜂窝状。

（4）肺体积缩小，肺动脉高压，肺源性心脏病表现。

2. HRCT

本病特点为病变呈外围胸膜下分布，向心性减轻（图 5 - 37）。HRCT 表现如下。

（1）磨玻璃样阴影　见于肺野周围。

（2）网状改变　小叶间隔增厚，肺外围和肺底部多边形次级肺小叶结构。

（3）蜂窝状改变　多见于胸膜下，囊腔 5 ~ 20mm 大小不等。

（4）胸膜下间质纤维化　表现为胸膜下不规则条索影或胸膜及叶间裂增厚。

（5）肺内小结节影。

（6）肺气肿。

（7）肺实变。

（8）支气管扩张。

【鉴别诊断】

本病需与结缔组织疾病、组织细胞增多症 X、尘肺、结节病及囊状支气管扩张鉴别，必要时需肺活检确诊。

【影像检查优选评价】

CT 尤其是 HRCT 能准确、可靠地显示病变征象，是最常用的检查手段。

（二）非特异性间质性肺炎

非特异性间质性肺炎（NSIP）多在 40 ~ 50 岁发病，没有性别差异，其治疗依赖于全身性皮质激素联合应用细胞毒性药物，如环磷酰胺和环孢素，分为细胞型和纤维化型，在细胞型 NSIP，肺泡间隔增厚主要是炎症细胞所致；在纤维化型 NSIP，可以看到间质纤维变性和轻度炎症。

其影像学表现如下。

1. X线

（1）早期 X 线表现可正常。

（2）进展期病变最典型的表现是双侧肺部的浸润，双肺下叶较易受累。

2. CT

HRCT 显示病变位于胸膜下，呈对称性分布。

（1）斑片状磨玻璃样阴影（图 5 - 38）。

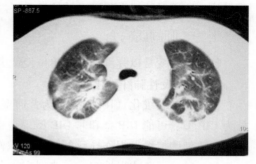

图 5 - 38　非特异性间质性肺炎
胸部 CT 示双肺弥漫实变与磨玻璃样阴影

（2）线状或网格状不透明影。

（3）散在的微小结节。

（4）牵拉性支气管扩张。

（5）肺实变。

（6）胸膜下囊变，但与 UIP 相比，囊变小且比较局限。

（三）脱屑性间质性肺炎

脱屑性间质性肺炎（DIP）多发生于 30～40 岁间，男性发病率接近于女性的 2 倍，绝大多数患者是吸烟者，经戒烟和应用皮质激素治疗后，预后较好。

其影像学表现如下。

1. X 线

没有特异性，或表现为模糊的不透明影。

2. CT

（1）弥漫性分布的磨玻璃样阴影，以外周带和双下肺分布为主。

（2）局限性不规则线状不透明影。

（3）小囊状影（图 5 - 39）。

（四）呼吸性细支气管炎伴间质性肺疾病

呼吸性细支气管炎伴间质性肺疾病（RB - ILD）患者多于 30～40 岁间发病，男性发病率接近于女性的两倍，绝大多数患者是吸烟者，有干咳与慢性进行性呼吸困难。其影像学表现如下。

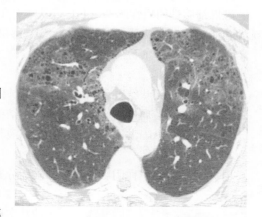

图 5 - 39　脱屑型间质性肺炎
肺 CT 见 GGO、小囊、线状和不规则网状影

1. X 线

胸片对于诊断 RB - ILD 不敏感，常表现为正常，有时可以看到支气管壁增厚和网格状不透明影。

2. CT

细支气管中心性分布，可以是弥漫性的，但多主要累及上肺。

（1）边界模糊的小叶中心性结节。

（2）多灶性磨玻璃样阴影。

（3）支气管壁增厚。

（4）小叶中心性肺气肿。

（五）闭塞性细支气管炎并机化性肺炎

闭塞性细支气管炎并机化性肺炎（BOOP）的平均发病年龄为 55 岁，男女发病几率均等，典型的患者在症状出现前有呼吸道感染史，并常规应用抗生素，该病与吸烟无关，大多数患者注射皮质激素后可完全康复。

其影像学表现如下。

1. X 线

（1）单侧或双侧片状肺实变影。

（2）不规则线样影。

（3）小结节影。

（4）多数患者的肺容积正常。

2. CT

肺部病变呈典型的外周带和支气管周围分布，两肺下叶较易受累。

（1）单侧或双侧肺实变影，常伴有磨砂玻璃样阴影。

（2）小的、边界模糊的结节，常为小叶中心性分布。

（3）支气管壁增厚。

（4）支气管扩张。

（六）淋巴细胞性间质性肺炎

淋巴细胞性间质性肺炎（LIP）多见于女性患者，大多在40～50岁发病，常继发于系统性功能障碍，尤其是干燥综合征、HIV感染和艾滋病患者。

其影像学表现如下。

1. X线

（1）网状或网状结节影，主要累及下肺区。

（2）双肺磨玻璃样阴影、实变灶与小结节。

（3）肺门与纵隔淋巴结增大、胸腔积液与蜂窝肺不常见。

2. CT

（1）双肺磨玻璃样阴影，双肺弥漫性分布或以一侧下肺为主分布。

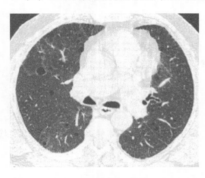

图5-40　淋巴细胞性间质性肺炎
中肺野的薄壁小囊

（2）血管周围有薄壁的小囊，位于整个肺野中带的肺实质内（图5-40）。

（3）支气管血管束增粗。

（4）界限模糊的小叶中心结节。

（5）小叶间隔增厚。

（七）急性间质性肺炎

急性间质性肺炎（AIP）的平均发病年龄为50岁左右，男女发病几率均等，组织学特征为弥漫性肺泡损伤，临床特征为数天或数周内发生呼吸衰竭，没有明确的病因，其组织学特征、临床及影像学表现与急性呼吸窘迫综合征（ARDS）相似。

其影像学表现如下。

1. X线

双肺实变，双下肺对称性分布为主，肋膈角常不受累。

2. CT

（1）双肺广泛的磨玻璃样阴影及片状实变。

（2）结构的扭曲。

（3）牵拉性支气管扩张（图5-41）。

（4）蜂窝状影。

（5）支气管血管束增厚。

（6）小叶间隔增厚。

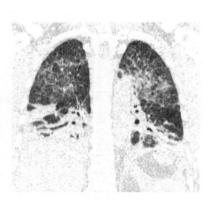

图5-41　急性间质性肺炎
双肺广泛的磨玻璃样阴影及片状实变，
牵拉性支气管扩张

十二、胸膜病变

（一）胸腔积液

胸腔积液可由多种病因引起，如胸膜炎、肾病、心力衰竭、低蛋白血症、外伤、胸膜恶性肿瘤等。病理上可以是渗出液、漏出液、血性、脓性或乳糜性。

【影像学表现】

1. X 线

（1）游离性胸腔积液　胸腔少量积液时，肋膈角变平、变钝，侧位胸片可见液体在后肋膈角。液体上缘达第二前肋时称大量胸腔积液，液体上缘呈外高内低抛物线状，上缘模糊，纵隔向对侧移位。

（2）包裹性积液

①好发于侧后胸壁，也可发生在纵隔旁。

②切线位呈宽基底位于胸膜面上的扁丘状阴影，密度均匀，边缘光滑锐利。

（3）叶间积液

①发生在叶间裂部位的梭形阴影，边缘清晰。

②侧位胸片显示更清楚。

（4）肺底积液

①多为单侧，右侧多见。

②呈与横膈升高类似征象，但"膈圆顶"最高点偏外侧。

③仰卧位时患侧肺野密度均匀增高，正常膈顶显示。

2. CT

（1）少量胸腔积液易发现。

（2）可以鉴别胸腔积液与胸膜肥厚。

（3）鉴别局限性积液与其他胸膜病变。

（4）参考 CT 值估计胸腔积液性质。

3. MRI

积液性质不同，T_1 加权像可为低信号或中、高信号，T_2 加权像均为高信号。

【影像检查优选评价】

一般胸片即可作出诊断，B 超和 CT 有助于少量积液和包裹性积液的诊断。

（二）胸膜间皮瘤

胸膜间皮瘤为原发性胸膜肿瘤，可分为局限性胸膜间皮瘤和弥漫性胸膜间皮瘤。前者多为良性，后者多为恶性。可发生在任何年龄，男性较女性多见。石棉肺者间皮瘤发生率为 5%～7%。较小的良性间皮瘤可无临床症状，恶性间皮瘤可有进行性呼吸困难和胸痛，血性胸水，增长迅速。

【影像学表现】

1. X 线

（1）局限性胸膜间皮瘤

①紧贴胸壁、边缘光整的肿块，可带蒂。

②肿瘤与胸壁呈钝角。

③侵犯叶间胸膜或肿块大于 10cm，考虑恶性可能。

（2）弥漫型间皮瘤

①以胸膜广泛增厚为主，结节或斑片状，患侧胸廓塌陷。

②以胸腔积液为主，抽液后胸腔积液增加较快。

③胸腔积液和胸膜结节或肿块。

④肺实质可受侵犯或伴肺膨胀不全。

2. CT

（1）局限性胸膜间皮瘤

①从胸膜向肺部突出丘状或半球形肿物，边缘光滑清楚，密度均匀。

②增强不明显。

（2）弥漫型间皮瘤

①胸膜广泛增厚，胸膜表面可见结节和肿块。

②胸腔积液，可有包裹。

③肺、纵隔、心包受侵，肋骨破坏。

④肺门、纵隔、腋窝淋巴结肿大。

3. MRI

（1）胸膜表面可见结节和肿块，于 T_1 加权像上呈中等信号，T_2 加权像信号强度增高。

（2）可鉴别胸膜软组织肿块与胸水，后者在 T_2 加权像上信号高于肿瘤。

（3）多方位成像有利于显示周围组织受累情况。

【鉴别诊断】

1. 局限性胸膜间皮瘤

（1）胸膜其他良性肿瘤　胸膜脂肪瘤 CT 值在 -50Hu 以下；血管瘤明显增强；囊肿 CT 值为 ±20Hu 或更高。

（2）结核性包裹性积液　CT 值为液性密度。

2. 弥漫型间皮瘤

（1）胸膜转移瘤　胸膜转移多为粟粒或小结节，可有肺内或其他部位原发肿瘤征象。

（2）结核性胸腔积液。

鉴别诊断有困难的病例应行胸膜活检。

【影像检查优选评价】

胸片是基础检查方法，CT 是观察胸膜增厚、胸膜结节和肿块最常用和有价值的检查方法，MRI 诊断胸膜间皮瘤虽有价值，但并不常用。

（三）胸膜转移瘤

胸膜转移瘤中以肺癌多见，尤以周围型肺癌常见，还见于乳腺癌、恶性淋巴瘤、恶性胸腺瘤、胃肠道癌、胰腺癌、肾癌及卵巢癌，胸腔积液中找癌细胞、胸膜活检是常用确诊方法。

【影像学表现】

1. X 线

（1）中或大量胸腔积液，生长迅速。

（2）一侧或两侧胸膜多发结节或肿块。

2. CT

（1）胸膜面多发小结节或胸膜不规则增厚，增强扫描多有强化。

（2）胸腔积液。

（3）间接征象　肺内病灶或纵隔淋巴结增大。

3. MRI

（1）胸膜增厚与结节状、乳头状突起。

（2）胸腔积液。

【鉴别诊断】

胸膜转移瘤需与胸膜间皮瘤和结核性胸膜炎鉴别。胸膜转移瘤多无特征性表现，而以胸腔游离积液常见，结合临床和影像动态变化有助于诊断。

【影像学优选评价】

X线平片诊断胸膜转移瘤较困难，胸部CT、超声及磁共振对于发现胸膜面结节有帮助，尤以CT常用。

十三、纵隔病变

（一）胸内甲状腺肿

胸内甲状腺肿包括胸骨后甲状腺及先天性迷走甲状腺。迷走甲状腺少见，和颈部甲状腺没有联系，没有好发部位。胸骨后甲状腺肿为颈部甲状腺向胸内延伸，比较多见，多位于胸骨后气管前间隙。其病理性质可分为甲状腺肿、甲状腺囊肿、甲状腺腺瘤和甲状腺癌。

【影像学表现】

1. X线

迷走甲状腺没有特征性。胸骨后甲状腺表现为上纵隔胸腔入口区肿块状影，肿块密度均匀，有的可见钙化影，气管受压移位，管腔狭窄变形。

2. CT

所见同X线平片，肿块的颈纵隔连续征象，可作为胸骨后甲状腺的重要诊断依据（图5-42）。

3. MRI

上纵隔胸腔入口区肿块状影，长 T_1 和长 T_2 信号，有退行性变及坏死囊变可见更长 T_1 和 T_2 信号，有钙化则可见无信号区。注入对比剂可明显强化，而囊变和钙化无强化。

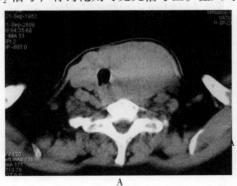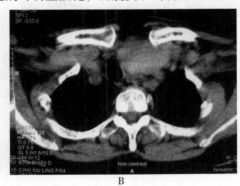

图5-42　胸骨后甲状腺肿

胸部平扫CT纵隔窗图像显示位于前纵隔内至颈部的肿块伴有气管受压移位

【鉴别诊断】

凸向后上纵隔气管后间隙的甲状腺肿应与神经源性肿瘤相鉴别，椎骨、椎管的异常是诊断神经源性肿瘤的重要依据之一。

【影像检查优选评价】

CT、超声检查及甲状腺区域放射性核素显像是常用的检查方法。

（二）胸腺瘤

胸腺瘤是前纵隔最常见的肿瘤，常可合并全身其他系统的疾病，如免疫性疾病、胸外的恶性肿瘤，少数可合并内分泌异常。

【影像学表现】

1. X线

纵隔阴影增宽变形，且增宽多为单侧性的，侧位示肿瘤多位于前纵隔中部，呈局限性密度增高，有时可发现钙化。

2. CT

胸腺瘤多位于前纵隔，心脏底部与升主动脉交接部及肺动脉段区，通常呈圆形、椭圆形或呈分叶状，多密度均匀，少数可出现钙化。良性胸腺瘤有完整包膜，轮廓清楚光滑。侵袭性胸腺瘤表现为肿块界限不清，纵隔器官间脂肪层消失，胸膜增厚粘连和多发结节状影（图5-43）。

3. MRI

表现为与肌肉信号相似，常位于前纵隔中部一侧的软组织肿块。侵袭性胸腺瘤表现为对周围组织器官的侵犯，特别是脂肪层的消失。

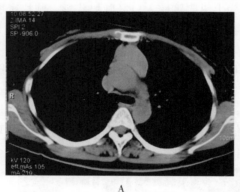
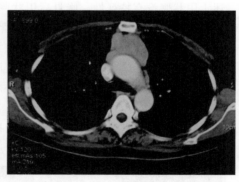

| A | B |

图5-43 胸腺瘤

A. 平扫；B. 增强

CT纵隔窗图像示前纵隔边缘光滑的软组织密度肿块，轻度强化

【鉴别诊断】

畸胎瘤的发病部位和胸腺瘤类似，但胸腺瘤多为纵向生长的长形，畸胎瘤多呈类圆形或椭圆形，且肿瘤的边界多数较胸腺瘤清楚锐利，典型者甚至可见骨化、钙化和牙齿影。发生于前纵隔淋巴系统肿瘤或胸腺的淋巴瘤在鉴别诊断上有时比较困难，淋巴系统恶性肿瘤发病年龄比较年轻；纵隔恶性淋巴瘤以两侧生长，不似胸腺瘤以单侧突出为主；淋巴系统恶性肿瘤可合并肺门或其他部位的淋巴结肿大；淋巴瘤对放射线敏感。

【影像检查优选评价】

对于绝大部分病例，X 线平片检查和 CT 检查已经满足了临床诊断的要求。

（三）畸胎瘤

畸胎瘤是纵隔生殖细胞肿瘤中最常见的一类。发病年龄相对较年轻，半数以上在 20 ~ 40 岁之间。

【影像学表现】

1. X 线

纵隔畸胎瘤绝大多数发生于前中纵隔区，呈圆形、椭圆形或大分叶状。肿块内的牙、骨影像是其确诊的特异性征象。极少数情况下由于肿瘤内容物经受累的支气管排出可形成肿块内气－液平面。

2. CT

所见同 X 线平片，但密度分辨率较高，可区分脂肪、软组织和钙化、骨质、牙齿影，有定性诊断价值（图 5 – 44）。

3. MRI

T_1 和 T_2 加权像均表现为不均匀的混杂信号，内部可有软组织、液体、脂肪及牙、头发、小骨块的极低信号影。

【鉴别诊断】

畸胎瘤发病部位和胸腺瘤类似，但胸腺瘤多为纵向生长的长形，畸胎瘤多呈类圆形或椭圆形，肿瘤的边界多数较胸腺瘤清楚锐利，且肿块内的牙、骨影像是其确诊的特异性征象。

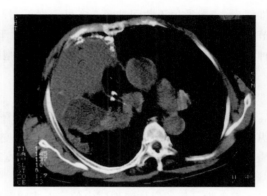

图 5 – 44　畸胎瘤

胸部平扫 CT 图像显示前纵隔肿块，内可见脂肪、牙齿

【影像检查优选评价】

对于绝大部分病例，X 线平片检查和 CT 检查已经满足了临床诊断的要求。

（四）恶性淋巴瘤

淋巴瘤是原发于淋巴结和结外淋巴组织的恶性肿瘤，可分为霍奇金病和非霍奇金病。胸部淋巴瘤可孤立存在或与其他部位淋巴瘤同时存在。

【影像学表现】

1. X 线

多表现为一侧或两侧纵隔淋巴结增大所至纵隔增宽，多轮廓清楚，呈波浪状，密度均匀。可伴有一侧或两侧胸腔积液、心包积液，有时可见心包肿块，心包肿块多发生在左心缘下方，以霍奇金病多见。恶性淋巴瘤的肺部病变多样，小病灶，两肺多发结节，斑片状、肺段或大叶阴影，较大结节可形成空洞。

2. CT

可见纵隔淋巴结（主要为两侧气管旁）和（或）肺门淋巴结增大，增强扫描可见增大淋巴结环状增强，可伴有胸腔积液、心包积液。CT 对于肺内病变的形态与 X 线片相同。

3. MRI

与 CT 所见相同。

【鉴别诊断】

本病应与结节病、转移性淋巴结和淋巴结结核鉴别。结节病通常以双侧肺门淋巴结肿大为主，纵隔淋巴结增大常呈不对称性，前纵隔胸骨后淋巴结肿大较多见于淋巴瘤。转移性淋巴结肿大最多见于肺癌，常见于原发灶一侧的肺门和气管旁淋巴结。结核性淋巴结肿大，一般也仅出现于一侧的肺门和同侧的气管旁淋巴结、隆突下淋巴结。淋巴结出现钙化影在结核最为常见。

【影像检查优选评价】

CT 对于恶性淋巴瘤的诊断很有帮助，且对分期不可缺少。

（五）神经源性肿瘤

纵隔神经源性肿瘤好发生于后纵隔区，可分为：①外围神经肿瘤（神经鞘瘤及神经纤维瘤），一般发生于肋间神经，多见于青年人；②交感神经及神经节肿瘤（节细胞神经瘤、节细胞神经母细胞瘤、神经母细胞瘤），发生于交感神经链，常见于儿童；③少见的副交感神经节组织的肿瘤（副交感神经瘤、嗜铬细胞瘤），好发于成年人，可合并内分泌异常。

【影像学表现】

1. X 线

表现为圆形、椭圆形或长形肿块，位于脊柱旁沟内，肿瘤边缘与纵隔移行部呈锐角。纵隔神经源性肿瘤可引起肿块附近骨骼的改变，如椎间孔扩大、椎骨压迫性骨质缺损或骨质破坏、肋骨骨萎缩而相应出现的肋间隙增宽等。

2. CT

表现为一侧的脊柱旁沟区内的圆形或卵圆形肿块。良性肿瘤边缘光滑锐利，分界清楚，多数为软组织密度，密度均匀一致，但有时因肿瘤含有较多的脂肪致肿瘤的密度低于周围肌肉，偶见肿瘤内点状钙化灶。恶性肿瘤往往体积较大，多数密度不均，轮廓不规则，分界不清。增强扫描，良性肿瘤呈中度均匀一致强化，恶性肿瘤呈不均匀强化。邻近骨质破坏是恶性肿瘤的有力诊断依据。邻近骨骼可因肿瘤压迫有骨萎缩，甚至形成边缘光滑的骨质缺损。

3. MRI

多表现为后纵隔脊柱旁肿块，多呈中长 T_1、中至长 T_2 信号，轴位图像肿瘤呈圆形或卵圆形，部分呈哑铃状伸入椎管内，相应部位的椎间孔增宽，邻近的椎体和胸壁可被侵蚀。冠状面可见瘤体呈哑铃状，位居椎管内外，瘤体可压迫脊髓。发生囊性变，则呈长 T_1、长 T_2 信号（图 5-45）。

【影像检查优选评价】

CT 和 MRI 为主要的诊断手段。

（六）纵隔囊肿

纵隔囊肿包括心包囊肿、支气管囊肿、淋巴管囊肿和食管囊肿。

【影像学表现】

1. X 线

心包囊肿与心包腔不相通。心包囊肿大多数为

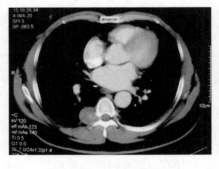

图 5-45　神经源性肿瘤

胸部增强 CT 纵隔窗图像显示轻度强化的后纵隔肿块，边界光滑，肿块跨椎间孔生长

位于右心膈角、前肋膈角区的圆形或椭圆形密度均匀、边缘光滑的肿物影。发生在纵隔内的支气管囊肿与支气管不通，好发于气管、主支气管和肺门大气管的附近。支气管囊肿为圆形或椭圆形，密度均匀，轮廓光滑，可因与气管或主支气管壁的挤压而略呈扁平状，是较特征的表现。纵隔内淋巴管囊肿多为颈部淋巴管囊肿向纵隔内延伸所致。淋巴管囊肿可表现为上纵隔向一侧或两侧突出类圆形或扁丘状边缘光滑阴影，气管受压向对侧移位。食管囊肿为后纵隔圆形或椭圆形阴影，边缘光滑整齐，可压迫食管向健侧及向前方移位。

2. CT

纵隔囊肿内均为均匀的水样密度，增强扫描时不强化。心包囊肿往往不呈典型的圆形，边缘清楚，其近心脏侧边缘可见一与相对应处弧度相一致的弧形凹陷，并有一纤细的心包下脂肪条带与心肌分隔。支气管囊肿为边缘清楚肿物，病变部支气管受压轻度移位，管腔轻度狭窄，囊肿因与气管或主支气管壁的挤压而略呈扁平状。淋巴管囊肿表现与 X 线平片所见相同。食管囊肿为后纵隔囊性肿物（图 5-46）。

3. MRI

纵隔囊肿表现为长 T_1、长 T_2 影像。

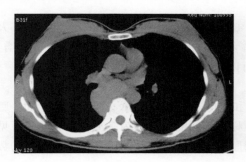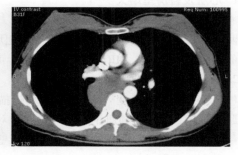

图 5-46　支气管囊肿

A. 胸部平扫；B. 增强

CT 示隆突至右肺门后方囊性肿块，边界光滑，增强后未见强化

【鉴别诊断】

纵隔淋巴管囊肿与支气管囊肿难以鉴别，但如发现纵隔肿物与颈部肿物相连可诊断为淋巴管囊肿。位于食管旁的支气管囊肿，与食管囊肿不易鉴别，如囊肿发生溃疡与食管相通则诊断可明确，但诊断往往需手术后的病理检查才能决定。

【影像检查优选评价】

CT 为主要诊断手段，诊断困难时可做 MRI 检查。

第六章　心脏大血管疾病

　　医学影像学检查对心脏大血管病变的诊治具有非常重要的意义。全面的影像学诊断信息应包括：心脏大血管的正常解剖及变异、心功能及血流动力学、心肌灌注和心肌代谢、心肌的组织特征。可用于心脏大血管的医学影像学检查方法很多，如 X 线检查、超声心动图（US）和多普勒、放射性核素显像、CT、MRI、心导管检查和心血管造影、DSA 等，这些方法各有所长，也各有所短。应根据患者诊治的具体要求，遵循由无创、少创到有创技术的顺序，以最少的检查收到最大的诊治效益为原则优选应用。

第一节　基本病变的影像表现与分析

一、心脏

1. 心脏及各房室增大

　　心脏增大是心脏大血管疾病的重要征象，心脏增大包括心肌肥大或肥厚与心腔扩大或扩张两方面。普通 X 线检查中很难将壁的肥厚和腔的扩大分别开来，因此常统称为增大，主要的确诊手段是 CT、MRI 和超声心动图，可以准确地评价心肌和心腔的情况。

2. 心肌的异常表现

　　（1）心肌厚度的改变　多层螺旋 CT 扫描和 MRI 均可良好显示心肌的厚度。如：肥厚性心肌病可显示肌肥厚和肌小梁肥大，以非对称性室间隔肥厚最为多见；心肌梗死可见心肌局部变薄（判断指标为同一层面梗死区室壁厚度小于或等于其他正常室壁厚度平均数的65%）及室壁瘤形成。

　　（2）心肌密度或信号的改变　多层螺旋 CT 扫描可以显示心肌密度的变化，心肌缺血坏死表现为局部心肌灌注减低或缺损所致低密度区，而心肌肿瘤（包括原发和/或继发性）均表现为与正常心肌不同的增强表现。磁共振扫描可显示心肌信号的改变，包括信号强度和信号连续性的改变。

　　（3）心肌运动的异常　多层螺旋 CT 和电影 MRI 可动态显示心壁运动的情况，按照心肌运动程度可分为运动减弱、不运动、矛盾运动。

3. 心腔的异常表现

　　（1）心腔大小的改变　心腔扩大可见于扩张性心肌病、心脏憩室和心肌梗死后室壁瘤，心腔狭小见于肥厚性心肌病。先天性心脏病（先心病）或风湿性心脏病等疾病可导致心脏多个房室心腔大小不同变化组合。

　　（2）心腔内密度或信号的改变　主要见于心腔内肿块或血栓。

二、心包

1. 心包缺损

　　心包缺损一般为先天性，亦见于手术切除后。先天性多为局限性缺损，以左侧心包常见，可合并其他先天性变异。

2. 心包渗出

　　心包积液系心包内液体异常增多，引起心包积液的病因很多，积液的性质亦有不同。

根据信号特点，MRI 可以鉴别单纯渗出与血性积液或心包积血。

3. 心包增厚和钙化

心包感染或放射性心包炎常引起心包增厚，部分增厚的心包内可出现钙化。

4. 心包新生物

原发性心包肿瘤极为少见。常见的良性心包肿瘤为畸胎瘤、脂肪瘤、纤维瘤和血管瘤，恶性心包肿瘤为间皮瘤和肉瘤。转移性心包肿瘤远多于原发性肿瘤，以淋巴瘤、乳腺癌和肺癌的转移最常见。

三、其他

1. 大血管的异常表现

主要包括主、肺动脉位置、主干及主要分支血管扩张性和闭塞性病变，心血管造影、CT 和 MRI 能够良好显示这些异常。

2. 冠状动脉的异常表现

多层螺旋 CTA 对冠状动脉检查的价值在于：发现冠状动脉开口异常、异常交通、管壁钙化、管腔狭窄以及冠脉支架及搭桥术后的随访等。

第二节　常见疾病影像诊断

一、风湿性心脏病

心脏瓣膜病是我国最常见的心脏病之一，是由于心脏瓣膜（包括瓣叶、腱索、乳头肌和瓣环）的炎症、退行性变、先天畸形等引起的结构损害，使单个或多个瓣膜发生急性或慢性狭窄和（或）关闭不全的结构和功能异常。我国以风湿热所致的心脏瓣膜病最常见，称为风湿性心脏病，简称风心病。风心病中以二尖瓣损害最常见，主动脉瓣次之，三尖瓣和肺动脉瓣少见。

（一）二尖瓣狭窄

二尖瓣是风心病最常受累的瓣膜，其侵犯二尖瓣瓣叶及腱索，导致前后叶交界处粘连、纤维化、瓣叶增厚，瓣下腱索融合、短缩，造成瓣口狭窄，晚期瓣叶组织钙化；造成的主要病理生理异常为二尖瓣水平血液流入左心室受阻。合并二尖瓣关闭不全和（或）主动脉瓣病变者并不少见。除传统的手术治疗外，经皮球囊二尖瓣成形术（PBMV）现已为首选的治疗方法。

【影像学表现】

1. X 线

心脏多呈"二尖瓣型"，仅少数病例呈"二尖瓣——普大型""普大型"或正常的中间型。轻至中度心腔增大，左心房和右心室增大为主，二尖瓣区和左心房壁可出现钙化，伴有肺淤血及不同程度的肺循环高压（图 6-1）。

2. US

可见瓣叶增厚钙化，开放受限，腱索增粗、短缩和融合，瓣口呈"鱼口状"，瓣口面积缩小。左心房及右心室增大。彩色多普勒超声测量跨瓣压差增大。

3. CT

瓣叶增厚或钙化，开放受限，瓣口狭窄，左心房常有扩大，可合并左心房血栓。

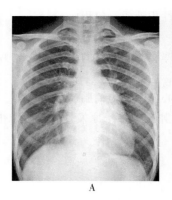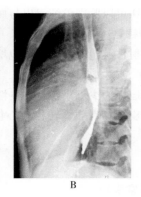

图 6 - 1　风湿性心脏病二尖瓣狭窄

心脏呈二尖瓣型，左心房增大，左心缘可见病理性第三弓及食道压迹加深。右
心室增大，肺动脉段突出。伴有肺淤血

4. MRI

电影序列舒张期二尖瓣口下方无信号区（喷射血流，去相位），左心房、右心室增大。

5. 心血管造影

拟行瓣膜置换术者，左心室造影舒张期见二尖瓣区的"圆顶状"充盈缺损。

【鉴别诊断】

（1）左心房黏液瘤　为心腔内占位，约 90% 位于左心房的卵圆窝附近，有蒂与心腔相连，形态及位置随心动周期的不同而变化。

（2）感染性心内膜炎　可累及二尖瓣造成二尖瓣狭窄，患者有发热及全身其他系统症状，瓣膜上常见赘生物形成。

【影像检查优选评价】

X 线平片是常用的初步诊断技术，其对肺循环变化的评价是其他方法无法替代的。多普勒超声技术是诊断的首选可靠方法。多排 CT 和电影 MRI 检查对疾病的诊断有一定价值。

（二）二尖瓣关闭不全

二尖瓣关闭不全的病理基础与二尖瓣狭窄相似，常与二尖瓣狭窄并存，收缩期二尖瓣闭合不严导致血流逆流入左心房，可形成明显增大的左心房。二尖瓣狭窄和关闭不全二者损害程度不同，而出现相应的临床表现和影像学征象。

【影像学表现】

1. X 线

肺血正常或轻度肺淤血，二尖瓣型心脏，主动脉结正常大小，肺动脉段轻突，左心房、左心室增大，重度者右心室增大，肺循环高压（图 6 - 2）。

2. US

瓣叶增厚、钙化，收缩期闭合不全，可见血液向左心房分流，左心房及左心室增大。多普勒超声可对二尖瓣关闭不全起定性定量作用。

3. CT

对血流评估诊断受限，可见与超声相同的心脏结构改变。

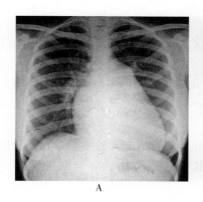
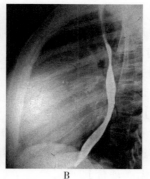

图 6 - 2　风湿性心脏病二尖瓣狭窄伴关闭不全

心脏呈二尖瓣型，左心房、左心室增大

4. MRI

心脏电影 MRI 可见收缩期左心房反流产生无信号区，与二尖瓣关闭不全的程度有关。左心房及左心室扩张。

5. 心血管造影

收缩期可见对比剂由左心室反流入左心房。

【鉴别诊断】

与先天性和后天性的腱索病变、乳头肌功能障碍，退行性二尖瓣病变，缺血性二尖瓣关闭不全，感染性心内膜炎，马方综合征等引起的二尖瓣关闭不全相鉴别。

【影像检查优选评价】

参见"二尖瓣狭窄"部分。

（三）**主动脉瓣狭窄**

主动脉瓣瓣膜发生钙化、粘连、融合等病变时，瓣口开放受限、瓣口面积狭窄。当主动脉瓣口面积缩小至正常的 1/3 或更多时，可引起左心室排血功能受阻，后负荷增大导致左心室心肌代偿性增厚，晚期失代偿期可出现左心室扩大，左心室功能不全等改变。单纯主动脉瓣狭窄少见，大多同时合并主动脉瓣关闭不全和二尖瓣病变。

【影像学表现】

1. X 线

肺血正常，心影呈主动脉型，升主动脉根部可出现狭窄后扩张表现，主动脉结增大，肺动脉段平直或凹陷，左心室增大，心尖向左前下方移位。主动脉瓣区出现高密度钙化灶为提示病变存在的直接征象（图 6 - 3）。

2. US

瓣叶增厚，运动及开放功能受限，不同程度的钙化，左心室壁增厚，晚期左心室心腔扩大，心功能减低。

3. CT

可见瓣膜增厚、瓣叶钙化、左心室心肌肥厚及升主动脉根部管腔扩张等改变。

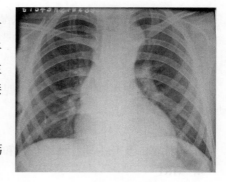

图 6 - 3　风湿性心脏病主动脉瓣狭窄

心脏呈主动脉型，升主动脉增宽。左心室增大，左心室段向左下移位

4. MRI

心脏收缩期升主动脉根部出现无信号区，向心性左心室壁肥厚和升主动脉扩张。

5. 心血管造影

心室收缩期主动脉瓣呈"幕状"或"鱼口状"凸向主动脉侧，对比剂呈喷射状进入主动脉，升主动脉扩张。

【鉴别诊断】

常由风湿性心脏病、先天性主动脉瓣结构异常或老年性主动脉瓣钙化所引起。单纯主动脉瓣狭窄需与退行性变所致的主动脉瓣狭窄相鉴别。

【影像检查优选评价】

参见"二尖瓣狭窄"部分。

（四）主动脉瓣关闭不全

主动脉瓣瓣叶缩短或变形等所致主动脉瓣关闭不完全，心室舒张期排入主动脉的血液重新倒流回左心室，左心室容量负荷增加，引起左心室心腔扩大。常与二尖瓣损害并存，中度以上反流者常伴有瓣叶狭窄。

【影像学表现】

1. X线

肺轻度淤血，心影增大呈主动脉型，主动脉结大，肺动脉段凹陷，左心室增大，主动脉升弓部普遍扩张，左心缘及主动脉搏动增强（图6-4）。

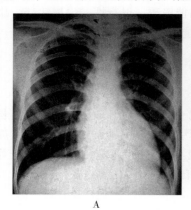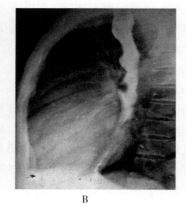

A   B

图6-4　风湿性心脏病主动脉瓣关闭不全

心脏呈主动脉型，升主动脉升弓部弥漫增宽。左心室增大，左心室段向左下移位

2. US

左心室舒张期主动脉瓣关闭时可见一裂隙，左心室增大，舒张期左心室流出道探及主动脉口的反流回声。

3. CT

主动脉窦部及升主动脉根部扩张和左心室心腔扩张。

4. MRI

心脏舒张期于主动脉瓣口下方见左心室内显示无信号区。

5. 心血管造影

主动脉根部注药后，心室舒张期对比剂向左心室反流。

【鉴别诊断】

需与主动脉瓣二瓣化畸形、马方综合征、感染性心内膜炎所致的主动脉瓣脱垂和Ⅰ型主动脉夹层、高位室间隔缺损合并的主动脉瓣关闭不全等病变鉴别。

【影像检查优选评价】

参见"二尖瓣狭窄"部分。

（五）联合瓣膜损害

出现两个以上瓣膜同时受累则称为联合心脏瓣膜病，以风湿性心脏瓣膜病最为常见，多同时累及二尖瓣和主动脉瓣。

【影像学表现】

1. X线

一般以受累较重的瓣膜损害征象为主，可同时出现多瓣膜病变影像表现（图6-5）。

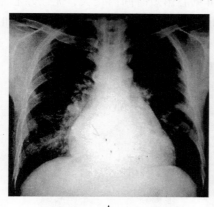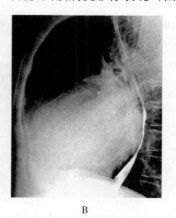

A   B

图6-5 风湿性心脏病二尖瓣狭窄及关闭不全并主动脉瓣关闭不全

肺淤血，左心房增大，可见双房影和病理性第三弓。右心室增大，肺动脉段突出。左心室增大，心尖向左下延伸。主动脉迂曲增宽

2. US

兼具各受累瓣膜病变特征改变，但多普勒改变与单一瓣膜病变的血流动力学改变有所不同。

3. CT

可显示相应瓣膜受损的直接征象及继发的心腔扩张和室壁增厚，以占主导地位的瓣膜损害为主。

4. MRI

与CT表现类似，可显示瓣膜受累的直接征象及继发征象。

5. 心血管造影

左心室及升主动脉根部造影检查可分别观察二尖瓣和主动脉瓣的病变。

【鉴别诊断】

需与其他非瓣膜病变所致的心脏增大病因相鉴别，如扩张型心肌病、大量心包积液、三尖瓣下移畸形等。

【影像检查优选评价】

参见"二尖瓣狭窄"部分。

二、冠状动脉粥样硬化性心脏病

因冠状动脉粥样硬化病变造成冠状动脉管腔狭窄、阻塞，引起心肌缺血缺氧或坏死的心脏病，称冠状动脉粥样硬化性心脏病（简称冠心病）。是一种严重危害人体健康的常见病、多发病。影像学表现与临床表现如心肌梗死或出现梗死后并发症、左心功能衰竭密切相关。

【影像学表现】

1. X线

①不合并高血压的心绞痛者，平片常无异常发现。②冠心病心肌梗死者半数以上的无异常改变，少数患者有心影增大，以左心室增大为主，可伴有肺淤血，心功能不全时可有全心增大；③心室壁瘤可见左心缘局限性膨隆，与邻近心脏轮廓缺乏突然分界，其边缘可见弧形钙化；④心肌梗死后室间隔穿孔，可见心影短时间内增大，尤以左心室增大为著，同时有肺充血和左心衰竭的征象；⑤乳头肌功能不全或断裂时有肺静脉高压和左心房、室增大（图6-6）。

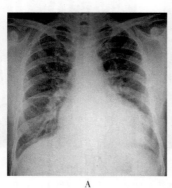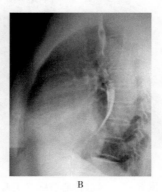

A   B

图6-6　冠心病伴心功能不全

肺淤血，左心室增大，心尖向左下延伸，主动脉迂曲增宽

2. US

①局部心肌变薄，室壁运动异常，如运动减低、无运动或矛盾运动；②室壁瘤时局部室壁膨出、变薄、回声减弱；③左主干和右冠状动脉近段管腔狭窄、闭塞及钙化引起的斑片状强回声。

3. CT

①冠状动脉平扫于冠状动脉走行区可见斑点状、条索状钙化影，可作钙化的定量分析；②冠状动脉CTA可通过横轴位图像、三维重建图像对角度分析冠状动脉管腔情况，包括斑块定位、定性、斑块大小、累及范围、管腔狭窄或闭塞程度、支架及桥血管通畅情况等，同时可了解心脏大小、心肌灌注情况、主动脉管壁情况等。

4. MRI

①急性心肌梗死梗死区心肌信号增高，以T_2WI更明显，梗死区心肌变薄、运动减弱；②陈旧心肌梗死，梗死室壁可出现节段性心肌变薄，心肌信号强度减弱，在T_2WI像上更明显，收缩期增厚率异常，运动异常；③室壁瘤腔内常有附壁血栓形成；④注射Gd-DTPA后，心肌梗死表现为延迟强化。

5. 冠状动脉造影

①可明确冠状动脉管腔狭窄和阻塞的部位及程度；②冠状动脉痉挛；③血栓、栓塞和再通；④冠状动脉扩张和动脉瘤形成；⑤侧支循环形成。左心室造影可出现节段性运动功能异常。

6. 核医学

心肌灌注显像时梗死区表现为放射性稀疏或缺损。心肌梗死组织显像表现为异常增高的放射性浓聚区。心肌代谢显像鉴别存活心肌与坏死心肌。

【鉴别诊断】

主要与心肌炎、心肌病（主要是充血型心肌病和克山病）、高血压性心脏病相鉴别。

【影像检查优选评价】

X线平片一般不用于检查冠心病，对发现冠心病重要并发症如室壁瘤、室间隔穿孔、乳头肌断裂，X线检查可提供一定价值的资料，对左心功能不全、肺血改变，X线可提供较早期的信息。多层螺旋CT用于冠心病的筛选诊断，CT平扫可测定冠状动脉钙化，CT增强扫描能够显示冠状动脉肌桥血管的结构，对诊断、介入及外科治疗、术后复查等都有重要意义。超声检查是冠心病的辅助检查方法。MRI检查可显示心肌梗死病理改变、评价心功能、室壁运动状况，评价心肌血流灌注和鉴别心肌活力，是冠心病常用诊断检查技术。核素心肌代谢显像是鉴别存活心肌与坏死心肌的金标准。冠状动脉造影目前仍然是显示冠脉自身病变的金标准。应从冠心病临床需要解决的问题，如病变的解剖、心肌血流灌注、心功能、心肌代谢、心肌组织定性等五个方面选择影像技术，优选应用。

三、高血压和高血压性心脏病

高血压是冠心病的主要危险因素之一，最严重的并发症是脑血管病，Ⅱ期以上的高血压可发展成高血压性心脏病。本病外周循环阻力和左心室前负荷增加，心肌代偿性收缩功能增强，血流速度增加，左心室心肌肥厚，主动脉迂曲、延长，主动脉管腔扩张等退变改变，失代偿期可导致左心功能不全。

【影像学表现】

1. X线

正位心脏呈主动脉型：主动脉结大、向左向上移位肺动脉段凹陷、左心室增大，可继发相对性二尖瓣关闭不全，出现肺淤血和间质性肺水肿，主动脉迂曲、扩张。

2. US

室间隔和左心室各壁呈对称性肥厚，可测定心腔大小、心功能。

3. CT

可测量心腔大小，室间隔及心室壁的厚度，主动脉管腔和管壁，测定心功能。显示肾动脉、肾或肾上腺肿块的主要方法。

4. MRI

显示心脏、动脉内腔或管壁及与周围的结构关系，显示主动脉病变、肾动脉病变和肾脏疾患。

5. DSA

原发性高血压无需血管造影，对继发性高血压（如先天性主动脉缩窄）的显示是最可靠的方法。

【鉴别诊断】

高血压所致的心脏大血管的改变需与肥厚型心肌病鉴别。X线平片结合心电图、病史及血压即可作出诊断，超声心动图、MRI有助于非对称性间隔肥厚型心肌病的诊断。

【影像检查优选评价】

对原发性高血压所致的心、脑、肾损害的评价以及继发性高血压的病因诊断如源于主动脉疾患、肾动脉和肾疾患、或者肾上腺疾患，X线平片有较大的帮助；超声简便易行；肾上腺病变以CT为宜，主动脉疾患首选CT；肾病变特别是肾功能不全不宜行增强检查时首选MRI；血管造影可作为明确诊断、手术或介入治疗的依据。

四、肺源性心脏病

肺源性心脏病（简称肺心病）是指由肺、胸廓或肺动脉的慢性病变引起肺循环阻力增加，导致肺动脉高压、右心室肥厚、伴有或不伴有右心衰竭的一类心脏病。

【影像学表现】

1. X线

可见肺血轻度增多，主动脉结正常，肺动脉段突出，右下肺动脉增宽，肺门"舞蹈"及肺周围动脉变细等肺动脉高压的征象，右心室扩大，其他房室一般不增大。还可以显示肺气肿、弥漫性肺间质纤维化、肺结核和尘肺等肺原发病变。

2. US

①右心室前壁厚度 > 0.5cm，搏动增强；②右心室流出道扩张（ > 30mm）；③右心室内径增大（ > 50mm）。

3. CT和MRI

均可显示主肺动脉和左右肺动脉扩张，右心室及室间隔肥厚，测定右心功能。高分辨率CT可显示肺气肿、肺间质病变等原发肺疾病。CT肺动脉造影（CTPA）显示肺动脉腔内充盈缺损，即提示肺动脉栓塞。

4. DSA

肺动脉造影显示肺动脉及其分支狭窄、阻塞或充盈缺损。

5. 核医学

按肺叶、肺段分布的血流灌注减低或缺损而无相应的通气显像异常即肺血流灌注和通气显像不匹配，即可诊断肺动脉血栓。

【鉴别诊断】

本病应与继发性左向右分流所致的肺动脉高压相鉴别。

【影像检查优选评价】

X线平片可做到"心肺兼顾"，是基本而重要的检查方法；超声心动图有助于评价血流变化；CT和MRI对中心型肺动脉血栓栓塞的诊断有重要作用；肺血管造影是诊断肺血管病的金标准，但因其有创，要严格掌握适应证。

五、心肌病

所有侵犯心肌的病变统称为心肌病。特定性心肌病属于一组原因不明心肌受累的疾病，可分为扩张型、肥厚型、限制型、致心律失常性右心室心肌病以及未分类的心肌病。

（一）扩张型心肌病

主要侵犯左心室，以心腔扩张为主，室壁变薄，心室收缩功能减退，最终发展为充血性心力衰竭。

【影像学诊断】

1. X线

普大型心脏，心脏搏动减弱。可有肺淤血、间质性肺水肿等左心功能不全的X线征象。

2. US

全心扩大，以左心室为著，室壁变薄，运动幅度普遍降低。

3. CT

心脏增大以左心室扩张为主，整体收缩功能减弱，心腔内可有附壁血栓形成。

4. MRI

心脏增大以左心室扩张为主，室壁变薄，收缩期增厚率下降、运动减低，可有肌壁间延迟强化（图6-7）。

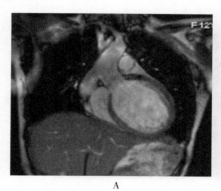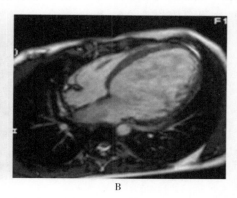

图6-7 扩张型心肌病

A. 左心室水平四腔心；B. 左心室流出道MRI

左心室腔明显扩大呈球形，室间隔呈弧形凸向右心室，室壁变薄，左心室游离壁侧肌小梁粗大，收缩期心肌增厚率普遍减低，收缩功能普遍下降

5. 冠状动脉造影

无冠心病征象，对鉴别诊断有重要价值。

6. 核医学

心室扩张，收缩功能减弱，无典型节段性心肌缺血或梗死。

【鉴别诊断】

需要与冠心病、以二尖瓣关闭不全为主的风湿性心脏病、大量心包积液以及其他原因引起的心腔扩张相鉴别。

【影像检查优选评价】

X线为常用检查方法，对心脏形态大致评价；超声心动图为首选检查方法；CT和MRI可提供心脏形态、房室壁运动、心肌缺血梗死纤维化、冠状动脉狭窄等全面信息；核医学和冠状动脉造影应用较少。

（二）肥厚型心肌病

心肌细胞肥大，排列紊乱，间质纤维增生，可累及任何节段，主要累及肌部室间隔和左心室，引起非对称性室壁肥厚，也可主要侵犯心尖部。多见于青少年，男女无差别。

【影像学诊断】

1. X线

诊断限度较大，心脏不大或仅有左心室肥厚为主的轻度增大。明显增大者可见肺淤血和间质性肺水肿，无特异性改变。

2. US

室壁增厚，增厚室壁与正常室壁厚度之比 >1.5 为诊断指标，可有室壁运动减弱、左心室流出道变窄以及二尖瓣、主动脉瓣运动异常等。

3. CT

室壁不对称肥厚，冠状动脉 CTA 可同时显示冠脉、心腔和室壁的改变。

4. MRI

全面、准确地观察左心室游离壁和肌部间隔各部心肌厚度，心脏大小和形态，以及心肌水肿、梗死纤维化（图6-8）。

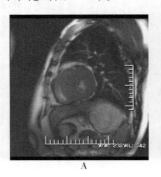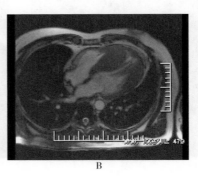

图6-8　肥厚型心肌病
A. 心脏短轴位；B. 左心室水平四腔心
可见室间隔、左心室侧壁非对称性肥厚，心室腔呈倒锥形

5. 心血管造影

左心室流出道呈"倒锥形"改变，心腔中部压迹加深，心腔变形变小，可伴二尖瓣关闭不全，冠状动脉正常或狭窄。

【鉴别诊断】

要与高血压心脏病、主动脉瓣狭窄等其他原因引起的室壁增厚进行鉴别。

【影像检查优选评价】

X线平片诊断限度大，超声为普遍应用的首选方法。MRI与超声的作用相同，并可全面、准确地显示心肌水肿、梗死纤维化等心肌病变；冠状动脉CTA常用于除外冠心病；核医学和心血管造影很少应用。

（三）限制型心肌病

心内膜下纤维组织增生，使心内膜增厚，可继发玻璃样变性，病变主要累及心室流入道和心尖，引起心室舒张受限，可伴收缩变形以及心腔闭塞。心内膜表面可有附壁血栓并继发钙化，根据受累心室不同本病可分三型：左心型、右心型和双室型。

【影像学诊断】

1. X线

①右心型：肺血减少，心脏呈普大型，肺动脉段凸，主动脉结正常，上腔静脉影增宽，

放射科诊疗常规

心缘搏动减弱。②左心型：似二尖瓣病变，但左心房增大较轻，右心室增大，肺淤血和不同程度的肺循环高压。③双心室型：为两型征象的组合，中至高度心脏增大。

2. US

心室心内膜增厚、回声增强，室壁厚薄不均，心尖部心腔闭塞，心腔变形，长径缩短。可伴有瓣叶固定变形，心房增大。

3. CT

可显示心脏形态和功能变化，类似 MRI；CTA 可同时显示心脏和血管形态。

4. MRI

①右心型：右心房增大，上、下腔静脉、肝静脉扩张，右心室腔变形，流入道缩短，心尖闭塞，流出道扩张，中 – 重度三尖瓣关闭不全。②左心型：心尖变形，左心房扩张，伴二尖瓣关闭不全。③双室型：为上述征象的组合（图6 – 9）。

5. 心血管造影

①右心型：右心室心尖闭塞，流入道收缩变形，舒缩功能消失，流出道扩张，中 – 大量三尖瓣反流，肺动脉分支纤细，充盈延迟。②左心型：左心室心腔变形，舒缩功能受限，二尖瓣关闭不全，左心房增大。③双室型：为上述所见的综合，常以右心病变为主。

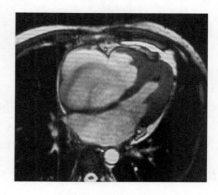

图6 – 9 限制型心肌病

MRI 四腔心显示：右心室流入道缩短、变形，心尖部闭塞，室壁普遍增厚，以心内膜增厚为主，心内膜面凹凸不平。房、室间隔凸向左心室侧，右心房明显扩大，左心房扩大。少量心包积液

【鉴别诊断】

右心型与三尖瓣下移畸形的鉴别难度较大，左心型需与二尖瓣关闭不全鉴别。

【影像检查优选评价】

X 线平片对右心型可提示或初步诊断，对左心室型的诊断和鉴别限度较大；MRI 和超声是主要检查手段、可提供重要诊断信息；CTA 的优势在于能够同时提供心脏和血管信息；心血管造影和核医学较少应用。

六、心包积液和缩窄性心包炎

（一）心包积液

心包腔内液体超过50ml，称心包积液，是心包病变的一部分。按起病方式分为急性和慢性，按病因可分为感染性和非感染性，按积液性质可分为浆液性、浆液血性、血性、化脓性、浆液纤维蛋白性、乳糜性等。

【影像学表现】

1. X 线

心包积液在300 ~ 500ml 以上者 X 线平片才有异常改变。典型征象为：①心影向两侧扩大，呈球形或烧瓶样，上腔静脉增宽，主动脉变短；②心脏搏动减弱或消失，主动脉搏动正常（图6 – 10）。

2. US

少量心包积液（50 ~ 100ml）时，积液多位于左心室后壁与心包后壁之间，呈小于

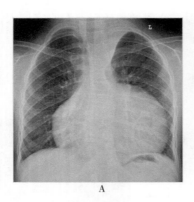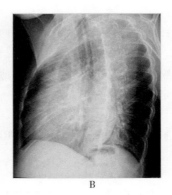

图 6 - 10　心包积液

A. 后前位；B. 左前斜位

示心脏普遍增大，呈烧瓶状。上腔静脉扩张，肺淤血

10mm 的液性暗区。中量积液（100 ~ 500ml）时，右心室前壁与胸壁之间可见液性暗区，左心室后壁有 10 ~ 20mm 的液性暗区。大量积液（>500ml）时，右心室前壁有中量的液性暗区，左心室后壁液性暗区厚度大于 20mm，可出现心脏摆动征。

3. CT

心包脏、壁层间距增宽，呈沿心脏轮廓分布的环形低密度带，依部位不同，低密度带的宽度有所变化。

4. MRI

心包脏、壁层间距增宽，可作半定量评价。信号强度因脉冲序列和积液性质有所不同。

5. 心血管造影

显示各心腔无扩大，心腔大小与平片心脏大小不相符。心腔周围"壁"增厚，大于 20mm。

【鉴别诊断】

左侧胸腔积液与心包积液同时存在时，二者有时难以鉴别。大量心包积液时应与扩张性心肌病、三尖瓣下移畸形相鉴别。

【影像检查优选评价】

X 线常规仍使用，但对少量心包积液诊断限度较大；超声心动图是诊断心包积液的首选方法；MRI 和 CT 亦具有特异性。

（二）**缩窄性心包炎**

缩窄性心包炎几乎可以发生在任何心包疾病过程之后，缩窄性心包炎以结核性、化脓性、病毒性和非特异性感染常见。心包脏、壁层粘连增厚，可伴有钙化，部分病例心包瘢痕继发钙盐沉积，出现大片状或环带状心包钙化。

【影像学表现】

1. X 线

心脏大小正常或轻度增大，心缘不规则、僵直、可见钙化，各弓分界不清，心外形似三角形，上腔静脉和（或）奇静脉扩张，可出现肺淤血和间质性肺水肿等（图 6 - 11）。

2. US

心包增厚，心包缩窄部分回声增强，室间隔不规则左右摆动，心室舒张受限，双心房扩大。

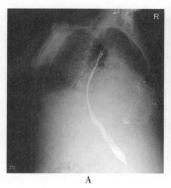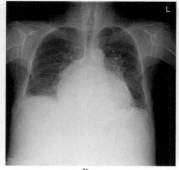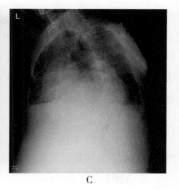

图 6 - 11　缩窄性心包炎

A. 右前斜位；B. 后前位；C. 左前斜位

可见心脏形态怪异，心包可见广泛钙化。双肺淤血

3. CT

心包增厚（＞4mm）和钙化，左、右心室内径缩小，室间隔僵直，心室内径收缩舒张变化幅度下降（提示心室舒张功能受限），下腔静脉扩张，左、右心房扩大，继发肝脾肿大、腹水和胸腔积液等征象。

4. MRI

其作用基本同 CT，但对钙化显示欠佳。

5. 心血管造影

双心房扩大，心室形态小，舒张受限。

【鉴别诊断】

本病需与风湿性二尖瓣狭窄和限制型心肌病相鉴别：风湿性心脏病二尖瓣狭窄有瓣膜病变，US 有助于鉴别；限制型心肌病心包不增厚，但心肌增厚，心肌收缩率下降，MRI 和 US 有助于鉴别。X 线和 CT 显示房室沟环状钙化，提示缩窄性心包炎。

【影像检查优选评价】

X 线平片可显示钙化和肺循环的情况，结合临床多数病例可做出诊断；超声心动图也是诊断该病的重要方法；CT 对显示心包钙化有优势；心血管造影很少应用。

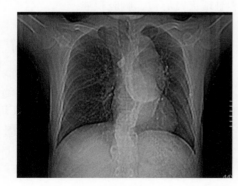

图 6 - 12　胸主动脉瘤

后前位示降主动脉影迂曲增宽，与周围结构分界清楚

七、主动脉疾患

（一）主动脉动脉瘤

动脉呈病理性扩张称为动脉瘤。胸主动脉直径大于 4cm 或大于 1/3 邻近管腔者即为动脉瘤。病因主要有动脉粥样硬化、感染、外伤、先天性因素及大动脉炎等。

【影像学表现】

1. X 线

可见大中动脉有梭形或囊状扩张，纵隔影增宽及扩张性搏动，瘤壁钙化（图 6 - 12）。

2. US

升主动脉内径大于 40mm，主动脉弓降部内

径大于 35mm 且扩张程度超过近心端正常血管内径的 30% 考虑动脉瘤。局部突出的包块，中心为囊性，周围强回声或回声不均匀的血栓组织，瘤体与血管之间有小交通即为假性动脉瘤。

3. CTA

能显示动脉瘤体的大小、形态、部位及周围结构的关系，对瘤壁钙化、附壁血栓和动脉瘤渗漏显示较好。CT 显示动脉瘤壁钙化敏感。

4. MRI

能直接显示主动脉瘤的形态、大小、类型、病变范围、瘤壁、附壁血栓及瘤体与主动脉的关系。主动脉根部梨形扩张，左心室明显扩张，高信号附壁血栓。

5. DSA

主动脉的梭形扩张，或主动脉显影时瘤囊内有对比剂充盈。瘤腔内对比剂外溢或进入邻近组织提示动脉瘤外穿。

【鉴别诊断】

需要与胸主动脉瘤附近的纵隔肿瘤或胸主动脉迂曲扩张相鉴别。

【影像检查优选评价】

X 线平片只作为初步或筛选的方法，有利于本病的鉴别诊断；MRI、CT 和超声心动图均可做出明确诊断；DSA 仅用于手术或介入治疗前。

（二）主动脉夹层

主动脉夹层（AD）是由于主动脉内膜撕裂，血液进入动脉壁的中层，形成的"双腔"主动脉。90% 的病例伴高血压病和动脉硬化。根据病变累计范围分型为 Stanford A 型（夹层累及升主动脉者）和 Stanford B 型（夹层仅累及胸降主动脉及其远端）。本病危害严重，Stanford A 型 AD 发病 24 小时内病死率每小时增加 1% ~ 2%，发病 1 周病死率超过 70%。CTA 对该病的诊断和鉴别诊断具有很高准确性。

【影像学表现】

1. X 线

主动脉影明显增宽，搏动减弱或消失。还可见心脏增大及心包、胸腔积液。

2. US

增宽的主动脉内探及撕裂的内膜片和真、假腔，可探及真、假腔内的血流速度和方向。假腔内的强回声团为血栓形成。

3. CTA

能显示内膜片、内膜破口和双腔主动脉及假腔内的血栓以及累及范围。对内膜钙化内移、夹层外渗、纵隔（包括心包）和胸腔的积血均能显示。可进行必要的径线测量（图 6 – 13）。

4. MRI

可显示主动脉内膜片和真、假腔，及内膜破口、假腔内血栓、主动脉分支的受累。

5. DSA

可显示内破口和再破口、内膜片、双腔主动脉及其与主动脉分支的关系。

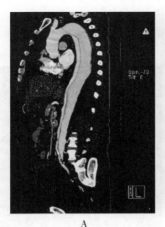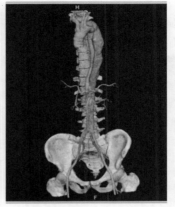

A   B

图 6 - 13　Stanford B 型主动脉夹层
A. CTA 斜矢状位；B. 三维重建

显示主动脉腔内线样内膜片将主动脉分为真、假两腔。夹层累及范围和
内膜破口可以清楚显示

【鉴别诊断】

急性主动脉夹层需与心肌梗死鉴别，慢性主动脉夹层需与主动脉瘤及主动脉迂曲扩张相鉴别。

【影像检查优选评价】

X 线平片作为初步诊断，MRI、CTA 和 DSA 均为重要检查技术，可作出诊断。急性主动脉夹层时 CTA 为首选检查方法。

（三）大动脉炎

我国和亚洲地区常见的血管病，是以中膜损害为主的非特异性全层动脉炎，主要侵犯胸、腹主动脉及其主要分支。通常为多发病灶，不仅引起动脉的狭窄、阻塞，还可引起管腔的扩张和动脉瘤。肾动脉的受累最常见，其次为主动脉弓及头臂动脉病变，多见于青年女性。

【影像学表现】

1. X 线

降主动脉中下段或全段普遍内收，内收段搏动减弱甚至消失，胸主动脉弓和降主动脉边缘不规整兼有扩张表现，左心室可有增大。

2. US

可显示胸、腹主动脉的扩张和狭窄。

3. CTA

能显示主动脉壁的增厚、主动脉中膜或全层钙化。活动期血管壁可有异常强化。CTPA 可显示肺动脉狭窄及扩张（图 6 - 14）。

4. MRI

能同时显示主动脉腔全长和管壁全周变化。

5. DSA

受累管腔不均、向心性狭窄和阻塞，动脉扩张和动脉瘤形成，最常累及腹主动脉、胸降主动脉、肾动脉、头臂动脉。

6. 核医学

血流和通气显像结合诊断肺动脉病变。主要表现为按叶、段分布的灌注显像缺损，无相应区域的通气显像异常。

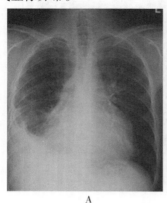 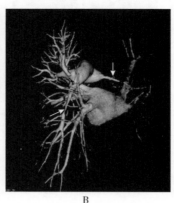

A   B

图 6 – 14   大动脉炎肺动脉型

A. 正位胸片显示双肺纹理稀疏，以右侧为重。右侧少量胸腔积液。心影略大；B. CT 肺动脉造影示主肺动脉发育良好，右肺动脉主干逐渐变细，呈鸟嘴样改变，远端血管明显变纤细，接近闭塞；左主干及左上肺动脉各分支显影良好，未见充盈缺损；左下肺动脉主干明显狭窄，远端扩张

【鉴别诊断】

本病需与动脉粥样硬化、纤维肌性结构不良所致的动脉病变、血栓闭塞性动脉炎和先天性主动脉缩窄相鉴别。

【影像检查优选评价】

X 线平片对初步诊断筛选有一定帮助，超声心动图可了解瓣膜情况，CTA 和 MRA 可做出明确诊断，DSA 仍是诊断的"金标准"，并指导手术或介入治疗。

八、先天性心脏病

（一）房间隔缺损

房间隔不完整，使左右心房异常交通称房间隔缺损。单发性房间隔缺损是最常见的先天性心脏病之一，也可合并其他多种畸形。可分 4 型：一孔型（原发孔型）、二孔型（继发孔型）、高位缺损（静脉窦缺损）和房间隔完全缺失（单心房），其中二孔型为最常见。根据缺损部位又分为中央型、下腔型、上腔型和混合型四种。

【影像学表现】

1. X 线

肺血增多，"二尖瓣"型心脏及右心房、室增大，左心室及主动脉结缩小或正常，肺动脉段膨隆，搏动增强（图 6 – 15）。

2. US

房间隔回声中断，可测定缺损的大小、部位，右心房、右心室扩大，右心室流出道增宽。

3. CT

右心房、右心室增大，肺动脉扩张。

4. MRI

显示房间隔中断、缺失，同时可观察右心房、室大小及主肺动脉弓扩张。

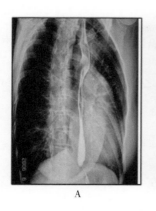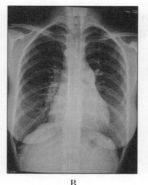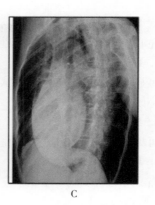

图 6 - 15 房间隔缺损（心脏三位相）

心脏呈"二尖瓣"型，右心房、室增大，肺血增多，肺动脉段凸出，主动脉结缩小

5. DSA

右上肺静脉充盈后，对比剂入左心房，后经缺损流入右心房，使右心房显影，可做出诊断。

【鉴别诊断】

小的房间隔缺损应与部分性肺静脉畸形引流相鉴别，而房间隔缺损合并重度肺动脉高压时应与合并重度肺动脉高压的室间隔缺损相鉴别。

【影像检查优选评价】

首选超声心动图，X 线表现典型者可初步诊断，MRI 或 CT 显示房间隔缺损和心腔大小更为直观，不能明确诊断者，需进一步行心血管造影。

（二）室间隔缺损

室间隔缺损也是最常见的先天性心脏病之一，单发或为其他复杂先天心内畸形的组成部分，分膜周部、漏斗部和肌部三类，易累及男性。

【影像学表现】

1. X 线

心影增大，呈二尖瓣型。主动脉结正常或增大，左、右心室增大，以左心室增大更显著，左心房轻度增大。肺动脉段突出，肺血增多呈肺充血表现（图 6 - 16）。

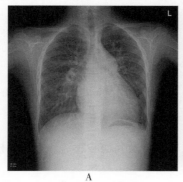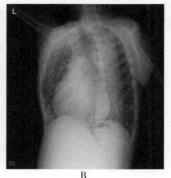

图 6 - 16 室间隔缺损

心脏远达片及左前斜位示心脏增大，呈"二尖瓣"型，左、右心室均增大，肺动脉段凸出，主动脉结正常

2. US

左心室增大，右心室流出道增宽，主动脉前壁与室间隔连续性中断或室间隔回声脱失。

3. CT

可显示缺损的部位，主动脉瓣下和其上的层面见两室之间对比剂的沟通，有时可显示肌部小缺损。

4. MRI

可见室间隔结构的缺失和血流通过缺损快速喷射而产生的无信号区。

5. DSA

右心导管可发现心室水平左向右分流，左心室造影见左心室充盈后右心室立即显影。

【鉴别诊断】

应与房间隔缺损，动脉导管未闭，室间隔缺损合并主动脉瓣关闭不全相鉴别。

【影像检查优选评价】

X线平片为初步或筛选诊断，超声为首选应用的技术，MRI或CT显示室间隔缺损和心腔大小更为直观，心血管造影主要用于合并复杂或复合畸形时室间隔缺损的诊断。

（三）**动脉导管未闭**

动脉导管未闭（PDA）亦是最常见的先天性心脏病之一，约占先天性心脏病的20%，可单发也可与其他畸形并存。某些畸形患者因有动脉导管未闭得以存活，本病可分为圆柱型、漏斗型和窗型三种类型。

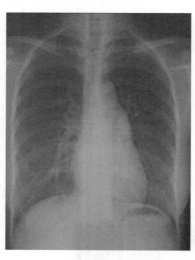

图6-17 动脉导管未闭
后前位胸片：左心室轻度增大，肺血增多，主动脉结增宽，并见漏斗征，肺动脉段凸出

【影像学表现】

1. X线

可见肺血增多，心脏呈主动脉型，90%主动脉结宽，近半数病例可见"漏斗征"。肺动脉段突，左心房、室增大，伴有肺动脉高压者双室增大（图6-17）。

2. US

可见主、肺动脉间的异常通道，呈五彩镶嵌的异常血流束，左心室增大，左心容量负荷增加。

3. CTA

显示降主动脉与左肺动脉或主肺动脉之间的管道、类型及口径大小。

4. MRI

左肺动脉或主肺动脉与降主动脉之间的异常管道，呈无或低信号。

5. DSA

可见主、肺动脉同时显影及未闭的动脉导管。

【鉴别诊断】

动脉导管未闭应与室间隔缺损伴主动脉关闭不全及其他心底部分流畸形相鉴别。

【影像检查优选评价】

X线平片依据肺血、心脏外形及房、室大小对动脉导管未闭做出初步诊断；超声为首选的无创性检查技术，心血管造影和导管技术用于疑难病例或并发复杂畸形的PDA的诊断；MRI和CTA可直接显示动脉导管未闭。

（四）法洛四联症

法洛四联症（TOF）为复杂的心血管畸形，是最常见的紫绀属先天性心脏病之一。本症包括右心室漏斗部狭窄、膜部室间隔缺损、主动脉骑跨和右心室肥厚四种畸形，漏斗部狭窄为主要畸形。

【影像学表现】

1. X线

肺少血，心影呈"靴型"，肺动脉段凹陷，主动脉影宽，右心室增大（图6-18）。

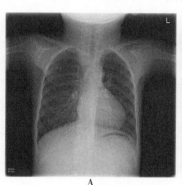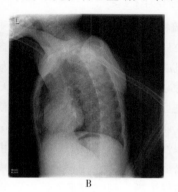

图6-18　法洛四联症

A. 心脏远达相；B. 左前斜位

显示肺血明显减少，心影近似靴型，主动脉增宽，右心室增大

2. US

主动脉明显增宽，主动脉前壁与室间隔之间连续中断并骑跨在室间隔之上，右心室流出道变窄，右心室腔扩大，前壁及室间隔增厚。

3. CTA

能直接显示右心室流出道（漏斗部）主动脉或左、右肺动脉狭窄，室间隔缺损和右心室肥厚。

4. MRI

显示右心室漏斗部狭窄，主肺动脉瓣环的发育状态，升主动脉与主肺动脉的相对大小关系和左、右肺动脉的发育状态，室间隔缺损的大小和部位，右心室肥厚和心腔的扩张。

5. 心血管造影

右心室和肺动脉充盈时，左心室和主动脉几乎同时或稍后提早显影，反映心室水平右向左分流和主动脉骑跨，可见漏斗部和肺动脉瓣的狭窄，肺动脉细小，升主动脉扩张，右心室肥厚。右心房和上下腔静脉可有不同程度增大或扩张。

【鉴别诊断】

本病应与三尖瓣闭锁、室间隔缺损并肺动脉闭锁及合并肺动脉狭窄的右心室双出口鉴别。

【影像检查优选评价】

X线平片为显示肺血、心脏外形、大小做初步诊断；超声心动图为首选的有效无创性检查方法；MRI和CTA能显示TOF的相应表现，但价格较昂贵；心血管造影仍为"金标准"，主要用于疑难病例的诊断和鉴别诊断。

第七章　骨关节疾病

第一节　基本病变的影像表现与分析

一、骨骼基本病变

1. 骨质疏松症

骨质疏松症是指单位体积内骨组织的含量减少，即骨的有机成分和无机成分都减少，但骨内的有机成分和钙盐的比例正常，分为全身性和局限性两大类。全身性骨质疏松症主要是由于成骨减少，其主要原因有：①先天性疾病，如成骨不全；②内分泌紊乱，如甲状旁腺功能亢进症；③医源性因素，如长期使用激素治疗者；④老年及绝经后骨质疏松症；⑤营养性或代谢障碍性疾病，如坏血病；⑥酒精中毒；⑦原因不明，如青年特发性骨质疏松症等。局限性骨质疏松症多见于肢体失用、炎症、肿瘤等。

骨质疏松症的 X 线表现主要是骨密度减低（图 7 – 1）。在长骨可见骨松质中骨小梁变细、减少、边界清晰、间隙增宽，骨皮质出现分层和变薄的现象。在脊椎，椎体内结构呈纵行条纹，周围骨皮质变薄，严重时，椎体内结构消失，椎体变扁，呈双凹形，椎体压缩骨折时可呈楔形。

2. 骨质软化

骨质软化是指单位体积内骨组织有机成分正常，而钙化不足，骨内钙盐含量减低。骨质软化的 X 线表现主要是骨密度减低，以腰椎和骨盆为明显，与骨质疏松不同的是骨小梁和骨皮质边缘模糊，承重骨骼常发生各种变形。此外，还可见假骨折线，表现为宽 1 ~ 2mm 的光滑透明线，与骨皮质垂直，边缘稍致密，好发于耻骨支、肱骨、股骨上段和胫骨等（图 7 – 2）。

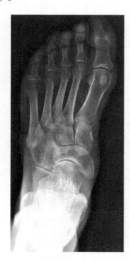

图 7 – 1　右足骨质疏松症

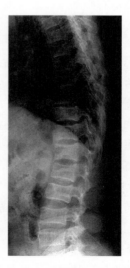

图 7 – 2　胸腰椎骨质软化
胸腰椎骨质密度弥漫减低，骨皮
质变薄，骨小梁稀疏

骨质软化的原因包括维生素 D 缺乏，肠道吸收功能减退，肾排泄钙磷过多和碱性磷酸酶活动减低。骨质软化是全身性骨病，发生于生长期为佝偻病，于成人为骨质软化症。

3. 骨质破坏

骨质破坏是局部骨质被病理组织所代替而造成的骨组织消失。骨质破坏的 X 线表现是骨质局限性密度减低，骨小梁稀疏消失而形成骨质缺损，骨松质的早期破坏可形成斑片状的骨小梁缺损，当骨质破坏进展到一定程度时，往往有骨皮质和骨松质的大片缺失。骨质破坏见于炎症、肉芽肿、肿瘤或瘤样病变（图 7-3）。

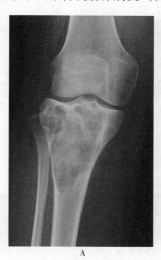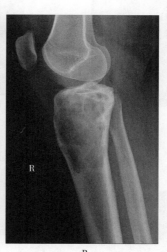

图 7-3 右膝关节近端骨巨细胞瘤

右膝关节胫骨近端可见低密度骨质破坏区，见多发囊状骨质密度减低区，骨皮质变薄，呈轻度膨胀性改变

4. 骨质增生硬化

骨质增生硬化是单位体积内骨量的增多，X 线表现是骨质密度增高，伴有或不伴有骨骼的增大变形；骨小梁增粗、增多、密集，骨皮质增厚。局限性骨质增生见于慢性炎症，外伤后的修复和某些成骨性骨肿瘤；全身性骨增生可见于代谢性骨病、中毒或遗传性骨发育障碍，如肾性骨硬化、氟中毒、铅中毒、石骨症等（图 7-4）。

5. 骨膜增生

骨膜增生又称骨膜反应，是因骨膜受刺激，骨膜内层成骨细胞活动增加所引起的骨质增生，通常表示有病变存在。骨膜增生的 X 线表现包括单层、多层、葱皮样、花边样和针状骨膜增生。骨膜增生的形态与范围同病变发生的部位、性质和发展阶段有关。一般长骨的骨干明显，炎症者较广泛，而肿瘤则较局限。骨膜增生多见于炎症、肿瘤、外伤、骨膜下出血等，也可继发于其他脏器病变（如继发性肥大性骨关节病）和生长发育异常等（图 7-5）。

6. 软骨钙化

软骨钙化可为生理性钙化和病理性钙化。喉软骨及肋软骨的钙化为生理性钙化，瘤软骨钙化是病理性钙化。表现为环形或半环形高密度影，良性肿瘤的软骨钙化密度高，环形影完整清楚，恶性肿瘤的瘤软骨钙化环形影模糊，多不完整（图 7-6）。

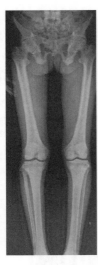

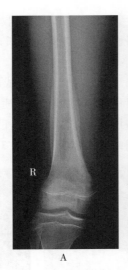

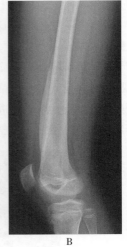

图 7 - 4　石骨症

骨盆诸骨、双侧下肢诸骨骨密度不
均性增高，皮质边缘毛糙

图 7 - 5　慢性骨髓炎

胫骨层状骨膜反应

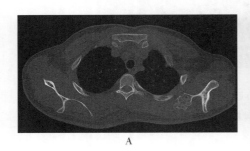

A

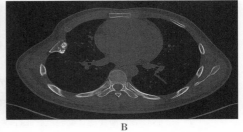

B

图 7 - 6　内生软骨瘤

左侧肩胛骨、右侧肋骨多发骨质破坏，呈膨胀性改变，部分内部可见颗粒状、环形高密度钙化

7. 骨质坏死

骨质坏死是骨组织局部代谢的停止，坏死的骨质称为死骨，早期 X 线上无异常表现，继而死骨周围出现疏松带或囊变，新骨形成，表现为高密度影；晚期小的骨坏死和囊变可被新生骨充填，大的骨坏死引起关节面塌陷。骨质坏死多见于慢性化脓性骨髓炎、骨结核，也见于骨缺血性坏死和外伤骨折后（图 7 - 7）。

8. 骨内矿物质沉积

铅、磷、铋等进入体内后，大部分沉积于骨内。在生长期主要沉积于生长较快的干骺端，X 线表现为干骺端多条横行的相互平行且厚薄不一的致密带；于成年则一般不易显示。氟骨症可引起骨量增多，也可引起骨质疏松或软化，骨质结构变化以躯干骨明显，有的 X 线表现为骨小梁粗糙、紊乱且骨密度增高（图 7 - 8）。

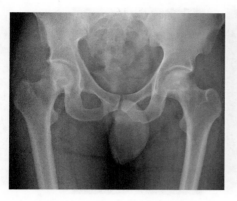

图7-7 双侧股骨头缺血坏死

双侧股骨头密度不均，股骨头内可见低密度坏死区

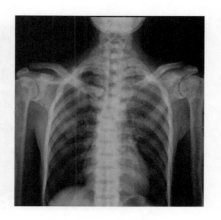

图7-8 氟骨症

胸部诸骨、上肢带骨、脊椎诸骨骨密度弥漫不均性增高，骨质内见点状密度减低区

9. 骨骼变形

多与骨骼的大小改变并存，可累及单骨、多骨或全身骨骼。局部病变和全身性疾病均可引起，如骨的先天性发育异常、创伤、炎症以及代谢性、营养性、遗传性、地方流行性和肿瘤性病变均可导致骨骼变形（图7-9，图7-10）。

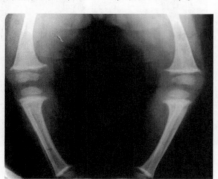

图7-9 O形腿

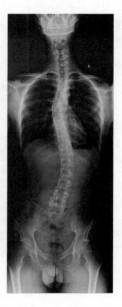

图7-10 脊柱侧弯畸形

二、关节基市病变

1. 关节肿胀

关节肿胀常见于关节积液或关节囊及其周围软组织充血、水肿、出血和炎症，其X线表现是周围软组织肿胀，密度增高。关节肿胀可见于炎症、外伤和出血性疾病（图7-11）。

2. 关节破坏

关节破坏是指关节软骨及下方骨质被病理组织代替，常见于各种急慢性关节感染、肿瘤及痛风等疾病。关节破坏的X线表现是当破坏只累及关节软骨时，仅见关节间隙狭窄；当累及关节面骨质时，则出现相应的骨破坏和缺损。严重时可引起关节半脱位和变形（图7-12）。

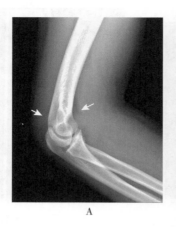
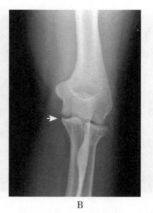

图7-11 肘关节囊肿胀

A. 箭头所示前后脂肪垫被推移，形成"八字征"；B. 桡骨头骨折，关节囊肿胀，箭头所示低密度水肿区

急性化脓性关节炎时软骨破坏开始于关节持重面或从关节边缘侵及软骨下骨质，进展迅速，破坏范围广泛。关节滑膜结核时软骨破坏常开始于关节的边缘，进展缓慢逐渐累及骨质，表现为边缘部分的虫蚀状骨破坏。类风湿性关节炎早期为滑膜病变，晚期出现关节破坏，从边缘开始，多呈虫蚀状骨破坏。

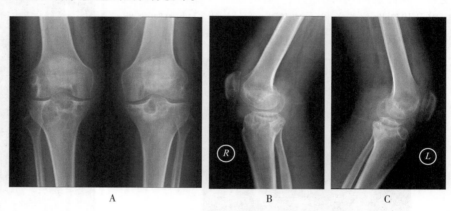

图7-12 双膝关节痛风性关节炎

双侧膝关节多发骨质破坏及囊状透亮影，周围软组织肿胀，符合滑膜病变

3. 关节退行性变

关节退行性变为缓慢发生的关节软骨变性、坏死、溶解，以承受体重的脊柱、髋、膝关节为明显，常见于老年人，也可以由慢性创伤和长期关节炎负担过度引起，还常继发于其他关节病变导致的关节软骨和骨质的破坏（图7-13）。

关节退行性变的早期X线表现主要是骨性关节面模糊、中断和消失。中晚期表现为关节间隙狭窄，骨性关节面增生致密并可出现囊变，关节边缘骨赘形成，但不发生明显的骨质破坏，一般无骨质疏松。

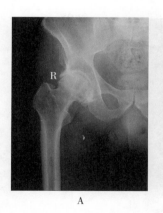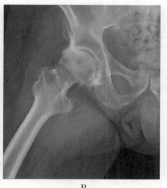

A   B

图 7 - 13 右髋关节骨关节病

关节间隙不均狭窄，关节面下硬化、囊变，多发骨赘形成

4. 关节强直

  关节强直可分为骨性强直和纤维性强直两种。骨性强直的 X 线表现为关节间隙明显变窄或消失，并有骨小梁通过关节连接两侧骨端，多见于化脓性关节炎愈合后、强直性脊柱炎。纤维性强直 X 线片上可见关节间隙狭窄，但无骨小梁贯穿，临床上关节活动消失，常见于关节结核（图 7 - 14）。

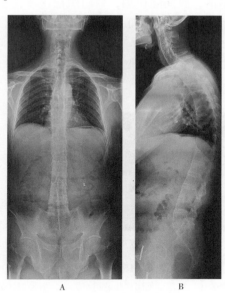

A   B

图 7 - 14 强直性脊柱炎

椎旁韧带广泛钙化，呈"竹节椎"改变，小关节融合。双侧骶髂关节间隙狭窄，左侧部分融合

5. 关节脱位

  组成关节的两个骨端正常相对位置的改变或距离增宽称为关节脱位，多为外伤性、先天性和病理性三种，任何疾病造成关节破坏后都能发生关节脱位（图 7 - 15）。

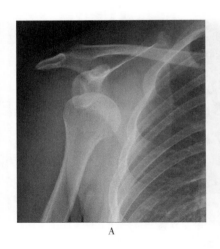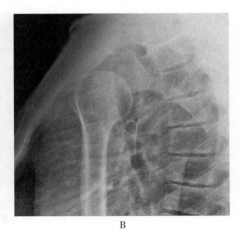

A　　　　　　　　　　　　　B

图 7 - 15　右肩关节脱位

三、软组织基本病变

1. 软组织肿胀

局部软组织肿胀时其密度可略高于邻近正常软组织，皮下脂肪层内可出现网状结构影，皮下组织与肌肉之间境界不清，肌间隔模糊，软组织层次不清。软组织肿胀可由于炎症、水肿、出血或邻近骨的急性化脓性骨髓炎而引起。

2. 软组织肿块

可因软组织的良、恶性肿瘤和瘤样病变引起，也见于骨恶性肿瘤突破骨皮质侵入软组织内以及某些炎症性的包块（图 7 - 16）。

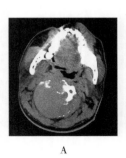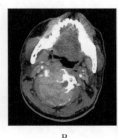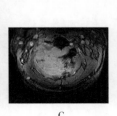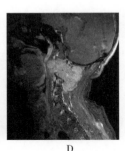

A　　　　　　　B　　　　　　　C　　　　　　　D

图 7 - 16　颈椎肿瘤

C₂ 椎体及附件骨质破坏，局部可见团块状软组织肿块，增强扫描呈明显不均匀强化

3. 软组织内钙化和骨化

软组织内的出血、退变、坏死、肿瘤、结核、寄生虫感染和血管病变均可导致软组织内发生钙化。钙化多表现为不定型无结构的斑片状高密度影，软组织中的骨化影可见于骨化性肌炎和来自骨膜和软组织内的骨肉瘤（图 7 - 17）。

4. 软组织内气体

可见于外伤或手术后以及产气菌感染时，为软组织内不同形态的极低密度影（图 7 - 18）。

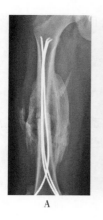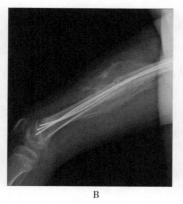

图 7 – 17　骨化性肌炎
股骨干骨质断裂，内见多发内固定影。大腿软组织内见
多发片状骨性密度影

图 7 – 18　软组织积气
双侧颈部、右侧胸壁广泛皮下软组织积气

5. 肌肉萎缩

先天性骨疾病可引起全身肌肉发育不良，神经系统的疾病和肢体运动长期受限可导致肌肉萎缩，影像表现为肢体变细、肌肉较正常薄而小（图 7 – 19）。

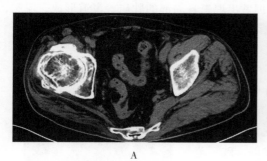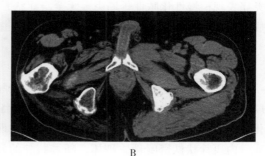

图 7 – 19　肌肉萎缩
右臀部、右髋及右大腿周围肌肉明显萎缩

第二节　常见疾病影像诊断

一、外伤

（一）骨折

骨折是指骨的连续性中断，包括骨小梁和（或）骨皮质的断裂。根据作用力的方式和骨本身的情况，骨折可分为创伤性骨折、疲劳性骨折和病理性骨折。儿童可以发生青枝骨折和骨骺分离。根据骨折整复后是否再易发生移位分为稳定骨折和不稳定骨折。

其影像学表现如下。

1. X 线

可见骨折线及骨折断端移位或成角，显示骨折的整体情况。

2. CT

是平片的重要补充，可发现平片上不能发现的隐匿骨折。对于结构复杂和有骨性重叠部位的骨折，CT 比平片能更精确显示骨折移位情况。三维重建可全面直观地了解骨折情况。

3. MRI

比 CT 更敏感地发现隐匿骨折，更清晰地显示软组织及骨髓的损伤。

（二）关节脱位

是关节组成骨之间正常解剖关系的异常改变，表现为关节对位关系完全或部分脱离，即为脱位或半脱位。以肘关节脱位发生率最高，其他部位依次为肩、足、髋、踝、腕、膝等关节。患者有明确的外伤史。

其 X 线表现为关节组成诸骨的关节面对应关系完全脱离或分离。

二、化脓性感染

（一）化脓性骨髓炎

是常见的细菌性骨关节感染疾患，常见致病菌为金黄色葡萄球菌，常见感染途径为血源性及外源性，好发于儿童和少年，男性多见，发病部位以胫骨、股骨、肱骨和桡骨多见，根据病情发展和临床表现分为急性和慢性（活动性与静止性），即急性化脓性骨髓炎、慢性化脓性骨髓炎和慢性硬化性骨髓炎。

急性化脓性骨髓炎起病急、进展快，多有高热、寒战，局部可出现红、肿、热、痛等炎症表现；慢性化脓性骨髓炎多无全身症状，但常出现患骨局部的肿痛、窦道形成、流脓，病情迁延；慢性硬化性骨髓炎无全身症状，主要表现为反复发作的患骨肿胀和疼痛。

【影像学表现】

1. 急性化脓性骨髓炎

（1）X 线　感染发病 2 周内可见软组织肿胀，相对密度增高，皮下脂肪内有粗大网状结构，骨骼可无明显变化。骨骼变化多出现在发病 2 周后，主要表现为干骺端松质骨内斑片状低密度骨质破坏，随着脓肿的发展，破坏范围扩大、融合，累及骨皮质，呈不规则密度减低区，也可累及骨干，可有小片状死骨出现（图 7－20）。骨膜反应明显，呈平行状、葱皮状或花边状，如骨增生明显，可包围全骨，表现为骨干周围有一层不规则的骨壳称骨包壳，骨骺多不受侵犯。

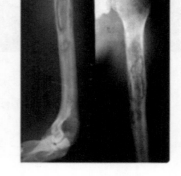

图 7－20　肱骨急性
化脓性骨髓炎

（2）CT　表现为骨髓密度增高，可显示软组织感染、骨膜下脓肿、骨质破坏和死骨。

（3）MRI　可明确显示髓内炎性浸润范围，在 T_1WI 上表现为低信号，与正常骨髓信号形成明显对比，对于周围软组织肿胀及骨膜下脓肿，T_2WI 呈明显高信号，增强后脓肿壁可出现明显强化。

2. 慢性化脓性骨髓炎

（1）X 线　可见到骨质破坏和死骨，死骨多位置表浅，长轴平行于骨干，周围为肉芽组织或脓液形成的低密度环。骨质破坏区大量骨质增生，骨小梁增粗紊乱，密度增高。髓腔骨质破坏趋于局限，瘘孔呈一通向软组织的低密度影。骨膜反应显著，与残余骨皮质融合，表现为骨轮廓不规整。

（2）CT　骨皮质明显增厚，骨髓腔变窄，骨干增粗，边缘不整（图7-21）。

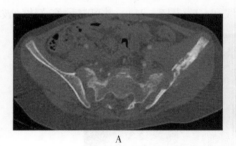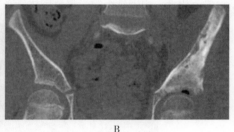

图7-21　左侧髂骨慢性化脓性骨髓炎

（3）MRI　对残留感染病灶十分敏感，T_1WI 呈低信号，T_2WI 呈高信号；骨质增生、硬化死骨及骨膜反应在 T_1WI 和 T_2WI 上均为低信号（图7-22）；皮下脂肪水肿在 T_1W1 上表现为垂直于表面的低信号条索状影。

3. 慢性硬化性骨髓炎

X线表现为患骨呈梭形膨大，边缘光整，密度增高，皮质增厚，骨髓腔变窄，系局灶性或广泛的骨质增生、硬化所致，且骨质硬化区内通常无低密度破坏灶。骨膜反应少见，软组织一般正常。

【鉴别诊断】

急性化脓性骨髓炎结合独特临床表现一般无需鉴别；慢性化脓性骨髓炎由于抗生素广泛应用常有多种不典型X线表现，应注意与恶性骨肿瘤鉴别。

【影像检查优选评价】

X线仍为首选检查方法和主要确诊手段，MRI可更好地评价病变范围及软组织受累情况。对于早期急性化脓性骨髓炎应首选MRI，以发现骨髓水肿和软组织改变。

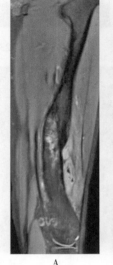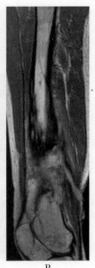

图7-22　左侧股骨慢性化脓性骨髓炎
A. 压脂 T_2WI 冠状位；B. T_1WI 矢状位

（二）化脓性关节炎

化脓性关节炎常为血行感染或骨髓炎继发侵犯关节，多见于婴幼儿和儿童，易侵犯承重关节，单发常见。一般起病急，表现为高热、寒战，关节的红、肿、热、痛、压痛和波动感，关节可因肌肉痉挛而呈强迫体位。

【影像学表现】

1. X线

急性期表现为关节囊肿胀和关节间隙增宽，此时易见病理性脱位，关节间隙变窄及关节骨端破坏可于发病1个月后出现，以承重部位出现早和明显（图7-23）。晚期表现为关节纤维性强直或骨性强直。

2. CT

显示关节内积液及肿胀范围。

3. MRI

显示关节积液，周围软组织受累范围优于 X 线和 CT（图 7-24），并可显示关节软骨破坏。

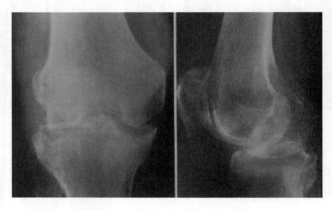

图 7-23　右膝关节化脓性关节炎

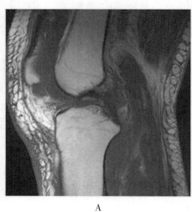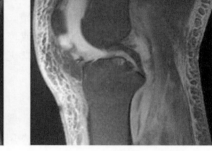

A　　　　　　　　　　　　　　　B

图 7-24　右膝关节化脓性关节炎伴皮下蜂窝织炎
A. T_1WI 矢状位；B. 压脂 T_2WI 矢状位

【鉴别诊断】

起病急、症状明显、发展迅速、早期出现关节间隙窄、骨端破坏开始于承重面、破坏广泛可与其他关节炎鉴别。

【影像检查优选评价】

CT、MRI 可更清楚地显示脓肿部位及范围，对于早期诊断及指导关节穿刺引流，具有重要意义。

三、结核性感染

（一）骨结核

骨结核为继发性结核病，原发灶主要在肺部，多发生于儿童和青年，近年来中老年患者也不少见。以骨质破坏和骨质疏松为主要表现。

【影像学表现】

1. 长骨结核

好发于干骺及骨骺，骨干罕见。

（1）X线　骨松质中出现局限性类圆形或分叶状边缘清楚的骨质破坏区，周围可有轻微的骨质增生硬化，通常无骨膜反应（图7-25）。

（2）CT　可显示低密度的骨质破坏区，其内可见点状高密度死骨影。

2. 短骨结核

多发生于10岁以下儿童，多为双侧多骨发病，多见于掌、跖骨和指、趾骨。

X线为病变周围软组织肿胀，髓腔骨质破坏，骨干膨胀呈梭形，皮质变薄，为"骨气鼓征"，层状骨膜反应明显（图7-26）。

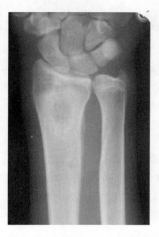
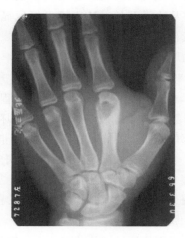

图7-25　左桡骨远端干骺端结核
可见低密度骨质破坏区，周围可见
轻微骨质硬化及骨膜反应

图7-26　短骨结核
左手第2掌骨远端干骺端可见低密度骨质破坏区，局部
骨皮质变薄、骨干膨胀呈囊状，可见周围骨质硬化及轻
微骨膜反应

3. 扁骨结核

X线主要以溶骨性破坏为主。

【鉴别诊断】

长骨干骺端结核应与慢性骨脓肿、骨巨细胞瘤和成软骨细胞瘤鉴别，要点为患肢骨质疏松，破坏区常越骺线侵犯骨骺，骨质增生硬化少见。

短骨结核常需与痛风、多发性内生软骨瘤鉴别，其发病年龄，多部位发病有助于鉴别。

【影像检查优选评价】

X线是主要影像诊断手段。

（二）关节结核

可继发于肺结核或其他部位的结核，根据形成途径的不同，分为骨型（经骨结核侵犯关节）和滑膜型（结核性滑膜炎）。多见于儿童和青年，常单发、好侵犯承重关节，起病缓慢。

【影像学表现】

1. X线

在骺、干骺端结核征象的基础上，出现关节周围软组织肿胀，关节间隙不对称狭窄或关节骨质破坏（图7-27）。

2. CT

可显示关节囊积液、骨性关节面改变及软组织肿胀。

3. MRI

可显示滑膜型的病程进展。早期增厚滑膜表现为 T_1WI 低信号及 T_2WI 略高信号，增强后较明显强化，分布于关节囊内壁和滑囊囊壁。病变进一步发展可见关节腔内的肉芽组织在 T_1WI 为均匀低信号，T_2WI 呈等高信号；随后可见关节软骨破坏及关节面下骨质破坏，多从边缘开始。MRI 可更好地显示关节内积液范围及周围软组织情况，增强扫描可区分增厚的滑膜与关节积液。

【鉴别诊断】

（1）化脓性关节炎　发病急、病程进展迅速，早期关节软骨及骨性关节面破坏，多从承重部位开始，关节间隙早期狭窄，骨质疏松不明显。

（2）类风湿性关节炎　多有相关病史，发病多为双侧。

（3）血友病及其他出血性关节病　早期关节囊密度增高，关节间隙增宽；关节软骨破坏后出现关节间隙变窄，骨性关节面见囊状透亮区，有特殊病史及临床表现。

【影像检查优选评价】

MRI 可更好地显示关节腔、关节软骨及关节周围软组织情况，对滑膜型结核可给临床提供一定的病程进展信息。

（三）**脊柱结核**

腰椎多见，其次是胸椎，病变好累及相邻的两个椎体，附件较少受累。

【影像学表现】

1. X 线

椎体出现溶骨性破坏或椎体前缘凹陷，同时侵及椎间盘，引起相邻椎体破坏及椎间隙变窄；受累椎体旁软组织脓肿形成，晚期可形成楔形变及脊柱畸形（图 7 – 28）。

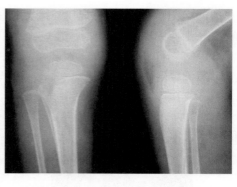

图 7 – 27　右膝关节结核（骨型）

膝关节正侧位片可见胫骨干骺端、骨骺可见低密度骨质破坏区，关节周围软组织明显肿胀，胫骨近端可见骨膜反应。关节间隙未见狭窄

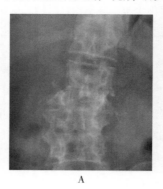

A　　　　　　　B

图 7 – 28　腰椎结核

A. 腰椎正位片；B. 侧位

可见 L_{2-3} 椎体边缘骨质破坏伴周围骨质增生硬化，椎间隙明显狭窄，脊柱局部后突畸形

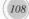

2. CT

可显示椎体骨质破坏及周围软组织密度影，明确硬膜囊或脊髓受压情况。增强扫描可见环形强化（图 7 - 29）。

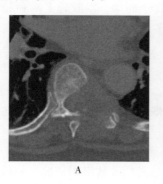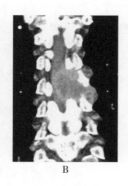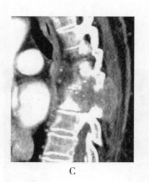

A   B   C

图 7 - 29　T_{6-7} 结核

A. CT 轴位；B. 增强冠状位；C. 增强矢状位

T_{6-7} 椎体、左侧附件及左侧第 7 后肋见溶骨性骨质破坏，局部见不规则软组织肿块影，密度不均匀，内见多发点状高密度影，增强扫描呈明显不均匀环形强化

3. MRI

骨质破坏在 T_1WI 上呈低信号、T_2WI 上呈高信号，间盘受累可见椎间隙变窄及 T_2WI 上信号增高，结核脓肿在 T_1WI 上呈低信号，T_2WI 上呈不均匀高信号，增强扫描环形强化，MRI 的多平面成像可更好地观察结核脓肿范围及椎骨内情况（图 7 - 30）。

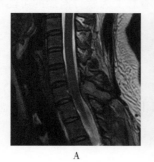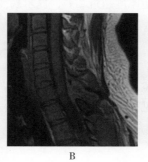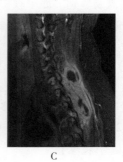

A   B   C

图 7 - 30　C_7 附件结核

A. T_2WI 矢状位；B. T_1WI 矢状位；C. 增强扫描

可见 C_7 附件区骨质破坏，椎旁脓肿形成，明显不均匀强化

【鉴别诊断】

（1）化脓性脊柱炎　鉴别时请注意临床表现，同时后者在 X 线上表现骨硬化增生，其脓肿范围小，必要时活检。

（2）脊柱转移瘤　转移瘤附件多同时受累，无椎旁脓肿形成，椎间盘受累少见，病变常多发。

【影像检查优选评价】

MRI 可更全面地显示病变范围、部位及周围软组织情况。

四、骨肿瘤

（一）骨软骨瘤

骨软骨瘤是最常见的良性骨肿瘤。多发生于四肢长骨干骺端，以股骨下端和胫骨上端多见。多见于儿童和青少年，一般无症状，常为单发，多发者具有遗传性，可恶变为软骨肉瘤。

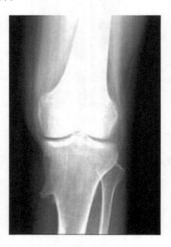

图 7 - 31   胫骨近端骨软骨瘤

【影像学表现】

1. X 线

可显示肿瘤宽基底与母骨相连，背离关节向外生长（图 7 - 31）。

2. CT

可观察到非钙化软骨帽及软组织情况。如软骨帽的钙化密度变浅、边界不清、钙化残缺及瘤体骨质破坏则为恶性征象。

3. MRI

T_1WI 上可显示中低信号的软骨帽，钙化带呈光滑或波浪分叶状低信号，在 T_2WI 脂肪抑制像上，软骨帽呈高信号，对于软骨帽的观察可用于判断骨软骨瘤活跃程度。

【鉴别诊断】

多不需要鉴别。如果软骨帽厚度超过 2cm，提示病变有恶变为软骨肉瘤的可能性。

【影像检查优选评价】

X 线为基本诊断手段。

（二）骨巨细胞瘤

居良性骨肿瘤发病率第二位。70% 发生于 20 ~ 40 岁，好发于四肢长骨的骨端，以股骨下端，胫骨上端和桡骨下端多见，根据肿瘤生物学行为不同有良性、生长活跃与恶性之分（图 7 - 32）。

【影像学表现】

1. X 线

位于骨端的偏心性膨胀性的溶骨性破坏区，有光滑完整或中断的骨壳，其内可有或无纤细骨嵴，肿瘤内部无钙化或骨化影，邻近无反应性骨硬化及骨质增生，骨壳局部膨出或肿瘤侵及骨壳外形成软组织肿块，在肿块表面再次形成骨壳者提示肿瘤局部生长活跃，肿块边缘出现筛孔样或虫蚀样骨破坏、骨嵴残缺紊乱、侵犯软组织形成明确肿块提示恶变。肿瘤一般不穿破关节软骨。

2. CT

可显示骨端的囊性膨胀性骨破坏区，无钙化和骨化影，良性骨壳基本完整，外缘光滑，其内可见骨嵴，生长活跃的骨巨细胞瘤和恶性骨巨细胞瘤骨壳不完整并常可见骨壳外的软组织肿块。

3. MRI

肿瘤在 T_1WI 上呈均匀中等或低信号，T_2WI 呈混杂信号。部分可见液 - 液平面。

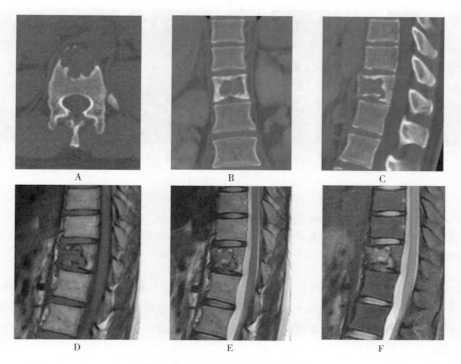

图 7 - 32 T₁₂骨巨细胞瘤

A. CT 轴位片；B. CT 冠状位；C. CT 矢状位，可见 T₁₂溶骨性骨质破坏，边缘可见硬化边，其内见
残留骨性分隔；D. T₁WI 矢状位；E. T₂WI 矢状位；F. 压脂 T₂WI 矢状位，可见 T₁₂椎体前中柱膨胀
性不规则稍长 T₁、稍长 T₂、压脂稍高信号影，内信号不均匀，边缘骨质硬化

4. DSA

可显示肿瘤血管，提示良、恶性，血运丰富，循环加快，出现动静脉中断等现象提示
生长活跃。

【鉴别诊断】

良性骨巨细胞瘤应与骨囊肿鉴别，恶性骨巨细胞瘤应与溶骨性成骨肉瘤鉴别，骨巨细
胞瘤以其发病年龄、骨端的发病部位和膨胀性破坏为特征。

【影像检查优选评价】

首选 X 线，CT 骨窗可显示其细微征象。

（三）成骨肉瘤

成骨肉瘤好发于青少年，20 岁以下占半数，男性多于女性，肿瘤多发生于骨端、干骺
端，病程短，生长迅速，可产生剧烈疼痛（图 7 - 33）。

【影像学表现】

1. X 线

不规则的骨破坏、骨增生、不同形式的骨膜增生及骨膜新生骨的再破坏、软组织肿块
和其中的肿瘤骨形成，可分为成骨型、溶骨型和混合型。

（1）骨质破坏　可出现溶骨性、虫蚀性等多种形态，不具有特异性；可破坏软骨。在
儿童表现为先期钙化带中断、不连续，侵入关节内；成人肿瘤侵及骨端，骨性关节面破坏。

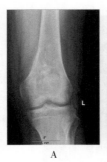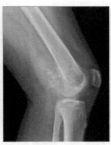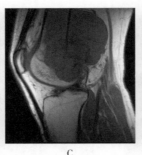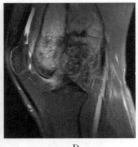

A   B   C   D

图 7 - 33 　股骨远端骨肉瘤

A. 左膝关节正位片；B. 侧位片；C. MR T_1WI 矢状位；D. T_2WI 矢状位

股骨左股骨远端不规则骨质破坏，内可见絮状瘤骨，局部骨皮质中断，周围可见骨膜反应及软组织肿块；MRI 显示股骨远端巨大团块状等长 T_1 长短 T_2 混杂信号影，中心见放射状低信号影，病变侵及周围软组织伴软组织肿块形成

（2）骨膜反应　骨肉瘤多可见骨膜反应，形态多样，一般反应越厚，提示生长越迅速。

（3）肿瘤骨的形成　是 X 线主要诊断依据，一般分化好的肿瘤形成象牙质样瘤骨，较差的呈棉絮状；针状瘤骨是肿瘤突破骨皮质，在骨旁形成。骨肉瘤中，肿瘤骨成分越少，恶性度越高。

（4）软组织肿块　可显示软组织肿块，但其内出血，坏死显示不清，软组织内钙化可反应肿瘤分化程度，一般钙化越多，密度越高，表示分化越好。

2. CT

显示肿瘤区骨质破坏及软组织肿块；可显示软组织肿块内液化坏死，出血及钙化；可很好地显示肿瘤与邻近结构的关系；可显示肿瘤侵犯关节情况及髓内受侵范围，可更好地显示不规则骨的骨肉瘤。

3. MRI

可清楚地显示肿瘤边界，肿瘤骨、瘤软骨、钙化、坏死及水肿等在 T_1WI 上均为低信号，T_2WI 表现为不均匀高信号，增强扫描时，生长活跃的肿瘤组织呈明显高信号。

【鉴别诊断】

（1）软骨肉瘤　发病多在 20～30 岁之间，可见溶骨性破坏及软组织肿块，其内见钙化，不见瘤骨。

（2）纤维肉瘤　发病年龄为 25～45 岁，如发生于骨干，呈溶骨性破坏，MRI 上 T_1WI 与 T_2WI 均为等信号。

（3）骨巨细胞瘤　起病缓慢，症状轻，边界分明，无骨膜反应。

（4）骨转移瘤　无论成骨或溶骨，病灶多发，界限分明，骨膜反应少见。

（5）化脓性骨髓炎　发病较急，骨破坏周围有新生骨环绕，中心可见死骨。

【影像检查优选评价】

X 线多可确诊，MRI 可更好地评价骨髓及软组织受侵范围及程度。

（四）软骨肉瘤

男性多见，发病部位多为干骺端，以膝关节最多，分为原发性和继发性，前者多见于 30 岁以下，后者多见于 40 岁以上，为内生软骨瘤恶变（图 7 - 34）。

【影像学表现】

1. X 线

软骨基质的钙化是 X 线及 CT 的主要征象，可表现为环形、砂砾样或密集成堆的钙化，其特征表现为环状钙化。

2. CT

除更好地显示钙化外，还可显示软组织肿块的情况。

3. MRI

显示钙化及瘤骨能力差，但可显示软组织结构，增强可见肿瘤边缘增强明显。

【鉴别诊断】

有大量钙化的软骨肉瘤应与硬化性骨肉瘤鉴别，前者骨以环状钙化为主，骨膜反应少，软组织肿块可有骨包壳，后者以瘤骨为主，并出现各种骨膜反应；仅限于干骺端而无钙化的软骨肉瘤应与骨巨细胞瘤和骨感染鉴别，骨巨细胞瘤多为偏心性膨胀性生长；骨感染多有局部炎症和全身症状。

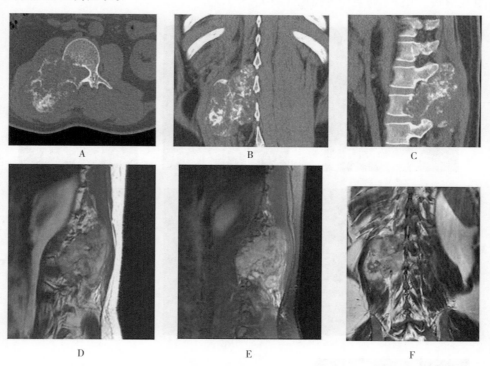

图 7 - 34 L2 软骨肉瘤

A. CT 轴位片；B. CT 冠状位；C. CT 矢状位，L_2 椎体右侧附件区膨胀性骨质破坏，密度混杂，其内见大小不等钙化灶，局部可见软组织肿块，与邻近肌肉分界不清晰；D. T_1WI 矢状位；E. 压脂 T_2WI 矢状位；F. T_2WI 冠状位，L_2 椎体右侧附件区呈膨胀性骨质破坏，呈混杂略长 T_1、压脂高信号影，内部混杂点片状短 T_2 信号，边界不清，相邻腰大肌、腰方肌、竖脊肌受压变形

【影像检查优选评价】

X 线为主要影像诊断手段，CT 骨窗扫描可根据病变区密度异常显示其细微征象。

（五）尤文肉瘤

尤文肉瘤的好发年龄为 10～25 岁，以四肢长骨、骨盆多见，好发于骨干，本病生长迅速，早期可转移至肺。

【影像学表现】

1. X 线

（1）骨质破坏　表现为髓腔内骨质疏松和斑片状、虫蚀样溶骨，骨旁型可不发生骨质破坏。

（2）骨膜反应　呈多层或葱皮状、其内侧可见细小放射状骨针。

（3）多伴有不同程度的骨质硬化及软组织肿块。

2. CT

可显示肿块及髓腔内密度改变，骨质破坏和硬化及软组织肿块，对骨膜反应的显示较X 线差。

3. MRI

T_1WI 及 T_2WI 均呈不均匀高信号影，可清楚地显示肿瘤累及范围、髓腔受侵程度及软组织肿块形状，增强后可见中等强化（图 7 - 35）。

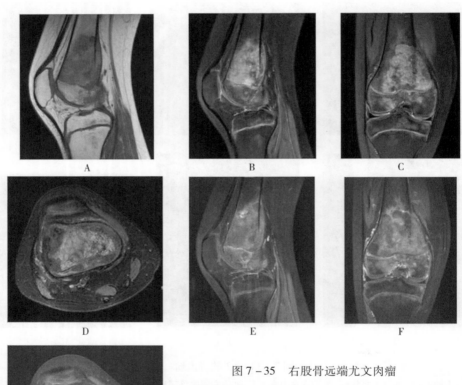

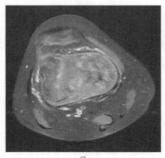

图 7 - 35　右股骨远端尤文肉瘤

A. T_1WI 矢状位；B. 压脂 T_2WI 矢状位；C. 压脂 T_2WI 冠状位；D. 压脂 T_2WI 轴位；E. 增强 T_1WI 矢状位；F. 增强 T_1WI 冠状位；G. 增强 T_1WI 轴位

右股骨下段至干骺端骨质破坏，骨皮质不连续，可见骨膜反应，周围可见软组织肿块影，其内信号不均，呈混杂长 T_1、压脂 T_2 高信号影，增强扫描明显强化

【鉴别诊断】

（1）急性骨髓炎 病史短，多以周计；骨破坏与增生常同时存在并平行发展，常有死骨；软组织肿胀而并非出现肿块，必要时可行试验性放射治疗区分。

（2）应力性骨折 儿童应力骨折常伴骨膜下出血、血肿钙化及层状骨膜反应而使骨干膨胀，与尤文肉瘤有相似之处，骨折区骨膜新生骨光整，无骨质破坏，MRI 可见骨折线。

（3）转移性成神经细胞瘤 多在 2 岁以前发病，常对称性在长骨干骺端出现多发骨破坏，在颅骨呈多发小圆形破坏或大片状骨缺损。

【影像检查优选评价】

X 线基本可满足诊断需要。

（六）骨髓瘤

骨髓瘤多见于 40 岁以上成人，男性多于女性，好发于富含红骨髓部位，可出现多系统症状，多发者占大多数，单发者少见。同时伴有高血钙、高蛋白血症和本周蛋白尿。晚期可有广泛转移，但肺转移少见（图 7 - 36）。

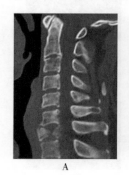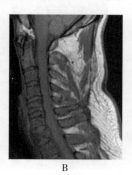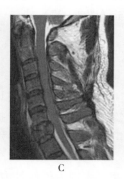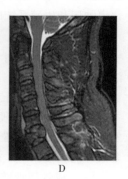

A   B   C   D

图 7 - 36 颈椎多发骨髓瘤

A. CT 矢状位；B. T_1WI 矢状位；C. T_2WI 矢状位；D. 压脂 T_2WI 矢状位

CT 可见 C_7 椎体溶骨性骨质破坏，椎体压缩，边界欠清，零件多发椎体附件骨质密度不均匀；MRI 可见 C_7 椎体变扁、呈膨胀性骨质破坏，椎体周围可见软组织信号影，另多发椎体及附件见稍长 T_1、稍长 T_2、压脂稍高信号改变，部分病变周围可见软组织增厚

【影像学表现】

1. X 线

10% 的患者骨骼 X 线表现可正常。一般表现为广泛骨质疏松，可伴胸腰压缩性骨折。常见多发性骨质破坏，一般表现为虫蚀状、穿凿样、蜂窝样、鼠咬状溶骨性破坏。骨质硬化或硬化与骨破坏混合并存。

2. CT

病变可表现为边界清晰或绒毛状的硬化区，或表现为周边硬化的溶骨性破坏区，周围可见软组织肿块。部分病变可见病理性骨折，常见于肋骨或脊柱。CT 较 X 线片能较早显示骨质结构的细微破坏、骨质疏松和骨外侵犯的程度，尤其是对于脊柱及骨盆的病变。

3. MRI

MRI 对病变检出及范围显示较 X 线及 CT 更为敏感。骨质破坏或骨髓浸润区形态多种多样，可呈弥漫状、局灶状、或不均匀状浸润等改变，T_1WI 一般为低信号，在呈高信号的骨髓脂肪衬托下可有典型的"椒盐征"改变，T_2WI 及压脂序列一般信号稍高，增强一般没有强化。

【鉴别诊断】

（1）骨转移瘤 具有相应肿瘤病史，骨质疏松不明显，椎体病灶多累及椎弓根，化验检查不具有骨髓瘤的特点。

（2）骨质疏松症 骨皮质多完整、无进行性加重、颅骨（-），实验室检查不支持。

【影像检查优选评价】

由于本病为多骨骼病变，X 线为主要影像诊断手段。

（七）**转移性骨肿瘤**

转移性骨肿瘤又称骨转移瘤，以躯干骨最常见，长骨通常以膝、肘以上好发，血清碱性磷酸酶升高。原发瘤以乳腺癌、鼻咽癌、肺癌、前列腺癌、甲状腺癌、肾癌较多见，其次为消化道肿瘤和生殖系统肿瘤（图 7-37）。

【影像学表现】

X 线可分为溶骨型、成骨型和混合型，以溶骨型多见。

（1）溶骨型骨转移瘤 溶骨性骨质破坏，一般无骨膜增生及硬化缘，常并发病理骨折，发生于椎体者相邻椎间隙多保持完整，椎弓根多破坏。

（2）成骨型骨转移瘤 表现为松质骨内均匀一致的斑片或结节状影，边界不清，常无软组织肿块，多发生于腰椎与骨盆，主要表现为斑点状或团块样硬化、结节状或颗粒样、弥漫骨皮质增厚，常见于前列腺癌、乳腺癌、肺癌或膀胱癌的转移。

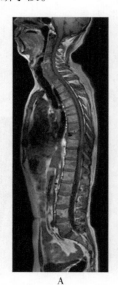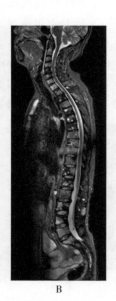

A   B

图 7-37 脊柱多发转移瘤

A. T_1WI 矢状位；B. 压脂 T_2WI 矢状位

（3）混合型骨转移瘤 兼有两者的特点。

【鉴别诊断】

与骨髓瘤的鉴别见"骨髓瘤"部分。

单发的转移瘤应注意与原发骨肿瘤鉴别，可依据发病年龄、病程长短、是否有骨膜增生及软组织肿块帮助判断，但有时比较困难。转移瘤以其高龄发病、多发、侵犯长骨少见。

【影像检查优选评价】

CT 较 X 线敏感，还能显示骨外软组织肿块的情况。

MRI 对骨髓组织中的瘤组织及周围水肿最为敏感，因此能发现尚未引起骨质破坏的转移瘤，T_1WI 呈低信号，T_2WI 呈高信号。

核素扫描：在 X 线检查骨转移瘤破坏前 18 个月即可有阳性发现，极其敏感但特异性差，某些如乳腺癌和肺癌的骨转移灶可形成冷结节。

一般发生于四肢骨、肋骨的转移瘤，X线平片易于发现。发生于脊椎、骨盆的较早期转移瘤，应选用 CT 或 MRI 检查。核素可作为筛选手段。MRI 敏感阳性率高，可作为早期确诊手段。

五、肿瘤样骨病变

（一）单纯性骨囊肿

单纯性骨囊肿好发于儿童、青少年，发病部位多见于肱骨和股骨近端，一般无症状。

【影像学表现】

1. X 线

位于干骺端或骨干髓腔内的囊状膨胀性透亮区，病变多位于髓腔中央，长轴与骨干长轴平行，边缘清晰，周围可见硬化边，无骨膜增生。病理骨折时，骨碎片落入囊肿内，表现为"骨片陷落征"（图 7-38）。

2. CT

表现为卵圆形骨质缺损区，边界清楚，周围软组织无异常，一般 CT 值为 15～20Hu，囊内有出血时 CT 值可较高。

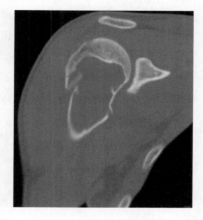

图 7-38　肱骨上段骨囊肿
继发病理骨折
CT 冠状位重建，肱骨上段骨干髓腔内的囊状膨胀性透亮区，边界清晰

3. MRI

T_1WI 呈中等信号，T_2WI 高信号，T_1WI 上可显示周围硬化缘的低信号。囊内出血或囊液蛋白含量高时，T_1WI 信号增高。

【鉴别诊断】

（1）骨巨细胞瘤　多见于长骨干骺端，偏心性生长，骨皮质膨胀明显，多无硬化边，同时需结合年龄及临床表现鉴别。

（2）单灶性骨纤维异常增殖症　病变范围较广泛，骨质膨胀不均匀，病变区呈囊状低密度或磨玻璃样改变，受累骨骼可粗大弯曲。

【影像检查优选评价】

X 线基本可满足诊断，MRI 更有助于鉴别诊断。

（二）纤维结构不良

纤维结构不良即骨纤维异常增殖症，可分为单骨型、多骨型以及多骨病变合并皮肤色素沉着、内分泌障碍（性早熟、甲亢）的 Albright 综合征。通常无症状，发生于颅面骨表现为不对称性畸形隆突，发生于下肢可引起畸形和疼痛，可恶变。

【影像学表现】

1. X 线

四肢躯干骨以股骨、胫骨、肋骨、肱骨多见，颅面骨以下颌骨、颞骨、枕骨好发。根据病变组织成分不同主要有四种表现。

（1）囊状膨胀性骨质破坏　为骨结构被纤维组织所替代，呈低密度改变。

（2）磨玻璃样改变　病变中的成纤维细胞分化形成的幼稚骨，表现为无骨小梁结构的均匀骨化，可称为骨纤维异常增殖症的定性征象。

（3）成熟骨组织　呈高密度，位于长骨多表现为骨小梁粗大，受累髓腔呈"丝瓜瓤"样改变，位于扁骨多呈骨质硬化。

（4）软骨组织　表现为不均匀斑点状钙化。

病变因组织成分不同表现多样，位于长骨多呈囊状膨胀性骨质破坏，病变广泛，边界不清，骨皮质变薄，髓腔消失，内可见粗大骨结构及磨玻璃密度改变，常伴有骨骼变形；位于颅面骨者多呈硬化型，可合并病理性骨折。

2. CT

对病变内的纤维成分、幼稚骨、成熟骨和软骨钙化显示得更清晰，尤其是发生于颅面骨的骨纤维异常增殖症，但需结合 X 线平片诊断。

3. MRI

病骨膨胀，T_1WI 及 T_2WI 均呈中等信号，边界清楚。

【鉴别诊断】

1. 四肢躯干骨病变

（1）骨巨细胞瘤　好发与骨骺愈合的长骨骨端，偏心生长，典型呈皂泡状，较局限。

（2）内生软骨瘤　多见于四肢短状骨，膨胀性骨破坏中可见斑点状软骨钙化。

（3）非骨化性纤维瘤　多见于长骨干骺端，偏心生长，周围有硬化缘，髓腔缘有较厚的硬化层而外壁相对较薄，无磨玻璃样改变。

（4）甲状旁腺机能亢进　表现为骨质疏松、圆形透亮影，骨膜下骨吸收为特征。

（5）畸形性骨炎（Paget's 病）　多见于老年人，常多骨受累，表现为骨骼粗大、弯曲畸形，正常骨结构被不均匀骨化、囊状骨质破坏及粗大纵行的骨小梁替代。碱性磷酸酶显著升高。

2. 颅面骨病变

骨化性纤维瘤　多位于下颌骨，病变起始于骨皮质内，边界较清楚，可呈囊型、硬化型及磨玻璃样改变。

【影像检查优选评价】

X 线平片可明确诊断，CT 对于颅面骨病变显示更清楚。

（三）动脉瘤样骨囊肿

动脉瘤样骨囊肿包括原发性和继发性，原因尚不明，原发性可能是外伤后骨内出血的一种反应，继发性可能起源于原有的骨病。30%～60% 发生在其他骨病基础上，如骨巨细胞瘤、骨母细胞瘤、非骨化性纤维瘤。好发部位为长骨干骺端、骨盆和脊柱附件，累及椎体者少见，好发于 30 岁以下青年人，临床表现为局部肿胀、疼痛。病理表现为大小不等的血性囊腔，周围有骨硬化。

【影像学表现】

1. X 线

好发于长骨干骺端，溶骨性膨胀性骨质破坏，中间有分隔，呈蜂窝状，周围有增生硬化完整的骨壳，按发病位置可分为中心型、偏心型和骨旁型，中心型多见。可突入软组织形成局限性肿块；发生于脊椎者病变形态和长骨相似。

2. CT

可更确切显示病变范围。增强后呈明显强化。

3. MRI

可显示囊内不同成分的液体交界面，出现液－液平面提示有不同时期的出血。增强后病变明显强化（图7－39）。

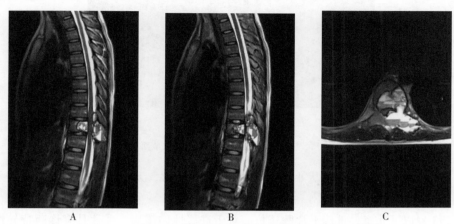

A   B   C

图7－39 T_{10}椎体及附件动脉瘤样骨囊肿

A. MRI T_1WI矢状位；B. MR T_2WI矢状位；C. T_2WI轴位

病变边界清楚，呈多房状，内见多个液－液平面

【鉴别诊断】

（1）毛细血管扩张型骨肉瘤   表现为膨胀性骨质破坏时可类似动脉瘤样骨囊肿，但无硬化边，周围常伴软组织肿块，有明显骨膜反应，症状明显，进展快。

（2）骨巨细胞瘤   好发于20~40岁成人，发生于骨骺闭合后的骨端，无硬化边。

（3）血管瘤   位于长骨少见，位于椎体者呈栅栏状改变，MRI上无液－液平面。

（4）骨囊肿   好发骨干近干骺部，常为单房。膨胀不如动脉瘤样骨囊肿明显。

【影像检查优选评价】

X线诊断困难，CT及MRI有助于诊断及鉴别。

六、营养障碍性骨病变

佝偻病：因维生素D缺乏引起婴儿或儿童骨及软骨钙化不良，成人叫骨质软化症。

【影像学表现】

一般通过X线检查即可确诊。

X线表现以腕、踝、膝关节和肋骨前端干骺端改变最显著（图7－40），主要表现如下。

（1）骨质疏松，骨小梁模糊。

（2）骨骺板增宽，恢复期骨骺板逐渐变窄。

（3）先期钙化带消失，边缘呈毛刷状，通过再出现评价治疗效果。

（4）二次骨化中心出现延迟、密度减低。

（5）骨骼弯曲畸形。

（6）肋串珠。

【鉴别诊断】

（1）原发性甲状旁腺功能亢进   极少见于婴幼儿，以骨膜下骨吸收为特征。

（2）肾性骨病   有原发肾疾病，VD治疗无效。

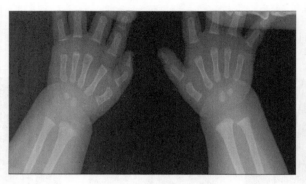

图 7 - 40　佝偻病
双侧尺、桡骨远端先期钙化带增厚、关节面模糊

（3）先天性骨梅毒　骨骺大小、密度及轮廓基本正常，无骨质疏松。

【影像检查优选评价】

对于 3 岁以下儿童，首选平片膝正位。对于进展性佝偻病，平片具有诊断特异性，但病因诊断需要临床资料。对于佝偻病早期，会有假阴性，一般不选择其他影像检查。

七、内分泌障碍性骨病变

（一）肢端肥大症

由于生长激素分泌过量而导致的一种罕见疾病，发生于骨骺闭合之前可导致巨人症，发生于骨骺闭合之后为肢端肥大症。其中后者主要表现为手足逐渐增大，面貌改变。骨骼改变主要表现为对称性增生肥大、骨皮质增厚、致密，正常隆起部分更加明显。

【影像学表现】

1. X 线

（1）软组织增厚　皮肤增厚而皮下组织变薄，以跟垫软组织厚度（跟骨后下角至软组织表面距离）增加为标准（男性 >23mm，女性 >21.5mm）。

（2）四肢　四肢长骨变粗，骨小梁粗糙，以指骨、掌骨最明显。指尖爪粗隆丛状增大，呈圆铲状。末端指骨外生骨疣，籽骨增大数量增多，韧带附着处骨粗隆增大。

（3）关节　间隙增宽，继发退行性关节病变。

（4）头颅　头颅骨增厚、密度增加，枕骨粗隆肥大，下颌前突、额窦扩大、蝶鞍增大。

（5）脊柱　前后径及横径均增大，腰椎椎体可呈方形，后缘有弧形凹陷切迹，脊柱后突。

2. CT 和 MRI

主要用于垂体的检查。

【鉴别诊断】

通过典型表现可考虑肢端肥大症可能，但最终诊断必须有生化检查支持，仅凭影像学表现无法确定诊断。

【影像检查优选评价】

对于肢端肥大症，一般临床征象及 X 线表现即可确诊，不必行其他影像检查。但因为大多数患者因垂体腺瘤所致，MRI 是检出垂体腺瘤的首选方法。CT 在评价蝶鞍骨质、瘤体钙化方面优于 MRI。对于跟垫软组织测量，因为 X 线会投射放大，因此 B 超、CT/MRI 更准确。B 超以价廉、便于复查为首选。

（二）甲状旁腺功能亢进症

甲状旁腺功能亢进症（简称甲旁亢）为各种原因引起的甲状旁腺激素合成与分泌过多过多的病理现象，可刺激破骨细胞骨吸收，可分 2 型。

（1）原发型　甲状旁腺腺瘤（80%～90%），增生或甲状旁腺癌（10%～15%）。

（2）继发型　慢性肾病（因低钙高磷刺激）、先天性肾小管骨病、严重软骨病和假性甲状旁腺功能低。

【影像学表现】

主要采用 X 线平片用于全身骨骼系统的检查，表现如下。

（1）全身骨质疏松　不同部位（骨膜下、皮质内、骨内膜、软骨下、韧带下、牙硬板）的骨吸收，骨膜下骨吸收最具特征性，是诊断甲旁亢最重要、最可靠的 X 线征象。最常见于第二、三指中节指骨桡侧，表现为骨皮质外侧呈花边状、虫蚀状改变。骨膜下骨吸收也发生于长骨，特别是胫骨近端内侧。

（2）骨硬化　椎体终板处表现骨质硬化，中央骨质稀疏，多见于继发型。

（3）棕色瘤　为局限性骨吸收并囊性变，表现多样，唯一特点是与皮质下骨吸收相联系；以骨盆、颌骨、股骨常见。

（4）软组织钙化及肾结石。

【鉴别诊断】

X 线平片可有 Paget's 病类似表现，甲旁亢所显示的骨吸收中以骨膜下骨吸收最具特征性。棕色瘤、异位钙化、泌尿系结石也有参考价值，生化检查具有重要意义，应结合判断。X 线一般不能鉴别原发与继发。

【影像检查优选评价】

（1）X 线检查主要用于观察骨骼系统异常，尤其是手平片用于观察骨膜下骨吸收。

（2）在对高钙病因诊断中，因为转移性疾病和代谢性疾病都可以，须行骨扫描。

（3）对于甲状旁腺腺瘤的筛查，首选超声，CT 或 MRI 能对纵隔内异位甲状旁腺腺瘤作出准确定位。

八、脊柱关节病

（一）类风湿性关节炎

类风湿性关节炎（RA）为进行性的慢性系统性炎性疾病，以慢性多发性关节炎为主要临床表现，主要累及滑膜关节。主要病理变化为关节滑膜的非特异性慢性炎症。初期以渗出为主，随后滑膜血管翳形成，并侵蚀软骨及骨等关节结构。好发于 20～50 岁女性，常为对称性多关节受累，易侵犯手、足小关节。早期症状有低热、疲劳、消瘦和肌肉酸痛，受累关节梭形肿胀、疼痛、僵硬，肌无力、萎缩和关节半脱位等。实验室检查：红细胞沉降率增快，血清类风湿因子常呈阳性。

【影像学表现】

1. X 线

（1）病变对称性分布于手、足近端小关节。

（2）关节周围软组织肿胀。

（3）骨质疏松。

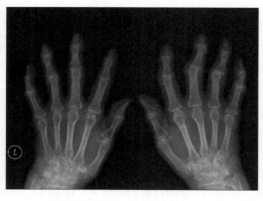

图 7-41　类风湿性关节炎

双手及腕诸骨骨质疏松，关节间隙变窄；关节边缘"虫蚀样"骨质破坏；部分掌指关节变形、半脱位，向尺侧偏斜

（4）关节间隙狭窄。

（5）关节边缘呈"虫蚀样"骨质破坏。

（6）晚期关节脱位或半脱位，尺侧偏斜畸形（图 7-41）。

2. MRI

在骨侵蚀灶出现之前，即可出现炎性滑膜的强化；能显示侵蚀灶内的血管翳，表现为长 T_1WI、长 T_2WI 信号，有明显强化，与关节内血管翳相延续。

【鉴别诊断】

（1）与常见的血清阴性关节炎（强直性脊柱炎、牛皮癣性关节炎、Reiter 综合征）鉴别。这 3 种疾病的特点是骨质疏松不明显，骨质增生及骨性融合明显，肌腱与韧带附着处明显骨侵蚀及硬化，与类风湿性关节炎不同。

（2）骨性关节炎　多发生于中年以后，累及双手的远端指间关节和髋、膝等负重关节。主要表现为关节边缘骨刺或骨赘形成，软骨下骨质增生、囊变，无骨质疏松。

（3）关节结核　多为单关节发病，以大关节受累为主，周围软组织可见寒性脓疡。

（4）痛风性关节炎　呈间歇性发作，以男性多见，多先侵犯第一跖趾关节，早期关节间隙不变窄，发作高峰期以高血尿酸为特点，晚期形成痛风结节。

【影像检查优选评价】

类风湿性关节炎主要通过临床诊断，影像学是主要的辅助诊断手段。其中 X 线检查仍是最常用的方法；CT 对于显示寰枢关节、髋关节病变及关节面小的骨质破坏优于 X 线；MRI 能发现早期滑膜病变，在早期 MRI 优于平片。

（二）强直性脊柱炎

强直性脊柱炎是一种以中轴关节慢性炎症为主的全身疾病，原因不明。关节滑膜的病理改变为非特异性炎症（图 7-42）。滑膜炎症和血管翳可造成关节软骨和软骨下骨的侵蚀破坏，与 RA 相比，渗出较轻而纤维增殖明显，后者可发生骨化和钙化。90% 的病例HLA-B27 阳性，类风湿因子多为阴性，故本病属于血清阴性脊椎关节病。本病多见于男性青壮年，发病隐匿。下腰痛、不适为本病最常见的症状，还可出现脊柱活动受限、晨僵。

【影像学表现】

X 线表现如下。

（1）病变多从两侧骶髂关节开始，早期改变为关节间隙逐渐狭窄以致完全消失，形成骨性强直。

（2）病变早期即向脊柱发展，开始于腰椎，逐渐发展可累及胸椎，较少累及颈椎。

（3）腰椎开始骨质稀疏，方椎，脊柱小关节模糊变窄，最后骨性强直。

（4）椎旁韧带广泛钙化，使脊柱完全固定，形成竹节状。

（5）脊柱脆性增加，可发生横贯骨折，即"胡萝卜"骨折。

（6）肌腱、韧带及关节囊与骨的附着部可有与骨面垂直的须状骨化及骨侵蚀，坐骨结节、股骨大转子和跟骨结节等为常见发病部位。

（7）髋关节是最常受累的周围关节，多双侧对称，表现为关节间隙变窄、关节面侵蚀、关节面下囊变、反应性骨硬化、髋臼和股骨头关节面外缘骨赘及骨性强直。其他周围关节少有X线改变。

【鉴别诊断】

强直性脊柱炎应与其他血清阴性关节炎、类风湿性关节炎、肠源性骶髂骨炎、髂骨致密性骨炎、痛风性关节炎等鉴别。根据躯干及四肢大关节对称性受累，缺乏明显骨质疏松、关节间隙普遍变窄及骨性强直、脊椎竹节状表现，结合相应临床及化验结果可以鉴别。

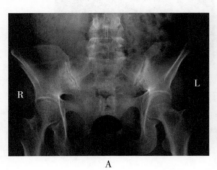 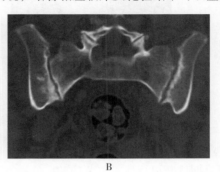

图 7 - 42　强直性脊柱炎
A. 骨盆正位片；B. 骶髂关节 CT 冠状位重建
双侧骶髂关节对称性侵蚀性骨质破坏，邻近骨质反应性增生硬化

【影像检查优选评价】

CT、MRI 能发现强直性脊柱炎的早期病变，但对于骶髂关节炎病因诊断特异性差。CT用于临床怀疑强直性脊柱炎而骶髂关节平片阴性患者；对于骶髂关节侵蚀、软骨下钙化、脊柱小关节病变、并发症的诊断也优于平片。MRI 发现强直后脊柱骨折比平片敏感，并能显示出脊髓受压情况等。

（三）退行性骨关节病

退行性骨关节病是以关节软骨及其相关结构退行性病理改变为特点的进展性非炎症性疾病。脊柱的退行性骨关节病包括椎间盘退行性病变、椎间盘膨出或疝出和骨质退行性改变，后者常发生于椎体缘、椎小关节、颈椎钩椎关节及肋椎关节。椎间盘退行性病变及椎间盘疝出详见后述。

【影像学表现】

（1）关节间隙狭窄，常呈非对称性。

（2）软骨下骨质增生、硬化。

（3）关节面下囊性变。

（4）晚期关节变形、游离体（图 7-43）。

【鉴别诊断】

根据中老年发病，慢性进展，X线主要表现为关节间隙不均匀变窄，关节面骨质增生、硬化并形成骨赘，可有关节游离体，诊断多可明确，但对继发性退行性关节病的病因推断，影像学较困难。

【影像检查优选评价】

目前 X 线平片还是退行性骨关节病诊断的影像标准，CT 很少使用，MRI 对软骨退变显

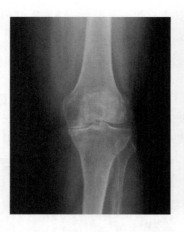
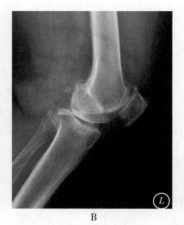

图 7 - 43　左膝退行性骨关节病

左膝内侧间隙狭窄；左膝关节诸骨关节面边缘、腓骨头、髌骨上缘骨
质增生硬化；股四头肌建部分钙化；关节游离体

示佳，可早期诊断退行性骨关节病。

（四）椎间盘退行性病变

椎间盘退行性病变常合并脊椎骨质及终板退行性改变，有或无椎间盘膨出、疝出。

【影像学表现】

1. X 线

椎间隙狭窄，椎间盘真空征，终板骨质增生、硬化（图 7 - 44）。

2. MRI

是检测椎间盘的影像手段。

（1）早期椎间盘 T_2WI 信号减低提示退变。

（2）晚期椎间盘高度下降，T_1WI、T_2WI 均呈低信号。

（3）终板改变　①Modic Ⅰ：长 T_1/长 T_2（骨髓水肿）；②Modic Ⅱ：短 T_1/长 T_2（骨髓脂肪化）；③Modic Ⅲ：长 T_1/短 T_2（骨髓硬化）。

（4）椎间盘膨出或疝出。

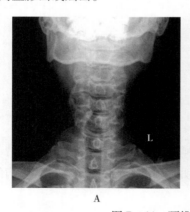
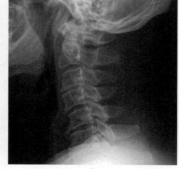

A　　　　　　　　　　　　B

图 7 - 44　颈椎退行性骨关节病

颈椎正侧位 X 线平片。颈椎曲度直，顺列欠佳。$C_3 \sim C_7$ 椎间隙变窄，相应椎体边缘骨质增生，钩椎关节增生

【鉴别诊断】

最可靠的影像学证据是椎间隙狭窄、椎间盘疝出。

【影像检查优选评价】

诊断首选 X 线平片，伴有间盘疝出时首选 MRI。

（五）椎间盘疝出

椎间盘疝出是指任何椎间盘组织局限性移位并超出椎体环突的边缘，不包括增生骨赘。疝出是一个局部化的过程，累及小于 25% 的椎间盘周长，超过则定义为膨出。分为突出、脱出和椎体内疝出，后者即施莫尔结节（Schmorl 结节）。椎间盘疝出可发生于脊柱的任何部位，多见于活动度较大的部位，其中腰椎间盘疝出最多见（约占 90%），其次为颈椎间盘，胸椎间盘疝出少见。

本病多发生于 30～50 岁，男性多于女性。主要为局部刺激症状及脊髓、神经根的压迫症状。腰椎间盘疝出多发生于 L_4～L_5 和 L_5～S_1 椎间盘，表现为腰痛、坐骨神经痛、直腿抬高试验阳性、下肢反射及感觉异常等。

【影像学表现】

1. X 线

多无特异性，有些征象可提示诊断。

（1）椎间隙变窄或前窄后宽。

（2）椎体后缘唇样肥大增生、骨桥形成或游离骨块。

（3）脊柱生理曲度异常或侧弯。

2. CT

（1）椎间盘后缘向椎管内局限性突出，密度与相应椎间盘一致。

（2）疝出的椎间盘可有钙化。

（3）Schmorl 结节表现为椎体上或下缘、边缘清楚的陷窝状压迹。

3. MRI

（1）突出的椎间盘呈半圆形突出于椎体后缘，边缘规则或不规则，其信号强度与其主体部分一致。

（2）椎间盘脱出与髓核游离　疝出的椎间盘组织直径大于与主体相连的部位即为脱出，多为椎间盘髓核，可完全游离于低信号的纤维环之外，游离部分可位于椎间盘水平，也可移位于椎间盘上或下方的椎体后方。

（3）脊髓受压及受压节段脊髓内等或长 T_1、长 T_2 异常信号，后者为脊髓内水肿或变性改变。

【鉴别诊断】

不典型的需与以下等病变鉴别：①神经根联合及神经根鞘囊肿；②椎管内肿瘤；③硬膜外纤维化：椎间盘疝往往伴相应间盘退变，疝出的间盘增强扫描本身不强化，周边呈环形增化；硬膜外纤维化均有明确椎管内手术史，见于手术部位。

【影像检查优选评价】

椎间盘疝出多有典型的临床表现，CT 和 MRI 上见到突出于椎体后方的类圆形椎间盘结构，硬膜外脂肪、硬膜囊、脊髓和神经根受压移位，诊断多可成立。

（六）股骨头缺血坏死

股骨头缺血坏死为血管因素引起的骨髓内细胞成分死亡，属于无菌性坏死，病理过程为缺血、坏死、修复、股骨头塌陷和继发骨关节病（图7-45）。

【影像学表现】

1. X线

0期：正常。

Ⅰ期：骨小梁模糊或轻度骨质疏松（此期X线、CT均易漏诊，MRI敏感）。

Ⅱ期：斑片状骨硬化及不规则透亮区（X线、CT均可有阳性征象）。

Ⅲ期：骨硬化及关节面下出现"新月征"。

Ⅳ期：大块骨碎裂、股骨头塌陷。

Ⅴ期：关节间隙变窄，继发骨关节病。

2. MRI

是病变早期最敏感的影像检查手段。

0期及Ⅰ期：可表现为骨髓水肿，长T_1、长T_2信号；双线征，T_2WI低信号内侧出现高信号带。

3. CT

能显示Ⅱ期以上病变，清楚显示小囊变、软骨下骨折及关节面小的塌陷。

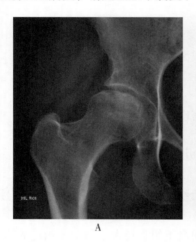 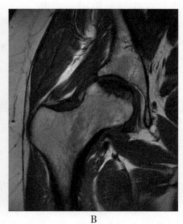

A   B

图7-45　股骨头缺血坏死

A. X线片，示右侧股骨头塌陷，骨密度不均，见斑片状骨硬化及不规则透亮区；B. MRI，示股骨头内地图样混杂低信号及"新月征"

【鉴别诊断】

典型X线表现结合临床资料，一般无需鉴别。对MRI应该注意与一过性骨髓水肿相鉴别，需结合临床。

【影像检查优选评价】

（1）怀疑早期股骨头缺血坏死时应首选MRI。

（2）Ⅱ期以上的病变可选择X线片或CT检查。

第八章　消化系统疾病

第一节　基本病变的影像表现与分析

一、胃肠道

（一）胃肠道轮廓改变

1. 龛影

由于胃肠道壁产生溃疡，达到一定深度，造影时被钡剂填充，切线位投影时，形成突出于腔外的钡斑影像。主要见于胃、十二指肠等良性溃疡和胃肠道癌，分析龛影的位置、大小和数目有助于胃肠道良、恶性溃疡的鉴别诊断。

2. 憩室

指突出于胃肠道外的囊袋状结构，与正常胃肠道壁黏膜相连续。常见部位为食管、十二指肠和小肠。

3. 充盈缺损

指充钡的胃肠道轮廓某局部向腔内突入而未被钡剂充盈的影像，主要见于胃肠道肿瘤、炎性肉芽肿和异物等。CT可较好地显示病灶形态特征，并进行定性诊断。

（二）消化道管壁增厚

正常壁厚1~2mm，肠管未扩张情况下，壁厚2~3mm，超过3mm即为异常改变，常见于消化道炎症性疾病和肿瘤等，如克罗恩病、胃肠道癌、平滑肌瘤、肉瘤和淋巴瘤等。

（三）黏膜皱襞的改变

（1）黏膜皱襞破坏大多由于恶性肿瘤侵蚀所致。

（2）黏膜皱襞平坦主要由于黏膜和黏膜下层的炎性水肿或恶性肿瘤浸润所致。

（3）黏膜皱襞增宽和迂曲多见于慢性胃炎或黏膜下静脉曲张。

（4）黏膜皱襞纠集常因慢性溃疡性病变产生的纤维结缔组织增生，瘢痕收缩而造成。浸润型胃癌的收缩也可有类似征象，但收缩黏膜僵硬、不规则、中断。

（四）管腔大小的改变

胃肠道管腔的狭窄和扩张是常见的征象，包括功能性和器质性、腔内和腔外病变以及炎性和肿瘤等。

1. 管腔狭窄

病变性质不同，引起管腔狭窄的形态也不相同。炎症性狭窄范围较广泛或为分段性，边缘较整齐，病变区和正常分界不明显；肿瘤性狭窄的范围较局限，边缘不整齐，管壁僵硬，病变区与正常分界较明显；先天性狭窄边缘多光滑而局限；肠粘连引起的狭窄形状不规则，肠管移动度受限或互相聚拢；痉挛造成的狭窄，形状可以改变，痉挛解除后即恢复正常；外压性狭窄多位于管腔一侧，并可见整齐的压迹，管腔伴有移位。

2. 管腔扩张

各种原因造成的胃肠道机械性梗阻产生近端胃肠道扩张，累及范围较长，可见积气、积液，肠管蠕动增强；血运障碍或麻痹性肠梗阻也可引起管腔扩张、积气、积液，但肠管蠕动减弱。

（五）位置及移动度改变

多种原因可引起胃肠道位置和移动度改变，如腹部占位性病变、肠管粘连、牵拉以及肠管先天性位置异常等。

（六）功能性改变

胃肠道器质性病变常伴有功能性改变，包括张力、蠕动、运动力和分泌功能等改变，功能性改变也可单独存在。

二、肝、胆、胰、脾

（一）肝脏

1. 肝脏体积或形态异常

肝脏弥漫性增大，常见于血液系统疾病、自身免疫性疾病、肝淤血、早期肝炎或严重的胆汁淤积；肝脏局限性增大见于多种良、恶性肝内肿瘤性病变；肝脏缩小多为肝硬化所致，可伴有肝脏边缘不规则、肝脏左右叶比例失常。

2. 肝实质密度及信号强度异常

（1）高密度改变　①肝脏的局灶性密度增高改变：肝内钙化灶可见于结核、寄生虫感染后遗留改变或转移瘤（尤以胃肠道腺癌的转移性肿瘤常见）；肝内出血灶可由外伤或肿瘤所致。②肝脏的弥漫性密度增高改变：主要见于肝血色素沉积症，此外晚期肝硬化也可出现不均匀弥漫性肝实质密度增高。

（2）低密度改变　①肝脏局灶性密度减低改变：肝绝大多数病变都表现为密度减低；肝的良、恶性肿瘤及炎症性病变呈单发或多发的局限性低密度灶；弥漫性重度脂肪肝时，肝脏占位性病变的密度反而相对升高；肝脏良性病变的边缘多光滑整齐，而恶性病变则边缘模糊不清；肝内胆管扩张、肝内胆管积气表现为条状的低密度影，横切面呈圆形低密度影。②肝脏弥漫性密度减低改变：常见于脂肪肝、药物性肝损伤及重度肝淤血等。

（3）混杂密度改变　多为局灶性，见于多种成分组成的肝内病变。

（4）病灶信号强度改变　与正常肝实质信号相比，分为高信号、等信号、低信号及混杂信号，大多数肝内病变为 T_1 低信号、T_2 稍高信号。

3. 肝脏实质强化异常

包括肝脏 CT 及 MRI 增强扫描的多种异常强化表现。无强化病灶多为囊性病变或完全坏死性病变；肝脏肿瘤强化特征可用于肿瘤的鉴别诊断，如原发性肝细胞癌为"快进快出"型、肝海绵状血管瘤为"快进慢出"型等。

4. 肝脏血管造影异常

①占位征象：血管受压移位。②肿瘤血管：异常新生血管，管径粗细不均，走行杂乱。③肿瘤异常染色：异常肝实质的延迟染色，为富血供病变。④血管浸润：血管狭窄、闭塞或走行僵直，可见于肿瘤侵犯血管。⑤充盈缺损：实质期出现无对比剂染色区，为乏血供病变。⑥静脉早显：动脉期可见门脉或肝静脉显影，可见于肿瘤破坏所致的动静脉短路。

（二）胆管系统

根据检查方法不同，胆系疾病有不同的影像学征象，如胆道结石在 X 线平片和 CT 上表现为高密度影，而在胆道造影、ERCP 或 MRCP 上则表现为充盈缺损，其常见的征象如下。

1. 胆道狭窄与扩张

胆道结石、炎症或肿瘤等引起的胆道狭窄可造成胆道梗阻致使上方胆管系统出现不同程度的扩张，仔细分析狭窄的部位、范围、形态和程度有助于鉴别造成狭窄的原因；先天性硬化性胆管炎等自身免疫性疾病也可损伤胆管上皮，使胆管系统出现不规则扩张的表现；此外，先天性胆管囊肿也可造成肝内外胆管系统的囊性扩张。

2. 密度异常

胆管系统腔内的密度异常包括高密度（如结石、出血、对比剂滞留等）、等密度（如结石、寄生虫、肿瘤等）和低密度（如阴性结石、积气等）。胆管系统壁内的密度异常主要包括肿瘤及炎症，常伴有胆管系统管壁的增厚。

3. 胆管内充盈缺损

胆道造影、ERCP 或 MRCP 所见的胆道内充盈缺损常由结石、蛔虫或肿瘤所致，超声和CT 或 MRI 能较好地鉴别病变的性质。

4. 胆囊形状异常

胆囊增大常由于胆道梗阻、胆囊炎引起；胆囊缩小，则多为慢性胆囊炎纤维化收缩所致。

（三）胰腺

1. 胰腺大小和外形的异常

弥漫性缩小可见于慢性胰腺炎、老年性胰腺改变等；弥漫性增大多见于急性胰腺炎；局限性增大见于胰腺占位性病变，部分慢性胰腺炎或自身免疫性胰腺炎也可表现为局限性炎性肿块，需与胰腺癌鉴别。

2. 胰管的异常

胰管全程狭窄或闭塞可见于急性胰腺炎，局部狭窄或闭塞见于胰腺占位性病变的压迫或直接浸润。胰管全程扩张多见于慢性胰腺炎或胰腺导管内乳头状黏液瘤；部分性扩张常见于胰头癌、壶腹癌或胰管结石造成的梗阻部位以远胰管扩张。分支胰管的囊性扩张可见于胰腺导管内乳头状黏液瘤。

3. 胰腺密度、信号强度及强化的异常

胰腺实质内的高密度灶可见于钙化或出血；胰腺实质内的低密度灶可见于胰腺囊性肿瘤及多种原因所致的胰腺坏死。胰腺实质内长 T_1WI、长 T_2WI 信号可见于胰腺囊性病变或坏死；稍长 T_2WI、稍长 T_1WI 信号可见于急性胰腺炎及胰腺实性肿瘤，部分实性病变也可表现为等 T_1WI、稍长 T_2WI 信号。无强化特征常见于胰腺囊性病变；低强化多见于胰腺腺癌；高强化常见于胰腺神经内分泌肿瘤。

（四）脾脏

1. 大小或数目异常

（1）脾脏增大　脾脏下缘低于肝脏下缘或脾脏高度超过 13cm，多见于肝硬化、自身免疫性疾病或血液系统疾病。

（2）脾脏数目异常　无脾脏或多个脾脏可见于一些先天性异常，如多脾综合征等。

2. 形态异常

脾内的占位性病变可致脾脏局部膨出。

3. 密度异常

（1）脾脏低密度灶　见于脾脏肿瘤、脾梗死等。

（2）脾脏高密度灶　见于脾结核钙化、外伤或肿瘤出血等。

第二节　常见疾病影像诊断

一、食管疾病

（一）反流性食管炎

反流性食管炎为最常见的一种食管炎症病变，又称消化性食管炎。基本病因是胃、十二指肠内容物反流，酸、碱、酶等作用于食管黏膜引起水肿、充血、糜烂、多发浅小溃疡、纤维化和息肉样变，严重者可导致食管管腔狭窄、短食管型滑动型裂孔疝。

【影像学表现】

X线钡餐造影检查表现如下。

（1）早期不敏感，可为阴性。

（2）炎症进展可表现为食管壁下 1/3～1/2 部位黏膜毛糙、糜烂、针尖状浅溃疡。

（3）胃食管反流。

（4）晚期由于瘢痕形成可致食管管腔狭窄。

（5）部分患者可显示短食管型食管裂孔疝。

【鉴别诊断】

（1）与其他食管炎鉴别（如念珠菌食管炎、疱疹病毒食管炎、巨细胞病毒食管炎、药物性食管炎）。

（2）与食管癌、食管静脉曲张区别。

【影像检查优选评价】

钡餐造影检查有较大诊断价值，但对早期病变不敏感。内镜检查可确定有无食管炎，并判断病变程度。

（二）腐蚀性食管炎

腐蚀性食管炎是由于吞服或误服化学腐蚀剂造成的食管损伤，其病变范围和损伤程度与服用腐蚀剂的性质、浓度、剂量及吞服速度有明显关系，也和治疗是否及时有关。

【影像学表现】

1. X线钡餐造影

病变损伤程度不同，表现不一。按照病史长短，可分为急性期、中期和晚期。急性期损伤较轻者，可见下段食管痉挛，黏膜略增粗、扭曲；重者食管受累较长，边缘模糊，轮廓不规则，可有溃疡。中期食管呈无张力状态，可见狭窄，较广泛溃疡；严重时下段管腔逐渐闭塞，呈鼠尾状表现。晚期损伤较轻者可见轻度狭窄，边缘较光整；严重者有不同程度的管腔狭窄，可呈间断性，黏膜消失，可见假憩室及息肉样变，狭窄上方食管扩张。急性期及临床可疑食管穿孔时应用碘剂造影而不使用钡剂造影。

2. CT

可了解食管穿孔后周围炎症的范围及程度。

【鉴别诊断】

病史结合 X 线钡餐造影可确诊。晚期需与硬化型食管癌及反流性食管炎相鉴别：食管癌时管壁僵硬，病变与正常食管壁分界清晰；反流性食管炎可见胃内容物的反流。

【影像检查优选评价】

诊断常用 X 线钡餐造影，CT 可了解病灶的范围及程度。

（三）巴雷特食管

巴雷特（Barrett）食管是食管下段正常复层鳞状上皮被单层柱状上皮替代的现象，长度为胃食管连接点以上 3cm 或更长些，被认为食管癌的癌前病变。病因可能为发育过程中柱状上皮残留所致，也可能与胃食管反流有关。

【影像学表现】

X 线表现如下。

（1）平片　病变初期胸片可无异常；随着病情的进展，扩张的食管可使纵隔影增宽、甚至纵隔出现气 – 液平面，胃泡内极少或无气体。

（2）钡餐造影　典型表现为食管下端呈漏斗样或鸟嘴样狭窄，狭窄以上食管不同程度扩张。钡剂通过贲门受阻，呈间歇性流入胃内，食管蠕动减弱或消失。

【鉴别诊断】

（1）浸润型贲门癌　病史短，吞咽困难，进行性加重，狭窄段局限且固定，黏膜破坏，局部可见软组织肿块。

（2）弥漫性食管痉挛　食管弥漫性收缩，影响正常蠕动，但吞咽时食管下端括约肌可松弛。

（3）硬皮病　有明显免疫学及皮肤损害等。

【影像检查优选评价】

钡餐造影为首选，内镜可用于了解病变的范围和程度。

（四）食管贲门失弛缓症

食管贲门失弛缓症是食管动力性疾病，又称贲门痉挛，多认为是病变区迷走神经支配方面存在缺陷所致功能异常，食管和胃连接处梗阻、内容物阻滞，无任何器质性狭窄病变。

【影像学表现】

X 线表现如下。

（1）平片　病变早期可无明显表现，中晚期可见纵隔影增宽、食管扩张，可出现液平面，胃泡萎陷不扩张。

（2）钡餐造影　典型表现为食管下段鸟嘴样狭窄，狭窄段以上食管扩张，内见食物及液体潴留。病程长者食管扭曲、似扩张结肠，食管蠕动减弱或消失，或仅见第三收缩波（图 8 – 1）。

【鉴别诊断】

（1）食管贲门癌　老年人多见，症状出现急、病史短，吞咽困难进行性加重，狭窄段局限呈固定状态，黏膜破坏，局部可见软组织肿块。

（2）弥漫性食管痉挛　吞咽时食管下端括约肌可松弛。

（3）硬皮病　以食管扩张和食管贲门的扩张为特征，硬皮病有明显免疫学及皮肤损害。

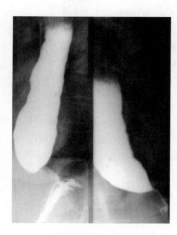

图 8 – 1　食管贲门失弛缓症

食管稍扩张，食管下端呈 "鸟嘴" 样狭窄，钡剂不易入胃，胃内容物少。

【影像检查优选评价】

X线钡餐造影为首选，内镜可用于鉴别诊断，CT检查可显示肿瘤所致继发性食管贲门失弛缓症。

（五）食管、胃底静脉曲张

食管、胃底静脉曲张是门脉高压的重要并发症，发生率较高，主要见于肝硬化、脾静脉阻塞及上腔静脉综合征等。依据病变发生的部位可分为始于食管下段的上行性静脉曲张和始于食管上段的下行性静脉曲张，一般指前者。食管和胃底静脉曲张可单独或同时存在。

【影像学表现】

1. X线钡餐造影

轻度食管静脉曲张病灶局限于食管下段，表现为黏膜皱襞稍增宽、迂曲，管腔边缘呈浅锯齿状。中度累及食管中段，增粗、迂曲的静脉凸向管腔内呈串珠样或蚯蚓样充盈缺损，管壁边缘凹凸不平，管腔扩张，管壁收缩不佳、排空延迟。重度病变扩展至食管中、上段，管腔明显扩张不易收缩，内见形态不一的充盈缺损，但管壁柔软，可以扩张（图8-2）。胃底部静脉曲张可见胃底及贲门附近黏膜蛇行、环行及僵硬枯树枝状皱襞，并可见局限性、弥漫性分布的结节状充盈缺损，偶有呈分叶状团块影，呈"假肿瘤"征。

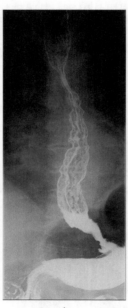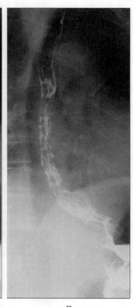

A   B

图8-2　重度食管静脉曲张

食管黏膜相显示黏膜明显增粗迂曲呈串珠状，累及食管上段，食管收缩欠佳

2. CT

食管、胃底贲门部黏膜增厚、高低不平。胃底静脉曲张可表现为后内侧壁团块状或结节状软组织肿块影，突向胃腔，可单发或多发，表面光滑。增强扫描可直观地显示增粗、扭曲的曲张静脉，同时显示肝硬化、门脉高压、侧支循环的范围及程度。

3. MRI

不仅可显示肝硬化、门脉高压、侧支循环等表现，还可显示门脉系统血流变化。MRA是显示腹部静脉曲张的一种无创伤技术，能同时显示侧支静脉及其他邻近结构。

4. 血管造影

经肠系膜上动脉或脾动脉做间接门脉造影可明确显示胃冠状静脉曲张；选择性胃左静脉、胃短静脉造影，可发现食管及胃底静脉迂曲、扩张；门静脉造影还能直接测量门静脉压力，并进行必要的血管内治疗。

【鉴别诊断】

（1）食管癌　病变相对较局限，形态较固定，管壁僵硬。

（2）食管第三收缩波　食管壁的锯齿状改变随着张力的变化而不固定。

【影像检查优选评价】

X 线钡餐造影不易发现早期病变，中、晚期较典型；CT、MRI 可确定病变的部位和范围，显示门脉高压的病因及继发改变。MRA、CT 在显示血管方面有较大优势。血管造影为最可靠的方法，但为有创检查。

（六）食管裂孔疝

食管裂孔疝是指腹腔内脏器通过膈食管裂孔进入胸腔所形成，疝入的脏器多为胃。食管裂孔疝分为可复性（滑动型）食管裂孔疝和不可复性食管裂孔疝。影像学可分为滑动型、食管旁型、混合型、胃全部或部分疝入胸腔内伴胃器官轴型扭转，最常见的为滑动型。

【影像学表现】

1. X 线

（1）平片　可显示心后含气囊腔，纵隔可向对侧移位。

（2）钡餐造影　直接征象有膈上疝囊、食管胃环即 B 环、疝囊内出现胃黏膜皱襞、食管缩短（图 8－3）；间接征象有食管胃角变钝、胃食管反流及反流性食管炎征象、胃底贲门区黏膜呈幕状牵引。

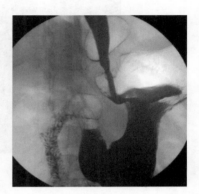

图 8－3　食管旁型食管裂孔疝
膈上可见疝囊，内见正常胃黏膜皱襞，食管胃连接位于膈下正常位置。

2. CT

可见增宽膨大的疝囊位于横膈中心上方，囊内为胃壁组织和含有液－气平面的胃腔，和腹腔内的胃相通。食管旁型可见疝入胸腔内的胃位于远端食管周围，而贲门仍位于膈肌下方。MPR 技术可显示疝囊与横膈及膈下结构的关系。

3. MRI

冠状位可见局部胃进入胸腔内，并显示疝囊与横膈及膈下结构的关系，疝囊的信号取决于囊壁及胃腔内容物。

【鉴别诊断】

（1）食管膈壶腹　为生理性表现，其内无胃黏膜皱襞，随其上方食管蠕动到达而变小，显示出纤细平行的食管黏膜。

（2）膈上食管憩室　为食管壁凸向腔外的囊状影，囊内无胃黏膜。

【影像检查优选评价】

主要依靠 X 线钡餐造影检查确诊，CT 多平面重建技术可清晰显示疝囊与横膈及膈下结构的关系。

（七）食管憩室

食管憩室为与食管腔相通的囊袋状凸出，按发生机制可分为牵引性、内压性及混合性憩室。

【影像学表现】

1. X线钡餐造影

憩室基本表现为向外突出的含钡影，较小憩室表现为小点状突起，较大可为囊袋状，内见钡剂存留及分层、气–液平面（图8–4A）。

2. CT

典型表现为突出于食管轮廓之外囊袋状结构，与食管壁相连续，与食管腔相通，外膜面光滑，囊腔内常见气体、液–气平面及内容物（图8–4B）。

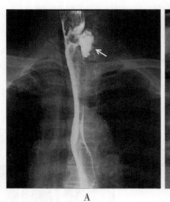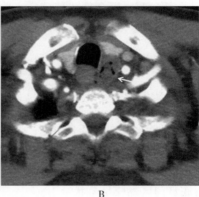

图8–4　颈段食管憩室

A. 食管造影示颈段食管左侧壁可见突出腔外的囊袋，内见钡剂填充（箭头）；

B. 胸部CT示颈段食管左侧壁向外突出囊袋内见内容物（箭头）

【鉴别诊断】

（1）小的憩室应与溃疡鉴别。溃疡龛影呈不规则卵圆形，周围有黏膜聚拢现象。

（2）膈上食管憩室应与食管裂孔疝相鉴别，后者膈上疝囊通向食管裂孔与胃相连，前者囊状影与食管相连。

【影像检查优选评价】

钡餐造影可明确显示憩室部位、大小及形态。

（八）食管平滑肌瘤

食管平滑肌瘤起源于食管壁的固有肌层和黏膜肌层，多为球形或卵圆形，边缘光滑，包膜完整，向食管腔内、外膨胀性生长，也可以轻度分叶状、结节状及不规则形，其表面黏膜皱襞正常或变宽、展平。以30～40岁男性多见，好发于食管中下段。

【影像学表现】

1. X线

钡餐造影表现取决于肿瘤的生长方式、形态和大小。典型表现为充盈相在切线位显示出的半圆形充盈缺损，边缘光整，与食管常成钝角。食管腔偏心性狭窄（图8–5），轴位呈"环形"征，食管腔变宽。肿瘤表面黏膜完整无破坏，纵隔相应部位可见软组织块影。

2. CT

可见食管壁增厚，局部软组织肿块，无坏死，边界清晰，增强扫描中度均匀强化。

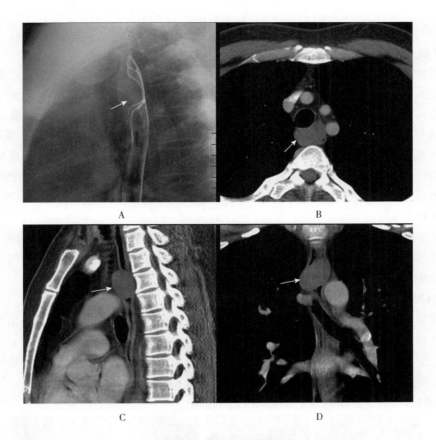

图 8-5　食管胸上段平滑肌瘤

　A. 钡餐造影，提示食管胸上段前壁半圆形充盈缺损，边缘光滑，食管腔偏心性狭窄，表面黏膜
　　完整（箭头），提示黏膜下肿瘤；B~D. 胸部 CT 增强扫描，提示食管胸上段前壁肿瘤边界清晰，
　　均匀强化（箭头），考虑食管黏膜下肿瘤；病理证实为食管平滑肌瘤

【鉴别诊断】

（1）食管的其他良性肿瘤　CT 平扫及增强有利于鉴别。

（2）纵隔肿物　CT 可以鉴别肿瘤的良、恶性，并了解其与周围器官的关系。

（3）血管异常对食管的压迹　CT 多平面重建可以全面了解血管与食管的关系。

【影像检查优选评价】

　钡餐造影可发现病灶；CT 可显示肿瘤的大小、轮廓、边缘、密度及其与周围脏器的关系，并与纵隔其他肿瘤进行鉴别诊断。

（九）食管癌

　食管癌是消化系统常见的恶性肿瘤之一，是我国高发的恶性肿瘤。90% 为鳞状细胞癌，其余为腺癌和小细胞未分化癌，以食管中下段多见。临床病理分期将食管癌分为早、中、晚三期。常见扩散与转移方式为食管壁内扩散、直接浸润邻近器官、淋巴道转移，血行转移主要见于晚期病人。

【影像学表现】

1. X 线钡餐造影

早期食管癌 X 线可分为糜烂型、斑块型、乳头型和平坦型。黏膜相可以显示黏膜皱襞增粗、迂曲，小充盈缺损及龛影，管壁局限性僵直，病变部位钡剂滞留等现象。双对比相切线位可见半圆形或棒状突起，正面呈类圆形隆起，表面平坦，黏膜面粗糙，呈细颗粒状或结节状，偏侧性管壁局限凹陷、增厚或呈双边征，以及钡剂滞留及长条状龛影。中晚期 X 线分为髓质型、蕈伞型、溃疡型、缩窄型、腔内型，影像学诊断较容易，黏膜破坏，管壁僵硬，蠕动消失，管腔狭窄，腔内不规则充盈缺损或龛影，钡剂通过受阻（图 8 - 6）。

2. CT

用于中晚期食管癌的诊断和分期，表现为管壁呈环状或不规则增厚，腔内可见肿块，近端食管可扩张，邻近组织受压变形，CT 可显示肿瘤与重要解剖结构关系，如气管、支气管或主动脉等，还可显示纵隔增大淋巴结。

3. MRI

高分辨 MRI 可显示食管壁分层状结构是准确 T 分期基础（T_2WI 黏膜下层高信号，固有肌层低信号，纤维外膜稍高信号；增强扫描延迟期纤维外膜呈明显强化），MRI T 分期准确性高于 CT。MRI 可显示早期食管癌，表现为食管壁局限性增厚，食管腔内和腔外肿块，肿块边缘不规则，肿块上方食管可扩张，还可清楚显示肿瘤是否侵及周围气管、支气管、心包及主动脉等重要解剖结构，显示纵隔肿大淋巴结。

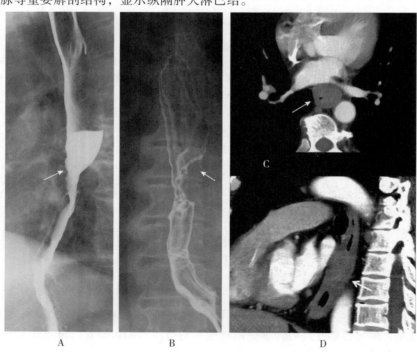

图 8 - 6　食管溃疡型癌

A. 食管钡餐造影充盈相；B. 黏膜相示食管胸中段局限性狭窄，僵硬，可见溃疡型病灶（箭头），上段食管扩张；C. 胸部 CT 轴位图像；D. 矢状位图像示食管壁环周增厚（箭头），增强扫描中度强化，与胸主动脉、心包分界尚清晰

【鉴别诊断】

（1）食管炎　与早期食管癌鉴别较困难，其溃疡较小，黏膜皱襞无破坏中断现象。

（2）食管静脉曲张　多有肝硬化及门脉高压病史，管壁柔软，无黏膜破坏及小龛影，连续摄影时较明显。内镜检查较易鉴别。

（3）缩窄型食管癌和食管结核　食管结核管腔狭窄的长度一般比前者稍长，管壁扩张度可变。临床资料可助鉴别。

【影像检查优选评价】

钡餐造影方法简便，能很好地显示病变形态和大小，但对早期病变显示较差。内镜除可显示病变以外，可作组织活检。CT、MRI主要作用是对食管癌进行分期，MRI分期优于CT，可直接显示肿瘤大小、形态及范围，周围重要解剖结构侵犯情况，有无肿大淋巴结等。

二、胃部疾病

（一）胃溃疡

胃溃疡是一种与胃酸和胃蛋白酶有关的慢性溃疡，居消化道溃疡的第二位。胃溃疡大多为单发，常见于胃小弯附近，境界清楚，大多数直径小于2cm，一般为圆形或椭圆形，溃疡可穿孔与周围组织粘连，长期不愈合的慢性溃疡与恶性溃疡鉴别困难。

【影像学表现】

1. X线

直接征象指溃疡及其邻近胃壁炎症细胞浸润、水肿、纤维结缔组织增生等表现，包括龛影、黏膜线、狭颈征及"项圈"征。侧面观龛影位于腔外，呈半圆形、乳头状或锥形龛影，周边光滑（图8-7），周围黏膜皱襞向龛影口呈放射状聚拢。间接征象由纤维收缩和痉挛造成，表现为胃小弯短缩、相应大弯侧痉挛性切迹、幽门或胃窦部痉挛、幽门狭窄。

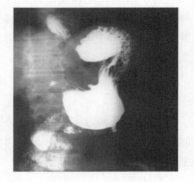

图8-7　胃溃疡
胃小弯可见腔外龛影

2. CT

CT对胃良性溃疡的检出和诊断并不敏感。多层螺旋CT能提高其显示能力，典型表现为突出于胃轮廓线外的龛影，龛影口部两侧对称，局部胃壁略厚且无明显强化，溃疡对侧有时可见痉挛切迹。

【鉴别诊断】

主要与恶性溃疡鉴别。恶性溃疡X线造影表现为龛影口部指压迹征，两个压迹间可见尖角；溃疡口部结节影及环堤，纠集的黏膜皱襞呈杵状中断。

【影像检查优选评价】

X线造影及内镜为主要确诊手段，CT可观察穿透性溃疡周围组织炎性浸润。

（二）胃腺瘤

胃腺瘤也称胃腺瘤性息肉，起源于胃上皮组织的良性肿瘤，好发于胃窦部，常有狭蒂，恶变倾向与肿瘤大小有关。

【影像学表现】

1. X 线钡餐造影

显示为腔内圆形或椭圆形的充盈缺损，呈小结节状，轮廓光滑，表面有细网格状钡影，较大腺瘤可呈"皂泡"样。带蒂的肿瘤可随蠕动或推压改变其位置及形状。周围胃壁柔软，蠕动正常。幽门前区息肉可脱垂进入十二指肠。多发性腺瘤呈多个圆形充盈缺损，类似蜂窝状。

2. CT

起源于胃黏膜面，并凸向胃腔内的隆起性结节，增强后有强化。

【鉴别诊断】

（1）增生性息肉　分散或局限于炎症区，一般稍小，常多发，轮廓光滑，常无蒂，常无移位及脱垂现象。

（2）胃间质性良性肿瘤　胃底部及体部多见，光滑或有分叶，表面常有溃疡，表面黏膜皱襞可以被推移或展平，加压检查一般形状无变化。

【影像检查优选评价】

X 线钡餐造影及 CT 是必要的检查手段。

（三）胃平滑肌源性肿瘤

胃平滑肌源性肿瘤是常见的胃间质肿瘤，包括良性平滑肌瘤、恶性平滑肌肉瘤以及虽属于良性但可有淋巴和肝转移的平滑肌母细胞瘤，单发多见。胃平滑肌瘤多发位于贲门部，肿瘤无包膜，可呈圆形或不规则形。由于起始部位及生长方向不同，可分为壁内型、腔内型和腔外型。

【影像学表现】

1. X 线

腔内型显示为境界清楚的类圆形或分叶状肿块，表面易发生溃疡。壁内型肿瘤切线位时肿块与邻近胃壁呈钝角，表面黏膜被推移、分离。当肿瘤向肌层浆膜下生长时，可见胃壁受压改变，瘤体内可见钙化。

2. CT

平滑肌瘤多位于贲门，为等密度软组织肿块，增强扫描呈均匀渐近性强化（图 8-8）。恶性平滑肌瘤密度不均匀，可见溃疡，中心可见坏死，增强扫描不均匀强化。CT 能直接显示腔内、外肿瘤的位置、大小、形态、范围、病变起源等，对发现小病灶有重要的临床价值。

3. MRI

T_1WI 呈略低信号，T_2WI 为等高混杂信号，病变与胃壁的关系较 CT 显示更清晰。

【鉴别诊断】

（1）平滑肌肿瘤良、恶性　X 线鉴别很困难。恶性病变一般较大，分叶明显，中心坏死腔不规则且大，瘤体大部分位于腔外，对周围组织有侵犯，肿瘤不均质，强化不均匀，可出现远处转移。

（2）良性平滑肌瘤与其他良性肿瘤　除脂肪瘤外，与其他肿瘤鉴别较困难。

【影像检查优选评价】

X 线造影可发现病灶；CT、MRI 可进一步明确肿瘤的范围、大小及与周围脏器关系，可发现较小病灶，并可用于鉴别诊断。

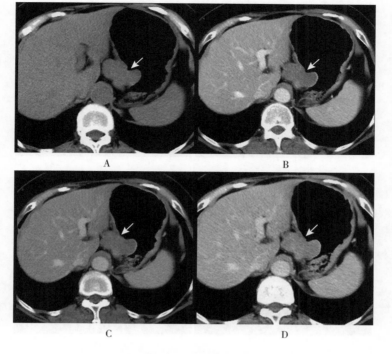

图 8 - 8 胃贲门平滑肌瘤

A. 腹部增强 CT 平扫；B. 动脉期；C. 门脉期；D. 延迟期轴位图像显示胃贲门部等密度
分叶状肿块，增强扫描动脉期轻度强化，表面可见强化粘膜及浅溃疡，门脉期及延迟期呈
渐近性均匀强化（箭头），内部未见坏死

（四）胃肠道间质瘤

胃肠道间质瘤（GIST）是一种独立的肿瘤，尽管在大体和组织细胞形态上与传统的平滑肌类肿瘤极为相似，但起源于胃肠道 Cajal 细胞（一种控制胃肠蠕动的起搏细胞）。肿瘤最常见于胃，其次为小肠，还可发生于腹腔软组织如网膜、肠系膜或腹膜后。中老年男性多见。CD34、CD117 是 GIST 相对特异的免疫组化标记物。

【影像学表现】

1. X 线钡餐造影

检查可发现胃腔缩小，肿块与正常胃壁分界清楚，通常无胃壁浸润现象，病灶表面黏膜皱襞可被展平，伴或不伴表面黏膜溃疡。向腔外生长者容易漏诊。

2. CT

为实质性、边界清楚的肿块，密度均匀或不均，向腔内、外生长，可伴有坏死，表现为大小不等、不规则的液气区。CT 增强扫描早期表面可见均匀强化黏膜，肿块实性部分中度或显著强化（图 8 - 9），CT 还可发现肝、腹腔转移。多平面重建图像有助于显示病变与胃肠道的关系。

3. MRI

呈不均匀等 T_1 信号，T_2WI 以高或稍高信号为主；因出血、囊变而肿块信号混杂。

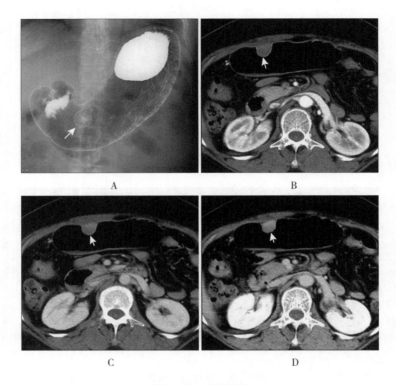

图 8-9 胃间质瘤

A. 上消化道造影，示胃角部可见一不规则病灶，表面可见完整黏膜，提示位于黏膜下肿瘤（箭头）；B. CT 增强扫描动脉期，示胃角前壁病灶轻度强化，表面黏膜均匀强化（箭头）；C. 门脉期；D. 延迟期轴位图像，显示病灶呈渐进性明显强化（箭头），考虑胃角前壁黏膜下肿瘤，GIST可能。术后病理证实为 GIST

【鉴别诊断】

（1）低度恶性者主要与良性平滑肌瘤鉴别，消化道平滑肌瘤出血、坏死及囊变少见，而 GIST 常见出血、坏死及囊变。

（2）胃癌 肿块周围胃壁增厚，胃体下部、胃窦多见。增强 CT 或 MRI 胃黏膜异常强化。

【影像检查优选评价】

CT、MRI 首选，可以明确显示肿瘤的范围、大小及与周围脏器关系，并可用于鉴别诊断。

（五）胃癌

绝大部分胃癌为腺癌，占胃恶性肿瘤的 95% 以上，可分为早期胃癌及进展期胃癌。前者指癌组织仅侵及黏膜或黏膜下层，未侵及肌层，不论有无淋巴结的转移，早期胃癌分为隆起型、浅表型、凹陷型。进展期胃癌指癌组织侵及固有肌层以下者，包括中期及晚期胃癌，按 X 线表现可分为蕈伞型、局部溃疡型、浸润溃疡型、弥漫浸润型。

【影像学表现】

1. X 线钡餐造影

早期胃癌直接征象可表现为孤立的肿物，表面可有溃疡；多个小结节状隆起、单个或多个浅溃疡；病变黏膜变平、皱襞增粗，胃壁增厚，蠕动异常。进展期胃癌可表现为腔内较大隆起性菜花状肿块，可呈分叶状，表面凹凸不平，可有溃疡；溃疡型表现为腔内龛影，呈不规则扁盘状，常较大且浅，可见指压迹征、半月征、环堤征（图8-10）。局限或弥漫性胃壁僵硬，蠕动消失，呈"皮革胃"，胃腔缩小（图8-11）。病变部位黏膜增粗，皱襞展平、破坏。

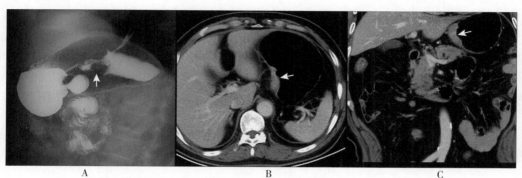

图8-10　胃贲门浸润溃疡型胃癌

A. 上消化道造影，示贲门部可见不规则充盈缺损，中心可见龛影，可见"半月"征（箭头）；B. CT增强扫描轴位、C. 冠状位，提示贲门溃疡型病灶（箭头），中度强化，与正常胃壁呈钝角相连续，侵及外膜面，周围脂肪间隙可见少许索条影

2. CT

早期胃癌平扫不易诊断，增强扫描及多平面重建可显示胃壁增厚及异常强化。进展期胃癌表现为胃壁局限或弥漫性异常增厚，黏膜明显不规则，可向腔内、腔外突入，呈软组织肿块（图8-10）。浆膜面毛糙提示肿瘤向胃周侵犯。CT可显示胃癌对周围脏器的侵犯、腹腔与腹膜后肿大淋巴结、远处转移等。

3. MRI

形态学与CT相似，肿瘤主要表现为T_1WI为与肌肉相等的略低信号，T_2WI信号高于同层面的肝脏信号。可以显示肿瘤浸润深度、外侵状态及淋巴结转移等。

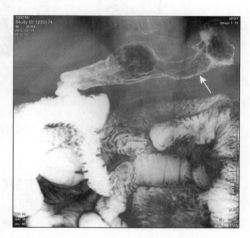

图8-11　胃弥漫浸润型癌

上消化道造影示弥漫性胃壁僵硬，胃腔缩小，呈"皮革胃"（箭头），黏膜增粗、中断

【鉴别诊断】

主要与胃的腺瘤性息肉、平滑肌源性肿瘤、淋巴瘤、良性溃疡及胃窦炎等鉴别。

【影像检查优选评价】

钡餐造影结合内镜加活检多可确诊，CT、MRI主要用于胃癌的分期，有助于术后瘢痕增生和肿瘤复发的鉴别。

（六）原发性胃淋巴瘤

肿瘤主要累及胃，可伴有原发灶淋巴引流区域局部淋巴结受侵犯，无肝、脾受侵。主要为非霍奇金淋巴瘤，占全部胃恶性肿瘤的1%～7%，男性多见。常见临床症状及体征无特异性，症状轻且出现晚，全身情况一般较好。临床表现与病变大小、程度不相称为其特点。病灶多在胃体部，生长方式多样。钡餐造影可分为黏膜皱襞增粗和颗粒型、溃疡型、浸润型和结节型、息肉型。

【影像学表现】

1. X 线钡餐造影

早期黏膜增粗，皱襞为颗粒状。浸润型病变范围广，特征性表现为局限性和弥漫性黏膜皱襞粗大，扭曲呈结节状，但胃壁柔软可扩张。溃疡型形态不规则，大而多发，周围可见环堤；息肉型表现为一个或多个突入腔内的隆起，大小为5～10mm，可伴有浸润或溃疡改变；结节型以多发结节或肿块为特征，肿块出现溃疡可表现为"牛眼征"或"靶征"。

2. CT

可见胃壁增厚或局限性肿块，增强扫描对淋巴瘤浸润厚度及分期有帮助（图8-12）。可以显示腹腔淋巴结。

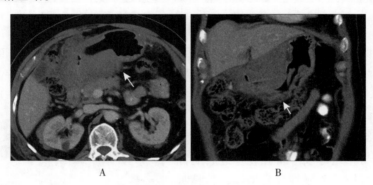

图8-12　胃体窦部淋巴瘤

A. CT增强扫描轴位；B. 冠状位

胃体窦部壁弥漫增厚（箭头），局部形成肿块，胃壁未见僵硬改变，病灶与胰腺分界不清

【鉴别诊断】

（1）进展期胃癌　淋巴瘤有黏膜下肿瘤的特征，多发溃疡，多发结节，病变广泛，胃壁增厚程度一般较胃癌大，胃壁伸展性可，胃腔无明显缩小，CT强化程度较胃癌低；周围器官一般无明显侵犯。发生在胃窦病变可跨越幽门侵及十二指肠。

（2）胃窦炎　炎症黏膜柔软，无隆起结节和多发溃疡。

【影像检查优选评价】

钡餐造影及CT征象不典型，CT对病灶的分期和治疗后随访有帮助。胃淋巴瘤确诊依靠内镜下活检病理。

三、十二指肠疾病

（一）十二指肠溃疡

十二指肠溃疡在慢性消化性溃疡中最常见，男性多见，90%以上发生于球部，大多单发。溃疡一般呈圆形或椭圆形，直径一般小于1cm。

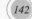

【影像学表现】

1. X线

龛影为诊断的直接征象。球部溃疡好发于十二指肠球偏基底部的前壁或后壁上，对吻溃疡可显示为两个分离的钡斑。球部可有变形、激惹、黏膜放射状纠集，可伴幽门痉挛、胃窦炎等继发征象。

2. CT

主要表现为球部变形，肠壁可见增厚、轮廓模糊，还可帮助诊断球部溃疡继发的穿孔、梗阻等表现。

【鉴别诊断】

（1）愈合性溃疡　中心可见浅凹陷，但轮廓模糊，临床症状消失。

（2）球部变形　在十二指肠溃疡诊断中极为重要，但需排除因体形、器官重叠、体位不当、对比剂用量不足、技术不熟练等人为原因造成的球部变形。

【影像检查优选评价】

钡餐造影简便易行，诊断多无困难；CT有助于诊断十二指肠球部溃疡继发的穿孔、梗阻等表现。

（二）十二指肠腺瘤

十二指肠腺瘤发生于十二指肠上皮的腺瘤性息肉，大多无临床症状，仅在钡餐造影或内镜时偶然发现，少数则引起上消化道出血或阻塞性黄疸。低张十二指肠双对比造影是发现和诊断本病的主要手段。大于2cm时有恶变的潜在危险，应手术切除。

【影像学表现】

钡餐造影：病变起自十二指肠第一段或第二段，直径小于2.0cm，呈圆形或椭圆形息肉状充盈缺损，突向腔内，单个生长，表面光滑，通常无蒂。绒毛状腺瘤一般较大，呈网格或皂泡状充盈缺损，压迫相中病灶大小、形态可随压力大小发生变化。

【鉴别诊断】

应与平滑肌瘤、布氏腺错构瘤相鉴别，但有困难。

【影像检查优选评价】

钡餐造影及内镜检出病灶较容易，但定性较难。

（三）十二指肠憩室

十二指肠憩室是黏膜、黏膜下层通过肠壁肌层薄弱处向肠腔外突出而形成的囊袋状结构，因此憩室壁大多没有肌层。十二指肠降段内侧缘壶腹周围区是其最常见部位（占70%），多为单发。可引起憩室炎，也可压迫十二指肠、胆总管、胰管，引起胆、胰管扩张。

【影像学表现】

1. X线

钡餐造影典型表现为光滑而境界清楚充钡的单个或多个囊袋影，突出于肠腔外，有狭颈，可见十二指肠黏膜进入憩室内。部分较大憩室可显示有气－液平面（图8－13）。

2. CT

典型表现为十二指肠降段内侧、胰头周围圆形或卵圆形囊袋样影，突出于降段肠腔轮廓之外，浆膜面光滑，囊腔内常见气体及气－液平面，有时可见稍高密度结石影。

【鉴别诊断】

钡餐造影及 CT 均有典型表现，诊断并不困难。

【影像检查优选评价】

钡餐造影为首选，CT 可显示较大憩室压迫造成的胆、胰管扩张改变，并对憩室炎的诊断有较大价值。

四、小肠疾病

（一）肠结核

肠结核好发于回盲部，亦可累及空、回肠和十二指肠。依据机体免疫状态和结核菌的毒力，病理上主要分为溃疡型和增殖型，以溃疡型多见。常见症状为右下腹疼痛，伴有腹泻、便秘或腹泻与便秘交替出现、低热、恶心、呕吐、食欲减退等症状，少数可出现肠梗阻。

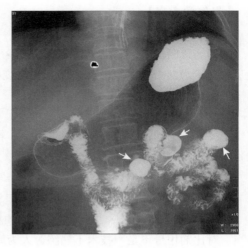

图 8 - 13　十二指肠水平段、升段及空肠近端多发憩室
十二指肠水平段、升段及近端空肠突出腔外的囊袋状影（箭头）

【影像学表现】

1. X 线

多以钡餐造影为主，辅以钡灌肠检查。溃疡型病变最初表现为肠管痉挛、张力增高等激惹征象，可见钡剂"跳跃"征，继之肠管边缘出现不规则锯齿状，斑点状小龛影，这种改变常呈断续性交替出现。增殖型肠结核好发于回肠末端，主要表现为黏膜粗乱，呈小息肉样改变，肠管管腔变形、缩小，近侧肠管可见扩张（图 8 - 14）。

2. CT

可显示增殖型结核伴肿块形成，也可发现肠系膜淋巴结、肝、脾、子宫及附件是否受累，腹膜有无增厚等。

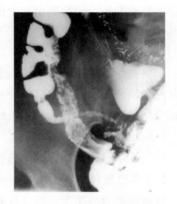

图 8 - 14　回肠末端增殖型肠结核
肠腔狭窄，黏膜粗乱呈小息肉样改变

【鉴别诊断】

（1）克罗恩病　两者鉴别困难，克罗恩病小肠系膜侧损害严重，可见纵行溃疡，"铺路石征"，另外肠瘘、窦道较结核常见。

（2）肠道肿瘤　肿瘤多呈较大肿块，结核充盈缺损较小而多发，回盲瓣受累率高。

【影像检查优选评价】

钡餐造影表现结合临床检查诊断一般不困难；CT 在显示病灶范围有明显优势。

（二）克罗恩病

克罗恩病又名局限性肠炎、非特异性小肠炎等，回肠末端 9～12cm 内为好发部位。病变呈节段性分布，可累及肠壁全层。

【影像学表现】

1. X线钡餐造影

早期病变表现为小肠黏膜皱襞增粗、变平或拉直，病变肠管形态较固定，肠管一般无明显狭窄。病变进展可见纵行裂隙状溃疡，和横行小刺状瘘管、正常黏膜交错，形成"铺路石征"，为其典型表现。病变呈非对称性，肠系膜侧较重，对侧可见假憩室形成。病变后期，肠腔不规则明显狭窄，肠壁僵硬，近端肠管扩张，蠕动增强（图8-15）。

2. CT

肠管无狭窄时可见节段性小肠壁增厚，皱襞增粗。炎症急性期可见"靶征"或"双晕征"。增强扫描病变肠管明显强化，肠系膜血管

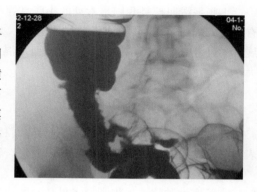

图8-15 克罗恩病

末端回肠肠壁毛糙、僵硬，满布长短不一的线状溃疡及瘘管

可见"木梳征"，可帮助判断病变的活动性。病变后期可见多发固定的节段性肠腔狭窄和扩张，病变肠壁增厚、肠周渗出性改变、肠系膜增厚。CT对腹腔脓肿、淋巴结增大、小肠-腹壁瘘的显示较钡餐造影有明显优势。

3. MRI

小肠壁节段性增厚，可以超过4mm，T_1WI低信号，在T_2WI稍高信号。增强后增厚肠壁可有层状强化，肠系膜内血管增多。

【鉴别诊断】

（1）肠结核　两者鉴别困难，肠系膜淋巴结环形强化为肠结核特征性改变。

（2）小肠淋巴瘤　病变常较大，表面可有溃疡，管腔狭窄不明显。

【影像检查优选评价】

肠腔内改变主要依靠小肠双对比造影。钡餐造影有利于观察黏膜病变、肠腔改变、肠瘘。CT及MRI检查，尤其是增强CT有利于观察肠壁、肠周及系膜病变，并可判断病变活动性。

（三）小肠腺瘤

小肠腺瘤可单发，也可伴发于全胃肠道的腺瘤病，多在1～3cm，呈圆形或半圆形，表面光滑或呈小分叶状，多数有蒂。有恶变倾向。无明显临床症状，可见继发性肠套叠及肠出血。

【影像学表现】

1. X线钡餐造影

表现为表面光滑的圆形或椭圆形充盈缺损，可带蒂。

2. CT

肠腔内边缘光滑、密度均匀的圆形或半圆形软组织密度肿块。

【鉴别诊断】

需与其他突入肠腔的良性肿瘤鉴别，CT扫描及增强有帮助。

【影像检查优选评价】

钡餐造影简便易行，CT可分辨病变部位、肠壁有无浸润及增厚等情况。

（四）小肠平滑肌瘤

小肠平滑肌瘤是我国最常见的小肠良性肿瘤，约占小肠良性肿瘤的1/3，起源于肠壁固有肌层。腹痛、便血、肠梗阻为常见症状，常无真正的结缔组织包膜，按其发生部位及发展方向可分为壁内型、腔内型、腔外型及混合型。10%～15%的平滑肌瘤可恶变，与肿瘤大小及生物学行为有关。

【影像学表现】

1. X线钡餐造影

随肿瘤生长方式、大小及部位而异。腔内型表现为境界清楚的圆形或椭圆形充盈缺损，表面可见溃疡；腔外型钡剂检查难以发现，较大病变可见肠管移位。

2. CT

小肠实性肿块，不规则形多见，密度均匀或不均匀肿瘤，增强扫描多数显示为均匀性、明显强化，较大者中心可有囊变区。

3. 血管造影

选择性动脉造影肿瘤表现为丰富的毛细血管网，回流静脉早期显影。

【鉴别诊断】

平滑肌瘤需与其他小肠良性肿瘤鉴别，但较困难，CT对脂肪瘤鉴别有帮助。

【影像检查优选评价】

增强CT是首选方法，小肠双对比造影可动态观察病变，动脉造影可显示较小病变，可提高肿瘤检出率。

（五）小肠腺癌

小肠腺癌在小肠恶性肿瘤中最常见，从十二指肠到回肠发病率逐渐降低。临床表现可分为浸润型和肿块型，以浸润型常见。

【影像学表现】

1. X线钡餐造影

浸润型表现为局限性肠腔狭窄，黏膜破坏，管壁僵硬，近侧肠腔扩张。肿块型少见，表现为息肉样或菜花样充盈缺损，轮廓不规则，表面可有不规则溃疡，肠腔偏心性狭窄。

2. CT

表现为近侧空场腔内实质性软组织肿块，引起向心性或不对称性肠道狭窄或梗阻。相邻肠壁增厚，增强可见肿块中度强化，密度不均匀，淋巴结、肝脏、腹膜、卵巢可见转移（图8-16）。

【鉴别诊断】

（1）小肠淋巴瘤　多发生于回肠，病变常较大，管腔狭窄不明显，可为多发。

（2）克罗恩病　与该病鉴别常很困难。结肠可同时受累，呈多节段性，纵行溃疡、"铺路石征"是典型表现，病变肠段系膜缘缩短。

【影像检查优选评价】

小肠气钡双重对比造影目前为最常用方法，CT可以显示肿瘤整体特征及分期，判断淋巴结转移及远处转移等。

（六）小肠淋巴瘤

原发性胃肠道淋巴瘤少见，全身其他部位淋巴瘤累及胃肠道的继发性淋巴瘤多见。好

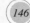

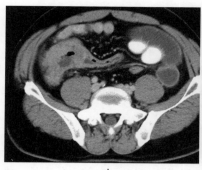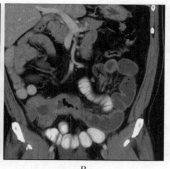

图 8-16　回肠末端腺癌

A. 增强 CT 轴位，B. 冠状位

回肠末端肠壁增厚，管腔狭窄，肿瘤明显强化（箭头），近端肠管扩张，肠
腔内积液。病理证实为腺癌

发于回肠，常为多发，多见于青壮年男性。

【影像学表现】

1. X 线

小肠气钡双重对比造影呈多种表现，可为多发结节或息肉肿块样充盈缺损，可伴有溃疡。肠壁增厚、僵硬、管腔狭窄不明显，有时可见肠腔局部膨大。肠腔外浸润可导致小肠受压移位。

2. CT

取决于肿瘤大小、肠壁浸润范围及有无溃疡。浸润明显时表现为病变肠段肠壁同心圆样增厚，壁厚超过 1cm，密度低且均匀，增强扫描强化低于肠癌和平滑肌肉瘤。肠系膜多发淋巴结肿大较常见，回盲部病变可引起肠套叠。

【鉴别诊断】

需于小肠癌、克罗恩病鉴别。

【影像检查优选评价】

小肠气钡双重对比造影可发现病灶，CT 可显示病灶的范围。

（七）小肠平滑肌肉瘤

小肠平滑肌肉瘤是小肠最常见的恶性非上皮性软组织肿瘤。半数发生在回肠，十二指肠最少。起自肠壁肌层，与良性平滑肌瘤相比，更倾向于肠腔外生长，形成较大肿块。瘤体内可液化、坏死，形成窦道或穿孔。除直接向周围蔓延外，还可转移至肝、肺、骨等。

【影像学表现】

1. X 线

病变肠段变形，黏膜皱襞平坦，病变肿块内可见溃疡、坏死腔或瘘管，相邻肠管被推移或黏附。

2. CT

远端小肠偏心性肿块，强化明显，内可见坏死。

【鉴别诊断】

肿块较大需要与后腹膜肿瘤鉴别。

【影像检查优选评价】

CT能显示肿块整体特征、外侵范围以及远处转移等。

（八）小肠类癌

小肠类癌主要见于阑尾、末端回肠，来源于内胚叶上皮的嗜银细胞，肿瘤可分泌多肽类、胺类等活性物质，是胺前体摄取和脱羧（APUD）细胞系肿瘤。病变多发，可引起类癌综合征。

【影像学表现】

1. X线钡餐造影

小肠远端显示1~2cm圆形光滑黏膜隆起，肿瘤较大可向腔内外生长，推移邻近肠管并可致肠腔狭窄。侵及肠系膜可显示肿瘤侧肠壁扭转，导致肠粘连、固定。

2. CT

肿瘤较大时可显示较大的肠系膜肿块，伴有钙化及伸向系膜的纤维条索影。

3. 血管造影

典型表现为肿瘤周围放射状小动脉影，肿瘤内部轻、中度染色，引流静脉不充盈，肠系膜动脉分支不规则狭窄。

【鉴别诊断】

造影结合临床表现、血尿中5-羟色胺的测定有利于确诊。

【影像检查优选评价】

血管造影及CT可帮助和其他恶性肿瘤相鉴别。

（九）小肠间质瘤

小肠间质瘤多见于中老年，主要症状为间歇性腹部隐痛。肿瘤由相对未分化间质细胞组成，组织学分为梭型细胞型、上皮细胞型和混合型。

【影像学表现】

1. X线钡餐造影

病变局部黏膜变平，环状皱襞消失，肠腔内见境界清楚类圆形充盈缺损影，可伴有偏心性龛影。中间或有恶性倾向者黏膜皱襞破坏、消失，肠腔偏心性狭窄。

2. CT

显示为与肠壁关系密切的软组织肿块，偏心性向腔外生长，与邻近肠壁分界清晰，密度因变性坏死而不均匀，偶见钙化。增强扫描有明显不均匀强化。恶性程度高的肿瘤肿块多较大，有明显黏膜破坏和肠壁缺损，肝脏可发生转移，淋巴结转移少见。

3. 血管造影

显示为富血管性肿瘤特征，动脉期肿瘤染色，静脉期显示异常粗大的回流静脉。

【鉴别诊断】

需于小肠恶性及良性肿瘤鉴别。免疫组化CD34和CD117是相对特异的标记物。

五、结肠疾病

（一）溃疡性结肠炎

溃疡性结肠炎是最常见的结肠慢性、特发性炎症性疾病，临床多数起病缓慢，主要表现为腹痛、腹泻和便血。病变主要侵犯结肠黏膜，以弥漫性溃疡糜烂为主，好发于左半结肠，并发症包括中毒性巨结肠、癌变和硬化性胆管炎。

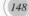

【影像学表现】

1. X线

腹部平片对观察本病有无穿孔或中毒性巨结肠有一定临床意义。结肠气钡双重对比造影于病变早期可见黏膜水肿的表现，主要为黏膜表面呈颗粒状或絮状密度增高影（图8-17）。病变进展，出现多发表浅溃疡，表现为均匀分布的呈雪花状分布的斑状钡影。肠壁粗糙、增厚。黏膜下脓肿破溃后出现"烧瓶"状溃疡，溃疡在黏膜下相互贯通可见"双轨征"；病变继续发展，黏膜表面呈结节状及息肉样改变，结肠袋消失、管腔变窄、僵硬和缩短，呈"铅管征"。

2. CT

早期细微黏膜改变无法显示。假性息肉、肠壁均匀增厚、肠腔狭窄为主要表现，黏膜水肿、增厚可见"靶征"，浆膜面一般光滑、完整。多平面重建有助于显示肠管缩短、肠腔狭窄、结肠袋消失等改变。

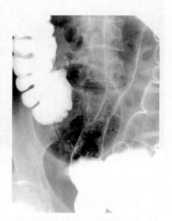

图8-17 溃疡性结肠炎
病变结肠黏膜呈颗粒状，黏膜表面可见小的点状溃疡

【鉴别诊断】

需与结肠克罗恩病、肠结核、大肠息肉病鉴别。

【影像检查优选评价】

临床表现结合结肠气钡双重对比造影典型表现可确诊，鉴别困难时可行内镜活检。

（二）结肠癌

结肠癌在消化道肿瘤中的发病率仅次于胃癌、食管癌，大多单发，4%为多发。早期局限于黏膜及黏膜下层，无淋巴结转移。进展期病理可分为隆起型、溃疡型、浸润型和胶样型。组织学上以管状腺癌为主，占66%~80%。临床症状依发病部位不同而有所差别。

【影像学表现】

1. X线

结肠气钡双重对比造影早期隆起型表现为扁平、无蒂的类圆形病灶，表面可呈结节或分叶状，基底可见回缩、凹陷及肠壁不规则改变，肠管扩张度稍差。平坦型可表现为小的不规则钡斑，境界清楚，边缘僵硬。进展期依据病理类型表现可为：①不规则的充盈缺损，病灶基底部可有凹陷性切迹和边缘缺损；②局部肠管偏心性或向心性狭窄，肠壁破坏，无正常黏膜纹，结肠袋消失，与相对正常之肠段界限清楚，附近可见小溃疡和增生灶，狭窄段肠壁僵硬，始终不扩张（图8-18）；③较扁平的病灶中有不规则的腔内龛影，周围黏膜破坏、不规则结节状增生、宽窄不等的环堤；④10%的结肠癌为多发。

2. CT

可见病变局部肠壁增厚，肠腔内不规则软组织肿块，肠腔狭窄，肠壁异常强化，癌性溃疡等表现（图8-18），可观察肿块侵犯结肠壁的深度及周围浸润、淋巴结转移、肝脏转移等情况。

【鉴别诊断】

（1）良性息肉 外形光滑，黏膜正常，较大息肉样病变应及时摘除。

（2）肠结核 回盲部和升结肠多见。结核充盈缺损较小而多发，回盲瓣受累率高。

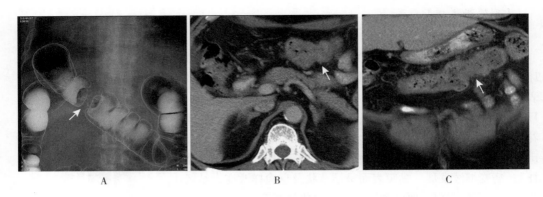

图 8 - 18 结肠癌

A. 造影示横结肠局部肠管明显狭窄，僵硬，边缘不规则，与正常肠段界限清楚（箭头）；B. CT 增强扫描轴位、C. 冠状位示横结肠局部肠壁增厚，中等程度强化，管腔狭窄，周围脂肪间隙见多发索条影（箭头）

（3）结肠淋巴瘤　多为继发病变，可见多个病灶。孤立病灶鉴别较困难。

【影像检查优选评价】

气钡双重对比造影对进展期结肠癌诊断一般不难，对于早期病变有时需结合内镜明确诊断。CT 除可观察病变本身，并可观察到肿块侵犯结肠壁的深度及周围浸润、淋巴结转移、肝脏转移等情况。

（三）**结肠淋巴瘤**

结肠淋巴瘤多为继发，发病率仅次于结肠癌，中老年男性好发。好发于回盲部和直肠，以非霍奇金淋巴瘤常见，多起于黏膜下层淋巴滤泡。

【影像学表现】

1. X 线

病变处可见狭窄、充盈缺损、肠管局限性扩张。狭窄范围大多较长，肠管僵硬、黏膜皱襞消失。充盈缺损可为多个小息肉样，也可为较大肿块，并可引起压迫表现。弥漫生长可累及较长段的结肠甚至整个结肠，肠黏膜表面布满多发的小结节状隆起，无蒂，表面光整。肠梗阻少见。

2. CT

肠壁部分或全周性增厚，通常不伴有结缔组织的增生。肠壁增厚可形成腔内结节或肿块，可引起肠套叠。肠壁神经受累可引起肠管瘤样扩张。盆、腹腔及腹膜后可见淋巴结肿大。

【鉴别诊断】

（1）结肠癌　病变范围较局限，主要表现为不规则肿块及肠壁浸润，肿块表面高低不平可有溃疡，黏膜破坏，结肠袋消失，和相对正常之肠段界限清楚。

（2）结肠息肉　表现为多个或单发结节状影，周围黏膜多正常。

（3）结肠克罗恩病　青年多见，病变呈节段分布，可见钡剂"跳跃征""卵石征"、纵行裂隙状溃疡。回盲瓣、盲肠一般正常。

【影像检查优选评价】

气钡双重对比造影结合内镜常可明确诊断。

（四）乙状结肠扭转

乙状结肠扭转发生主要原因是乙状结肠肠袢和系膜过长，而肠袢近端和远端间距离又相对较近，炎症、粘连或伴发肿瘤也是扭转的常见原因，可分为闭袢型和非闭袢型两种。

【影像学表现】

1. X线

（1）平片　非闭袢型主要表现为低位结肠梗阻，程度较轻。闭袢型可见结肠明显扩张，直径可达10cm以上，呈马蹄状"倒U字"征，立位可见两个较宽的气－液平面形成，马蹄形阴影可高达中上腹部（图8-19）。

（2）结肠钡灌肠造影　完全梗阻时，钡剂充盈至乙状结肠下部受阻，尖端逐渐变细，如鸟嘴状。如梗阻不完全，可有少量钡剂进入扭转的肠袢，此时可显示旋转集中点（图8-20）。

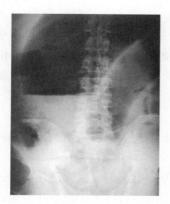 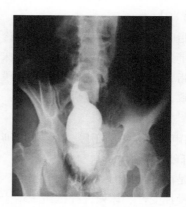

图8-19　乙状结肠扭转
腹部平片见乙状结肠明显扩张，
呈"马蹄"状

图8-20　乙状结肠扭转
钡灌肠见直肠乙状结肠交界梗阻，
阻塞端呈鸟嘴状

2. CT

可见"漩涡征"和"双鸟嘴征"。"漩涡征"指乙状结肠系膜连同其扩张的血管在梗阻点附近纠集扭曲呈漩涡状；"双鸟嘴征"指扭转的乙状结肠闭袢两端扭结点处狭窄，表现为"双鸟嘴"状。

【鉴别诊断】

临床及X线表现典型，诊断不难。

【影像检查优选评价】

X线平片及结肠钡灌肠造影可明确诊断。

六、肝弥漫性病变

（一）脂肪肝

脂肪肝是多种病因引起的、以甘油三酯含量增多为特征的疾病，根据肝脏受累范围大小，可分为弥漫性和局灶性脂肪肝；根据病因可分为酒精性和非酒精性脂肪肝。组织病理上的显著标志是肝细胞内脂肪小滴的堆积。

【影像学表现】

1. US

肝实质弥漫性的回声增强，表现为"亮肝"，肝脏增大，边缘圆钝。门静脉管壁显示不明显。

2. CT

CT 平扫可显示病变肝脏实质密度降低。弥漫性脂肪浸润表现全肝密度降低，有时肝内可见正常或相对正常区域，称为肝岛。局灶性脂肪浸润则出现肝叶或肝段局部密度降低，可呈结节状、地图状或肿块状，单发或多发。肝脏密度低于脾脏为轻度脂肪肝，肝脏密度与肝内血管密度相同为中度脂肪肝，肝脏密度低于肝内血管密度为重度脂肪肝。

3. MRI

梯度回波（GRE）序列的化学位移成像（同反相位）既可以直观地显示肝脏脂肪浸润的范围，又可以进行定量测量。脂肪肝于反相位图像中信号强度较同相位图像者明显减低。

【鉴别诊断】

弥漫性脂肪肝的影像学表现较典型，诊断不难。肝岛有时需与肝肿瘤性病变鉴别，前者多位于韧带旁、门静脉周围区域及胆囊床周围，缺乏占位效应，缺乏血管移位或扭曲征象。局灶性脂肪肝无占位效应、多呈叶或段的分布，增强后可见血管穿行，增强特征与正常肝实质一致，可助于与占位病变鉴别。

【影像检查优选评价】

CT 和超声为主要诊断手段，对诊断不明确的病灶进行 MRI 检查有较大帮助。

（二）肝硬化

肝硬化是由各种病因（乙肝、酒精肝、脂肪肝等）引起的肝脏弥漫性病变，主要表现为肝细胞弥漫性变性、坏死，纤维组织增生，肝细胞结节状再生，假小叶形成，致使肝变形、质地变硬、肝叶增大或萎缩，并引起门静脉高压和肝功能损害。

【影像学表现】

1. X 线

胃肠道钡餐造影可显示食道胃底静脉曲张，但现其诊断功能已多被增强 CT 重建技术替代。

2. US

肝脏实质回声轻微增粗或增强，肝脏大小正常或缩小，肝内结节可呈等、低及高回声，和肝细胞癌所致结节有时难以区分。超声还能观察到肝外结构改变，如脾大、门静脉高压、门腔静脉分流、腹水等。

3. CT

（1）肝体积及外形改变，早期肝脏体积正常或轻度增大，肝轮廓略呈波浪状。中晚期肝叶比例失调，多表现为右叶和左叶内侧段萎缩，及尾状叶、左叶外侧段的代偿性增大，肝裂增宽。

（2）肝脏密度呈弥漫性或不均匀降低，其中较小结节常不能显示，较大的再生结节可为散在的结节状高密度（金属离子沉积），若伴发肝细胞癌则多呈低密度灶。增强扫描再生结节多呈动脉期相对低或等的强化。

（3）继发性改变 包括脾脏增大、门脉及脾静脉增宽、门体侧支循环开放（包括食道胃底静脉、脾肾静脉、脐周静脉及直肠周围静脉等）及腹腔积液等。

4. MRI

肝脏体积、外形改变及肝硬化相关继发性改变所见同CT，MRI对于少量腹腔积液的检出更为敏感。T_2WI肝实质多呈弥漫性信号强度减低。再生结节在T_1WI上的信号改变不明显或增高，在T_2WI上多呈低信号或等信号，若出现高信号应高度怀疑恶变。动态增强序列纤维间隔明显延迟强化，再生结节多呈相对低强化信号。近年来美国放射学院（ACR）制定了LI－RADS分类标准用于指导肝硬化背景下肝内结节的良、恶性诊断。

【鉴别诊断】

肝硬化再生结节主要需与小肝癌（结节恶变）鉴别，后者典型表现为T_2WI序列高信号、DWI序列高信号、MRI动态增强序列快进快出特征、肝胆特异性钆对比剂检查中肝胆期低信号及甲胎蛋白的持续增高。

【影像检查优选评价】

CT和超声为主要诊断手段，MRI对于再生结节恶变的检出非常敏感。

（三）布加综合征

从肝小静脉分支至下腔静脉与右心房交界间任何肝脏静脉血液流出受阻均可称作布加综合征，但不包括中央静脉非血栓性阻塞和心脏疾病所致肝脏静脉血液流出受阻。临床表现为腹水、肝脾肿大、右上腹痛、门脉高压等变化以及体循环回流障碍等改变。

【影像学表现】

1. US

可见静脉内血栓、肝静脉的狭窄、肝内外侧支循环、异常粗大的下右肝静脉、血流缓慢及反转血流等改变。

2. CT

CT表现取决于梗阻的位置及病程的急缓。急性期肝脏淤血增大，肝脏外周密度减低，增强扫描呈"扇形"强化（中央部分高强化）。受累的静脉可不显影或见充盈缺损（隔膜影）或伴钙化。慢性期肝实质可见弥漫纤维化特征，肝脏萎缩尤以外周为著，尾状叶代偿性肥大，可压迫下腔静脉加重流出道梗阻，可见肝内粗大"蛛网样"侧支循环血管开放、腹水、脾大等。随着长期的肝静脉阻塞可出现动脉期高强化的再生结节。

3. MRI

除CT上述形态学改变外，急性期肝脏外周T_2WI信号增高，慢性期肝脏实质呈现弥漫网格状T_2WI高信号。

4. 血管造影

为本病诊断的"金标准"，可清楚地显示肝静脉血管腔内阻塞部位、形态及程度，可直接观察侧支循环通路，给手术方案提供重要依据。

【鉴别诊断】

急性布加综合征应与其他引起急性重症肝衰竭的疾病进行鉴别诊断，后者多无大量的腹水，且无流出道梗阻。慢性布加综合征需与其他导致肝硬化及门脉高压的慢性肝病鉴别，前者肝静脉常已不可见，且可合并动脉期高强化的较大的再生结节。

【影像检查优选评价】

超声为首选检查方法，多普勒超声可发现异常血流及血栓本身。CT和MRI用于证实梗阻的存在、鉴别梗阻原因，评估慢性期肝硬化及门脉高压。此外MRA及CTA对判断下腔静脉和肝静脉有无狭窄、阻塞、血栓形成以及侧支循环有较高价值。血管造影为本病确诊的"金标准"，并可同时进行介入治疗。

七、肝内占位性病变

（一）肝囊肿

临床上将肝囊肿分为单纯性肝囊肿和多囊肝，内衬单层柱状或立方上皮。较小者多无症状，较大时可压迫邻近结构而引起相应症状，偶有囊肿破裂、出血、合并感染等并发症。

【影像学表现】

1. X 线

腹部平片无法用于诊断本病。较大的肝囊肿于肝动脉造影动脉期显示血管受压、移位，实质期可出现边缘光滑的无血管区，边缘可显示菲薄染色的囊壁。

2. US

表现为圆形或分叶状无回声区，后壁回声增强，囊壁薄，边界清晰，大小从 1mm 到 10cm 不等。

3. CT

平扫显示肝实质内边界清楚锐利、一般没有间隔、圆形或卵圆形、均质的水样密度灶，CT 值为 −10～10Hu，增强后囊内容物无强化，囊壁一般亦无强化。复杂囊肿可有不典型表现，如囊内出血则囊内密度增高，CT 值可超过 20Hu，合并感染时囊壁增厚可伴强化。多囊肝通常包含大量的囊肿，同时伴有多囊肾。

4. MRI

表现为边缘光滑、锐利的圆形病灶，呈长 T_1、长 T_2 信号和脑脊液相似。增强扫描囊液及囊壁均无明确强化。囊内出血可呈不同出血期别的 T_1 和 T_2WI 信号。

【鉴别诊断】

典型肝囊肿需与胆管错构瘤鉴别，后者通常数量较多，病灶多小于 15mm。还需与先天性肝内胆管扩张症鉴别，后者由多个节段的扩张胆管组成，可见中央斑点征。肝囊肿合并急慢性出血或合并感染时需与囊性转移瘤、囊腺瘤（多房囊性）、肝脓肿、肝棘球蚴病等鉴别。这些病变都有较厚的囊壁，且厚薄不均，边缘不整，增强扫描囊壁及壁结节可见强化，需结合临床表现甚至穿刺物检查。

【影像检查优选评价】

MRI 对于肝脏囊肿的检出非常敏感，但因本病的良性本质，临床很少会使用 MRI 进行囊肿筛查。临床多见于采用超声、CT 等手段进行其他疾病诊疗时偶然发现肝囊肿。

（二）肝包虫病

肝包虫病也称肝棘球蚴病，是人畜共患性寄生虫病。为西北牧区较常见的寄生虫病，分细粒棘球蚴和泡状棘球蚴两型。慢性病程，早期无症状，病灶增大造成腹部压迫症状，压迫或进入胆道可造成黄疸。

【影像学表现】

1. X 线

腹部平片价值有限，可显示膈面升高、肝区钙化影，可呈环状、半环状、蛋壳样及圆形、类圆形结节状钙化或分层状钙化。右侧胸膜可见增厚。

2. US

囊肿呈无回声液性暗区，可伴囊沙或见"飘萍征"，壁较厚，边界清楚、光整，囊内可见子囊。部分病灶呈致密钙化灶。泡状棘球蚴可表现为实性占位团块，内部回声不均。

3. CT

细粒棘球蚴分为囊肿型（又细分为单纯囊肿型、多子囊型、并发感染型及破裂型）、囊肿钙化型、钙化型和混合型。典型表现是单发或多发、大小不等、圆形或类圆形的囊性病灶，厚壁或薄壁，边缘光滑锐利，可见囊内囊，囊壁多见线状钙化，囊内容物可出现点状或不规则钙化影。病灶临近见到明显扩张的粗大胆管，囊肿内出现气－液界面或在胆道系统内见到包虫样结构，提示肝内包虫囊肿破裂与肝内胆道形成交通。泡状棘球蚴多表现为密度不均匀边界模糊的实性肿块，其内可见小囊泡及广泛颗粒状钙化，可见中心坏死，呈"地图样"外观，增强扫描病灶强化不明显。

4. MRI

除与上述 CT 形态学改变的相同发现外，典型表现为囊内容物多呈 T_1WI 低信号、T_2WI 高信号，囊壁 T_2WI 呈低信号。增强后囊壁无增强或轻度强化。

【鉴别诊断】

根据特征性钙化、囊内囊和囊壁分离等征象，结合临床病史诊断一般不难。滤泡棘球蚴表现为地图样分布、浸润生长的实性肿块时，需与肝内原发或继发性肿瘤鉴别，增强扫描有一定帮助，诊断要结合流行病史和临床检查。

【影像检查优选评价】

超声为首选检查方法，CT 对囊壁及内容物钙化优于超声，MRI 对囊内囊的显示更为敏感。

（三）肝脓肿

肝脓肿是肝组织的局限性化脓性炎症，以细菌性、阿米巴性肝脓肿多见，偶见真菌性者。临床表现为肝大、肝区疼痛、叩痛以及发热、白细胞升高等急性感染表现。隐匿性肝脓肿可仅有体重减轻和不确定的腹痛。

【影像学表现】

1. X 线

腹部平片已很少用于肝脓肿的诊断，可见肝区含气－液平面的脓腔影，同时可见右膈膨隆、活动减弱、右下肺盘状肺不张、右侧胸膜增厚、胸腔少量积液、肺炎、支气管胸膜瘘等表现。还可见肝下缘向下突出，反射性肠郁张等表现。

2. US

可见单发或多发的圆形液性结构，囊内回声呈多样性，但病灶后方均有回声增强效应，提示病变为液性。周围脓肿壁表现强回声，厚薄不等，外壁光滑，内壁不平整。

3. CT

平扫病变早期呈边缘模糊的低密度区。脓肿形成后，病灶中央出现更低密度坏死区，密度稍高于水，脓肿壁较厚，病灶界限模糊不清（水肿带）。增强扫描脓肿壁呈环形明显强化（图 8－21），脓肿若有分隔则亦可见分隔强化，有时脓肿壁外受压和充血的肝实质也可增强形成"双环征"。病灶内含气为少见现象。微小脓肿多表现为簇状或广泛分布、环状强化的低密度影。

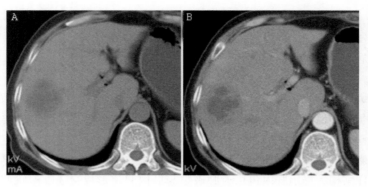

图 8 - 21　肝脓肿

CT 平扫病变呈边缘不清的低密度区，增强扫描脓肿壁呈环形明显增强

4. MRI

炎症早期呈界限不清的稍长 T_1、稍长 T_2 信号。脓肿形成后可见单发或多发，呈单房或多房圆形或卵圆形病灶。在 T_1WI 呈低信号，T_2WI 表现极高信号，脓肿壁外围水肿带呈稍长 T_1 的低信号"晕环征"，T_2WI 呈模糊高信号。增强后，脓肿壁呈环形增强，脓肿分隔也出现增强，水肿带强化不明显。DWI 脓腔内容物呈高信号，ADC 图呈低信号。

【鉴别诊断】

早期肝脓肿未出现液化时需与多种肝肿瘤鉴别，多发性脓肿需与囊性转移癌鉴别。脓肿边界多因水肿带而模糊不清，肿瘤则相对边界清晰；DWI 序列脓肿可见脓腔高信号，肿瘤则多为囊壁高信号，且肝脓肿一般不合并血管内栓子及胆道梗阻。必要时可行穿刺活检确诊。

【影像检查优选评价】

增强 CT 与超声是主要的确诊手段，MRI 特别是 DWI 序列对于脓肿与转移癌鉴别时有较大价值。

（四）肝海绵状血管瘤

肝海绵状血管瘤为肝内常见的良性肿瘤，女性多见，病理由多数海绵样血管间隙组成，大小可为数毫米至 20cm，较大的病变可出现压迫症状。

【影像学表现】

1. X 线

肝动脉造影主要表现为动脉早期血窦显影，血管瘤内血池充满对比剂，表现为多发血管湖，呈"脱脂棉球"样改变，典型表现可持续到静脉期后 30 秒左右，有纤维化、出血或血栓时可呈环形或"C"型显影。一般无增粗、不规则的新生供血动脉。

2. US

典型表现为实性均匀性强回声病变，圆形或类圆形，边界清楚。非典型表现可为无回声、部分或完整的环状强回声轮廓，病灶中心为等回声或弱回声区。

3. CT

平扫表现为肝实质内大小不一、边界清楚的低密度区圆形或椭圆形，偶见分叶状或不规则形，较大病变密度不均，中心可见更低密度区，代表血栓机化、陈旧出血或纤维瘢痕，呈裂隙状、星芒状或不规则形，钙化少见。增强扫描早期边缘强化，增强程度接近同层大血管，随后增强范围向中心扩展，延时扫描病变可被对比剂基本填充，但中心的纤维瘢痕往往无明显强化。

4. MRI

是目前诊断血管瘤最好的影像学方法。典型表现 T_1WI 低信号，T_2WI 上为均匀的明亮高信号，又称为"灯泡征"，边缘清楚锐利。中心瘢痕因组织结构疏松，血管外间隙宽大，呈 T_2WI 高信号。Gd – DTPA 对比增强后，较小病灶显示早期明显均匀强化，较大病变延迟填充的强化特征与 CT 相同。

【鉴别诊断】

不典型病变需和具有中央瘢痕的肝局灶性病变鉴别，局灶性结节增生及肝癌均为动脉期病灶高强化，没有延迟填充的强化特点，肝内胆管癌可见花环样强化但多合并周围胆管扩张并见临近肝包膜皱缩表现，快速充盈型较小病灶需与转移性肿瘤鉴别，MRI 的 DWI 序列及 ADC 图有较大价值。

【影像检查优选评价】

肝血管造影多在病灶需行介入治疗前进行，现已很少单纯用于诊断。增强 CT 与超声是主要的确诊手段，复杂病例需进行鉴别诊断时 MRI 有较大价值。此外注意收集既往影像资料，与之比较也很重要。

（五）肝细胞腺瘤

肝细胞腺瘤多见于中青年女性，并与长期口服避孕药有密切关系。临床多无明显症状，可合并出血，则可见急性腹痛。多为单发，大多没有包膜，少部分可有纤维包膜。

【影像学表现】

1. X 线

肝动脉造影很少用于肝腺瘤。典型表现为周围动脉供血，实质期可见肿瘤染色，形成"车轮征"样表现，边界清楚。

2. US

无特异性，和其他肿瘤无法鉴别。较典型表现因为肿瘤含有较多脂肪成分，表现为强回声肿块，中心出血坏死，可出现低回声或不均匀回声。

3. CT

由于肿瘤内脂肪及糖原含量较多，平扫典型表现多为肝内边界清楚的低密度肿块，并发出血则密度不均匀增高。增强后动脉期出现明显不均匀强化，有时病灶内可见增强血管影，部分可见包膜或假包膜增强，而后逐渐下降至等密度，平衡期恢复为低密度。

4. MRI

常表现为边界清楚、含有脂肪或出血的病灶，一般在 T_1WI 表现稍低信号或稍高信号，T_2WI 为稍高信号，但由于出血、坏死及偶见的中央瘢痕，致使信号变化多样，缺乏特异性。增强扫描显示肿瘤的动脉期高血供特征。

【鉴别诊断】

因其动脉期高强化特征需与肝脏局灶性结节增生（FNH）鉴别，肝腺瘤可含脂质、且相比 FNH 来说更容易出现病灶内出血，而中央瘢痕则强烈支持 FNH 的诊断。与肝癌鉴别时可借助肝胆特异钆对比剂的肝胆期强化特征，但对于分化程度较好的肝细胞癌，单纯影像手段鉴别存在困难，必要时需病理最终诊断。

（六）肝脏局灶性结节增生

为一种由肝细胞、胆管、库普弗（Kupffer）细胞组成，内有纤维基质分隔的肝内结节性病变，现在认为属于非肿瘤性、增生性良性病变，病因不明。多呈球形，质硬无包膜，女性多见。

【影像学表现】

1. US

回声均匀，略强或偏低回声，边缘清楚，10%～19% 可出现中央星状瘢痕。

2. CT

平扫表现为边界清楚的稍低密度或等密度肿块，其中可见更低密度的纤维分隔；增强扫描动脉期病变明显均匀强化，有时病灶内可见增粗的供血动脉，门脉期下降呈等密度，中央的瘢痕组织和向周围放射状分布的分隔纤维无强化而呈低密度区，延迟扫描中央瘢痕及纤维分隔可见延迟强化。

3. MRI

肿块在 T_1WI 成等或低信号，T_2WI 呈等或高信号，较为均匀。中央瘢痕的典型表现为 T_1WI 低信号、T_2WI 高信号，且呈延迟强化特点。病变可摄取肝特异性 MRI 对比剂，肝胆期呈高强化。

4. 血管造影

呈高血供表现，可见自病灶中心向四周呈离心性辐轮样血管显影。实质期呈均匀一致染色，静脉期常可见大的引流静脉。

5. 核素

同位 ^{99m}Tc 胶体硫扫描，病变内有浓聚，较具特征性。

【鉴别诊断】

中央瘢痕、中央供血动脉及粗大引流静脉、肝特异性 MRI 对比剂肝胆期摄取对诊断 FNH 有较大帮助，需与之鉴别的肝细胞癌（快进快出）、血管瘤（延迟填充）、肝腺瘤（易出血、含脂质）分别存在一定的影像特征，鉴别困难时可行穿刺活检。

（七）原发性肝细胞癌

原发性肝细胞癌为亚洲人群肝脏最常见的恶性肿瘤，我国每年达 13 万人死于肝细胞癌，占全球肝细胞癌死亡人数的 42%。70% 继发于乙型肝炎后肝硬化或酒精性肝硬化，多见于中老年，男性多于女性，常以右上腹痛、肝区肿块、体重下降为常见的临床表现。病理上分为巨块型、结节型和弥漫型三种。

【影像学表现】

1. X 线

较大肿块时平片可见右上腹部软组织肿块，肿块内钙化少见。肝癌的肝动脉造影的常见表现：①肿瘤供血动脉增粗、增多；②动脉期肿瘤内可见新生肿瘤血管，呈"手握球征"；③肿瘤染色，勾画出肿瘤的大小和形态；④肝动脉拉直、移位或扭曲；⑤动静脉瘘；⑥"肿瘤湖征"、肿瘤包绕动脉征及侧支循环。

2. US

较大的肿瘤常使肝脏变形，肿瘤结节内回声增强、增多或强弱不等，可见血管或胆管受侵犯以及淋巴结转移的表现。

3. CT

①平扫肝癌大多为低密度，也可呈等密度，可均匀也可不均匀；内可出现出血、坏死、

囊变；②多数边缘模糊呈浸润性生长；膨胀性生长可形成假包膜；③动态增强扫描，动脉期出现明显的强化，门静脉期及平衡期肿瘤强化幅度减低，典型者低于周围肝实质；④肝内静脉受累，癌栓形成，并见肝外转移。

4. MRI

尤其在肝硬化的背景下，对小肝癌的显示极为敏感。在 T_1WI 上肿瘤表现稍低或等信号，T_2WI 上为稍高信号。较大的病变内部信号常不均匀，可见假包膜及肝内血管受累。增强扫描可见动脉晚期病灶明显强化，门脉期及平衡期强化较肝实质减低（图 8-22），DWI 序列病灶呈高信号，ADC 值减低。

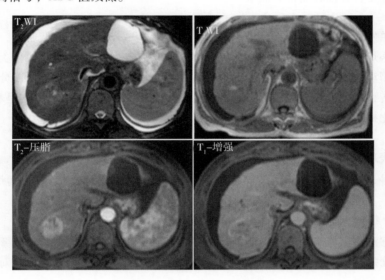

图 8-22　原发性肝细胞癌

肝硬化背景下，肝右叶小结节状病灶，动脉期明显强化，门脉期信号减低

【鉴别诊断】

早期肝癌常需与血管瘤、肝硬化再生结节和异型增生结节、转移性肝癌、肝脓肿和 FNH 等鉴别。血管瘤一般有典型的 CT、MRI 表现，结合增强扫描一般不难诊断。转移性肿瘤患者大部分有肿瘤病史，25% 左右的转移灶可显示"靶征"，来自胃肠道的肝脏转移瘤较为多见，以周边强化为主要特征，且一般没有肝炎、肝硬化病史。局灶性结节增生病灶信号均匀，无包膜，早期明显强化，中心瘢痕表现为后期增强，一般没有肝炎及肝硬化背景。肝脓肿病灶多因周边水肿而轮廓不清，环形强化且持续时间长，内可见分隔和液化坏死，无包膜和血管受侵。肝硬化再生结节与肝癌结节的区分可根据肝脏影像报告及数据系统（LI-RADS）分类标准进行，肝胆特异性钆对比剂有一定的鉴别诊断价值。

【影像检查优选评价】

多期增强 MRI 及多期增强 CT 是目前诊断肝细胞肝癌的主要影像手段。在部分国际共识指南中，已将具有典型的 CT/MRI 强化特征列为肝细胞肝癌的主要诊断标准。血管造影可在检查同时行介入治疗。

（八）肝转移瘤

肝转移瘤是肝脏最常见的恶性肿瘤。常见的肝转移瘤多来自消化系统肿瘤、乳腺、肺等。转移早期无明显相关症状，晚期症状可包括肝脏肿大、食欲减退、体重减轻、右上腹疼痛等。

【影像学表现】

1. X 线

较大的肿块可造成肝脏变形及对周围脏器的占位效应，少数情况下黏液腺癌可见转移灶中的钙化灶。血管造影目前已不再作为诊断肝转移癌的检查手段。

2. US

肝内单发或多发结节，通常是圆形，边缘较清楚，可为低回声、强回声或不均匀回声，低回声的晕环是转移性肿瘤常见征象。

3. CT

平扫呈单发或多发、圆形或不规则肿块，境界锐利或不清，多为低密度，也可见高密度或等密度病灶，黏液腺癌的转移灶内钙化多见。增强扫描表现和肿瘤血供类型有关。富血供型转移瘤动脉期明显强化，主要为乳腺癌、肾癌、甲状腺肿瘤、神经内分泌肿瘤的转移。大多数转移灶属于少血供型，平扫低密度，增强扫描动脉期及门脉期呈相对低强化，早期环形强化提示肿瘤周边血供活性比较丰富。

4. MRI

形态学表现与 CT 相同。T_1WI 常表现为相对低信号，T_2WI 则呈稍高信号，DWI 序列病灶多为高信号，ADC 值减低。由于 MRI 对钆对比剂极为敏感，故此富血供病灶较 CT 显示更为清晰。

【鉴别诊断】

肝内转移瘤多需要与血管瘤（延迟填充）、囊肿（无强化）、脓肿（边缘水肿带）鉴别，原发肿瘤病史、环形强化特征对明确诊断有较大帮助，既往影像学资料对于病灶性质的判断也非常重要。

【影像检查优选评价】

超声可作为初筛影像工具，增强 CT 为常用临床诊断及随诊手段，肝胆特异性钆对比剂增强的 MRI（肝胆期）对于小转移灶的检出更为敏感。

八、胆道疾患

（一）先天性胆管囊肿

儿童和青少年多见，女性多于男性。根据囊肿形态和位置分成 5 型。Ⅰ 型又称为胆总管囊肿，最多见，可恶变，表现为肝外胆管囊状、柱状或纺锤状扩张；Ⅱ 型少见，表现为肝外胆管单发憩室；Ⅲ 型少见，为胆总管十二指肠壁内段的囊状扩张；Ⅳ 型为肝内外胆管均有扩张；Ⅴ 型为肝内胆管多发或单发囊状扩张，又称为 Caroli 病。

【影像学表现】

1. X 线

PTC 或 ERCP 能准确显示胆管系统不同形态的扩张。

2. US

可见胆总管部位囊肿等改变，边界清晰；肝内管状低回声并与胆管相通，部分无回声区内可见结石样声影。

3. CT

可见肝内、外胆管分布区不同形态、分界清楚的多环或梭状低密度区，肝外型可见胆总管区巨大囊性占位，囊壁与胆囊壁厚度相同（囊壁不均匀增厚伴强化提示恶变），合并或不合并肝内胆管扩张。Caroli 病的病灶内可见"斑点征"（门脉分支），增强后囊性部分无强化中央斑点可见门脉期强化，部分囊内可见胆系结石。Ⅲ型者可见十二指肠壁内或肠腔内的厚壁囊性占位，部分可随体位移动。

4. MRI

MRCP 可见不同形态的胆管囊性扩张，对 CT 显示阴性的胆系结石检出敏感。

【鉴别诊断】

Caroli 病需与肝囊肿及胆管错构瘤鉴别，前者可见与胆管树相通，胆管不扩张。胆管憩室颈部封闭时要与胰腺假性囊肿鉴别，临床病史及既往影像学资料较为重要。合并感染时可引起胆总管不规则狭窄甚至胆道梗阻，需要与胆总管癌鉴别，临床病史及感染相关症状可协助判断，但应警惕胆总管囊肿本身可以恶变。

【影像检查优选评价】

超声作为首选检查方法，CT 可协助进一步明确诊断及鉴别诊断。MRCP 可全面直观地显示胆管树形态，尤其对于 Caroli 病来说诊断价值更高。

（二）急性胆囊炎

急性胆囊炎为常见急腹症之一，主要由细菌感染、梗阻（胆结石嵌顿和蛔虫阻塞等）所致，中年肥胖女性多见。临床典型症状为腹痛，Murphy 征阳性，偶见发热。气肿性胆囊炎为罕见的并发症。

【影像学表现】

1. X 线

右上腹或全腹可见反射性肠淤张，并衬托出肿大胆囊，有时可见阳性胆囊结石或囊腔内/壁内积气。

2. US

常显示胆囊增大，轮廓模糊，胆囊壁增厚并分层，呈现"双边征"，胆囊腔内因脓性渗出产生弥漫性低回声。周围液体积聚可产生无回声带。胆囊区扫查时明显压痛。胆囊结石后方可见声影。

3. CT

最常见的征象是胆囊壁增厚和胆囊结石，常可见胆囊周索条影或与邻近肝脏交界面分界不清。坏疽性胆囊炎时胆囊壁无强化，气肿性胆囊炎时可见胆囊腔内或壁内积气。胆囊壁连续性中断需考虑胆囊穿孔。

4. MRI

典型表现包括胆囊增大（>4cm），胆囊壁增厚（>3mm）并分层。增强扫描胆囊邻近肝脏可由于动脉充血出现一过性强化。胆囊周围的渗出表现为 T_1WI 低信号，T_2WI 高信号。

【鉴别诊断】

主要鉴别诊断包括胆系结石、胰腺炎，胆囊壁增厚亦可继发于右上腹的急性炎症过程，此外全身性疾病（如充血性心力衰竭、低白蛋白血症）引起的胆囊壁水肿也与急性胆囊炎等表现相似。

【影像检查优选评价】

多为急性起病，超声作为首选检查方法；CT 平扫用于评价有右上腹痛但超声结果阴性的患者；MRI 诊断及鉴别本病的敏感性高，对 CT 阴性结石的检出有很大帮助。

（三）慢性胆囊炎

发病过程常与胆结石并存，为急性胆囊炎后遗症，也可无急性经过。长期慢性炎症刺激致使胆囊挛缩、外形变小、胆囊壁增厚，可见壁的钙化。女性多见，发病年龄多为 40~60 岁。

【影像学表现】

1. X 线

15%~20%患者因含有足够钙质的结石，可以在 X 线片上显影。瓷胆囊表现为环形钙化影。

2. US

胆囊壁增厚，胆囊缩小，粗糙不整，胆囊内合并结石可见 WES 征。脂肪餐试验可见胆囊收缩功能减退。

3. CT

胆囊缩小、胆囊壁均匀或不均匀性增厚、胆囊结石。对比增强检查，增厚的胆囊壁呈轻而慢的均匀强化，胆囊壁出现钙化时，称为"瓷胆囊"。

4. MRI

形态学表现同 CT。CT 阴性的胆囊结石可在 T_2WI 序列及 MRCP 序列上清晰显示。

【鉴别诊断】

慢性胆囊炎的胆囊壁增厚需与胆囊癌鉴别，胆囊腺肌症鉴别。胆囊癌壁多呈不均匀、结节状增厚，强化更明显，可有临近肝实质侵犯。胆囊腺肌症囊壁可见小憩室样腔隙，其内因存在胆固醇结晶或小结石在超声上常可见"彗星尾征"。

【影像检查优选评价】

超声作为首选检查方法，CT 和 MRI 可用于本病的鉴别诊断，MRI 对 CT 阴性结石的检出有很大帮助。

（四）胆结石

胆结石可分为胆管结石和胆囊结石，与胆道感染、寄生虫、胆红素及胆固醇代谢障碍、胆汁滞留、神经机能紊乱有关，依其成分不同可分为胆固醇结石、胆色素结石及混合性结石。

【影像学表现】

1. X 线

平片上能显示含钙量 4%及以上的阳性结石，表现为右上腹部大小不等、边缘高密度、中间低密度的圆形或多角形影。口服法胆囊造影可显示阴性结石，现已被 MRCP 技术替代。ERCP 可显示肝内外胆管及胆囊内的结石，表现为单发或多发的充盈缺损，可合并胆道狭窄、梗阻。

2. US

胆囊内形态稳定的点状或团块状强回声团，后方伴有无回声带即声影，强回声团随着体位改变而移动。胆管结石可以发现扩张的胆管内有强回声团，并伴有声影，胆管壁常增厚不光滑。

3. CT

常为偶然发现。胆结石分为高密度、等密度和低密度三种类型，也可表现为混杂密度，从泥沙样到团块状形态各异，常可同时发现伴发的胆系疾病，如炎症、狭窄、梗阻等（图 8 - 23）。

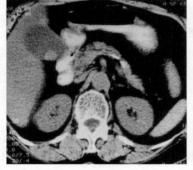

图 8 - 23　胆囊结石
CT 平扫胆囊内高密度结石，胰腺呈慢性炎症改变

4. MRI

胆囊结石在 T_1WI 上表现为均匀或不均匀的高信号或低信号，T_2WI 上则表现为在胆汁高信号衬托下的低信号灶。MRCP 亦可观察到胆管内的充盈缺损样低信号结石影，同时可显示胆系的相关改变。

【鉴别诊断】

稍高密度或等密度的结石，尤其是胆总管内结石，易与胆总管内肿瘤混淆，增强 CT 的强化程度测量及 CT 平扫上仔细测量病灶密度有助于病灶性质的判断，MRI 上 T_2WI 序列的极低信号表现也可帮助确诊。

【影像检查优选评价】

超声简便易行，为胆结石的首选检查方法，尤其是胆囊结石，而 CT 和 MRI 则对于胆管结石特别是胆总管下段结石的检出敏感性更高。部分结石在 CT 上与胆汁密度相同，需超声及 MRCP 技术可帮助检出。CT 或 MRI 增强扫描对伴发的胆管壁炎性增厚与肿瘤间的鉴别有一定价值。

（五）胆囊癌

胆囊癌为胆系最常见的恶性肿瘤，多见于 45 岁以上，女性多于男性。恶性度高，常侵犯邻近器官组织。胆石症是该病已知的独立危险因素，先天性胆总管囊肿及原发性硬化性胆管炎即可继发恶变。常见症状包括右上腹痛、黄疸、恶心厌食、体重减轻。

【影像学表现】

1. X 线

可以观察到阳性胆结石或瓷胆囊，累及肠道时可见右上腹异常气体聚集。胆囊癌侵及胆管系统时，PTC 可见胆管局灶性不规则狭窄、充盈缺损和胆道梗阻。胆囊癌侵及肠道时，消化道造影可见十二指肠上部及结肠肝曲受压移位及受侵征象。

2. US

分为小结节型、蕈伞型、厚壁型、混合型和实块型。多显示胆囊腔内不规则、回声不均匀的结节或肿块合并粗大光团及光点，胆囊壁不规则增厚，常超过 5mm，粗糙不整。可见肝脏和胆囊分界不清、肝门淋巴结肿大和肝内转移等伴随征象。

3. CT

分为三种类型，①厚壁型（20%～30%）：胆囊壁呈弥漫或局限不规则状增厚，显著的胆囊壁增厚（＞1cm）伴胆囊壁不规则和明显不对称时考虑是恶性（图 8－24）；②腔内型（15%～25%）：乳头状肿块突入胆囊腔内，肿块基底部胆囊壁增厚；③肿块型（40%～60%）：胆囊腔消失代之以软组织肿块，周围肝实质受侵犯。对比增强 CT 可见肿瘤部位明显不规则强化，肝门水平胆管梗阻。

4. MRI

胆囊壁不规则增厚，壁无分层而呈均匀的 T_1WI 低信号 T_2WI 不均质高信号，增强扫描肿瘤外缘强化不规则。肿块周围的肝实质可受侵犯，增强扫描可帮助判断累及范围。

【鉴别诊断】

胆囊壁增厚型的胆囊癌需与黄色肉芽肿性胆囊炎、胆囊腺肌症鉴别，连续黏膜线的存在和壁内低密度结节有助于黄色肉芽肿性胆囊炎的诊断，腺肌症则多表现为规则的胆囊壁增厚伴壁内局灶性无回声或有回声。若发现胆道梗阻扩张、相邻结构受累、肝脏转移和淋巴结转移对胆囊癌有辅助鉴别诊断的价值。

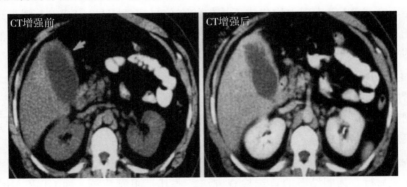

图 8 - 24　胆囊癌（厚壁型）

胆囊壁弥漫、不均匀增厚，增强扫描明显强化，周围肝实质受侵犯

【影像检查优选评价】

超声为首选检查方法，但在胆囊扩张程度较差时评估能力有限；CT 诊断胆囊癌的准确性为 70% ~ 90%，对于腹腔内的微小种植灶、淋巴结转移的诊断准确性不高；MRI 对钙化的显示效果差，但 MRCP 可全面显示胆管受累、梗阻扩张情况。

（六）胆囊腺肌症

胆囊腺肌症又称胆囊腺肌瘤病或腺体增生性胆囊炎，属于一种获得性、良性及胆囊退化性疾病，70% 以上合并胆结石。病理特点是上皮增生、肌肉肥大和壁内憩室形成（罗 - 阿窦）。

【影像学表现】

1. X 线

静脉胆囊造影可显示罗 - 阿窦呈憩室样外突影，弥漫性胆囊腺肌症可表现为"珍珠项链征"。

2. US

胆囊壁上低回声，略向内突入，即增厚胆囊壁内的小囊样结构（＜5mm）。

3. CT

胆囊壁的局限性或弥漫性增厚，增强扫描强化明显，胆囊壁内密度不均，可见小低密度灶，常合并有胆囊结石（图 8 - 25）。

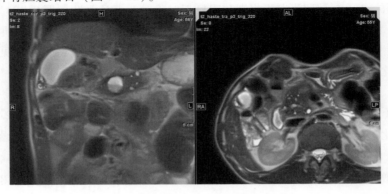

图 8 - 25　胆囊腺肌症

MRI 示胆囊底部增厚，壁内可见成串的小囊性长 T_2WI 信号

4. MRI

胆囊壁的局限性或弥漫性增厚伴强化，增厚的囊壁分层或不分层，壁内可见多发小囊性 T_2WI 高信号影，部分囊内因结石存在表现为信号缺失。成串的罗 – 阿窦在 MRCP 上可表现为"串珠征"。

【鉴别诊断】

明显的囊壁增厚需与慢性胆囊炎及胆囊癌鉴别，囊壁单发或成串的囊性改变对腺肌症的诊断价值非常重要。

（七）胆管癌

胆管癌较少见，多发生在 50 ~ 70 岁以上的男性患者，大多为腺癌。按发生部位分为肝内胆管癌、肝门区胆管癌及肝外胆管癌，多数胆管癌生长缓慢，局部浸润为主，远处转移较晚。常见临床症状包括黄疸、腹痛。肝门区胆管癌又称克拉茨金（Klatskin）瘤。

【影像学表现】

1. X 线

PTC（用于评价梗阻近端病变）和 ERCP（用于评价梗阻远端肿瘤）可见胆管截断性狭窄，断端边缘不清或可见胆管腔内不规则充盈缺损，梗阻上部胆管系统扩张。

2. US

①乳头型：扩张胆管内突入腔内的乳头状中等强回声，无声影，位置固定不变；②团块型：圆形或分叶状堵塞于扩张胆管内，多为强回声，与管壁无分界，管壁亮线残缺不全；③截断型或狭窄型：扩张胆管远端突然被截断或呈锥形狭窄，阻塞部位见致密的强回声点。

3. CT

近端胆管树扩张，于梗阻部位扩张的胆管突然中断或变窄，胆管腔内偏心性软组织肿块或管壁节段性环形增厚，增强扫描可见轻中度强化；肝内胆管细胞癌可表现为分叶状肝内肿块，合并周围胆管系统扩张，邻近肝包膜回缩，增强扫描肿块呈花环样延迟强化。可伴有肝门区淋巴结转移，门脉癌栓少见。

4. MRI

肝内或胆管走行区内 T_1WI 稍低信号、T_2WI 不均匀稍高信号肿块，周围胆管系统扩张，肿块内可见纤维化成分则为 T_2WI 低信号。MRCP 可见胆管狭窄或完全中断，梗阻端成锥形或不规则形，近端肝内胆管树完全或部分扩张（图 8 – 26）。

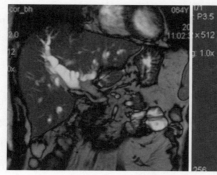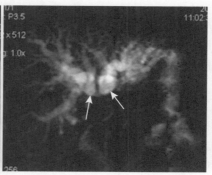

图 8 – 26　肝门胆管癌

胆管内软组织影，胆管中断，肝内胆管扩张

【鉴别诊断】

原发性硬化性胆管炎与弥漫性浸润性胆管癌难以区分，后者多可见突然截断性改变。肝内胆管细胞癌（延迟强化、多见胆管扩张）与肝细胞肝癌（快进快出、少见胆管扩张，多见血管癌栓）的鉴别诊断主要依靠病灶的强化特征及胆管系统的受累情况。

【影像检查优选评价】

首先选用超声进行检查，CT 和 MRI 常用于明确肝外病变。MRCP 可用于鉴别诊断硬化性胆管炎或 IgG4 相关胆道疾病。PTC、ERCP 除可协助诊断外还可同时进行引流管或支架放置、活检等诊断及治疗工作。

九、胰腺疾患

（一）急性胰腺炎

急性胰腺炎是常见的急腹症之一，可因创伤、感染、内分泌代谢异常、胆道系统疾病等诱发，主要表现为上腹部疼痛、发热、恶心、呕吐等，出血坏死型症状重，可出现休克。常有血清淀粉酶和尿淀粉酶升高。根据《亚特兰大分类标准》，急性胰腺炎可分为急性间质水肿型和急性坏死型两类，而根据疾病的严重程度可分为轻度、中度、重度胰腺炎。急性胰腺炎的诊断需满足以下三项标准中至少两项：①急性发作的持续性剧烈上腹痛，常放射至背部；②血清脂肪酶或淀粉酶升至正常上限的 3 倍或以上；③影像学检查（增强 CT、MRI 或经腹超声检查）发现急性胰腺炎的典型表现。除非诊断不明确，否则不推荐在急性胰腺炎患者初次就诊时进行常规腹部 CT。

急性胰腺炎诊断时需注意相关并发症，局部并发症包括急性胰周液体积聚（APFC）、胰腺假性囊肿、急性坏死物积聚（ANC）和包裹性坏死（ON）。APFC 和 ANC 可能在急性胰腺炎发病后 4 周内就出现，但胰腺假性囊肿和 WON 通常见于发病 4 周以后。胰周血管并发症：内脏静脉血栓形成和假性动脉瘤。

【影像学表现】

1. X 线

腹平片可显示胰腺邻近肠袢的反射性淤张、液体潴留，又称为哨兵袢或结肠切断征，结肠切断征提示结肠脾曲远端缺乏气体，这是继发于胰腺炎症的降结肠功能性痉挛所致。大约 1/3 的急性胰腺炎患者胸片可见异常，如左膈/右膈抬高、胸腔积液、基底部肺不张、肺部浸润或急性呼吸窘迫综合征表现。

2. US

急性单纯水肿型胰腺炎表现为胰腺普遍肿大，外形饱满、规则似腊肠样，内部呈均匀低回声，周围血管可见轻度受压。急性出血坏死型胰腺炎，胰腺高度肿大，形态不规则，边界模糊不清，内部回声很不均匀，出现不规则高及低回声，胰周可见积液。

3. CT

急性间质水肿型胰腺炎，多数有不同程度的胰腺体积弥漫性增大，胰腺密度均匀，周围脂肪间隙模糊，胰周可有渗出（图 8 - 27）。增强扫描，胰腺均匀增强、无坏死区域。急性坏死型胰腺炎，主要 CT 表现为：①胰腺体积明显增大；②胰腺密度不均匀，内部可有坏死区和高密度出血灶；③胰腺周围脂肪间隙消失，胰腺边界模糊不清；④可见胰周或胰腺外积液、胰腺脓肿形成等表现。肾筋膜肥厚，肾前间隙、小网膜囊、肾后间隙液体潴留。周围血管轮廓不清，动脉瘤形成等。

4. MRI

胰腺肿大，外形不规则，边缘模糊不清。T_1WI 表现为低信号，T_2WI 为高信号，当合并出血、坏死会呈现混杂信号，其中出血信号多为 T_1 高信号，T_2 低信号，胰周可有局部并发症，分类见 CT 部分，但 MRI 因具有较高的软组织分辨率，对于胰腺周围渗出对的内部坏死及是否有包膜形成，显示更加清晰。

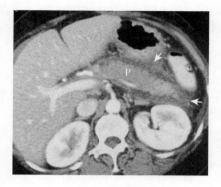

图 8-27　急性胰腺炎
胰腺体积增大，周围脂肪间隙模糊、密度增高

【影像检查优选评价】

超声和 CT 是主要检查手段。CT 可协助判断炎症范围和程度，利于临床决定治疗方案。目前 MRI 及 MRCP 的越来越广泛应用于胰腺炎的诊断中，MRI 诊断早期急性胰腺炎的敏感性高于腹部增强 CT 扫描，它能更好地呈现胰管、胆管和急性胰腺炎并发症的特征。

（二）**慢性胰腺炎**

慢性胰腺炎的病理改变以胰腺纤维化为主，结缔组织增生，腺泡萎缩减少，常有假性囊肿和钙化。主要临床表现为上中腹部疼痛、向背部或肩胛部放射，饮酒和饱餐可诱发。严重时可出现胰腺分泌功能不全，表现为脂肪痢、胰源性糖尿病等表现。

【影像学表现】

1. X 线

部分患者在胰腺区可见不规则斑点状钙化或胰石。ERCP 可见主胰管僵硬、扭曲、扩张与狭窄交替、阻塞等表现。

2. US

胰腺体积缩小，外形不规则，表面呈锯齿状或结节状；实质回声显著增强，可见粗大点状回声；主胰管扩张，典型者呈串珠样，可伴发结石强回声及声影。少数肿块型慢性胰腺炎表现为局部肿大，外形和内部回声不规则，难以和胰腺癌鉴别。

3. CT

胰腺可增大、缩小或正常，外形呈不规则结节状，有时可形成局限性肿块。胰管不规则串珠样扩张，可见胰管结石、钙化及假性囊肿。囊肿壁较厚，也可有钙化。需注意有无胆管、十二指肠梗阻等并发症出现。

4. MRI

胰腺弥漫性萎缩，T_1 上胰腺实质特异性的 T_1 高信号消失，多呈不均匀 T_1 低信号，胰管不规则扩张，胰管内钙化呈短 T_2 信号的充盈缺损，胰腺周围可见假性囊肿形成。

【鉴别诊断】

胰腺体积局限性增大形成肿块者，要注意与胰腺癌相鉴别，血管造影有重要价值，必要时需采用 ERCP 或 CT 引导下细针穿刺活检等进一步检查确定。部分病例需要与自身免疫性胰腺炎鉴别，当出现典型的"包鞘样"结构时可以帮助鉴别诊断。

（三）**胰腺癌**

胰腺癌是最常见的胰腺恶性肿瘤，好发于 50 ～ 70 岁，男性多于女性。胰头癌多见，占 60% ～ 70%，体尾部占 20% ～ 25%，累及全胰少见，约占 5%。多来源于胰管导管上皮，约

90%腺癌多见。胰腺癌按照周围血管侵犯情况可分为可切除、交界可切和不可切除三类。不同机构之间分类有一定的差异，目前多参照美国国家癌症网络（NCCN）分期标准，详细分类标准可进一步参考NCCN指南。

【影像学表现】

1. X线钡餐造影

胃肠道钡餐检查可见胃外压性改变，直接侵犯后可形成外压性充盈缺损。胰头癌较大时可见十二指肠内缘双边征，反"3"字形压迹，肠壁僵硬，黏膜破坏。胰体尾癌可侵犯十二指肠水平段，致局限性肠管僵硬、黏膜破坏甚至出现充盈缺损。

2. US

胰腺局限性或弥漫性肿大，边缘不规则；肿瘤区多为不均匀低回声；胰、胆管扩张、胆囊肿大。晚期淋巴结和邻近器官转移、周围血管受侵犯。

3. CT

首选检查，评估肿瘤原发灶，局部侵犯范围评估，决定肿瘤可切除性，及是否远处转移和扩散。要求行三期（平扫、动脉期或胰腺实质期、门脉期）对比增强薄层CT三维重建检查。

（1）直接征象　胰腺局部稍低密度肿块形成，突出于胰腺轮廓外，边界显示欠清晰，病变较大时内部可有坏死、出血、囊变呈现不规则低密度区，增强多呈相对低密度（图8-28）。

（2）间接征象　病变处胰管截断，远端的胰管扩张；胰头癌常侵犯胆总管下段，可致梗阻性黄疸。胆总管及主胰管的同时扩张，又称为"双管征"为胰头癌典型征象。病变以远胰腺实质萎缩伴梗阻性炎表现。易包绕周围大血管，血管管壁侵犯时，管腔形态欠规则，呈"泪滴征"；可出现邻近脏器如胃肠道、大网膜等的受侵；常见肝转移、腹膜转移和腹膜后淋巴结转移。

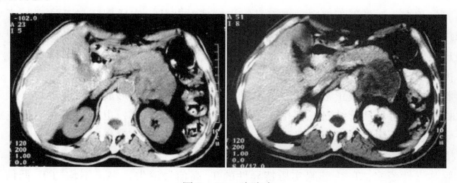

图8-28　胰腺癌

胰腺体部局部肿块形成，突出于胰腺轮廓外，边界毛糙不规则，内部呈现不规则低密度区，增强呈相对低密度

4. MRI

可见肿瘤肿块，T_1WI呈低或等信号，T_2WI肿瘤呈略高信号；内部出血坏死区在T_2WI上表现为混杂不均信号。DWI上病变信号增高，相应ADC值减低。DWI可提高小胰腺癌的检出率。MRCP可以清楚显示梗阻扩张的胰管和胆管。增强MRI也可显示周围血管受侵情况，但准确性不如CT。MRI对于肝转移检出较敏感，尤其是DWI和T_1增强，从而辅助临

床对胰腺癌进行准确可切除性判断，指导治疗。

5. 血管造影

为乏血管性肿瘤，一般不能见到新生肿瘤血管和肿瘤染色。受累动脉及静脉主要显示血管僵直、狭窄、闭塞等征象，可行血管介入性治疗。

【鉴别诊断】

早期胰腺癌需与局灶性慢性胰腺炎进行鉴别。慢性胰腺炎有胰管扩张、胰管内钙化、胰管中断伴有瘘管及假性囊肿等，有助于鉴别，此外 DWI 的信号特点可以帮助鉴别，胰腺癌 DWI 上多呈较明显的高信号，而慢性胰腺炎局部肿块的 DWI 信号多轻度升高，鉴别困难时需进一步超声内镜穿刺活检明确诊断。此外，胰腺癌还需与胰腺其他实性占位性病变鉴别，主要有腺神经内分泌肿瘤、淋巴瘤、转移癌。同时，胰腺癌还需与局灶性自身免疫性胰腺炎鉴别。

【影像检查优选评价】

多期薄层动态增强 CT 是首选的诊断方法，增强扫描及多平面重建对分期及术前评估有重要价值；MRI/MRCP 也有一定价值，可作为 CT 检查的补充；超声内镜一般用于鉴别诊断有困难的病例，且可同时进行活检病理帮助明确诊断。

（四）胰腺神经内分泌肿瘤

胰腺神经内分泌肿瘤为常见的胰腺良性肿瘤，有潜在恶变倾向。病变多较小，一般小于 2cm，主要发生在胰体、尾部。按是否分泌相应的激素而导致激素过量分泌的临床症状可分为功能性及无功能性胰腺神经内分泌肿瘤两类，临床表现一般依其分泌激素而定。

【影像学表现】

1. X 线

偶见钙化，消化道造影可见胃泌素瘤引起的多发溃疡。

2. US

小的肿瘤超声很难发现，较大肿瘤呈圆形结节，内部为低回声，一般回声均匀，边界清楚，部分见无回声囊变区。

3. CT

有功能病变多较小，密度均匀，无功能病变因无典型临床症状，发现较晚，病变多较大，内部易坏死、囊变。典型影像学表现是增强扫描动脉期明显强化结节或肿块，病变边界清晰，部分病变可见囊变和钙化，需要注意的是病变可多发。CT 灌注检查可提高病变的检出率。

4. MRI

圆形或卵圆形，边缘锐利，形态及强化特征与 CT 所见相似，T_1WI 多为低信号，T_2WI 信号多样，表现为等、高信号，DWI 上信号增高，相应 ADC 值不同程度减低。

5. 血管造影

肿瘤血管丰富，动脉期表现为局限性血管增生，毛细血管期多表现为明显的肿瘤染色。

6. 生长抑素受体显像

大多数胰腺神经内分泌肿瘤会表达高水平的生长抑素受体，故生长抑素受体显像上多表现为高代谢结节。

【鉴别诊断】

胰腺神经内分泌肿瘤首先需与胰腺癌鉴别。主要鉴别点是强化特点和病变边界。此外，需要与胰腺内副脾鉴别。胰腺内副脾增强扫描各期与脾脏相仿，此外，在 MRI 上，胰腺内副脾在不同序列上均与脾脏信号相仿，可帮助鉴别。

【影像检查优选评价】

超声和 CT 是主要的检查手段，普通检查对小的胰岛细胞瘤容易漏诊，CT 和 MRI 增强扫描对于发现小的肿瘤有较大价值。超声内镜也可帮助检出较小的病变，但超声内镜属于侵入性检查，操作者依耐性较大，但可以进一步活检病理明确诊断且可进行非手术治疗（如无水乙醇消融治疗）。血管造影具有特殊征象，诊断价值较大，但有一定创伤，随着常规影像学检出率的提高，血管造影已较少使用。

（五）胰腺浆液性囊腺瘤

胰腺浆液性囊腺瘤是由富于糖原的导管型上皮所构成的囊性上皮样肿瘤，能产生类似浆液的水样液体，肿瘤好发于成年女性，临床一般无特异症状，胰头多见，极少出现恶变。

【影像学表现】

1. US

胰腺内的边界清楚的低回声肿块，大囊显示为无回声，后方声影增强。需要与假性囊肿、黏液性囊腺瘤、胰腺导管内乳头状瘤等相鉴别。

2. CT

显示为界限清楚、分叶状、多房水样密度灶，呈蜂窝状，肿瘤中央可有纤细的纤维间隔呈星状分布，部分可见中心有日光放射状钙化，局部胰管可受压推移改变，病变不与胰管相同。动态增强扫描可见间隔可不强化或呈轻度不均匀强化。实质型平扫表现为等密度或略低密度的实质性病灶，动脉期明显强化，延迟期呈等密度。

3. MRI

形态与 CT 所见相同，呈长 T_1、长 T_2 信号，囊壁菲薄，MRI 因具有较高的软组织分辨率，可以显示 CT 及常规超声不能显示的间隔。增强扫描囊壁和间隔可轻度强化。

【鉴别诊断】

胰腺浆液性囊腺瘤需要与胰腺的其他囊性疾病鉴别，主要有黏液性囊腺瘤、导管内乳头状黏液瘤、实性假乳头状瘤等鉴别。鉴别要点主要有发病年龄、病变部位、囊肿的分布、数目及形态等。中央瘢痕和日光放射样钙化是浆液性囊腺瘤较特异的影像学表现。

【影像检查优选评价】

典型病灶诊断不难。超声及磁共振有时能帮助发现病变内的纤细分隔而有助于诊断。增强薄层 CT 和血管造影显示肿瘤为富血管性的，可以和胰腺假性囊肿、黏液肿瘤鉴别。

（六）胰腺黏液性囊性肿瘤

胰腺黏液性囊性肿瘤是由柱状上皮和卵巢型基质组成的囊性肿瘤，分泌黏液，多较大，中老年女性多见，临床上可有上腹痛、肿块等非特异表现；肿瘤上皮可表达癌胚抗原（CEA）及糖类抗原 19–9（CA19–9）等。生物学行为有潜在恶性，多发生在胰腺体尾部。

【影像学表现】

1. X 线

肿物较大时可推移肠曲，少数肿瘤可显示周边或囊腔分隔的钙化。

2. US

多显示为多房囊肿，后壁回声增强，囊腔大小不一，囊壁及间隔钙化表现为强回声，部分可见附壁结节。

3. CT

无或伴有间隔、轮廓光滑、包膜完整的囊性水样密度病变，部分伴有实质成分，圆形或卵圆形，也可呈分叶状。囊内出血或囊液黏稠时密度稍高。囊壁较厚、囊壁可见附壁结节，提示恶性可能性存在。间隔和壁可见钙化。增强扫描后囊壁、分隔及实性部分多可见轻到中度强化。囊壁局部增厚、胰外浸润或淋巴结肿大、远处转移提示恶性。

4. MRI

呈长 T_1、长 T_2 囊性信号，囊内容物蛋白含量增高时 T_1 信号增高，囊壁及囊内分隔显示清楚。T_1WI 信号增高提示出血、脓液或坏死组织，囊液可呈分层表现，囊壁和分隔以及实性成分增强扫描可见中度强化。MRCP 可显示囊肿与胰管的关系，病变可推移及压迫周围胰管，但不与胰管相通。

【鉴别诊断】

需要与胰腺假性囊肿、胰腺浆液性囊腺瘤等相鉴别。黏液性囊腺瘤多数较大，有或无间隔，囊腔数量一般少于 6 个，囊腔较大，直径 2cm 以上。确定黏液性囊腺瘤良、恶性较困难，有周围侵犯、囊肿较大、囊壁厚、附壁结节或含实性成分都提示恶性倾向。必要时细针穿刺细胞学和肿瘤标记物检查。

【影像检查优选评价】

增强薄层 CT 多作为临床首选检查手段。磁共振诊断的准确性和 CT 相当，越来越多地应用于临床中胰腺囊性疾病的诊断及鉴别诊断中，MRCP 可以更好地显示病变与胰管的关系。

（七）胰腺实性假乳头状瘤

胰腺实性假乳头状瘤由单形性细胞构成的实质性、假乳头结构肿瘤。主要发生于青年女性，约 15% 有低度恶性倾向。多无明显的临床症状，出血和囊性变常见。明显临床症状为血嗜酸性细胞增多和多关节疼痛。

【影像学表现】

1. X 线

肿物较大时可见上腹肠管受推压的改变。

2. US

病变较大，多为囊实性，边界清晰的混合回声包块，囊性部分为无回声，实性部分为等或低回声，囊性部分可见间隔，部分可见钙化呈高回声。

3. CT

多为较大的包膜完整的肿块，含有实性及囊性成分，密度多不均匀，可伴有出血，偶见钙化，增强扫描实性部分可见强化，程度低于胰腺实质。当肿瘤与周围脂肪、邻近器官分界不清时，提示恶性倾向。

4. MRI

典型表现为边界清楚、形态各异的巨大囊实性肿块，囊壁较厚，多呈混杂长 T_1、长 T_2 信号，因囊腔内容物不同而呈不同信号强度，主要因出血所致，出血多表现短 T_1、短 T_2 信号，较具特征性。增强扫描实性部分、包膜、间隔中高强化，动态增强扫描早期肿瘤强化程度低于晚期。

【鉴别诊断】

影像学上需与胰腺其他囊性疾病鉴别，包括浆液性囊腺瘤、黏液性囊腺瘤等，鉴别要点包括发病年龄、病变部位，病变内含出血密度/信号对于实性假乳头状瘤诊断较具特异性。

【影像检查优选评价】

多期薄层增强 CT 是本病的首选检查手段，当鉴别诊断困难时，MRI 可作为解决问题的工具之一，因其软组织分辨率高，可以更好地显示病变内多种成分的信号特点，从而帮助诊断和鉴别诊断。此外，必要时可进一步超声内镜活检帮助判断囊内容物的成分及性质明确诊断。

（八）胰腺导管内乳头状黏液瘤

胰腺导管内乳头状黏液瘤（IPNW）起源于胰腺导管上皮、呈乳头状、能产生黏液，罕见，多呈交界性，有明确的恶变倾向。老年患者多见，最常见于胰头。常见症状呈非特异性，包括腹痛、腹泻、体重减轻、反复发作的胰腺炎、糖尿病等。IPMN 分为主胰管型、分支胰管型及混合型。胰腺导管内乳头状黏液瘤的手术指征有：主胰管直径大于 1cm，病变内有强化实性成分，因导管内乳头状黏液瘤引起梗阻性黄疸或其他症状。当出现如下征象中两个或以上时，需进一步超声内镜活检明确病变性质：病变大于 3cm，显示囊壁增厚或强化，存在未强化的壁结节，伴发胰腺炎，主胰管扩张，5～9mm，胰管直径突然改变，半胰腺远端萎缩。

【影像学表现】

1. X 线

ERCP 可见主胰管及或分支胰管全程或部分性增宽，十二指肠乳头饱满，并可见黏液突入。

2. US

低回声肿块，可有分叶，偶尔显示扩张的分支导管。黏液的超声回波很难将肿瘤和胰腺实质区分。

3. CT

主胰管型 IPMN 表现为主胰管弥漫性扩张，扩张胰管显示为棒状或指样低密度区，黏液充盈扩张胰管并可突入十二指肠，十二指肠乳头饱满，部分可有胰腺实质萎缩。扩张胰管内可见分隔，或有附壁结节或乳头状结节。分支胰管型 IPMN 可显示为多形性囊性占位，呈葡萄串珠样，分房多少不一、形态不一，可多发，可见于病变与主胰管相通，可不伴有主胰管的扩张；混合型可见主胰管、多发分支胰管同时扩张。当恶变时，可出现实质性、浸润型生长肿块，肿块多呈软组织密度，部分病变内可见钙化，病变边界多欠清晰，多伴有胰管扩张。增强扫描，病变内实质部分多呈相对弱强化，强化程度低于正常胰腺实质，延迟扫描实性部分密度可稍增高。

4. MRI

主胰管型 IPMN 的 MRI 表现为胰管弥漫性或局限性扩张，扩张的胰管内黏液呈长 T_2 信号，扩张的主胰管内可见 T_2 等－稍低信号的分隔、附壁结节或乳头状结构。分支胰管型 IPMN 病灶多位于胰头、钩突部，显示为多房或簇状囊性肿块，可见病变与主胰管相通；混合型 IPMN 显示为主胰管和分支胰管同时扩张。黏液 T_1WI 上呈低信号，T_2WI 上呈高信号，附壁结节、乳头状结构和胰管内间隔显示为软组织信号，在 DWI 序列上附壁结节多呈高信号而较容易检出；可伴有或不伴有胰腺实质的萎缩。增强扫描时囊性成分无强化，内部分隔、附壁结节可出现强化，当出现强化的附壁结节时通常提示疾病恶变。MRCP 可更好地显示主胰管扩张的形态和分支胰管葡萄串珠样扩张的形态，同时显示病变与主胰管相通，从而明确诊断。

【鉴别诊断】

（1）主胰管型 IPMN 需要与慢性胰腺炎、胰腺癌鉴别，主胰管形态、胰腺实质是否萎缩、是否侵犯周围血管及胰腺实质和主胰管内结石可帮助鉴别诊断，同时进一步结合患者年龄和症状。鉴别的要点有病史和肿瘤标志物结果。

（2）分支胰管型 IPMN 主要需要与胰腺的多种囊性疾病鉴别，包括胰腺假性囊肿、浆液性囊腺瘤、黏液性囊腺瘤、实性假乳头状瘤等，鉴别的主要要点是病变是否与主胰管相通，还有病史、发病年龄、发病部位等也可以帮助进一步鉴别诊断。

【影像检查优选评价】

随着 MRCP 的技术发展，对于胰腺的囊性病变通常首选 MRI/MRCP 检查，其可以更好地显示病变是否与主胰管相通、病变形态及内部结构，且无电离辐射。对于有 MRI 检查禁忌证的患者，CT 可作为主要临床检查手段，螺旋 CT 的多种重建技术，包括曲面重建、最小密度投影等，可帮助全面地显示胰腺和扩张的胰管形态及病变是否有壁结节等，对于判断肿瘤的良、恶性及侵袭性有帮助。ERCP 镜下表现可进一步协助明确诊断，而对于鉴别诊断困难的患者，可进一步超声内镜下细针抽吸、活检，帮助明确病变性质。

十、脾脏疾患

（一）脾脏淋巴瘤

脾脏淋巴瘤分为原发性淋巴瘤及全身性淋巴瘤脾浸润两种，是脾脏最常见的恶性肿瘤，病理分为弥漫肿大型、粟粒型、孤立肿块型及多发结节型。

【影像学表现】

1. X 线

X 线平片上可看到脾脏影增大。

2. US

脾脏弥漫性增大，实质内异常低回声结节，多数有清楚边界，单发或多发。较大肿瘤可伴有脾形态改变。

3. CT

弥漫肿大型可见脾脏肿大；粟粒型因肿瘤太小，CT 显示欠佳，多表现为脾脏密度不均；孤立肿块型和多发结节型，表现为脾脏内单发或多发稍低密度病变，边界多欠清晰，增强扫描病灶显示比较清楚，强化程度低于周围脾脏实质。全身性淋巴瘤脾浸润，可合并有全身淋巴结肿大等表现。

4. MRI

形态学改变与 CT 相似，T_1WI 呈等 T_1 或等、低混合信号，T_2WI 呈不均匀稍高信号。边缘不清，典型者可呈"地图样"分布，准确定性有一定难度。

【鉴别诊断】

脾脏淋巴瘤的影像学表现没有特异性，需要结合临床症状及其他资料诊断，必要时需穿刺活检明确诊断。

【影像检查优选评价】

通常 CT 作为明确诊断及进行鉴别诊断的主要影像学检查手段，部分鉴别困难的患者可进一步 MRI 检查。

（二）脾脏血管瘤

脾脏血管瘤是脾脏最常见的良性肿瘤，成人以海绵状血管瘤多见。多数患者无症状，多因其他原因行影像学检查时偶然发现。但当病变较大时可伴有脾增大，压迫周围脏器而产生相应的症状。极少数患者可出现病变破裂，出现急腹症、突然腹痛、血压下降和休克等。

【影像学表现】

1. US

脾实质内清晰的类圆形高回声结节，内部呈网状结构，回声均匀。

2. CT

典型的脾血管瘤表现与肝脏血管瘤。平扫呈均匀的低密度，边界清晰，形态规则，有出血时密度不均，病变可有钙化，增强扫描随病灶边缘先呈粗斑点状强化，随时间延迟可见向中心的强化填充，最终病灶与脾实质呈等密度。

3. MRI

T_1WI 呈稍低信号，T_2WI 呈高信号。重度 T_2 加权像呈"灯泡征"，较具特征性，增强表现同 CT 增强。

【鉴别诊断】

一般表现典型、诊断不难。如果延迟强化的特征不明显时，需与脾脏的错构瘤及孤立转移瘤鉴别。错构瘤内的点状钙化、不均匀强化可帮助鉴别。转移瘤通常强化程度减低，且易发生中央性坏死。

【影像检查优选评价】

通常 CT 作为明确诊断及进行鉴别诊断的主要影像学检查手段，部分鉴别困难的患者可进一步 MRI 检查。

（三）脾脓肿

脾脓肿常见于脾外伤、囊肿、脾梗死后继发感染，也可因胰腺炎、左肾、胸膜等邻近器官脓肿蔓延而来，或脾动脉栓塞术后继发感染所致，其中败血症脓栓是最常见的原因，最常见的病因是亚急性细菌性心内膜炎。患者可有左上腹痛、高热、寒战、脾大、白细胞增多等表现，如不及时诊治，死亡率较高。

【影像学表现】

1. X 线

X 线平片多无特异性，如左上腹肿块、左横膈升高、肺不张、胸膜炎等。

2. US

脾大，病变早期脓肿内可呈非均匀的等回声，脓肿形成后内可见无回声、低回声或混合型回声，边界清晰或模糊，病变内部无血流。

3. CT

脾脓肿早期表现为脾脏弥漫性肿大，密度可稍减低，但一般尚均匀。当出现组织液化坏死时，脾脏内可出现多发的局限性低密度病变，边缘不规则，形态不规则，部分可见气－液平面，对诊断较有帮助。增强扫描脓肿壁增强，界线清楚，脓肿壁和正常脾实质之间有时可见低密度的水肿带。

4. MRI

平扫时脓腔表现为 T_1WI 稍低信号，T_2WI 高信号，病变周围可见 T_1WI 稍低信号，T_2WI 稍高信号的水肿带。增强表现同 CT 增强。

【鉴别诊断】

多发性脾脓肿需要与转移瘤和恶性淋巴瘤鉴别。脾脓肿典型病例有脓肿壁的强化及周围水肿带，且结合临床特点，诊断不难，当病变内见气－液平面时可确诊。

【影像检查优选评价】

超声可作为快速、便捷的首选检查手段，CT 能够帮助进一步明确诊断及进行鉴别诊断，部分鉴别困难的患者可进一步 MRI 检查。

第九章　泌尿生殖系统疾病

第一节　基本病变影像表现

一、肾

1. 腹部平片

（1）肾脏数目异常　主要见于肾先天发育异常，以肾缺如常见，也可见于肾切除后。

（2）位置异常　可见于肾先天发育异常，如胸腔肾和盆腔肾等，也可因肾内、外病变所致，常同时伴有肾轴改变。

（3）肾影大小和轮廓改变　包括肾影增大或缩小，可为一侧或双侧，其原因很多，包括先天性异常和后天性病变两类。前者包括多囊肾、重复肾、代偿性肥大等所致的肾影增大（图9-1），先天性肾发育不良所致肾影缩小；后者可因肾肿瘤、肾积水、脓肿、血肿、炎症等致肾影增大，肾缺血或慢性肾盂肾炎则可使肾影变小。肾影大小改变常同时伴有肾脏轮廓的改变。

（4）肾区钙化影　主要见于肾盂、肾盏结石（图9-2），也可见于肾脏钙质沉着症、肾结核、肾癌、肾囊肿和肾动脉瘤等。肾区钙化形态多样，其形态有助于鉴别诊断，如鹿角状钙化见于肾盂、肾盏结石，弧线型钙化常见于肾囊肿，肾动脉瘤钙化多表现为环形等。

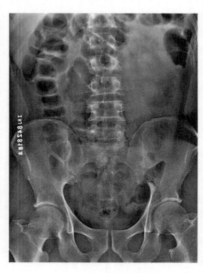

图9-1　左侧肾影增大

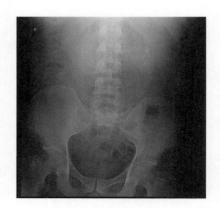

图9-2　左肾结石
左侧肾区多发钙化影

2. 尿路造影

（1）肾实质显影异常　肾实质显影减淡见于肾功能减退、尿路梗阻、肾结核等（图9-3）；肾实质显影延迟见于肾功能减退、输尿管梗阻、低血压等；肾实质不显影见于肾积水、肾肿瘤、肾结核或肾血管性病变等。

（2）肾盂、肾盏受压变形　可为肾内病变或较大的肾周病变所致（图9-4）。肾内病变一般为占位性病变，如肾囊肿、肾肿瘤、血肿、脓肿等。肾周病变如肾周血肿或脓肿、肾上腺肿瘤、外生性肝癌等均可间接压迫肾盂、肾盏导致其变形、移位。

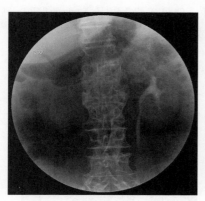

图9-3 右肾显影减淡

右侧肾盂、肾盏未显影

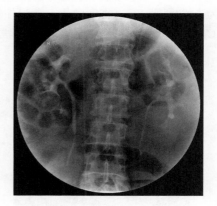

图9-4 右肾下极占位

右肾下肾盏牵拉变形呈弧形状

（3）肾盂、肾盏内充盈缺损 病变区无对比剂充盈，主要为这些部位的肿瘤、结石、血块和气泡等，还可见于真菌球及脱落坏死的肾乳头（图9-5）。

（4）肾盂、肾盏破坏 表现为肾盂、肾盏边缘毛糙、不规则甚至正常形态消失（图9-6），主要见于肾盂癌、肾结核、肾细胞癌累及肾盂、肾盏以及黄色肉芽肿性肾盂肾炎等。

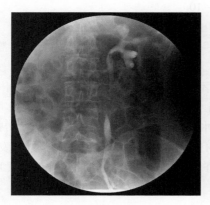

图9-5 左侧肾盂癌

左侧肾盂不规则充盈缺损边缘不光整

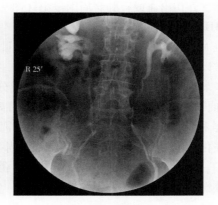

图9-6 右侧肾盂边缘毛糙

正常形态消失

（5）肾盂、肾盏扩张、积水 多见于梗阻性病变，如结石、肿瘤、血块或炎性狭窄等（图9-7），也可见于先天性巨大肾盂、巨输尿管、输尿管蹼、输尿管囊肿、尿道瓣膜、肾盂输尿管连接处狭窄等。

3. CT

肾脏CT检查除了可以显示肾脏数目、大小和形态异常外，还可以显示肾实质异常，肾盂、肾盏异常以及肾周异常。

（1）肾实质异常 主要为肾实质肿块。按照肿块不同密度可分为：①水样密度囊性肿块，边缘通常光滑，无强化，见于各种类型肾囊肿（图9-8），肾单纯性囊肿易于诊断，肾复杂囊肿的诊断较困难，使用肾囊肿 Bosniak 分型有助于诊断和评估；②低密度、软组织密度或混杂密度肿块，增强检查有不同形式和程度强化，常为各种类型良、恶性肾肿瘤，也可为炎性病变；③高密度肿块，常为外伤后血肿，偶见于囊肿出血和少数肾癌，后者在增强 CT 扫描时发生强化，其内高密度影常为出血或钙化。

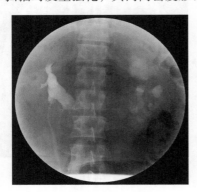 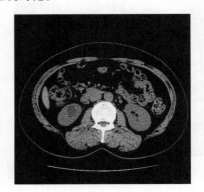

图 9 - 7　左肾结石　　　　　　　　　　图 9 - 8　肾囊肿
左侧肾盂肾盏扩张积水　　　　　　　右肾水样密度囊性肿块

（2）肾盂、肾盏异常　包括肾盂、肾盏内占位，肾盂、肾盏壁增厚，肾盂、肾盏积水。肾盂、肾盏内占位可见于结石（图 9 - 9）、血块及肿瘤，后者可强化。肾盂、肾盏壁增厚多见于炎性病变，如结核或慢性肾盂肾炎。肾盂、肾盏扩张积水多由尿路梗阻所致。

（3）肾周异常　主要表现为肾周脂肪间隙密度增高、肾筋膜增厚、肾周积血积液，多见于炎症、外伤出血或肾肿瘤周围侵犯（图 9 - 10）。

4. MRI

肾脏 MRI 与 CT 相似，可以显示肾脏数目、大小和形态异常，以及肾实质异常、肾盂、肾盏异常以及肾周异常。

（1）肾实质异常　肾实质肿块因所含成分不同而信号各异，增强表现亦不相同。长 T_1 低信号和长 T_2 高信号的病变，信号强度与游离水相似，常见于单纯性肾囊肿、多囊肾；长 T_1 低信号和长 T_2 高信号的肿块，T_1WI 比游离水信号高，T_2WI 上比游离水低，增强后呈不同形式强化，多为肾肿瘤（图 9 - 11），但当病变内出现囊变或出血时，信号可发生变化；T_1WI 和 T_2WI 皆为均一高信号病变，见于含蛋白量较高或发生出血的单纯性肾囊肿、多囊肾及肾外伤性血肿的亚急性期。

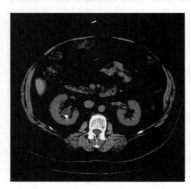 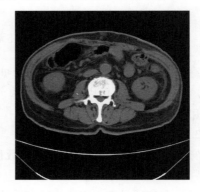

图 9 - 9　肾盏结石　　　　　　　　图 9 - 10　双侧肾周筋膜增厚
右肾肾盏类圆形钙化影　　　　　　双侧肾周脂肪间隙密度增高

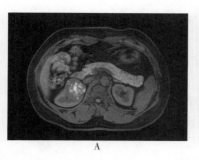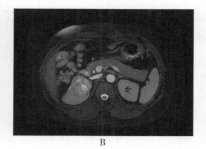

图 9 - 11　肾癌

A. T$_1$WI；B. T$_2$WI，右肾类圆形混杂信号肿块

（2）肾盂、肾盏异常　T$_1$WI 和 T$_2$WI 上均呈极低信号，多为结石；肾盂、肾盏扩张，信号与水相似，为肾积水；肾盂、肾盏内肿块，T$_1$WI 比游离水信号高，T$_2$WI 上比游离水低，增强后有强化，为肾盂肿瘤（图 9 - 12）。

（3）肾周异常　所见与 CT 相似，信号异常有所不同（图 9 - 13）。

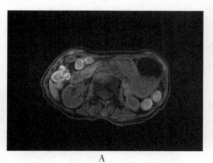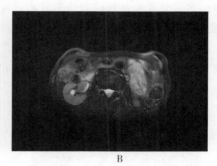

图 9 - 12　肾盂癌

A. T$_1$WI；B. T$_2$WI，右侧肾盂内软组织信号影

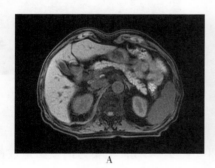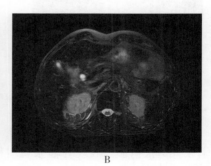

图 9 - 13　双侧肾周脂肪间隙模糊，右侧明显

A. T$_1$WI；B. T$_2$WI

5. 肾动脉造影

（1）肾动脉狭窄　常见于动脉粥样硬化斑块、纤维肌发育不良和大动脉炎等，不同病因所致肾动脉狭窄部位和形态各异。动脉粥样硬化产生的狭窄是因斑块所致，常表现为偏心性狭窄，无特定狭窄部位（图 9 - 14）；纤维肌发育不良所产生的狭窄主要位于肾动脉中、远段，并常延伸至分支，表现为多发狭窄伴狭窄间的囊性扩张，故呈串珠样改变；大

动脉炎引起的狭窄主要累及肾动脉开口处或近侧段，常表现为边缘光滑的向心性狭窄。

（2）动脉充盈缺损　见于肾动脉血栓。

（3）肾动脉主干或分支不显影　见于肾动脉或其分支栓塞。

（4）肾动脉扩张　见于动脉瘤，表现为肾动脉呈囊状或梭状扩张。

（5）肾实质肿块　可致邻近肾动脉分支发生移位，恶性肿瘤可出现网状和不规则杂乱的肿瘤血管。

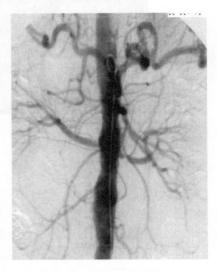

图 9-14　左侧肾动脉近端局部狭窄

二、输尿管

1. 腹部平片

输尿管走行区异常钙化影。主要为高密度钙化影，多为结石所致（图 9-15），输尿管结石好发于输尿管生理性狭窄处。此外，输尿管钙化亦见于输尿管结核，多呈节段性条状或双轨道状高密度影。

2. 尿路造影

（1）输尿管充盈缺损　与肾盂、肾盏充盈缺损相似，主要由这些部位的肿瘤、结石、血块和气泡等所致（图 9-16）。

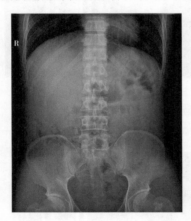

图 9-15　输尿管结石

腰 $L_{4\sim5}$ 水平右侧及腰 $L_{3\sim4}$ 水平左侧可见不规则钙化影

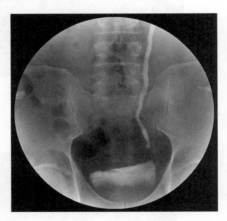

图 9-16　输尿管充盈缺损

左侧输尿管下段近膀胱处见不规则充盈缺损

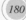

（2）输尿管扩张积水　表现为输尿管增粗（图 9-17），主要为因梗阻造成的扩张积水，梗阻原因常见于结石、输尿管肿瘤或输尿管外病变累及输尿管，也可见于先天性狭窄、损伤性狭窄、纤维囊带或周围血管压迫。非梗阻性输尿管扩张积水见于先天性巨输尿管或膀胱输尿管反流。

3. CT

（1）输尿管扩张积水　显示输尿管增粗，呈水样低密度（图 9-18），可由梗阻或非梗阻性病因所致。CT 有助于直接显示导致梗阻性积水的病变，如结石、肿瘤、血块等。若为先天性狭窄、损伤性狭窄、纤维囊带或周围血管压迫所致积水，则 CT 检查梗阻端可无确切异常显示。

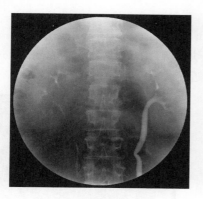

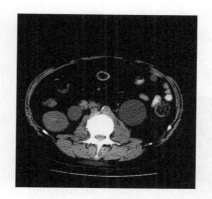

图 9 - 17　左侧输尿管扩张　　　　　图 9 - 18　输尿管扩张积水

双侧输尿管扩张积水，左侧为著

（2）输尿管腔内病变　包括结石、血块或软组织密度肿块（图 9 - 19），后者增强后可有强化，多为输尿管肿瘤。

（3）输尿管管壁增厚　炎症、结核以及输尿管肿瘤均可导致输尿管管壁增厚（图 9 - 20），但不同病变具有不同特征。若为较广泛的弥漫均匀性增厚，则多为炎症浸润；若为串珠状增厚，且僵硬短缩，则多见于结核；若为局限性增厚伴肿块形成，则多见于输尿管肿瘤。

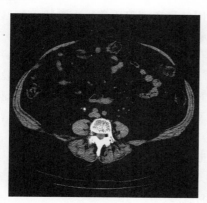

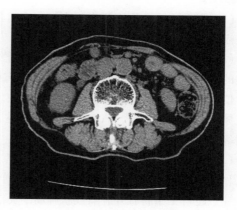

图 9 - 19　输尿管结石　　　　　　图 9 - 20　右侧输尿管管壁弥漫增厚

右侧输尿管内类圆形钙化影

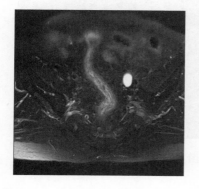

图 9 - 21　T₂WI 左侧输尿管扩张积水

4. MRI

输尿管扩张积水，表现为输尿管增粗，信号与游离水相同（图 9 - 21）。MRI 与 CT 相似，可显示梗阻病因。结石多表现为 T_1WI 及 T_2WI 双低信号，肿瘤信号在 T_1WI 上高于水，T_2WI 上低于水。

三、膀胱

1. 腹部平片

膀胱区钙化影，多为结石所致，常呈椭圆形高密度影，位于耻骨联合上方，可随体位改变而移动（图 9 - 22）。另外，钙化也可见于膀胱肿瘤，多呈细点状、条状或絮状高密度影。

2. 尿路造影

膀胱内充盈缺损，多为膀胱结石、肿瘤、血块等所致（图9-23）。结石可通过与腹部平片对照确定；肿瘤所致充盈缺损位置固定，邻近膀胱壁可呈僵硬改变。

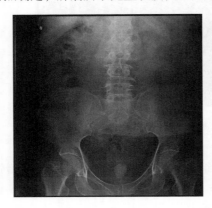

图9-22　膀胱结石

膀胱区可见一类圆形高密度影，边缘光滑

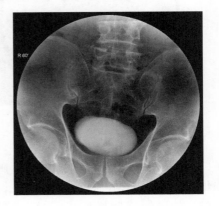

图9-23　膀胱内类圆形充盈缺损

3. CT

（1）膀胱大小、形态异常　大膀胱多由各种原因的尿道梗阻所致，小膀胱主要见于慢性炎症或结核病所致的膀胱挛缩。膀胱内单发或多发囊袋状突出，则为膀胱憩室。

（2）膀胱肿块　高密度肿块一般为膀胱结石，位置可随体位变动发生改变。与膀胱壁相连的软组织肿块多为肿瘤和血块，前者有强化，位置固定（图9-24）；后者一般无强化，位置也可随体位变动发生改变，但血块发生粘连也可表现为位置固定。膀胱肿瘤中以膀胱尿路上皮癌最常见，非上皮性肿瘤少见，可为平滑肌瘤、嗜铬细胞瘤、纤维血管瘤或肉瘤等。

（3）膀胱壁增厚　注意应在膀胱充盈状态下判断膀胱壁是否增厚，超过5mm即认为异常（图9-25）。与输尿管相似，弥漫均匀增厚多见于慢性炎症，局限性增厚多见于膀胱肿瘤，注意也可见于膀胱外肿瘤或膀胱周围炎症累及膀胱。

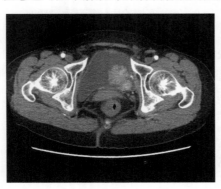

图9-24　膀胱癌

膀胱左后侧壁肿块，增强后呈不均匀强化

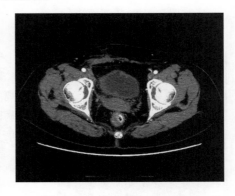

图9-25　膀胱壁不均匀增厚

4. MRI

与 CT 相似，可显示膀胱形态及大小异常，并可显示膀胱内肿块及膀胱壁增厚。

（1）膀胱内肿块　与输尿管肿块相似，结石多表现为 T_1WI 及 T_2WI 双低信号，肿瘤信号在 T_1WI 上高于水，T_2WI 上低于水，并可强化（图 9-26）。

（2）膀胱壁增厚　所见与 CT 相似（图 9-27）。

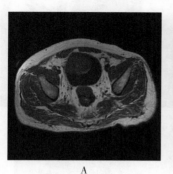
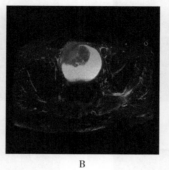

A B

图 9-26　膀胱癌

A. T_1WI；B. T_2WI，膀胱右前壁肿块，信号不均

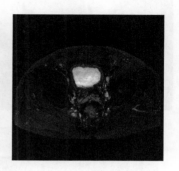

图 9-27　T_2WI 膀胱壁弥漫增厚

四、男性生殖系统

1. CT

（1）前列腺增大　前列腺增大是最常见的异常征象（图 9-28），诊断标准为前列腺横径大于 5cm 或在耻骨联合上方 2cm 层面仍可显示前列腺。前列腺增大可分为对称性增大和非对称性增大，前者多见于良性前列腺增生，也可见于局限于腺体内的弥漫前列腺癌；后者多见于局灶性前列腺癌。

（2）前列腺密度异常　前列腺内高密度钙化多为腺体内结石（图 9-29），低密度灶见于前列腺囊肿、脓肿或肿瘤坏死。

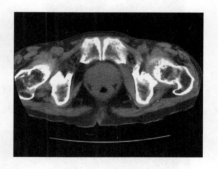

图 9-28　前列腺增大

（3）前列腺形态异常　前列腺明显增大，形态不规则而形成较大分叶状肿块，见于前列腺癌。

（4）精囊大小异常　双侧精囊缩小多见于精囊萎缩（图 9-30）。双侧精囊对称性增大通常见于液体潴留；单侧精囊增大可见于囊肿、脓肿及肿瘤等。精囊原发肿瘤罕见，多为前列腺癌或膀胱癌累及精囊。

（5）精囊角消失　精囊角消失为常见异常征象，可见于膀胱癌或前列腺癌累及精囊（图 9-31）。

（6）精囊肿块　也为常见征象，若肿块呈水样密度，多见于精囊囊肿或脓肿；若肿块呈不均匀软组织密度并有强化，多为精囊肿瘤（图 9-32）。

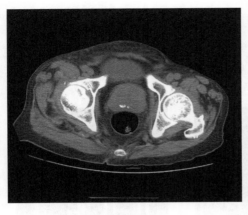

图 9 - 29　前列腺钙化灶

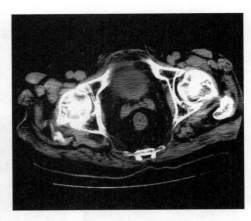

图 9 - 30　双侧精囊萎缩

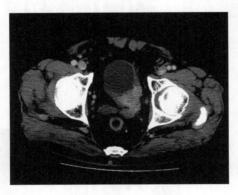

图 9 - 31　膀胱肿块累及左侧精囊，
左侧膀胱精囊角消失

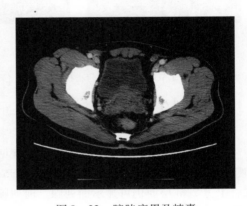

图 9 - 32　膀胱癌累及精囊

双侧精囊肿块，密度不均，增强后可见强化

2. MRI

MRI 为男性生殖系统最佳影像学检查方法。

（1）前列腺形态、大小异常　表现及意义同 CT 检查（图 9 - 33）。

（2）前列腺信号异常　常伴有前列腺大小和形态异常。T_2WI 上，显示外周带低信号，可见于前列腺癌、前列腺炎或活检后出血。局灶性结节状低信号灶多见于前列腺癌（图 9 - 34），片状或弥漫低信号多见于前列腺炎，但也可见于前列腺癌。移行带增大伴多发高信号结节，多见于良性前列腺增生。移行带前列腺癌较少见，但当移行带出现局灶性低信号时，应注意是否存在前列腺癌（图 9 - 35）。在 DWI 上，前列

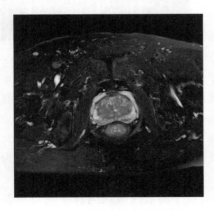

图 9 - 33　T_2WI 前列腺增大

腺内出现明显高信号结节、ADC 值显著低于周围前列腺组织时应警惕有无前列腺癌。动态对比增强磁共振成像（DCE － MRI）前列腺癌常常显示早期强化。T_1WI 高信号提示有出血或钙化。目前常用前列腺影像报告及数据系统（PI － RADS）V2 评价前列腺病变，主导序列为 T_2WI 及 DWI，DCE － MRI 为辅助诊断序列。

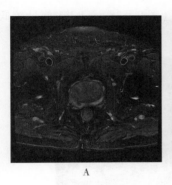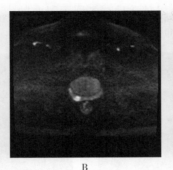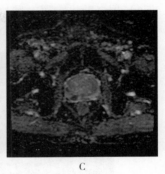

A   B   C

图 9 - 34　前列腺癌

A. T$_2$WI；B. DWI；C. ADC，前列腺右侧外周带结节

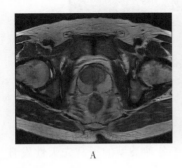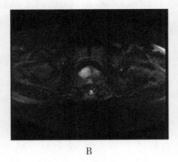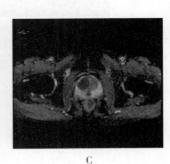

A   B   C

图 9 - 35　前列腺癌

A. T$_2$WI；B. DWI；C. ADC，前列腺移行带偏右侧结节

（3）精囊大小和形态异常　表现和意义同 CT 检查。

（4）精囊信号异常　双侧精囊信号弥漫减低，多见于精囊炎（图 9 - 36）；单侧精囊信号减低，可见于前列腺癌累及精囊或精囊炎症，前者多伴精囊角消失。

（5）精囊肿块　若精囊肿块与前列腺肿块相连，T$_2$WI 呈低信号，提示前列腺癌侵犯精囊，多伴精囊角消失（图 9 - 37）；若精囊肿块呈水样长 T$_1$、长 T$_2$ 信号时，为精囊囊肿。

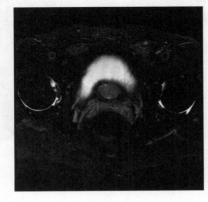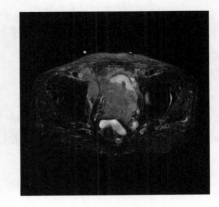

图 9 - 36　精囊信号异常　　　　　　图 9 - 37　精囊肿块

T$_2$WI 示双侧精囊信号弥漫减低　　T$_2$WI，双侧精囊肿块，T$_2$WI 呈低信

号，与前列腺肿块相连

（6）睾丸肿块　睾丸肿块相对常见，多见于睾丸肿瘤（图9-38），T_2WI信号较低，其中精原细胞瘤信号较均一，而非精原细胞瘤信号不均。

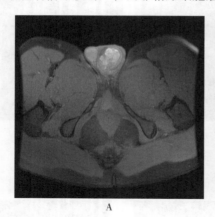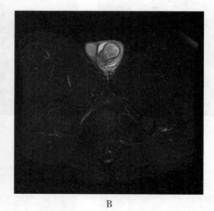

A B

图9-38　睾丸肿块

A. T_1WI；B. T_2WI，左侧精囊肿块，呈混杂信号

五、女性生殖系统

1. 子宫输卵管碘油造影

（1）宫腔大小和（或）形态异常　宫腔边缘光整，常见于各种类型的子宫先天性发育异常（图9-39）；宫腔变形且边缘不光整，见于炎性病变。

（2）宫腔内圆形或类圆形充盈缺损　多见于黏膜下肌瘤或息肉。

（3）输卵管异常　输卵管狭窄、僵硬、扩张、不通，常见于结核或非特异性炎症。

2. CT

（1）子宫大小和形态异常　子宫增大，轮廓不规则或呈分叶状，多见于子宫肌瘤或子宫内膜癌（图9-40）；子宫体积小，为子宫发育不良所致，较少见。另外，子宫大小和形态异常也可见于各种类型的子宫发育异常，如单角子宫、双角子宫等。

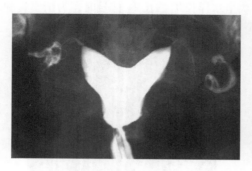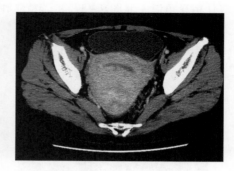

图9-39　双角子宫　　　　　　图9-40　子宫腺肌症

　　　　　　　　　　　　　　　　子宫体积明显增大

（2）子宫密度异常　单纯密度异常少见，多与子宫大小和形态异常并存，多表现为不规则、边界不清的低密度区，代表肿瘤内变性或坏死组织。另外，也可见高密度钙化灶，多为子宫肌瘤变性所致（图9-41）。

（3）盆腔肿块　女性盆腔肿块常来自卵巢，也可为盆腔炎性肿块或其他来源的肿块。某些盆腔肿块具有特定影像学特征，有助于诊断。混杂密度肿块，内可见明确脂肪密度区和钙化灶，为盆腔畸胎瘤典型表现（图9-42）；水样低密度肿块，单房或多房，壁薄而均一，无强化或轻度强化，见于卵巢囊肿或卵巢囊腺瘤；若为囊实性混杂密度肿块，增强后呈不均匀强化，常代表卵巢囊腺癌。

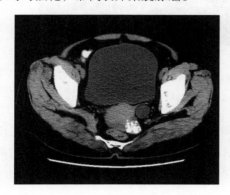

图9-41　子宫肌瘤变性

子宫左后壁见类圆形结节，伴钙化

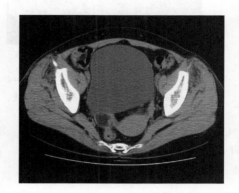

图9-42　卵巢畸胎瘤

右侧附件区含脂肿块

3. MRI

（1）子宫大小和形态异常　表现和意义同CT检查所见。由于MRI可同时显示子宫内部各解剖带，因而对病变的显示要优于CT。

（2）子宫信号异常　包括宫腔、宫壁和宫颈信号异常。

①宫腔信号异常：T_2WI上，宫腔内有矢状走行的线状低信号，见于分隔子宫；宫腔内类圆形中等信号肿块，见于息肉或黏膜下肌瘤。

②宫壁信号异常：结合带增宽，边界不清，见于子宫腺肌症；宫壁内异常信号肿块，见于子宫良、恶性肿瘤，若为类圆形肿块，边界较光滑，T_1WI和T_2WI均以低信号为主，多为子宫肌瘤（图9-43），若肿块不规则，T_2WI以中等信号为主，伴结合带破坏、中断，DWI上呈高信号，且强化不均，多见于子宫内膜癌。

③宫颈信号异常：常见宫颈肿块，T_1WI呈等或低信号，T_2WI呈中等信号，伴低信号宫颈纤维基质中断，DWI上呈高信号，见于宫颈癌。

（3）盆腔肿块　MRI对盆腔肿块的显示和诊断要优于CT。由于MRI可识别出育龄期大多数卵巢，因而有助于诊断盆腔肿块是否来源于卵巢。

类圆形、水样信号的肿块，多见于卵巢囊肿和囊

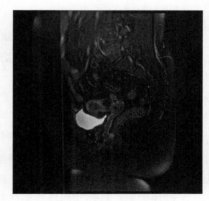

图9-43　子宫肌瘤

T_2WI：子宫肌壁间多个类圆形低信号结节

腺瘤；分叶状或不规则肿块，信号混杂，增强后呈不均匀强化，可见明显强化实性成分，多见于卵巢囊腺癌（图9-44）；类圆形肿块，T_1WI上信号稍低，T_2WI上信号稍高，并有不同程度强化，可见于良性肿瘤（如卵巢纤维瘤），也可见于恶性肿瘤（如卵巢转移瘤）；类圆形或分叶状混杂信号肿块，内可见脂肪信号，多提示卵巢畸胎瘤。

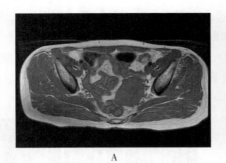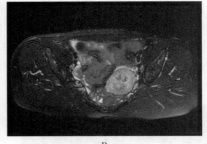

图 9-44 卵巢囊腺癌

A. T_1WI；B. T_2WI，左侧附件区肿块，T_1WI 呈等、低信号，T_2WI 呈高低混杂信号

（4）输卵管　输卵管病变较为少见。邻近卵巢的长管状病灶，呈类似游离水强度的 T_1WI 低、T_2WI 高信号，见于输卵管积水。若其形态不规则且壁较厚，提示可能为输卵管脓肿。

六、肾上腺

1. 腹部平片

平片主要能显示肾上腺区钙化，多见于肾上腺结核钙化期，肾上腺囊肿和某些肾上腺肿瘤偶尔也可见钙化。

2. 肾上腺血管造影

（1）选择性肾上腺动脉造影　肾上腺动脉增粗并有结节状或不规则肿块染色，见于肾上腺肿瘤。

（2）肾上腺静脉造影　可显示肾上腺中心静脉受压、移位或闭塞，主要见于肾上腺肿瘤。

3. CT

（1）肾上腺大小异常　通常为双侧性。肾上腺弥漫增大，形态和密度正常，常见于肾上腺皮质增生；肾上腺弥漫增大并边缘小结节，密度正常，见于肾上腺结节性皮质增生；肾上腺弥漫变小，形态和密度正常，见于肾上腺萎缩，常为垂体功能低下或特发性肾上腺萎缩所致，也可见于皮质醇增多症（库欣综合征）中腺瘤同侧肾上腺的残部和对侧肾上腺。

（2）肾上腺肿块

①肿块数目：双侧性肿块常见于肾上腺转移瘤，也可见于肾上腺结核、皮质腺瘤和嗜铬细胞瘤等；单侧肿块常见于肾上腺腺瘤、嗜铬细胞瘤、肾上腺髓脂瘤等。

②肿块大小：良性功能性肿瘤体积通常较小，如原发性醛固酮增多症和库欣综合征中的腺瘤，直径常分别小于 2cm 和 3cm。非功能性肿瘤和恶性肿瘤通常较大。

③肿块密度：均匀水样低密度肿块，无强化，为肾上腺囊肿；均匀低密度肿块，强化均匀，为肾上腺腺瘤（图 9-45）；混杂密度肿块，内可见脂肪密度，为肾上腺髓脂瘤；混杂密度肿块，内可见不规则坏死、

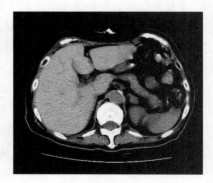

图 9-45　肾上腺腺瘤
左侧肾上腺肿块

囊变低密度区，强化不均匀，见于肾上腺嗜铬细胞瘤、肾上腺皮质癌、转移瘤和神经母细胞瘤等，也可见于肾上腺结核。

4. MRI

（1）肾上腺大小异常　表现和意义与 CT 相似，但 MRI 对肾上腺大小改变的诊断准确性不如 CT。

（2）肾上腺肿块　对肿块数目和大小的判断与 CT 相同。

肿块信号：水样信号肿块，无强化，见于肾上腺囊肿；肿块信号在 T_1WI 和 T_2WI 均与肝实质相似，化学位移反相位信号较同相位明显下降者，为肾上腺腺瘤（图 9-46）；肿块信号混杂，内可见脂肪信号，为肾上腺髓脂瘤；混杂信号肿块，增强后呈不均匀强化，可见于肾上腺嗜铬细胞瘤、肾上腺皮质癌、转移瘤和神经母细胞瘤等，也可见于肾上腺结核。

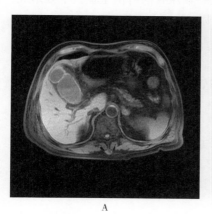
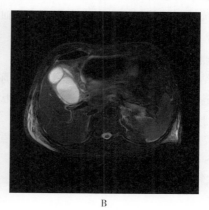

A   B

图 9-46　左侧肾上腺结节
A. T_1WI；B. T_2WI，T_1WI 及 T_2WI 均呈等信号，信号大致均匀

第二节　常见疾病影像诊断

一、泌尿系统结石

泌尿系统结石是泌尿系统最常见的疾病。结石因成分不同而在 X 线下分为阳性结石和阴性结石：草酸盐结石、磷酸钙结石和碳酸钙结石常为阳性结石，尿酸盐结石、胱氨酸结石和黄嘌呤结石常为阴性结石。任何成分的泌尿系统结石均可在 CT 上显示。

（一）肾结石

2/3 的肾结石位于肾盏内。临床症状取决于肾结石的大小、形状、所处位置以及有无并发症等，可无明显症状或仅有钝痛，若结石活动可产生肾绞痛、肉眼血尿等。

【影像学表现】

1. 腹部平片

可发现肾区阳性结石，侧位相常与脊柱影重叠。

2. 静脉肾盂造影

根据需要，用于核实结石的确切位置和有无肾盂、肾盏积水。

3. US

肾区内强光团、强光斑和强光点，其后有声影。

4. CT

对于平片和静脉肾盂造影不易发现的结石，CT 常能较好显示，CT 值 100Hu 以上对于结石所致并发症包括出血、炎性改变等显示效果佳。

【鉴别诊断】

平片下常需与胆石症、肾结核钙化、淋巴腺钙化等鉴别，CT 的横断面图像可鉴别。

【影像检查优选评价】

平片、超声为主要确诊手段，进一步评价并发症或术前评估时首选 CT 尿路成像（CTU）。

（二）输尿管结石

输尿管结石系由肾结石落入输尿管且受阻于输尿管的解剖生理狭窄处形成，其发病率占泌尿系统结石的首位，主要表现为疼痛和血尿。

【影像学表现】

1. 腹部平片

阳性结石多位于肾盂输尿管交界处、输尿管跨越髂动脉处、输尿管进入膀胱外肌层处以及输尿管在膀胱内的开口处，呈类圆形块状、"桑葚"状或点状。

2. 静脉肾盂造影

根据需要，用于核实结石的确切位置和有无输尿管积水。

3. US

输尿管走行区强光团、强光斑和强光点，其后有声影。

4. CT

输尿管内块状高密度影，结石周围输尿管壁常毛糙增厚，近端输尿管及肾盂、肾盏常扩张积水，患侧肾功能可降低，表现为肾脏皮、髓质分界不清，实质变薄，强化延迟减低，偶见长期梗阻所致尿瘘形成，表现为肾周间隙腹膜后积液，排泄期对比剂可进入。

【鉴别诊断】

平片下常需与盆腔内静脉石、淋巴腺钙化、动脉壁钙化等鉴别。

【影像检查优选评价】

平片、超声为主要确诊手段，进一步评价并发症或术前评估时首选 CT 尿路成像。

（三）膀胱结石

膀胱结石常发生于老年和幼年男性，临床症状为排尿疼痛、排尿困难、尿频、尿急、尿流中断、血尿、尿液混浊等。

【影像学表现】

1. 腹部平片

膀胱结石差别极大，密度可高可低，形态可呈圆形、椭圆形、分层同心圆状、芒刺状等，部分可固定于膀胱壁。

2. US

膀胱液性暗区的下部可见有致密的强回声光团或光斑，若结石未固定能随体位变化而游走，后方有声影。

【鉴别诊断】

平片下有时需与输尿管下端结石、静脉石及子宫肌瘤钙化相鉴别。

【影像检查优选评价】

平片、超声为主要确诊手段。

（四）尿道结石

绝大多数尿道结石是由落入尿道的膀胱结石形成，多见于男童，主要表现为排尿困难、排尿疼痛、尿流变细或中断，有时可发生急性尿潴留。

【影像学表现】

（1）尿道斜位片可发现继发性尿道结石。

（2）原发性尿道结石既小又为阴性，需做尿道造影才能发现。

【鉴别诊断】

有时需与前列腺结石鉴别，必要时可做造影检查核实。

【影像检查优选评价】

平片为主要确诊手段。

二、泌尿系统结核

泌尿系统结核是全身结核病变的一部分，绝大多数继发于肺结核，好发于青壮年男性，临床表现取决于病变的范围以及输尿管和膀胱继发结核的严重程度。早期常无症状，少数可有腰痛和发热，合并结核性膀胱炎而致尿频、尿急和尿痛。

（一）肾结核

肾结核在泌尿系结核中最常见。

【影像学表现】

1. 腹部平片

早期肾结核无异常；如发展成脓疡时，可见肾脏局部外形突出或呈分叶状，局部密度升高，边缘不清。晚期肾外形缩小，轮廓欠规则，出现弥漫性钙化、多环状或云絮状钙化、斑点状钙化等。

2. 静脉肾盂造影

（1）功能性改变　肾结核早期表现为局部肾盏显影较淡，晚期显影延迟且淡，缓慢。

（2）器质性改变　早期无异常，累及锥体时相应的肾盏扩大积水，肾盏尖部轻度边缘性侵蚀；晚期多个肾盏完全破坏消失，肾皮质大量破坏及瘘管和空洞形成。

3. US

仅作为一种补充检查的方法。

4. CT

肾结核阶段和病理不同而表现不同。

（1）肾结核局灶型　单个或多个肾盏变形，伴肾实质内囊性低密度影。

（2）多个肾盏梗阻积水，可见肾内多个囊性低密度影，围绕肾盂排列；如肾盂或输尿管上端梗阻，则表现为整个肾脏的扩张、积水或积脓。

（3）局部或整个肾皮质变薄，往往有一定程度的强化。

（4）肾盂和输尿管壁增厚，较有特征性。

（5）肾内多发不规则点状或壳状钙化，少数可蔓延至肾周。

（6）肾弥漫性钙化，即自截肾，肾影缩小或增大。

【鉴别诊断】

应和黄色肉芽肿性肾盂肾炎、慢性肾盂肾炎、肾盏憩室等相鉴别。

【影像检查优选评价】

首选 CTU。

（二）输尿管结核

输尿管结核常继发于肾结核，往往如果没有肾结核便难以发现和断定输尿管结核。炎症导致输尿管壁增厚、弹性消失，而后出现局部纤维化、瘢痕形成和狭窄。

【影像学表现】

1. 腹部平片

输尿管结核钙化多局限于输尿管下段，表现为不规则索条状，也可以大范围钙化。

2. 静脉肾盂造影

输尿管的不规则狭窄与扩大，边缘呈虫蚀状，晚期见输尿管缩短、硬化、呈"喇叭管"状，最后发生闭塞，位置多在下端，表现为输尿管形态固定且缩短。

3. US

对表现为显著肾盂、肾盏、输尿管扩张的输尿管结核检查效果优。

4. CT

可清晰显示输尿管壁毛糙增厚及异常强化、泌尿系统积水及患者肾功能情况。

5. MRI

无需对比剂，影像清晰立体，对存在肾盂、肾盏、输尿管扩张的病例检查效果好。

【影像检查优选评价】

CT 常可评价。

（三）膀胱结核

膀胱结核通常发生在泌尿系结核的晚期，多从输尿管开口处开始。

【影像学表现】

1. 腹部平片

钙化少见，呈膀胱壁内的不规则线条状钙化；极少数累及膀胱壁大部分，形如包壳。

2. 静脉肾盂造影

膀胱容积缩小，边缘模糊且不整齐，局部不规则及变形，甚至形成充盈缺损，晚期膀胱挛缩，形成"小膀胱"。

3. CT

显示膀胱形态改变，膀胱壁毛糙增厚及不规则线条状钙化等。

【影像检查优选评价】

CT 可评价。

三、泌尿系统肿瘤与囊肿

（一）肾细胞癌

肾细胞癌简称肾癌，占肾脏肿瘤的 90%，多见于男性。典型临床常表现为无痛血尿、胁腹部疼痛和肾脏肿块，多数为查体偶然发现，无明显临床症状。

【影像学表现】

1. 腹部平片

肾影普遍或局部增大，边缘可不规则，病肾可向下和向外移位，肿瘤区可有斑片状或不规则钙化影。

2. 静脉肾盂造影

于肾实质显影期，肿瘤区与正常肾实质有不同的密度与模糊的分界。肾盂、肾盏表现多样，个别小肾盏受压、移位、变形，小肾盏轮廓不规则及虫蚀样破坏，以至整个肾盏受肿瘤压迫侵蚀，使肾盏变扁平，肾盏颈变细长而成弧形、新月形或蜘蛛足状，肾盏间距离增宽，如肿瘤侵入肾盂内则肾盂内有充盈缺损影。

3. 肾动脉造影

（1）病侧肾动脉增粗。

（2）可以见到网状肿瘤血管。

（3）可见肿瘤染色。

（4）因多有动静脉瘘，故静脉常过早显影。

（5）若血管被累及则该血管可闭塞、中断。

（6）原供应血管可因受压而包绕在肿瘤周围。

（7）在肾实质期，肿瘤区比周围肾实质密度低且边缘多不清晰。

4. US

小肾癌多呈较高回声区，中等大小肾癌常呈低回声区，大肾癌因成分复杂，显示为回声很不均匀的恶性肿瘤的典型回声征象。另外，超声可显示肾轮廓及集合系统的变形，观察肾周组织的浸润情况及肾静脉以及腔静脉瘤栓形成和回流受阻情况。

5. CT

肾实质的占位性病变；与周围的肾实质相比，肾癌多为等密度或稍低密度，若肿瘤内出血可形成高密度区，若坏死可形成较低密度区。钙化形态不定。增强后肿瘤显示增强密度低于肾实质，较大肿瘤增强常很不均匀，若肿瘤内部出现动静脉瘘，可明显异常强化。肾静脉及下腔静脉可出现癌栓，表现为低密度充盈缺损，可有轻度强化及新生血管出现。

6. MRI

可见肿瘤的占位效应，T_1 加权像呈等信号或稍低信号，T_2 加权像呈不均匀的高信号或等信号；可见假包膜征；增强扫描示肿瘤不同程度的增强。

【鉴别诊断】

需与单纯性肾囊肿、肾错构瘤和侵犯肾实质的肾盂癌进行鉴别。

【影像检查优选评价】

平扫及增强 CT 有较高的诊断意义，CTU 可显示肿瘤对肾盂、肾盏的侵犯情况。

（二）肾囊肿

肾囊肿常见，多位于肾皮质，少数为肾盂旁囊肿。一般囊壁薄，囊液清亮，感染或出血后壁可增厚，囊液变稠而不典型。内部可有分隔，可在超声或 CT 引导下行穿刺硬化治疗。

【影像学表现】

1. 静脉尿路造影

肾盂旁囊肿在尿路造影上为一外压性低密度灶，增强 CT 见肾窦内有一囊肿，与收集系统不相通。肾盂周囊肿增强 CT 见肾窦内多发大小不等的低密度灶，肾盂、肾盏受压，呈"蜘蛛足"样。

2. US

境界清楚的圆形无回声区，后方声影增强。

3. CT

典型肾囊肿平扫为一光滑壁薄的水样密度灶，不增强；复杂囊肿或恶性囊肿内部可出现出血、钙化及可强化的软组织密度索条、结节影。

4. MRI

壁薄光整，内部为液体信号，出血时信号可多样。

【鉴别诊断】

不典型者需与囊性肾癌相鉴别，必要时可行影像引导下穿刺活检。

【影像检查优选评价】

超声和 CT 为主要确诊手段。

（三）肾盂癌

肾盂癌在肾脏恶性肿瘤中占 8%，其中尿路上皮癌占 80%～90%。首要临床症状是肉眼血尿、疼痛和排尿症状。

【影像学表现】

1. 静脉肾盂造影

20% 无异常，30% 显示充盈缺损，25% 可见肾盂扩张或狭窄，余不显影。

2. US

可见低回声病变。

3. CT

如肿瘤较大，平扫可见分叶状肿瘤呈软组织密度位于肾盂内，少数见斑点状钙化；增强后肿瘤呈轻至中度强化，CT 值上升 35～50Hu。如有转移灶，亦可显示。

4. MRI

平扫时 T_1 加权像上肿瘤信号较尿液稍高，T_2 像上不能显示。增强扫描可清晰显示。

【鉴别诊断】

需与阴性输尿管结石、凝血块和肾窦囊肿区别，结合强化特点及临床症状有助鉴别。

【影像检查优选评价】

CT 在诊断和评价方面价值较高。

（四）肾母细胞瘤

肾母细胞瘤也称作 Wilms 瘤，是儿童腹部最常见的恶性肿瘤，最常表现为无症状胁腹部肿块。

【影像学表现】

1. 腹部平片

胁腹部较大肿块影，病侧肾轮廓往往消失，极小部分肿瘤有散在钙化。

2. 静脉肾盂造影

肿瘤的占位性病变，包括肾盂、肾盏移位变形，肾盂、肾盏与肾脏旋转，肾盂、肾盏积水，肾显影不良。

3. US

混合回声性的巨大肾肿瘤，少数可见钙化的强回声团与声影。

4. CT

瘤体圆形或椭圆形，较大，平扫时主要呈低密度，增强后大多数变得不均匀。少数见钙化和脂肪。正常肾组织受压移位，甚至破坏、消失，瘤栓和淋巴结肿大可被显示。

5. MRI

与正常肾实质相比，肿瘤为 T_1 加权低混杂信号，T_2 加权高混杂信号，周围可见低信号的环形假包膜。

【鉴别诊断】

根据病史和影像学表现可与肾癌、成神经细胞瘤、血管肌肉脂肪瘤、肾盂积水、肾囊肿性疾病、多囊性发育不良肾及转移瘤鉴别。

【影像检查优选评价】

首选超声和 CT，MRI 具一定价值。

（五）肾血管平滑肌脂肪瘤

肾血管平滑肌脂肪瘤或称肾错构瘤，是较常见的肾脏良性肿瘤。

【影像学表现】

1. 腹部平片

肿瘤小时无异常发现，肿瘤较大时可见肾轮廓改变。

2. 静脉肾盂造影

肿瘤压迫所致的肾盂、肾盏变形移位。

3. US

皮质的占位性病变，当肿瘤较小时为有较强回声的斑块状病变，肿瘤极大时，表现为不均匀、有回声的肿块。

4. CT

平扫为肾实质占位性病变，境界清楚，密度不均匀，增强扫描见部分瘤组织，尤其是血管组织成分增强，而脂肪组织和坏死区不增强。CT 检查的主要价值在于明确认定此瘤内含有脂肪成分，具有诊断意义。

5. MRI

对显示肿瘤内的血管和脂肪成分很敏感；脂肪在 T_1 加权为高信号，T_2 加权为中等信号，肿瘤内可有分隔，肾盂、肾盏可受压移位变形。

【鉴别诊断】

肿瘤的成分不同，而分别需与肾癌和肾脂肪瘤鉴别。

【影像检查优选评价】

CT 的诊断价值较高。

（六）多囊肾病

多囊肾病是先天性的囊肿，为两侧性，常伴有其他脏器的囊性病变。临床主要表现为腹块、疼痛、血尿或脓尿。

【影像学表现】

1. 腹部平片

双侧肾脏增大并呈波浪状，腰大肌轮廓消失。有时可见囊壁钙化，囊内结石。

2. 逆行性尿路造影

由于肾功能减低，静脉肾盂造影显影不满意，常需行逆行性尿路造影。可显示肾盂、肾盏的移位、变形、短缩、扩大、伸长或扭曲，占位于肾盏间的囊肿常使相邻肾盏分开，肾盏颈部变细长，使肾盂、肾盏呈"蜘蛛足"样形态。

3. US

肾实质内多发境界清楚的圆形无回声区，后方有声影。

4. CT

平扫可见肾影增大，内有低密度区，CT 值与水相似，部分为高密度。肾盂、肾盏严重变形，肝、脾、胰可同时受累。增强扫描囊肿不增强。

5. MRI

囊肿 T_1 加权为低信号，T_2 加权为高信号。有时囊肿合并出血，可为混杂信号。

【鉴别诊断】

成人多囊肾病与多发单纯囊肿从影像学角度较难区别，尤其是轻度成人多囊肾病。成人多囊肾病多为常染色体显性遗传疾病，常伴有多囊肝，病史及家族史有助于鉴别。

【影像检查优选评价】

超声和 CT 均可用于早期诊断，超声为随访的首选手段。

四、肾创伤性病变

肾脏是受到腹钝器伤时最易受损的器官之一，有单纯挫裂伤；有肾实质撕裂形成肾周血肿、肾周渗尿，肾损伤较严重时可能导致肾脏破裂。

【影像学表现】

1. 静脉肾盂造影

是轻度胁腹部创伤后出现血尿患者的常用检查方法。观察一侧或两侧肾脏的显影情况，肾挫伤或肾内出血表现为局部密度减低，或表现为挤压肾盂、肾盏的肾内肿块影，对比剂渗出表明肾质和肾盂、肾盏有撕裂。患者若休克，则不能施行该项检查。

2. CT

轻度肾挫伤平扫可显示病侧肾影增大，肾实质密度轻度下降，肾脏内出现高密度的新鲜出血区或小血肿。严重撕裂的征象如尿液外渗、灌注缺损、血液进入肾旁和肾周间隙等，均可显示清楚。

3. MRI

形态学表现与 CT 相似，肾内出血在 T_1 和 T_2 加权像都表现为高信号。

【影像检查优选评价】

CT 为首选检查手段。

五、肾感染性病变

（一）肾脓肿

肾脓肿通常因局灶性肾盂肾炎治疗不当或细菌毒力强发展而来，逆行性感染仍是主要的感染途径。临床上起病常较突然，有发热、脓尿、菌尿、脓毒血症、肾区疼痛和叩痛等。

【影像学表现】

1. 腹部平片

显示肾外形不甚规则，有时可见腰大肌影不清。

2. 静脉肾盂造影

脓肿较大时，肾盏可见受压、移位。

3. US

初为肾内实性有回声肿块，坏死液化后成低回声肿块，肿块内出现无回声或低回声区，其壁回声稍强且不规则，壁较厚。如脓肿内存在气体，则厚壁的中心显示强回声区。

4. CT

表现随病变进展的程度不同而不同。

（1）脓肿早期和前期　平扫为等密度或略低密度的软组织占位病变，增强扫描呈明显的低密度占位，部分病灶可有轻度强化，内可见小点状液性低密度影。

（2）急性期肾脓肿　平扫呈圆形低密度占位，边缘尚清，密度均匀。增强病灶中央无强化，病灶周围轻度强化。

（3）慢性期脓肿　平扫示病灶边缘清晰，中央明显液化呈水样密度，增强扫描显示中央无强化的液化区和周围宽窄不等的环状强化带，有时可呈典型的同心圆征。

（4）其他表现　出现肾周和肾旁脓肿，甚至腰大肌脓肿的表现；脓肿内少量气体或气－液平面存在；肾轮廓变形。

【鉴别诊断】

需与肾癌、肾囊肿继发感染鉴别，必要时 CT 或超声引导下穿刺抽吸。

【影像检查优选评价】

超声方便快捷，可用作首选，而 CT 可提供全面的信息。

（二）肾周围脓肿

肾周围脓肿是在肾被膜与肾周围筋膜之间的脂肪组织中所发生的化脓性感染，可由血行或淋巴感染或肾脓肿直接蔓延所致。

【影像学表现】

1. 腹部平片

无法辨认肾脏轮廓，患侧腰大肌影模糊，脊柱向健侧弯突；若脓肿较大，肾区可见软组织肿块影。

2. 静脉尿路造影

可无异常发现。如由肾皮质脓肿破裂引起，逆行造影可显示肾盏改变和对比剂溢入肾皮质、包囊下及肾周组织间隙。

3. US

肾周局限性肿块，呈囊实性回声结构，也可为脓性积液，呈单房或多房性无回声、低回声或混杂回声区。若含气体则其中出现不规则的强回声干扰现象。

4. CT

肾周围脓肿界限不清，侵犯周围组织。脓肿为低密度肿块，壁及邻近组织可增强，而脓肿本身不增强，有时在增强扫描时可表现为厚壁的环形阴影，坏死的中心为不强化的水样密度。若同时合并肾脓肿，则肾内脓肿与肾周围脓肿合而成一低密度的肿块。

【影像检查优选评价】

超声及 CT 对该病诊断帮助很大。

六、肾上腺病变

(一) 皮质醇增多症

皮质醇增多症又称肾上腺皮质功能亢进症或库欣综合征，最常见的病因是肾上腺皮质增生，约占 70%，余为肾上腺皮质腺瘤和原发性肾上腺皮质癌，少数为异位促肾上腺皮质激素增多症。

【影像学表现】

检查目的在于发现及区别病因。

1. US

小的肾上腺病变不易显示，病变较大者可见肾上腺增大、回声异常等征象。

2. CT

不同病因有不同表现。

（1）肾上腺皮质增生　50% 无异常改变；异常者多表现为双侧肾上腺增大，可为均匀增大，或是在增大的同时可见肾上腺的一肢或两肢上有局限性结节状突起。结节多为等密度或稍低密度，多可见脂肪密度，一般强化不明显，少数可有中等度增强。

（2）肾上腺腺瘤　单侧的肾上腺边缘的单个结节，直径一般 2~5mm，密度较低。

（3）肾上腺皮质癌　巨大分叶状肿块，中等密度，可伴中心低密度坏死和高密度出血，增强后常为周边增强；约 30% 腺癌有钙化。

3. MRI

（1）肾上腺皮质增生　病变的形态表现与 CT 一致，病变信号与正常肾上腺基本相同，故 MRI 诊断主要看形态。

（2）肾上腺腺瘤　主要依赖形态学表现。

（3）肾上腺腺癌　形态学表现与 CT 相似，但信号改变有特点，在 T_1 加权像多为等或低信号（与肝脏信号相对比），若中央有坏死则为低信号，有出血则为高信号，钙化难确认。在 T_2 加权像肿瘤信号明显增高，显著超过肝脏的信号强度。

4. 核素闪烁扫描

常用核素是（131）碘 – 醛固酮和（131）碘 – 19 – 碘化胆固醇，对腺瘤的确诊意义极大，但费时长。

【鉴别诊断】

肾上腺皮质增生需与原发性醛固酮增多症、非特异性肾上腺皮质增生等进行鉴别；肾上腺腺瘤需与原发性醛固酮增多症、库欣综合征、转移瘤、肾上腺囊肿、出血等进行鉴别。

【影像检查优选评价】

CT 为首选，核素扫描阳性有确诊意义需结合临床和内分泌实验室检查。

(二) 原发性醛固酮增多症

原发性醛固酮增多症的病因在成人多为单侧肾上腺皮质腺瘤，右侧多见，余为肾上腺皮质增生。上述病变是在肾上腺皮质的球状带生成的醛固酮增加导致。

【影像学表现】

1. US

偶尔可发现本病小腺瘤。

2. CT

表现为凸出性或结节性表现，肿瘤发现时直径一般小于2cm，密度低，常含脂肪成分，有轻度增强。常需采用薄层扫描及矢、冠状位重建。

【影像检查优选评价】

CT为首选。

（三）嗜铬细胞瘤

嗜铬细胞瘤由嗜铬细胞组成，常位于肾上腺髓质，多为单侧，10%为双侧、10%为多发、10%为恶性、10%为家族性；临床表现为阵发性或持续性高血压，伴心悸、出汗。

【影像学表现】

1. 腹部平片和静脉肾盂造影

仅在肿瘤相当大时能在肾上腺区显示软组织密度中肿块影及对相邻肾盂、肾盏的压迫。

2. US

可见肾上腺区有等或低回声的肿块，内部回声细小均匀，圆形或椭圆形，有包膜易被发现。若肿瘤内部有出血、囊变、坏死，则回声不均匀。

3. CT

平扫示边缘清楚、密度均匀的圆形或椭圆形肿块影，CT值20～70Hu，中心坏死及出血可导致密度不均匀，可具有囊样低密度区，少数可见钙化。增强后常不均匀强化，实质部分明显强化。

4. MRI

T_1加权为与肝、肾相似的等信号，可显示肿瘤；T_2加权为明显高于肝、肾信号的高信号，可区分肿瘤界限。

5. 核素扫描

间碘苄胍（MIBG）显像特异性强，对发现异位、多发或转移性肿瘤特别有效。

【鉴别诊断】

需与肾上腺腺瘤、肾上腺癌和腹膜后肿瘤进行鉴别。

【影像检查优选评价】

CT可发现和评价病变，术前应接受MIBG显像和MRI。

七、男性生殖系统疾病

（一）前列腺增生

前列腺增生是老年人常见病变。病理上，增生区域主要发生在移行带。主要临床表现是尿频、尿急、夜尿及排尿困难。

【影像学表现】

1. 膀胱造影

膀胱造影检查，前列腺增生可致膀胱底产生向上的弧形压迹，明显者可突入膀胱腔内。

2. US

表现为前列腺对称性增大，径线超过正常，边界清楚，包膜连续，内部回声均匀、稍强，有时其内可见强回声的钙化影。

3. CT

①前列腺弥漫均匀性增大，判定标准是耻骨联合上方2cm或更高层面仍可见到前列腺，

199

和（或）前列腺横径超过 5cm；②平扫及增强后密度均匀，有时可见钙化灶，前列腺边缘光滑锐利。

4. MRI

①前列腺均匀对称性增大，T_1WI 像上，呈均一低信号；②T_2WI 像上，增大前列腺的周围区仍为正常高信号，并显示受压变薄；而中心区和移行区体积明显增大，当以腺体增生为主时，呈结节性不均一高信号，如以基质增生为主，则为中等信号。

【鉴别诊断】

主要与早期前列腺癌鉴别，在影像学上有困难，应结合肛门指诊及穿刺活检的结果。

（二）**前列腺癌**

前列腺癌是老年人常见的恶性肿瘤，其中 99% 为腺癌。肿瘤主要发生在前列腺的周围区。早期临床表现类似前列腺增生，即排尿困难，晚期出现膀胱和会阴部疼痛和转移体征。肛诊可触及前列腺硬结，表面不规则。化验检查，前列腺特异性抗原（PSA）增高。

【影像学表现】

1. US

（1）早期前列腺癌呈低回声结节，位于外腺区，少数肿瘤可呈等回声或非均质回声增强病灶，病变边界多模糊不清。

（2）进展期前列腺癌，前列腺呈不规则分叶状增大；被膜不完整，回声连续性中断，内部回声强弱不均，内外膜结构境界不清。邻近器官出现受累表现，如膀胱颈部呈不规则增厚、隆起，直肠膀胱陷凹或直肠壁出现肿块回声。

2. CT

（1）对早期前列腺癌的诊断帮助不大，多数仅显示前列腺增大，而密度无异常改变。

（2）肿瘤的被膜外侵犯，表现为正常前列腺形态消失，代之为较大的分叶状肿块。侵犯精囊腺时，表现为精囊增大、不对称、精囊角消失。膀胱受累时，可见膀胱底壁增厚，出现突向膀胱腔内的分叶状肿块。肿瘤侵犯肛提肌时，使其增厚，CT 检查也可发现盆腔淋巴结转移及远隔器官或骨的转移。

3. MRI

对于发现前列腺癌和确定其大小、范围均有较高价值。

（1）T_1WI 上前列腺癌与前列腺组织均为一致性较低信号，难以识别肿瘤。

（2）T_2WI 上前列腺癌典型表现为正常高信号的周围区内出现低信号结节影，易于早期发现。

（3）前列腺癌向周围组织器官侵犯主要表现为肿瘤与受侵器官相贴，受累区的信号表现与原发瘤相似。前列腺被膜连续性中断或局部病变组织外突均提示被膜已破坏，其他表现还有直肠前列腺间隙消失、前列腺周围脂肪内出现低信号影、前列腺周围的神经血管丛发生移位且信号发生改变、精囊受累。MRI 检查还可查出转移所致的盆腔淋巴结及其他部位淋巴结的增大，也易于发现其他器官和（或）骨转移。

【鉴别诊断】

前列腺癌尤其是早期局限于被膜内的肿瘤主要需与前列腺增生鉴别，MRI 检查是较为准确的鉴别方法，必要时确诊需依靠活检和 PSA 检查。

【影像检查优选评价】

影像学检查的目的是发现病灶并判断病变范围，对于早期限于前列腺被膜内的肿瘤，

MRI 应为首选影像检查方法；对于进展期的前列腺癌，MRI、CT 和超声成像（USG）诊断并不困难，并均能较为准确地显示肿瘤范围。

八、女性生殖系统疾病

（一）子宫肌瘤

子宫肌瘤是子宫最常见的良性肿瘤。多见于 30～50 岁，可单发或多发，多发肌瘤常大小不等。较大的肌瘤可发生变性、坏死、囊变、出血和钙化。根据发生的部位，肌瘤分为黏膜下、肌壁间和浆膜下肌瘤，也可发生在宫颈和阔韧带。

【影像学表现】

1. 腹部平片和子宫输卵管造影

平片仅能发现颗粒状钙化或盆腔肿块影，子宫输卵管造影可见腔内充盈缺损、宫腔增大、变形、移位等。

2. US

超声检查可见子宫肌层回声不均，肌瘤多呈类圆形或椭圆形低回声结节，单发或多发，大多界限较清楚，较大肌瘤内部回声不均，可见片状低回声，钙化可表现为强回声及声影出现，如有变性则可见假包膜形成的低回声或稍高回声区。彩色多普勒超声显示子宫肌壁间肌瘤周围有较清晰的直条状血流是其主要特点，同时还表现为半环状、环状及弓状血流信号。

3. CT

平扫仅可见子宫形态、轮廓的改变，肌壁间肌瘤的子宫常呈分叶状增大，浆膜下肌瘤可见子宫向外突出的肿块，可带蒂，而黏膜下肌瘤可见肿块向腔内突出，使宫腔变形或消失，较小肌瘤子宫形态可无变化。与正常子宫肌层相比，肌瘤一般呈等或略低密度，较均匀，但当肌瘤发生变性时，肌瘤可呈不均匀密度。增强扫描肌瘤可有不同程度强化，肌瘤一般边界清楚，10% 的肌瘤可见钙化。

4. MRI

是发现和诊断子宫肌瘤最敏感的方法，甚至对于小于 5mm 的小肌瘤也可以很好的检出。在 T_1WI 上，肌瘤常呈等信号；T_2WI 上，肌瘤呈明显低信号，伴坏死、液化或玻璃样变性时，可表现为 T_2WI 高信号；伴出血时，T_1WI、T_2WI 均表现为不均匀高信号。通常 MRI 诊断子宫肌瘤无需对比增强，但对在 T_2WI 表现为高信号强度的退变型肌瘤的鉴别，动态增强 MRI 更具诊断价值。

【鉴别诊断】

浆膜下肌瘤需与附件肿块鉴别，黏膜下肌瘤需与子宫内膜息肉鉴别，肌壁间肌瘤需与子宫腺肌症相鉴别。

【影像检查优选评价】

MRI 对子宫肌瘤的检出效果很好，特别是对于小于 5mm 的小肌瘤，同时易于分辨黏膜下、肌壁间、浆膜下子宫肌瘤，是发现和诊断子宫肌瘤的最敏感方法；超声检查能发现大多数子宫肌瘤，但不能进行准确定位，也难以识别小肌瘤，因此应作为子宫肌瘤筛查的首选方法；CT 检查缺乏特征性表现，但钙化显示良好。

（二）子宫内膜癌

子宫内膜癌是女性生殖系统常见恶性肿瘤，发病率仅次于宫颈癌。绝大多数为腺癌，常发生淋巴结转移，血行转移和腹膜直接种植均较少见。临床上依其侵犯范围可分为四期。诊断主要依靠刮宫和细胞学检查，影像学检查的目的在于估价肿瘤侵犯子宫的深度、范围、淋巴结转移及远隔性转移。

【影像学表现】

1. CT

Ⅰ期肿瘤，瘤灶较小时可表现正常；肿瘤明显侵犯子宫肌层时，子宫常呈对称性或分叶状增大，增强检查表现为较低密度肿块，边界多不清楚。Ⅱ期肿瘤侵犯宫颈时示宫颈不规则增大，宫腔内可见积液或积脓。Ⅲ期、Ⅳ期除见肿瘤本身外，可见宫旁组织、膀胱或直肠受累以及远隔转移表现。

2. MRI

早期的子宫内膜癌的 MRI 表现不明显，此时 MRI 可表现与正常的子宫内膜相似。进展期子宫内膜癌在 T_1 加权像上与子宫肌层相比呈等信号，T_2 加权像上为高信号，其间可混杂中等或低信号。病变形状不规整，结合带有无破坏是诊断肿瘤是否侵入深肌层的一个重要征象。钆剂增强的 MRI 检查有助于判断肌层有否浸润及分期。

【鉴别诊断】

早期子宫内膜癌需与子宫内膜增生、子宫内膜息肉鉴别，通常鉴别困难。

【影像检查优选评价】

在各种影像检查方法中，MRI 检查最有价值，能较准确显示病变范围，还可早期诊断。超声检查不具特征性。CT 检查仅对晚期子宫内膜癌有意义，可显示肿瘤侵犯的范围及发现淋巴结和（或）远隔转移。

（三）子宫颈癌

子宫颈癌是女性生殖系统最常见的恶性肿瘤，90% 为鳞状上皮癌，其余为腺癌或腺鳞癌。宫颈癌主要沿淋巴道转移，血行转移少见，临床上也分为四期。

【影像学表现】

1. CT

Ⅰ期肿瘤，肿瘤较小时，CT 可无异常发现；肿瘤较大时表现为宫颈增大，直径大于 3.5cm，边缘规整。Ⅱ期肿瘤，增大宫颈的边缘不规则或模糊，宫旁出现软组织肿块。Ⅲ期肿瘤侵犯骨盆壁，常见盆腔淋巴结增大。Ⅳ期肿瘤侵犯膀胱或直肠，并可有腹膜后淋巴结增大或其他脏器转移表现。

2. MRI

正常的宫颈在 T_2 加权像上中央为高信号，为宫颈内膜和黏液。周围环形的宫颈基质为低信号。早于ⅠA 期的宫颈癌 MRI 无阳性发现。ⅠB 期宫颈癌的主要表现为在 T_2 加权像上异常信号肿物将宫颈管扩大或破坏了低信号的宫颈基质。如果肿瘤侵犯阴道的上 2/3 以内即为ⅡA 期，MRI 表现为正常低信号的阴道壁为异常高信号所占据。ⅡB 期为宫旁浸润，MRI 显示病变是通过破坏的宫颈基质呈三角形突到宫颈外。当阴道的下 1/3 受侵犯时即可诊断为ⅢA 期。如果肿瘤侵犯盆壁肌肉或有泌尿系梗阻时，ⅢB 诊断可以成立。ⅣA 期系指膀胱、直肠受侵。ⅣB 期为有远处器官播散。钆剂增强成像并不常规用于宫颈癌的分期。腹、盆 DWI 有助于评价宫颈病变及腹、盆腔内淋巴结性质。

【影像检查优选评价】

临床上，宫颈癌诊断主要依据宫颈涂片和活检。影像学检查主要是确定肿瘤的范围及是否有远处转移。对于Ⅰ期较小肿瘤，无论 CT、MRI 或 USG 均不能发现异常，然而对于Ⅰ期较大肿瘤及Ⅱ~Ⅳ期肿瘤，CT、MRI 和 USG 均可较准确显示病变范围，尤以 MRI 检查准确性优于 USG 和 CT。

（四）卵巢囊肿

卵巢囊肿包括单纯性囊肿和功能性囊肿，多为单侧性，部分为双侧性。囊肿大小不等，多为单房、壁薄、无分隔。多囊性卵巢为双侧性，呈多房性表现。

【影像学表现】

1. CT

典型表现为附件区或子宫直肠陷凹处的均一水样低密度肿块，圆形或椭圆形，边缘光滑，壁薄，无分隔。

2. MRI

形态学表现类似 CT 检查所见，囊液在 T_1WI 上为低信号，T_2WI 上为非常高的信号。如囊液含蛋白物质较多，T_1WI 和 T_2WI 均可为高信号。囊壁薄而光滑。

【影像检查优选评价】

CT、MRI 和 USG 检查均易发现卵巢囊肿，根据特征性表现，诊断并不困难。

（五）卵巢肿瘤性囊肿

卵巢浆液性或黏液性囊腺瘤是卵巢上皮性肿瘤中最常见的一种，为良性肿瘤，浆液性或黏液性囊腺瘤为同一来源的恶性肿瘤。临床主要表现为下腹不适或下坠感、腹水、腹部肿块，恶性者可出现胸腔积液及腹痛。

【影像学表现】

1. 腹部平片和胃肠道造影

平片仅可发现较大的盆、腹部软组织肿块影，胃肠道造影显示盆腔肠管受压。

2. CT

肿瘤常表现为盆腔内较大肿块，肿块呈水样密度，其中黏液性者密度较高，可为多房或单房，壁和内隔多较薄且均匀一致，少数者壁较厚或有乳头状软组织突起。增强检查，壁和内隔发生强化。恶性者，间隔和囊壁厚薄不均，有明显呈软组织密度的实体部分。增强检查，肿瘤的间隔、囊壁和实体部分发生显著强化。多数肿瘤有显著量腹水。肿瘤发生腹膜腔转移时，可造成大网膜弥漫性增厚、密度不均匀增高，形如饼状，或表现为腹膜表面多发软组织密度的大小不等结节影。CT 检查还可发现肿瘤局部侵犯，淋巴结转移及远隔器官的转移。

3. MRI

肿瘤的形态学表现类似 CT 检查所见。囊液视其成分而在 T_1WI 上表现为低至高信号，而 T_2WI 上均显示为高信号。囊内分隔和囊壁增强检查均有中度强化。MRI 检查同样能发现腹水、腹膜的种植性转移，淋巴结转移和邻近结构的直接变化。

（六）卵巢囊性畸胎瘤

囊性畸胎瘤是卵巢常见的良性肿瘤，约占全部卵巢肿瘤的20%，肿瘤由来自三个胚层的成熟组织构成，以外胚层组织为主。肿瘤呈囊性，囊壁较厚，内含皮脂样物质、脂肪、毛发，并可有浆液、牙齿或骨组织，肿瘤可发生扭转或破裂。

【影像学表现】

1. X线

可发现囊性畸胎瘤内含的牙齿或骨组织，具有特征性。

2. CT

表现为盆腔内边界清楚的混杂密度囊性肿块，内含脂肪、软组织密度成分和钙化，少数囊性畸胎瘤无明确脂肪成分和钙化，仅含蛋白样液体，不具特征。

3. MRI

表现为盆腔内混杂信号肿块，其特征是肿块内含有脂肪信号灶，即在 T_1WI 上为高信号，T_2WI 上为中至高信号，且在各种序列上均与皮下脂肪信号相同。MRI 检查同样可发现液 - 液平面、由囊壁向内突入的壁结节和由钙化形成的无信号区。

【鉴别诊断】

卵巢单纯的皮样囊肿需与卵巢黏液性囊肿或出血性囊肿鉴别。脂肪抑制序列可有效压低脂肪信号，有助于鉴别诊断。

第十章　中枢神经系统疾病

中枢神经系统包括脑和脊髓。

X 线检查主要用于显示颅骨和脊柱骨质结构的改变，从而间接推测脑实质和脊髓病变，DSA 主要用于某些脑血管性病变的诊断及治疗。CT 及 MRI 检查可以直接显示脑实质及脊髓的病变，CT 检查包括平扫和增强扫描，CTA 和 CTP 主要用于脑血管病变的诊断；MRI 检查包括多方向平扫 T_1WI、T_2WI、T_2 加权快速反转恢复序列（$T_2 - FLAIR$）、DWI、MRA 以及增强扫描等。

第一节　基本病变影像表现

一、头颅

1. 头颅大小、形状及骨质变化

可以显示骨质病变，也可用于间接推测脑实质病变，X 线及 CT 检查可用于显示骨质情况。

2. 颅内钙化

颅内钙化包括生理性钙化和病理性钙化。

（1）生理性钙化　松果体、脉络丛、大脑镰常见。在中老年人，基底节及小脑齿状核也可见较小的钙化。

（2）病理性钙化　可见于多种病变，包括肿瘤性病变、感染性病变、代谢性和内分泌性疾病、血管性病变、先天性病变等。

3. 脑实质密度改变（CT）

（1）高密度灶　常见于钙化、急性期出血、肿瘤（如转移瘤、淋巴瘤、髓母细胞瘤、生殖细胞瘤、脑膜瘤）等。

（2）等密度灶　常见于亚急性出血、亚急性脑梗死等、肿瘤等。

（3）低密度灶　常见于脑肿瘤、囊肿、炎症、脑梗死、脑软化、脑水肿、含脂肪的病变等。

4. 脑实质信号改变（MRI）

（1）长 T_1、长 T_2 信号　见于多数病变，包括脑肿瘤、囊肿、炎症、脑梗死、脑软化、脑水肿等。

（2）长 T_1、短 T_2 信号　主要见于流空信号（包括动脉瘤、动静脉畸形、烟雾病、肿瘤内血管）、纤维化、钙化等。

（3）短 T_1、长 T_2 信号　主要见于亚急性脑出血晚期、含脂肪的病变、某些囊肿、瘤卒中等。

（4）短 T_1、短 T_2 信号　主要见于亚急性脑出血早期、含黑色素的病变、部分钙化、瘤卒中等。

二、脊椎和脊髓

1. 脊柱曲度、形态及骨质变化

可以反映骨质病变，也可用于间接推测椎管内病变，X 线及 CT 检查常用于显示骨质情况。

2. 脊髓病变

X 线无法显示脊髓病变，CT 显示脊髓病变能力有限，MRI 是首选检查方法。

（1）脊髓增粗　可见于髓内肿瘤、急性炎症、脊髓梗死、血管畸形、外伤后血肿及水肿等。

（2）脊髓变细　见于各种原因引起的脊髓萎缩、脊髓软化等。

（3）脊髓异常信号　根据不同的信号特点，可以判断髓内病变的性质，如出血、水肿、钙化、囊变、脂肪等，从而对病变进行定性诊断。

（4）脊髓移位　主要见于髓外硬膜下或硬膜外占位性病变。

第二节　常见疾病影像诊断

一、脑血管疾患

（一）脑动静脉畸形

脑动静脉畸形是胚胎期脑血管的发育异常，最常见的症状性脑血管畸形。病变由供血动脉、畸形血管团和引流静脉组成。动静脉直接交通，其间无正常毛细血管床。发病年龄多见于 20～40 岁。临床可见出血、癫痫发作或神经功能障碍表现。

【影像学表现】

1. 血管造影

血管造影可清晰显示供血动脉及紧密缠绕的异常血管团，早期显示引流静脉。

2. CT

非常小的病灶平扫可正常，较大病灶多呈不规则迂曲条状或团状等/高密度影，25%～30% 可见钙化，强化明显。可伴脑实质出血、蛛网膜下腔出血（SAH）等多种出血形式，可见缺血软化灶（图 10 - 1）。

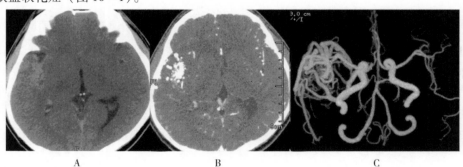

图 10 - 1　右颞动静脉畸形

A，B. CT 示右侧外侧裂区稍高密度影，明显强化；C. CTA - MIP 显示畸形血管团，右侧大脑中动脉供血

3. MRI

典型表现为无占位效应的蜂窝状"血管流空影"，可见瘤状扩张的引流静脉。病变信号取决于血流速度、方向、出血与否和时期；多呈明显不均匀强化（图10-2）。

4. CTA/MRA

能够帮助大致评估病变结构、供血动脉及引流静脉情况，可用于治疗后复查。

【鉴别诊断】

需与海绵状血管瘤、钙化的肿瘤、少突胶质细胞瘤、低级星形细胞瘤相鉴别。

【影像检查优选评价】

超选择性血管造影为最可靠的检查方法。

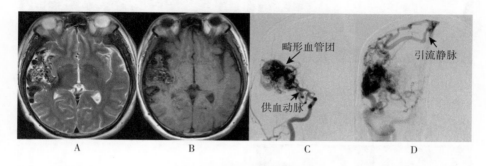

图10-2　右颞动静脉畸形

A. MRI T_2WI 病灶呈不规则血管流空影；B. MRI T_1WI 病灶信号不均匀；C. DSA 动脉期（箭头示供血动脉及畸形血管团）；D. DSA 静脉期（箭头示引流静脉）

（二）动脉瘤

动脉瘤是由血流动力学异常或血管壁退行性变等原因引起动脉壁的异常扩张，是自发性蛛网膜下腔出血的常见原因。可发生于任何年龄，儿童少见；依据形态可分为囊形、梭形、夹层动脉瘤；病灶常发生于 Willis 环位置或分叉部，90% 位于前循环，20% 多发。

【影像学表现】

影像表现与动脉瘤破裂与否、有无血栓形成有关。

1. 血管造影

血管造影可直观显示动脉瘤形态、载瘤动脉及动脉瘤的基底部形态。分叶状改变可能与曾经破裂有关。动脉瘤完全血栓形成时显示不佳。

2. CT

破裂者伴出血表现，蛛网膜下腔出血部位有助于判断动脉瘤位置；形态可为囊状、梭形或分叶状，边缘可见钙化；无血栓动脉瘤呈较均匀稍高密度影，明显强化；部分或完全血栓形成的动脉瘤呈不均匀密度影，可见瘤腔强化（图10-3）。

3. MRI

信号受血流速度及状态影响；无血栓动脉瘤瘤体可呈"血管流空"表现，也可因血流速度慢等因素呈等低不均匀信号影，周边可见搏动伪影；部分或完全血栓形成时瘤体内可见层状血栓；周边可见含铁血黄素环（图10-4）。

4. CTA，MRA

由于无创可首先采用，有助于了解病灶全貌。

【鉴别诊断】

需与血管祥、漏斗、出血性肿瘤、血栓形成的血管畸形相鉴别。

【影像检查优选评价】

血管造影为"金标准"。

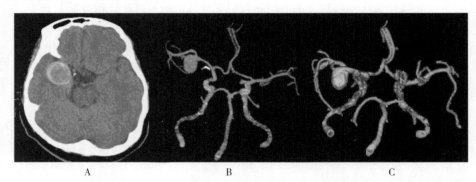

图 10 – 3　右侧大脑中动脉分叉部动脉瘤

A. CT 平扫右侧鞍旁不均匀等高密度影；B. 3D CT – MIP 重建；C. 3D CT – VR 重建

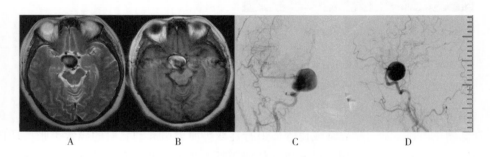

图 10 – 4　右侧颈内动脉 C_7 段动脉瘤

A，B. MRI 平扫鞍上不均匀 T_2WI 低、T_1WI 高信号影，周边可见伪影；C，D. DSA 检查显示浆果样动脉瘤动脉期明显染色

（三）海绵状血管畸形

海绵状血管畸形是最常见的隐匿性（血管造影阴性）脑血管畸形。病灶由丛状、薄壁的血管窦样结构组成，窦内无正常脑组织。病灶为反复自发性出血的动态变化过程，3/4 位于幕上，大脑半球皮质下区、脑干多见。常见临床表现为癫痫发作、出血、头痛等。

【影像学表现】

1. CT

平扫 30% ~ 50% 阴性；可见圆形或椭圆形边界清楚的稍高密度病灶；无近期出血者无水肿或占位效应，周边脑组织正常；呈轻度或无强化。

2. MRI

特征表现呈"爆米花"样信号影：中心呈混杂信号，边缘见含铁血黄素沉积；较大病灶内可见液 – 液平面的血窦；T_2^* GRE 或 SWI 序列十分敏感，呈均匀或不均匀低信号影；常见轻度或无强化；急性大量出血可能掩盖病灶典型特征（图 10 – 5）。

【鉴别诊断】

需与动静脉畸形、静脉畸形伴出血、出血性或钙化性肿瘤、陈旧外伤、淀粉样脑血管病、毛细血管扩张症等相鉴别。

【影像检查优选评价】

MRI（包括 T_2^* GRE 或 SWI 序列）为首选检查方法。

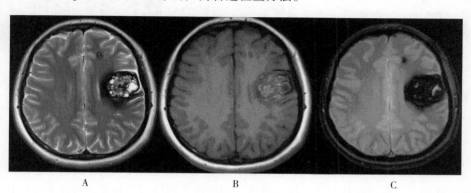

图 10 - 5 左额叶多发海绵状血管瘤

A. MRI T_2WI 左额叶混杂信号影，周边含铁血黄素沉着；B. MRI T_1WI 呈混杂信号影；C. MRI T_2^* GRE 序列呈明显不均匀低信号影，其前方可见另一小点状病灶

（四）颅内动脉粥样硬化

动脉粥样硬化病变是一个复杂的、多因素作用的过程。病理改变包括动脉扩张、狭窄、血小板栓子溃疡形成、栓塞，伴有症状性或者无症状性梗死。

【影像学表现】

1. 血管造影

血管造影可明确颅内动脉及分支的狭窄及闭塞情况，显示可能存在的侧支循环（图 10 - 6）。

2. CT

血管壁钙化，颈内动脉虹吸段和椎基底动脉常见；血管迂曲、粗细不均，偶可见椎基底动脉梭形扩张。

3. MRI

血管流空影消失提示局部管腔闭塞或血流速度明显减慢。

4. CTA/MRA

可显示血管形态，确定狭窄及闭塞情况（图 10 - 7）。

5. 经颅多普勒超声检查

狭窄动脉流速增高或有较大侧差（>2s），严重狭窄（>90%）或闭塞时速度减慢；狭窄后区域脉动减少；频谱增宽；后交通或前交通动脉血流速度加快提示侧支循环存在。

【鉴别诊断】

需与动脉夹层、动脉炎相鉴别。

【影像检查优选评价】

MRA 检查由于无创可作为首选。DSA 是金标准，可同时行支架植入治疗。

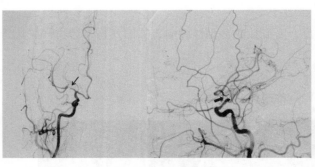

图 10 - 6　颅内动脉粥样硬化病变 DSA 检查

右侧大脑中动脉水平段（黑箭头）及右侧颈内动脉终末段
（红箭头）局限性狭窄

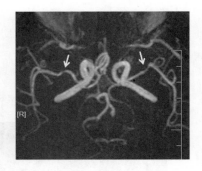

图 10 - 7　3D - TOF

MRA 示双侧大脑中动脉水平段
动脉粥样硬化性狭窄（箭头）

（五）急性缺血性脑卒中

急性缺血性脑卒中又称脑梗死，指因血管阻塞所引起的供血区域内脑组织坏死。病变
与动脉粥样硬化、高脂血症、原发性高血压、糖尿病等多种因素相关，可发生于任何年龄，
老年人常见。病理上可分为缺血性、出血性和腔隙性三种，临床症状和体征取决于梗死的
大小、部位和时间。

【影像学表现】

1. 血管造影

血管造影显示供血动脉狭窄闭塞，远端分支欠清。

2. CT

急性脑梗死早期征象包括岛带征（岛带密度减低，与外囊界限模糊）、大脑中动脉致密
征（35% ~50% 病例可见大脑中动脉高密度影）和脑肿胀（受累脑叶灰白质界限消失，脑
沟裂变浅）。典型表现为与脑血管支配区的分布一致的低密度影，病变密度随时间延长逐渐
减低。典型脑回状强化，也可见线状、斑片状强化影（图 10 - 8）。

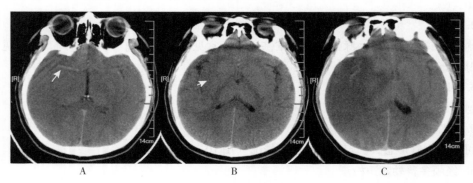

图 10 - 8　右侧大脑中动脉供血区急性期脑梗死 CT 检查

A. 右侧大脑中动脉致密征（粗箭），灰白质界限不清；B. 右侧岛带征（小箭头）；C. 复查示右
额颞岛叶及右侧基底节区梗死灶

3. MRI

部分病例 T_1WI 早期可见皮质肿胀，灰白质界限模糊，脑沟裂变浅；T_2WI 表现为高信

号影；液体抑制反转恢复（FLAIR）序列：早期可能出现高信号影，动脉内异常信号可能提示大血管闭塞；DWI 序列：对超急性期脑梗死十分敏感，可见明显弥散受限（高信号）；ADC 图可见受累区域低信号影（图 10 – 9，图 10 – 10）。

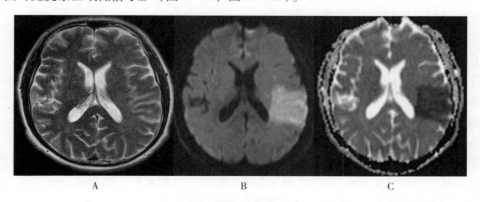

图 10 – 9　左颞顶叶超急性期脑梗死

A. MRI T$_2$WI 左颞顶脑沟稍浅，未见明显异常信号；B. DW 序列 b = 1000 图左颞顶明显高信号；
C. ADC 图病灶呈弥散受限低信号影

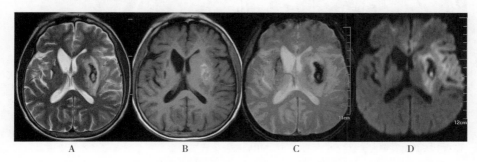

图 10 – 10　左额颞岛叶及左侧基底节区急性期脑梗死伴局部出血渗出

A，B. MR 平扫呈 T$_2$WI 高和 T$_1$WI 低信号病灶内见不均匀信号影；C. T$_2^*$ GRE 序列示左侧基底
节区低信号影；D. DW 序列 b = 1000 图左额颞岛叶及基底节区不均匀高信号

4. CTA/MRA

可显示前、后循环各大动脉，判别缺血性卒中相关责任血管情况，评估侧支循环情况。

5. CT　灌注成像（CTP）/MR 灌注成像（动脉自旋标记、动态磁敏感对比增强）

可以显示缺血脑组织的血流灌注（包括梗死核心区和缺血半暗带）情况，有助于扩大治疗时间窗。

【鉴别诊断】

需与星形细胞瘤、胶质增生、炎症等相鉴别。

【影像检查优选评价】

平扫 CT 可除外出血；早期推荐应用 MRI（包括 DW 序列）检查。CT 或 MRI "一站式检查" 可为临床早期溶栓治疗提供指征（CT 平扫 + CTA + CTP 或 MRI 平扫 + MRA + DW + MR 灌注检查），强烈推荐 "一站式" CT 模式为急性缺血性卒中的一线检查手段。

（六）静脉窦血栓

静脉窦血栓是一种特殊类型的脑血管疾病，临床少见，占所有脑卒中＜1%，病死率高。致病原因众多，包括乳突炎症、妊娠及围生期、口服避孕药、高凝血状态等。临床表现缺乏特异性，早期确诊对预后影响明显。

【影像学表现】

1. CT

平扫可见"带征"，受累硬膜窦呈明显高密度影；早期脑实质可无异常或仅见脑水肿表现，脑实质密度减低，脑沟裂池变浅；晚期可伴缺血或出血改变；增强检查35%～75%病例可见"Δ征"（强化的脑膜围绕未强化的血栓）。

2. MRI

早期硬膜窦或静脉流空影消失，T_1WI脑肿胀。中期T_2WI异常高信号，可见静脉梗死，随病变发展出现脑积水；晚期T_2WI异常信号伴脑出血或脑水肿，脑实质出血多靠近脑表面；增强扫描静脉窦不均匀强化，邻近静脉扩张强化（图10-11，图10-12）。

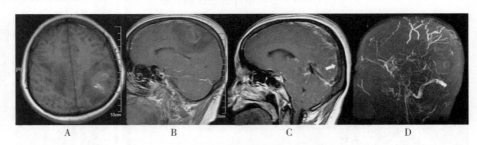

图10-11　静脉窦血栓

A，B. MRI T_1WI双额顶叶异常信号影，左额叶伴出血，上矢状窦、窦汇信号不均匀；C. MRI增强示上矢状窦及窦汇无强化（白箭）；D. MRV示上矢状窦、窦汇、左侧横窦及乙状窦未显示，局部静脉影增多紊乱

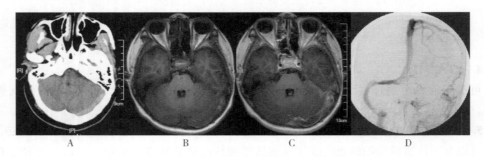

图10-12　左侧横窦、乙状窦血栓形成

A. CT示左侧横窦走行区"带征"；B，C. MRI T_1WI平扫左侧横窦乙状窦信号不均匀增高，强化不均；D. DSA左侧横窦及乙状窦未显示

3. X线（血管造影）、CTV/MRV

受累静脉窦显影不清，引流静脉扩张，可见紊乱侧支循环。

【鉴别诊断】

横窦先天发育不全或缺如、高位小脑幕裂、巨大蛛网膜颗粒、蛛网膜下腔出血、硬膜下脓肿、肿瘤等。

【影像检查优选评价】

血管造影具有明显优势，MRI 联合 MRV 检查可作为首选检查。

（七）烟雾病

烟雾病又称颅底毛细血管扩张症、脑底动脉环闭塞症、脑底血管异常网症、Moyamoya 病等，是一组原因不明的以双侧颈内动脉及其大分支血管进行性狭窄或闭塞，伴颅底异常新生血管网形成为特征的疾病。

【影像学表现】

1. 血管造影

血管造影显示病变最佳。表现为一侧或双侧颈内动脉，大脑前、中动脉近端严重狭窄或闭塞，可不对称，基底池区可见广泛而丰富的侧支循环形成。双侧颞浅动脉、双侧大脑后动脉分支可见代偿增粗。

2. CT

可见多发缺血梗死灶；半数可合并额叶萎缩；出血表现可为蛛网膜下腔出血、脑室出血和脑内血肿，蛛网膜下腔出血最常见。增强扫描可见脑底池区侧支循环网呈紊乱条线状强化。

3. MRI

单、双侧颈内动脉末端，大脑前、中动脉近段流空效应减弱或消失。基底动脉环附近多发紊乱点状或细线状流空信号影；可伴缺血梗死灶或出血表现；可伴脑萎缩。

4. CTA/MRA

MRA 检查可形象直观地显示动脉狭窄闭塞及周围异常血管网，但可能轻度夸大；CTA 检查可一定程度显示病变（图 10 – 13，图 10 – 14）。

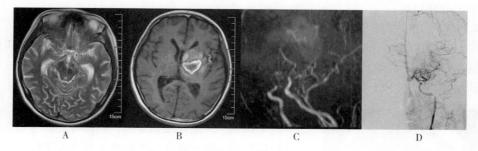

图 10 – 13　烟雾病

A. MRI T_2WI 基底动脉池多发迂曲紊乱小血管影；B. MRI T_1WI 左侧基底节区出血灶；C. MRA 双侧颈内动脉末端狭窄、双侧大脑前、中动脉显示不清；D. DSA 左侧颈内动脉纤细，末端狭窄，左侧大脑前、中动脉近端显示不清，周边可见明显紊乱烟雾状血管影

【鉴别诊断】

需与动脉粥样硬化、动静脉畸形、动脉炎等相鉴别。

【影像检查优选评价】

MRA 和 MRI 的联合应用为首选检查。

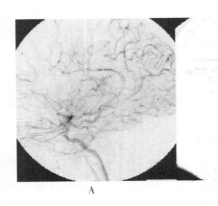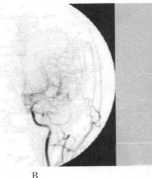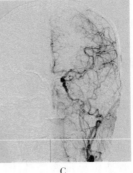

A   B   C

图 10 - 14 烟雾病

A，B. 左侧颈内动脉末端明显狭窄，左侧大脑前、中动脉显示不清，可见紊乱血管网；C. 左侧
搭桥术后，左侧脑膜动脉分支与左侧大脑中动脉分支相通

（八）脑颜面血管瘤综合征

脑颜面血管瘤综合征又称 Sturge – Weber 综合征，系先天性神经皮肤血管发育异常疾病，与神经外胚层和血管中胚层发育障碍有关。主要病理表现为颜面三叉神经分布区葡萄酒样色素斑及软脑膜血管瘤、眼球脉络膜血管畸形。临床主要表现为癫痫，对侧痉挛性偏瘫、不同程度的智力障碍等。

【影像学表现】

1. 血管造影

毛细血管期至静脉期可见网状、绒毛状、粗细不规则的异常血管影，软脑膜可见染色，正常皮层静脉稀疏。

2. CT

平扫表现为脑皮层或皮层下钙化，常累及单侧半球；可进行性发展；受累半球同侧脑室内脉络丛增大；后期可见脑萎缩、鼻旁窦过度气化及板障增厚等表现；增强扫描见软脑膜曲线样强化（图 10 - 15）。

3. MRI

平扫可正常或仅见脑萎缩；钙化可显示为病变区线状低信号影；偶见软脑膜区蜿蜒小血管流空影；可伴静脉血栓形成表现。MRV 检查可见静脉系统异常，包括表浅皮层静脉缺乏，横窦、颈静脉血流下降，深部引流静脉明显增多，进行性静脉窦血栓（图 10 - 16）。

【鉴别诊断】

需与面部血管痣、视觉通路及脑 AVM、骨及软骨的过度增生、异常的脑膜钙化、脑膜血管瘤等相鉴别。

【影像检查优选评价】

CT 结合 MRI 检查为首选检查方法。

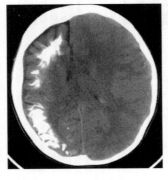

图 10 - 15 脑颜面血管瘤综合征
CT 平扫示右侧额、颞、顶叶多发不规则钙化

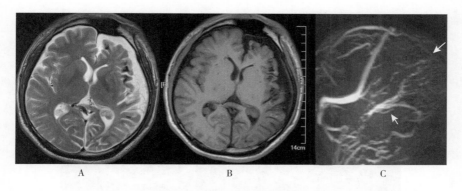

图 10 – 16 　脑颜面血管瘤综合征

A. MRI T$_2$WI 左侧大脑半球萎缩，皮层下可见线状弧形低信号影；B. MRI T$_1$WI 左侧大脑半
球皮层下不均匀信号，双侧脉络丛球增大，左侧明显；C. 左侧横窦区形态不规则（细箭
头），左侧大脑半球脑表面静脉影明显增多紊乱（粗箭头）

（九）原发性脑出血

原发性脑出血以高血压性最为常见，好发于基底节区，其次为丘脑、脑桥和小脑。起
病多突然，表现为突发性头痛，并迅速出现偏瘫、失语和不同程度的意识障碍。

【影像学表现】

1. CT

血肿急性期呈高密度，以后密度逐渐下降，完全吸收后可见软化灶形成；血肿周围可见
低密度水肿信号，2 周左右水肿达高峰；血肿可破入脑室或邻近蛛网膜下腔（图 10 – 17）。

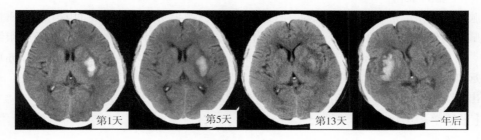

图 10 – 17 　左侧基底节区脑出血 CT 变化过程

血肿密度逐渐减低，一年后软化形成，右侧基底节区出现新发出血灶

2. MRI

出血信号强度随血肿时期不同而变化，与包括脉冲序列、翻转角、磁敏感效应及红细
胞状态等多种因素相关。①超急性期（<4~6 小时）：T$_2$WI 可呈等、高或不均匀信号。
②急性期（6~48 小时）：T$_2$WI 或 T$_2^*$WI 上表现为低信号；T$_1$ 值变化不明显，表现为略低信
号或等信号。③亚急性期早期（3~5 天）：T$_1$WI 血肿周围出现高信号，T$_2$WI 变化不明显。
④晚期（6~14 天）：T$_1$WI 和 T$_2$WI 均呈高信号。⑤慢性期（>14 天）：血肿中心 T$_1$WI 呈
等低信号，T$_2$WI 呈等高信号；边缘 T$_1$WI 及 T$_2$WI 均呈低信号（图 10 – 18）。

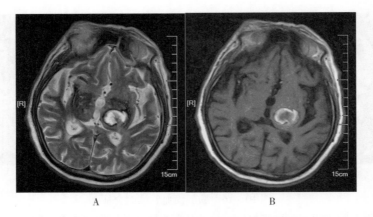

图 10 - 18　左侧基底节区脑出血亚急性晚期 MRI 表现

A. T_2WI 像；B. T_1WI 像

均呈高信号，T_2WI 像上示病灶周边低信号含铁血红素沉积

【鉴别诊断】

需与肿瘤出血、血管畸形伴出血等相鉴别。

【影像检查优选评价】

首选 CT 平扫检查。如疑肿瘤或血管畸形类病变继发出血，应结合其他检查。

二、颅脑外伤

（一）脑挫裂伤

脑挫裂伤是最常见的原发性脑实质损伤，是暴力作用于头部所造成的脑组织器质性损伤。脑挫伤仅有脑组织的充血、淤血和小出血点，软脑膜完整；如伴有软脑膜及脑组织的破裂、出血、水肿、神经细胞坏死等则为脑裂伤。脑挫裂伤可发生在受暴力部位，亦可发生在远离打击点部位。脑挫裂伤好发部位为颞叶前下部、外侧裂周围皮质和额叶前下部。在检出病变和显示病变轮廓范围方面，MRI 优于 CT。

【影像学表现】

1. CT

早期可以表现为阴性，随诊可见脑实质斑片状、边界不清的低密度影，可出现高密度出血灶。随时间进展可见点状出血融合成大血肿，并可出现水肿，亦可出现迟发血肿。慢性期病变呈等密度，再变为低密度，并出现脑软化和萎缩。

2. MRI

急性期挫裂伤表现多发混杂信号影，出血多表现为 T_1WI 像上的等信号、T_2WI 像上的低信号，T_2WI、FLAIR 水肿皮层呈高信号。这种混杂信号亦随时间推移而变化。至慢性期，脑水肿和占位效应均减轻，出现软化灶和脑萎缩，可见含铁血黄素沉积。

【鉴别诊断】

在无明确外伤史时，需与脑炎、脑梗死和低级别的胶质瘤进行鉴别。

【影像检查优选评价】

CT 为首选检查手段（图 10 - 19）。

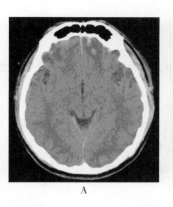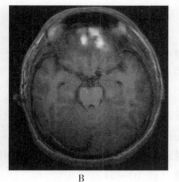

图 10-19 脑挫裂伤

A. CT 平扫示双侧额部斑片状混杂密度影；B. MRI T_1WI 横位像呈双侧额叶模糊高信号

（二）弥漫性轴索损伤

弥漫性轴索损伤占闭合性重型颅脑外伤患者的 11.9% ~ 20%，是第二位常见的外伤性原发性脑损伤，是一种头部在加速度运动时脑深部组织因剪应力作用所产生的损伤，导致神经轴索和小血管损伤，损伤部位多位于白质和灰质交界处、两大脑半球之间的胼胝体以及脑干头端。MRI 在检出弥漫性轴索损伤方面明显优于 CT。

【影像学表现】

1. CT

早期通常为阴性；典型表现是在特定部位（如灰白质交界、胼胝体、穹窿、上部脑干、基底节和内囊）的低密度水肿影和斑点状高密度出血灶，随诊扫描可发现新病灶。

2. MRI

在特定部位出现的斑点/片状出血灶在 T_2WI 像和 FLAIR 像上为高信号，在 T_2^* GRE 像上为低信号，在 T_1WI 像上常不如前几个序列表现明显，如行 SWI 序列扫描，则微出血灶表现为低信号，其显示更为清楚。T_2^* GRE 和 SWI 序列在显示微出血进而诊断弥漫性轴索损伤方面作用独特。在 DWI 序列像上病灶表现为弥散受限，ADC 值下降。

【鉴别诊断】

需与脱髓鞘疾病、非出血性转移瘤、淀粉样血管病、高血压性微出血灶、海绵状血管瘤相鉴别。

【影像检查优选评价】

MRI 显著优于 CT，而 SWI 序列是最好的检查序列（图 10-20）。

图 10-20 弥漫性轴索损伤

GRE 图示右侧额叶、胼胝体和右侧脑室旁多发点片状低信号影

（三）硬膜外血肿

硬膜外血肿是在颅骨和硬脑膜之间形成的出血。是发生率较低的继发性脑损伤，有 1% ~ 4% 的颅脑外伤患者发生硬膜外出血。多是由于外伤使硬脑膜与颅骨内板剥离，血管撕裂出血注入其中，大多数由脑膜动脉破裂所致。85% ~ 95% 并发颅骨骨折，95% 的硬膜外血肿发生于单侧，90% ~ 95% 发生于幕上，发生于后颅凹和额顶部高位层面的较少。

【影像学表现】

1. X 线

平片可发现颅骨骨折，骨折线跨越颅板上的血管沟提示可发生硬膜外血肿。但 X 线平片不能直接显示颅内血肿。

2. CT

平扫即可诊断，表现为颅骨内板下"梭形"或"双凸形"高密度影，内缘清晰，密度常较均匀，CT 值 40~80Hu 之间；亦可在不同时期出现混杂密度。占位效应表现在相邻脑组织与侧脑室受压、变形或移位，中线结构可移位。骨窗可见颅骨骨折，软组织窗可见受伤部位头皮血肿（图 10-21）。

3. MRI

MRI 形态表现与 CT 表现相同，信号表现依血肿发生时间而不同。MRI 可看到血肿与脑组织之间的细黑线—为移位的硬脑膜（图 10-22）。

4. 血管造影

动脉期表现为脑膜动脉移位及对比剂外溢，可依此推断血肿的存在、部位、范围，可观察是否有活动性出血。微血管期显示颅骨与脑表面血管之间的梭形无血管区。

【鉴别诊断】

需与硬膜下血肿、非创伤性脑外病变（如脑膜瘤、硬膜结核瘤等）相鉴别。

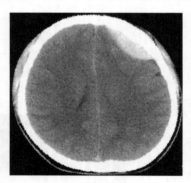

图 10-21　硬膜外血肿

CT 平扫示左侧额部内板下梭形高密度影

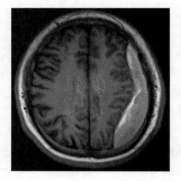

图 10-22　硬膜外血肿

MRI T_1WI 像示左侧额顶部颅板下双梭形混杂信号影

【影像检查优选评价】

CT 平扫为首选检查方法。

（四）硬膜下血肿

硬膜下血肿指积聚在硬脑膜与蛛网膜之间的血肿，占颅脑外伤的 10%~20%；是较常见的继发性脑损伤，常伴脑挫裂伤。外伤引起皮层桥静脉撕裂、出血，伴有蛛网膜撕裂者，部分脑脊液可进入硬膜下腔，形成混合型血肿。

【影像学表现】

1. X 线

平片多数无异常所见，约 1/3 可出现血肿对侧的颅骨骨折。

2. CT

急性硬膜下血肿（2 天以内）：颅骨内板下与脑组织"新月形"高密度影，也可为等密度或低密度，可跨越半球、跨越颅缝。亚急性者（2天～2周）密度见减低，有时可表现为混杂密度，有时可见液－液平面；亦可形成等密度，需仔细辨认脑沟、灰白质交界以明确诊断。慢性者（数周～数月）呈等或略低密度，逐渐降低至低密度，可呈均一密度、分层状不同密度或不均匀密度，此时血肿包膜形成，1%～2%有膜壁钙化。增强扫描多用于等密度硬膜下血肿的诊断，可见血肿包膜的强化（图10－23）。

3. MRI

形态表现与CT表现相同。

信号表现复杂，依血肿不同时期及其内血红蛋白成分与状态而变化，急性期者T_1WI呈等信号，T_2WI呈低信号。亚急性和慢性早期者，T_1WI与T_2WI均呈高信号。随着时间推移（慢性晚期），T_1WI呈较低信号（但高于脑脊液），T_2WI仍为高信号。增强扫描较CT更加敏感，可同时显示血肿外侧的硬膜与内侧的蛛网膜强化。

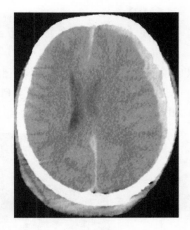

图10－23 急性硬膜下血肿
CT平扫示左侧额颞顶部骨板下新月形高密度影，为急性硬膜下血肿，左侧脑室受压，中线结构轻度右移，合并纵裂池内蛛网膜下腔出血，顶枕部头皮血肿

4. 血管造影

可判断血肿的存在、部位和范围，通常表现为颅骨内板下方的无血管区，呈新月形。

【鉴别诊断】

需与硬膜外血肿、硬膜下积液相鉴别。

【影像检查优选评价】

急性者CT检查；亚急性或慢性者MRI检查。

（五）外伤性蛛网膜下腔出血

外伤性蛛网膜下腔出血指颅内血管破裂后血液进入蛛网膜下腔，分为外伤性蛛网膜下腔出血和自发性蛛网膜下腔出血两类。发生于60%～80%的颅脑外伤，常伴有颅内的其他损伤。易积聚在颅底脑基底池或纵裂、侧裂池等处，有时可引起脑血管痉挛，进而引起脑组织缺血，严重者形成脑梗死。

【影像学表现】

1. 血管造影

直接征象为对比剂外溢，但很少见到；间接征象为脑血管痉挛。

2. CT

典型者表现为脑池（如基底池、侧裂池、大脑纵裂池）和脑沟内的高密度线条状影（图10－24）。蛛网膜下腔出血可伴有脑室内出血，其中约20%可继发梗阻性脑积水。如患者有严重贫血或随着出血时间的延长，血液的密度与脑组织相仿，此时则表现为相应部位的脑基底池和脑沟消失或模糊不清。

蛛网膜下腔出血常伴发脑挫裂伤和（或）硬膜下血肿，CT显示为相应的表现。蛛网膜下腔出血伴发脑血管痉挛是常见而危险的并发症，如发生脑梗死改变，则表现为相应区域的片状密度减低区。在出血的1～2天，CT显示率为80%～100%，出血1周后者CT平扫难以发现。外伤性蛛网膜下腔出血多不需要CT增强检查。

3. MRI

与 CT 表现类似，多为线条状或铸型；但出血早期很少选择 MRI 检查。

早期蛛网膜下腔出血在 T_1WI 上较脑脊液信号稍高，T_2WI 上较脑脊液信号稍低。CT 难以显示的亚急性或慢性蛛网膜下腔出血，MRI 显示效果较好，T_1WI 呈低信号、T_2WI 呈高信号，但易与脑脊液信号相混。FLAIR 可将正常脑脊液信号抑制，使得蛛网膜下腔出血在 FLAIR 上呈铸形高信号影。

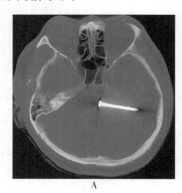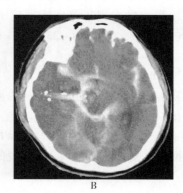

图 10-24　外伤性蛛网膜下腔出血

A. CT 平扫骨窗示左桥小脑角区（CPA）区金属异物影；B. 脑组织窗示基底池、鞍上池、双侧裂池及小脑幕缘高密度影

【鉴别诊断】

需与正常大脑镰及钙化、大脑镰旁硬膜下血肿、脑膜炎相鉴别。

【影像检查优选评价】

CT 平扫为首选检查方法。

（六）脑疝形成综合征

脑疝是指脑组织从正常腔室（由颅骨或硬脑膜分隔而成）向其他异常区域移位。脑创伤是脑疝的常见病因，颅内血肿、脑水肿、脑组织赘生物使得颅内容量异常增大，导致脑组织及血管机械性移位，形成脑疝，此外，原发性颅脑损伤加重，继发脑疝。

脑疝可有 6 种：大脑镰下疝、下行性小脑幕切迹疝、上行性小脑幕切迹疝、小脑扁桃体下疝、蝶骨嵴疝和硬脑膜/颅骨疝等。本文将介绍脑创伤时常见的大脑镰下疝和小脑幕下疝的影像学表现。

【影像学表现】

1. 血管造影

局部占位效应，血管受压，静脉扩张。

2. CT 和 MRI

不同的脑疝表现各异，可能出现的共性表现是：脑积水，缺血、梗死，和脑桥被盖部和中脑的出血（又称 Duret 出血）。

大脑镰下疝：又称扣带回疝。大脑镰下扣带回移位，影像上可见同侧侧脑室受压，侧脑室向对侧移位、跨越中线，常伴侧脑室前角向后移位，室间孔受阻，而引起对侧脑疝扩大。可继发大脑前动脉移位、发生闭塞，严重者可出现缺血、梗死（图 10-25）。

小脑幕切迹疝：影像上可见基底池（脑干周围的脑池）变形或闭塞，中脑变形和偏移。

颞叶深部内侧海马沟及海马回内移，疝入鞍上池、桥池及环池内，可压迫脑干向健侧移位。严重者可见同侧大脑后动脉受压闭塞导致枕叶脑梗死的相应表现。中脑密度减低往往是病情严重的表现。

【鉴别诊断】

需与颅内低压综合征相鉴别。

【影像检查优选评价】

CT 平扫可快速诊断，MRI 是显示脑组织移位的最佳方法。

（七）颅骨骨折

颅骨骨折是暴力作用于头颅、使局部或整个颅骨产生弯曲变形导致骨折。颅骨骨折的发生率占颅脑创伤的 15% ~ 20%，常见发生部位是顶骨、额骨、颞骨、枕骨，颅底骨折亦常见，约占颅骨骨折的 20%。按骨折形态分类可有颅缝分离、线形骨折、凹陷骨折、粉碎性骨折、穿通骨折等。线形骨折可伴硬膜外或硬膜下血肿，凹陷性骨折可致硬脑膜撕裂、蛛网膜和脑实质损伤。各种类型的颅骨骨折都可产生颅内积气（图 10 - 26）。

【影像学表现】

1. X 线

（1）线形骨折　颅骨上线状透亮影，边界清晰。

（2）凹陷骨折　颅骨内外板凹陷，骨折线多不规则，切线位摄片可显示凹陷深度。

（3）颅缝分离　多发生于"人"字缝，如成人"人"字缝宽度超过 1.5mm、儿童超过 2mm，即可确定颅缝分离。颅缝分离可单独存在，亦可同时伴发其他骨折。

（4）开放性骨折　多可发现颅内积气，X 线平片表现为椭圆形透光影，可多发。

2. CT

调节 CT 窗宽、窗位在观察有无骨折时非常重要。

CT 除了可以显示骨折外，对观察骨折线是否跨越血管沟、是否伴有颅内血肿、显示凹陷骨折详情、颅内积气、窦腔积液以及头皮软组织情况等具有优势。

3. MRI

通常不用做骨折诊断，如果脑创伤患者做头部 MRI 检查，需在诊断报告中提示临床医生，MRI 未说明有骨折的，并非没有骨折，需结合 X 线或 CT 观察颅骨骨质。

MRI 的作用在于显示头皮软组织、硬膜、脑组织的损伤。

【鉴别诊断】

需与骨缝、血管沟、蛛网膜颗粒等相鉴别。

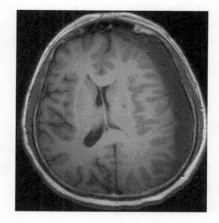

图 10 - 25　外伤性慢性硬膜下血肿
伴大脑镰下疝

MRI T_1WI 像示左额颞顶部骨板下新月形低信号影，其信号高于脑室内脑脊液信号，中线结构向右侧移位，左侧脑室前部和后部分别向后、向前移位

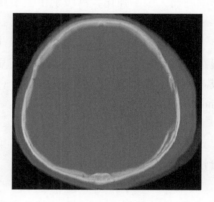

图 10 - 26　颅骨骨折

CT 骨窗示左侧顶骨骨质不连续，左侧额顶部头皮肿胀

【影像检查优选评价】

CT 平扫，应用骨窗观察。

三、颅内肿瘤

（一）星形细胞瘤

星形细胞瘤占胶质瘤的 70%，成人多发生于大脑，儿童多见于小脑和脑干。按照肿瘤的分化和间变程度分为 Ⅰ ~ Ⅳ 级，其中 Ⅰ 级为良性（包括毛细胞型星形细胞瘤和室管膜下巨细胞星形细胞瘤），Ⅱ ~ Ⅳ 级为弥漫性星形细胞肿瘤，恶性程度逐级增高，Ⅲ 级一般称为间变性星形细胞瘤，Ⅳ 级称胶质母细胞瘤。临床多表现为癫痫发作，也可出现神经功能障碍和高颅压。

【影像学表现】

1. X 线

多数患者头颅 X 线平片表现颅内压增高，部分可见到钙化，钙化多发生于肿瘤的囊壁或瘤体，钙化影多呈弧形、索条状、片状或斑点状。

2. CT

平扫等、低密度区或混杂密度囊变区，部分可见钙化和瘤内出血，边缘不清。低级星形细胞瘤大多不强化，高级别多呈不规则强化。

3. MRI

信号混杂多变，低级别肿瘤多呈 T_1WI 低、T_2WI 高信号，周边水肿少见；高级别信号混杂，可见坏死囊变区，周边水肿明显。增强扫描低级别多不强化，高级别呈不均匀强化或花环状不规则强化。磁共振波谱（MRS）多数 N－乙酰天门冬氨酸（NAA）峰降低，Cho/Cr 升高。

4. 血管造影

高级别肿瘤供血丰富，伴有肿瘤染色，动静脉分流。只有在行血管介入治疗或进行血管性病变鉴别时才行脑血管造影。

【鉴别诊断】

需与脑梗死急性期、脱髓鞘性疾病的急性期、脑炎及脓肿、转移瘤相鉴别。

【影像检查优选评价】

MRI 为首选检查手段（图 10 - 27，图 10 - 28）。

（二）少突胶质细胞瘤

少突胶质细胞瘤较少见，占颅内胶质瘤的 5% ~ 10%，好发年龄为 30 ~ 50 岁，男性多见。85% 位于幕上，分化良好，生长缓慢但呈浸润性生长，20% ~ 50% 具有侵袭性，可侵袭颅骨。临床症状与星形细胞瘤相似。

【影像学表现】

1. X 线

28% ~ 60% 的少突胶质细胞瘤的患者 X 线片上可见钙化斑，其特点多呈索带状、斑点状或团状，相互交错的钙斑。颅内压增高征象见于 30% 以上的患者。

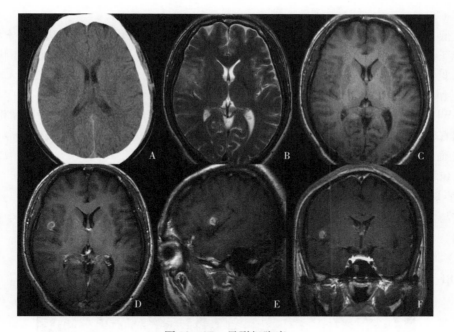

图 10 - 27　星形细胞瘤

A. CT 平扫右额小片状低密度影；B，C. MRI 平扫呈 T_1WI 低、T_2WI 高信号影；D ~ F. 环形强化

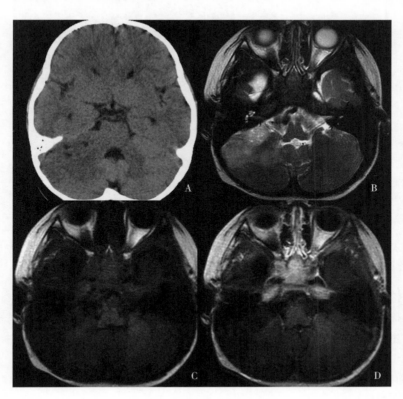

图 10 - 28　星形细胞瘤

A. CT 平扫右侧小脑片状低密度影；B，C. MRI 平扫呈 T_1WI 低、T_2WI 高信号影；D. 无强化

2. CT

呈低、等或略高密度肿块，边缘清楚，大部分有钙化，钙化多位于周边，条索状钙化较为特征，周边水肿少见。增强扫描近半数可见不同程度强化，若出现不规则环状强化，提示恶变可能（图 10 – 29）。

3. MRI

T_1WI 等低、T_2WI 高信号，信号不均匀。有轻度瘤周水肿，周围水肿易与肿瘤相区分，若肿瘤有较大的钙化，MRI 呈低信号区。增强扫描近半数强化，强化比较明显。

4. 血管造影

占位征，偶见肿瘤血管，但轮廓模糊。

【鉴别诊断】

需与 AVM、星形细胞瘤、神经节胶质细胞瘤、胚胎发育不良性神经上皮肿瘤、结核瘤相鉴别。

【影像检查优选评价】

MRI 为首选检查手段。

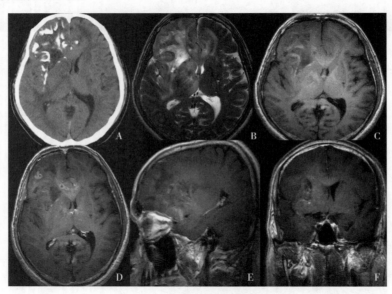

图 10 – 29　少突胶质细胞瘤

A. CT 平扫右额片状低密度影，其内可见条索状钙化；B，C. MRI 平扫呈混杂 T_1WI 低、T_2WI 高信号影；D ~ F. 不规则强化

（三）室管膜瘤

室管膜瘤起源于室管膜或室管膜残余组织，占颅内肿瘤的 1% ~ 8%，脑室系统与大脑半球均可发生，以第四脑室常见。约 75% 位于幕下，幕上仅占 25%。主要发生于小儿及青少年。发生于脑室内早期即可出现高颅压症状，发生于脑实质者常以癫痫为首发症状。少数可通过脑脊液种植转移。

【影像学表现】

1. X 线

以颅内压增高征象多见，部分可见后颅凹钙化斑。

2. CT

等、稍低密度软组织肿块，其内常见囊变、坏死、钙化，出血少见。增强扫描轻至中等强度强化。幕下肿瘤常伴幕上脑积水，幕上肿瘤钙化少见（图10-30，图10-31）。

3. MRI

不均匀 T_1WI 稍低、T_2WI 等高信号团块影，常见坏死、钙化、囊变。常常经四室正中孔和侧孔蔓延，脑积水常见。增强扫描中度不均匀强化。

4. 血管造影

多表现为占位征，部分可见肿瘤血管。

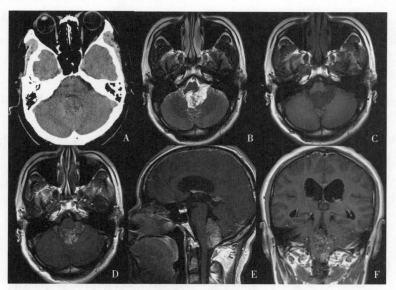

图10-30 室管膜瘤

A. CT平扫四室见等密度软组织团块影；B，C. MRI平扫呈混杂 T_1WI 低、T_2WI 高信号影，沿侧孔生长，幕上脑室扩大；D~F. 不规则强化

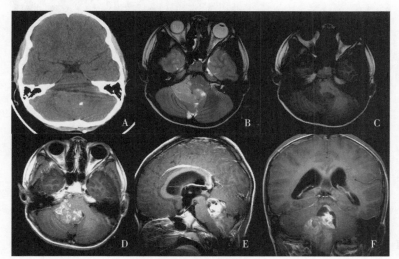

图10-31 室管膜瘤

A. CT平扫四室内稍高密度肿块，其内可见钙化；B，C. MRI平扫四室内混杂 T_1WI 低、T_2WI 高信号肿块，沿侧孔生长，幕上脑室扩大；D~F. 明显不均匀强化

【鉴别诊断】

需与髓母细胞瘤、毛细胞星形细胞瘤、脑干胶质瘤相鉴别。幕上脑室外者难与星形细胞肿瘤、转移瘤等鉴别。

【影像检查优选评价】

MRI 为首选检查手段。矢状位、冠状位显示肿瘤与第四脑室关系优越。

（四）脑膜瘤

脑膜瘤占颅内肿瘤的 15% ~ 20%，中年女性多见，多居于脑外，与硬脑膜关系密切。其好发部位为矢状窦旁、脑凸面、蝶骨嵴、嗅沟、桥小脑角、大脑镰和小脑幕，多数单发，少数为多发。极少数肿瘤可位于脑室内或颅外。脑膜瘤起病缓慢，病程长，初期多无症状，症状与肿瘤的发生部位有关。

【影像学表现】

1. X 线

肿瘤局部骨质增生与破坏，肿瘤钙化，局部骨质变薄等。平片偶可见颅内压增高现象。

2. CT

好发部位依次为矢状窦旁、大脑镰、脑凸面、嗅沟、鞍结节等。均匀等密度或高密度肿块，附于硬膜表面，瘤周可见薄层低密度环，囊变、坏死少见，出血罕见，四分之一有钙化，部分呈砂砾状。多数可见瘤周水肿。邻近颅骨常见骨质增生硬化，骨皮质不规则，内生骨疣常见。增强扫描，绝大多数明显均匀强化，钙化密集肿瘤可不强化（图 10 - 32）。

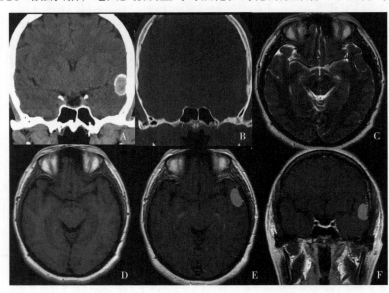

图 10 - 32　脑膜瘤

A，B. CT 平扫左颞骨板下见混杂高密度软组织团块影，局部内板增厚；C，D. MRI 平扫呈 T_1WI 等、T_2WI 等信号影，周边可见脑脊液信号环；E，F. 均匀强化

3. MRI

多数与灰质信号接近，部分可见血管流空影。明显钙化及纤维化的肿瘤 T_2WI 呈低信号，瘤周常见脑脊液信号环。增强扫描绝大多数明显强化，常不均匀，脑膜尾征常见，但不特异。MRS：NAA 峰缺失，Cho 峰明显增高（图 10 - 33）。

4. 血管造影

肿瘤周边由软脑膜血管供血，中心由硬脑膜血管供血，扩张的硬脑膜供应血管呈日射状。肿瘤染色明显且染色期延长。

【鉴别诊断】

需与硬脑膜转移瘤、淋巴瘤、硬脑膜血管畸形、结节病、特发性肥厚性硬脑膜炎、血管外皮细胞瘤相鉴别。

【影像检查优选评价】

MRI 检查首选。

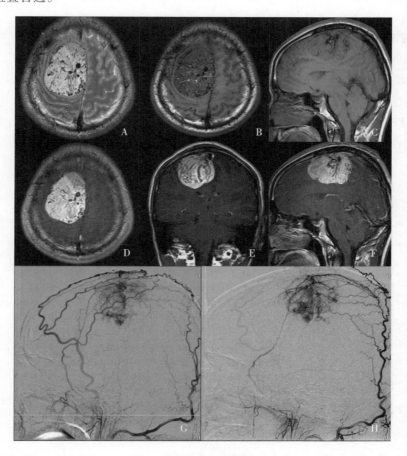

图 10 - 33　脑膜瘤

A ~ C. MRI 平扫呈混杂 T_1WI 等低、T_2WI 等高信号影，其内可见增粗血管影；D ~ F. 明显强化；G，H. DSA 可见肿瘤周边由软脑膜血管供血，中心由硬脑膜血管供血，扩张的硬脑膜供应血管呈日光放射状

（五）神经鞘瘤

神经鞘瘤是来源于施万细胞的良性肿瘤。占中枢神经系统肿瘤的 5% ~ 10%，几乎从不恶变。患者多为 30 ~ 60 岁，并发于神经纤维瘤 Ⅱ 型，患者相对年轻，女性多于男性。颅内多见听神经瘤及三叉神经鞘瘤。

【影像学表现】

1. X 线

邻近骨质溶骨性改变，相应骨性通道扩大。

2. CT

等或略高密度肿块，囊变常见，无钙化。相应骨性通道扩大，多数强化明显。

3. MRI

混杂 T_1WI 等低、T_2WI 高信号肿块，囊变及坏死常见，偶见出血。相应骨性通道扩大，多数强化明显。听神经瘤时 MRI 可显示内听道内肿瘤，增强扫描显示更清楚（图 10 – 34，图 10 – 35）。

4. 血管造影

多表现为乏血管肿块，晚期可见弥漫不均匀血管染色，动静脉分流罕见。

【鉴别诊断】

需与脑膜瘤、表皮样囊肿、转移瘤、血管瘤相鉴别。

【影像检查优选评价】

MRI 为首选检查。

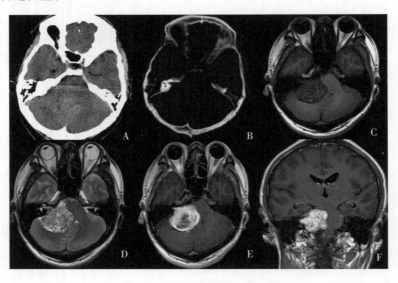

图 10 – 34　听神经鞘瘤

A，B. CT 平扫右侧 CPA 见混杂高密度软组织团块影，右侧内听道扩大；C，D. MRI 平扫呈混杂 T_1WI 等低、T_2WI 等高信号影；E，F. 不均匀强化

（六）髓母细胞瘤

髓母细胞瘤属于原始神经外胚层肿瘤，恶性程度高，常常随脑脊液种植转移。小脑蚓部常见，多发生于男性儿童，占儿童后颅窝肿瘤的 30%～40%，位于小脑中线的占75%～95%。本病起病急，病程短，半数以上通过脑脊液播散。

【影像学表现】

1. X 线

头颅 X 线可见有颅缝增宽等颅内高压征，肿瘤钙化极为罕见。

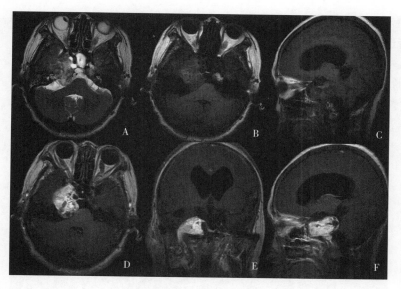

图 10-35 三叉神经鞘瘤

A~C. MRI 平扫右侧岩骨尖区可见混杂 T_1、T_2 信号团块影；D~F. 不均匀强化

2. CT

大多数呈边缘清楚的高密度团块影，钙化占 10%~15%，出血罕见。95% 以上伴脑积水。增强扫描，主要呈中等程度强化（图 10-36）。

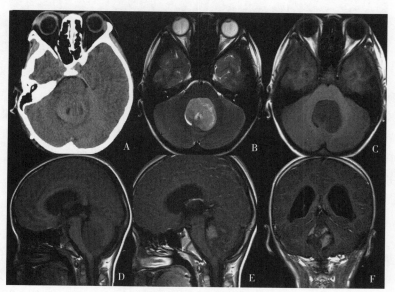

图 10-36 髓母细胞瘤

A. CT 平扫后颅窝中线见混杂高密度软组织团块影；B~D. MRI 平扫呈混杂等长 T_1、T_2 信号影，第四脑室受压变形；E，F. 不均匀强化

3. MRI

T_1WI 等低、T_2WI 等高信号肿块，通常突入并充满第四脑室，通过小脑溪扩展到枕大池，侧方伸入 CPA 少见。明显强化，偶有斑片状强化或不强化。25%~50% 的肿瘤增强扫描显示

沿脑脊液途径种植转移。表现为脑室壁或蛛网膜下腔的结节影，明显强化（图10-37）。

4. 血管造影

多表现为乏血管肿瘤，仅显示后颅窝中线区占位征象，部分可见肿瘤染色。

【鉴别诊断】

需与室管膜瘤、毛细胞星形细胞瘤相鉴别。

【影像检查优选评价】

MRI检查首选。矢状位、冠状位显示肿瘤与第四脑室关系优越。

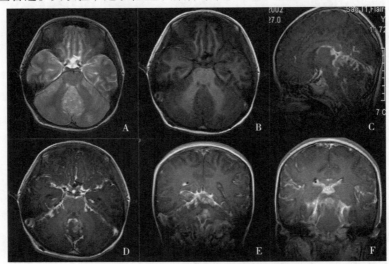

图10-37　髓母细胞瘤

A，B. MRI平扫后颅窝中线混杂等长 T_1、T_2 信号团块影；C～F. 肿块不均匀强化，软脑膜及室管膜亦见强化

（七）垂体瘤

脑垂体瘤系良性肿瘤，是成人鞍区最常见的肿瘤，直径小于1cm称为微腺瘤。症状随腺瘤类型而异，20%～25%视力受损或其他脑神经麻痹，垂体卒中少见，但却有生命危险及潜在致命性。分泌性肿瘤的症状依据类型不同而异，高催乳素血症最常见。

【影像学表现】

1. X线

蝶鞍断层照片常显示蝶鞍扩大，鞍底骨质变薄或破坏。

2. CT

通常和灰质等密度，常有囊变，出血占10%，钙化占1%～2%。大的腺瘤使蝶鞍扩大，可侵蚀鞍底。侵袭性腺瘤可向下、周边生长。增强呈中等程度、不均匀强化。微腺瘤在CT冠状面上，可见垂体密度不均，上缘隆起，垂体柄偏移（图10-38，图10-39）。

3. MRI

通常所有序列都为灰质样等信号，亚急性出血为 T_1WI 高信号，可出现液-液平面，尤其是垂体卒中时。几乎所有大腺瘤都增强，早期明显但不均匀，可见海绵窦受累。垂体微腺瘤 T_1WI 像上表现为垂体内低信号，增强扫描显示更明显。

4. 血管造影

主要表现为血管受压改变，具有侵袭性时可见延长的相对均匀的血管染色。当需与动脉瘤鉴别以及侵袭性垂体瘤才进行血管造影检查。

【鉴别诊断】

需与生理性增生、动脉瘤、鞍隔脑膜瘤、恶性肿瘤、非肿瘤性囊肿、鞍内颅咽管瘤相鉴别。

【影像检查优选评价】

首选 MRI 检查。

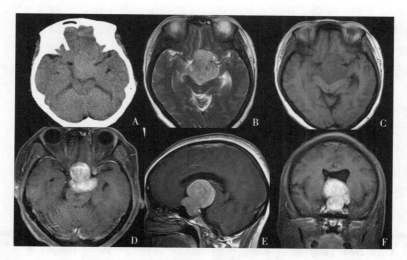

图 10 - 38　垂体瘤

A. CT 平扫鞍区见混杂高密度软组织团块影；B，C. MRI 平扫呈混杂等长 T_1、T_2 信号影；D ~ F. 明显不均匀强化

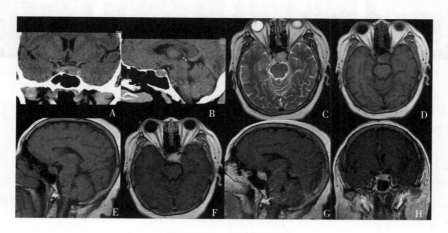

图 10 - 39　垂体瘤

A，B. CT 平扫鞍内见混杂密度软组织团块影，左侧鞍底下陷；C ~ E. MRI 平扫呈等 T_1、T_2 信号；F ~ H. 不均匀强化

（八）颅咽管瘤

颅咽管瘤组织学分为成釉质细胞型、鳞状乳头型和混合型。发病年龄呈双峰分布，5 ~ 15 岁儿童最常见，以成釉质细胞型为主；50 岁以上成年人为次峰，以鳞状乳头型为主。男女发病率相近。

【影像学表现】

1. X 线

蝶鞍一般不扩大，鞍底无下陷，前、后床突可见骨质吸收。

2. CT

鞍上的颅咽管瘤大多数为囊性，或囊实性混合，形态不规则；而鞍内者多为实性，近似椭圆形。平扫，囊性部分呈低密度，实性部分的密度与肿瘤的成分有关，表现为等密度或高密度。钙化常见，呈蛋壳样或点状钙化。增强扫描，囊性部分呈边缘强化，实性部分呈结节状或团块状强化（图 10 - 40）。

3. MRI

平扫多呈混杂信号，T_1WI 呈等、高信号，T_2WI 呈等、高、低信号。增强扫描，不均匀，呈环形、结节状或团块状。

4. 血管造影

无肿瘤染色，邻近动脉有推挤移位。

【鉴别诊断】

需与垂体瘤、脑膜瘤、拉特克（Rathke）囊、表皮样囊肿、畸胎瘤相鉴别。

【影像检查优选评价】

MRI 平扫 + 增强扫描为首选检查手段，CT 有助于发现钙化。

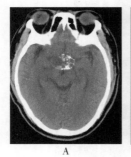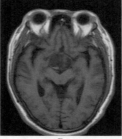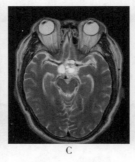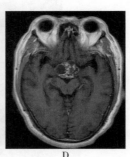

A　　　　　　B　　　　　　C　　　　　　D

图 10 - 40　颅咽管瘤

A. 平扫 CT 显示鞍上高低混杂密度肿块，其内见多发点状钙化；B. T_1WI 呈等低混杂信号；C. T_2WI 呈等高混杂信号；D. T_1WI 增强扫描，病变内见多发点状强化

（九）血管母细胞瘤

血管母细胞瘤占后颅窝肿瘤的 7% ~ 10%。75% 为散发性，发病年龄 40 ~ 60 岁；25% 伴发 von Hippel - Lindau 病，平均发病年龄为 25 岁。肿瘤好发于小脑，偶见于脑干和幕上。

【影像学表现】

1. 血管造影

高染色结节循环时间延长，有时见动静脉分流。

2. CT

平扫，低密度囊肿伴等密度结节。增强扫描，囊肿不强化，结节呈显著均匀强化。少见，大小不等结节状显著强化。罕见，环状强化（图 10 - 41）。

3. MRI

平扫，囊肿呈 T_1WI 低、T_2WI 高信号，结节呈 T_1WI 和 T_2WI 等信号。肿瘤内或周边可见血管流空信号。增强扫描，结节显著强化。

【鉴别诊断】

需与囊性胶质瘤、室管膜瘤、髓母细胞瘤、脑脓肿、转移瘤相鉴别。

【影像检查优选评价】

MRI 为首选检查手段，确诊仍需结合 DSA。

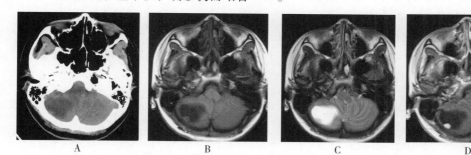

图 10 - 41 血管母细胞瘤

A. 平扫 CT 显示右侧小脑半球一低密度肿块，病变边缘邻近骨板处显示一等密度结节；B. T_1WI 呈等低混杂信号；C. T_2WI 呈等高混杂信号；D. T_1WI 增强扫描，病变边缘显示一结节状强化

（十）脉络丛肿瘤

脉络丛肿瘤分为两种类型，脉络丛乳头状瘤和脉络丛癌。占所有成人脑肿瘤的 0.5%，占儿童肿瘤的 2% ~ 4%，是 1 岁以下儿童最常见的脑肿瘤。儿童最常见于侧脑室三角区，成人最常见于第四脑室。

【影像学表现】

1. 血管造影

脉络丛动脉扩张，肿瘤血管染色，时间延迟，可见动静脉分流。

2. CT

平扫，呈分叶状或"桑葚样"，略不均匀等密度或稍高密度或混杂密度肿块，囊性低密度区伴部分等密度或稍高密度肿瘤结节，25% 肿块内可伴有斑点状钙化。增强扫描，明显均匀强化。

3. MRI

肿瘤边缘常常为颗粒状或凹凸不平，T_1WI 呈等或低信号，T_2WI 呈等或高信号。增强扫描，明显强化。脑积水常见（图 10 - 42）。

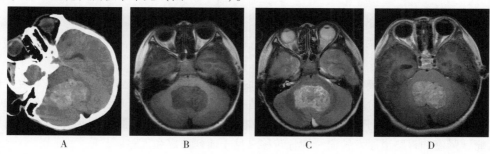

图 10 - 42 脉络丛乳头状瘤

A. 平扫 CT 显示第四脑室内一高等低混杂密度肿块，呈分叶状，边缘凹凸不平，第四脑室扩大变形；B. T_1WI 呈等低混杂信号；C. T_2WI 呈等高混杂信号；D. T_1WI 增强扫描，病变不均匀强化

【鉴别诊断】

需与室管膜瘤、脑膜瘤、室管膜下巨细胞星形细胞瘤、中枢神经细胞瘤、髓母细胞瘤相鉴别。

【影像检查优选评价】

MRI平扫+增强扫描为首选检查手段。

（十一）生殖细胞瘤

生殖细胞瘤占松果体区肿瘤的40%，占松果体生殖细胞肿瘤的60%。发生于松果体区的肿瘤多见于男性（男：女＝2：1），而发生于鞍上的肿瘤则女性略多。肿瘤可以是多灶性的，同时发生于鞍上和松果体区，极少见于30岁以上的患者。

【影像学表现】

1. CT

平扫，第三脑室后部和（或）鞍上等密度、稍高密度肿块。第三脑室后部肿块内包绕有结节状、斑点状钙化（被"吞没"的松果体）。增强扫描，明显均匀强化（图10-43）。

2. MRI

T_1WI呈等或低信号，T_2WI呈等或高信号。增强扫描，明显强化，如有囊变则强化不均匀。约50%为多发病变。

【鉴别诊断】

需与畸胎瘤、松果体细胞瘤、松果体母细胞瘤、脑膜瘤相鉴别。

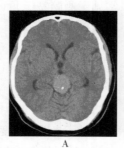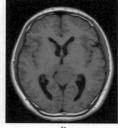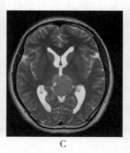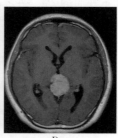

A   B   C   D

图10-43　生殖细胞瘤

A. 平扫CT显示松果体区一等密度肿块，呈椭圆形，病变内见点状钙化，幕上脑室扩大变形；B. T_1WI呈等信号；C. T_2WI呈等信号；D. T_1WI增强扫描，病变中等程度较均匀强化

【影像检查优选评价】

MRI平扫+增强扫描为首选检查手段。

（十二）脑转移瘤

转移瘤是成人幕上最常见的肿瘤，占颅内肿瘤的40%，幕上多于幕下，50%为实性，50%为多发。典型部位为灰白质交界，亦可位于皮质或白质，位于灰白质交界处的占80%，位于小脑的占25%，位于基底节的占3%。转移至脑部的肿瘤来源依次为肺癌、乳腺癌、黑素瘤、肾癌和胃肠道原发肿瘤。颅骨转移多见于前列腺癌和乳腺癌。

【影像学表现】

1. CT

发生于脑实质的，平扫表现为灰白质交界处等或低密度肿块，瘤周有不规则指状水肿，偶有出血，呈环状、结节状或斑点状明显强化。发生于硬膜的，平扫呈等密度局灶性肿块，骨窗显示邻近颅骨破坏，明显强化。

2. MRI

T_1WI 呈等或低信号，T_2WI 呈高信号。增强扫描，呈环状、结节状或斑点状明显强化（图 10 - 44）。

【鉴别诊断】

需与脑脓肿、胶质瘤、脱髓鞘假瘤、血肿吸收期、肥厚性硬脑膜病相鉴别。

【影像检查优选评价】

MRI 平扫 + 增强扫描为首选检查手段。

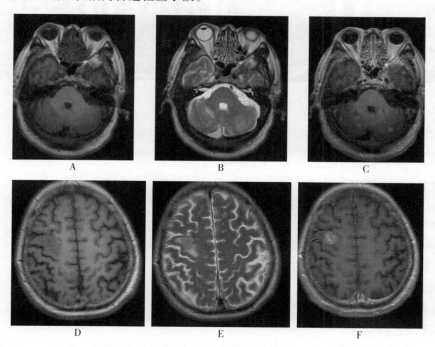

图 10 - 44　转移瘤

A，D. 平扫 T_1WI 显示双侧小脑半球及右额多发大小不等结节状低信号病变；B，E. T_2WI 呈等信号，周围见水肿信号；C，F. T_1WI 增强扫描，病变呈大小不等结节状及小环形强化

（十三）原发中枢神经系统淋巴瘤

中枢神经系统淋巴瘤常与免疫缺陷有关，如艾滋病、器官移植和长期应用免疫抑制剂等。幕上常见，幕下亦不少见，淋巴瘤易位于深部灰质核团或脑室旁白质，覆盖脑室和跨越胼胝体等征象可提示诊断，但并非其特异征象。

【影像学表现】

1. CT

平扫，呈高密度，偶尔呈等密度，可有出血或坏死。增强扫描，中等程度均匀强化常见，偶尔呈环状强化，无强化者罕见。

2. MRI

T_1WI 呈等或低信号，T_2WI 呈等或稍高信号，DWI 呈弥散受限。增强扫描，明显均匀强化。艾滋病患者 T_2WI 像上，约50%病例呈等至稍低信号，信号不均匀，不均匀明显强化者超过90%（图10-45）。

【鉴别诊断】

需与弓形体病、胶质母细胞瘤、结节病、脑白质病相鉴别。

【影像检查优选评价】

MRI 平扫＋增强扫描为首选检查手段。

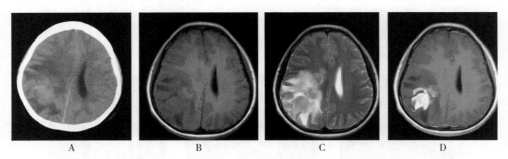

图10-45 淋巴瘤

A. 头颅平扫 CT 显示右顶叶一分叶状等密度肿块，周围见大片不规则形水肿；B. T_1WI 呈等、稍低混杂信号；C. T_2WI 呈等、稍高混杂信号；D. T_1WI 增强扫描，病变明显强化，局部强化欠均匀

（十四）蛛网膜囊肿

蛛网膜囊肿指脑脊液被蛛网膜包裹所形成的囊肿，非真性肿瘤。占颅内肿物的1%，任何年龄均可发病，75%见于儿童，男：女＝（3～5）：1。50%位于中颅窝，10%位于鞍上，5%～10%位于脑桥小脑角区，其他位于四叠体池或脑凸面。

【影像学表现】

1. 血管造影

无血管染色，囊肿周围血管受推挤。

2. CT

平扫，通常为脑脊液密度，囊内出血少见，可致邻近骨板膨隆、重塑。CT 脑池造影可显示蛛网膜囊肿是否与蛛网膜下腔相通。增强扫描，不强化。

3. MRI

在所有脉冲序列上囊肿信号与脑脊液一致，FLAIR 像上被完全抑制，在 DWI 序列上弥散不受限（图10-46）。

【鉴别诊断】

需与表皮样囊肿、脑囊虫病、神经管肠源性囊肿、囊性神经鞘瘤相鉴别。

【影像检查优选评价】

MRI 平扫＋DWI 为首选检查手段。

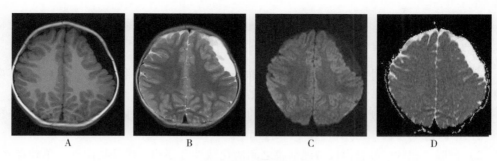

图 10-46　蛛网膜囊肿

A. 头颅 MRI 平扫 T_1WI；B. T_2WI 显示左额颅板下一椭圆形脑脊液信号囊肿；C. DWI 弥散不受限，呈低信号；D. ADC 呈高信号。邻近颅骨受压变薄外凸，左额叶脑实质受压移位

（十五）表皮样囊肿

表皮样囊肿起源于神经管闭合期间外胚层内含物（上皮和碎屑），占全部颅内肿瘤的 1%，脑桥小脑角区肿物中排第三位。后颅凹是最好发部位，脑桥小脑角区占 75%，第四脑室占 20%，其他好发部位 5%（鞍上，外侧裂）。硬膜外表皮样囊肿少见，可发生于板障、岩骨和颞骨，表现为边界清楚的、有硬化边的骨性病变。发病高峰年龄为 40 岁，男女发病率相似。

【影像学表现】

1. 血管造影

无血管染色，囊肿包裹血管。

2. CT

平扫：95% 病变呈低密度（与脑脊液类似），10%～25% 可有钙化，罕见的变形呈高密度。增强扫描，通常不强化（某些囊肿边缘可见轻微强化）。表皮样囊肿常见于非中线部位，呈分叶状，"菜花状""珍珠状"肿块。脑脊液样肿物向脑池内呈钻孔性生长，包裹神经或血管。

3. MRI

在所有标准扫描序列上信号强度通常等或稍高于脑脊液，FLAIR 像上不被抑制呈高信号，DWI 像上弥散受限呈高信号。

【鉴别诊断】

需与蛛网膜囊肿、脑囊虫病、皮样囊肿、囊性神经鞘瘤相鉴别。

【影像检查优选评价】

MRI 平扫 + DWI 像为首选检查手段（图 10-47）。

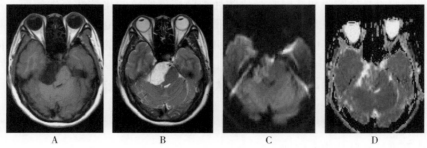

图 10-47　表皮样囊肿

MRI 平扫显示右侧 CPA 池及桥前池一分叶状肿物。A. T_1WI 呈低信号；B. T_2WI 呈高信号；C. DWI 弥散受限，呈混杂高信号；D. ADC 图呈混杂等信号。脑桥及第四脑室受压变形移位

四、颅内感染

（一）颅内积脓

这里讨论的两种脑外积脓——硬膜下积脓与硬膜外积脓，常继发于鼻窦炎、中耳炎、脑穿通伤、颅脑手术等，常并发且伴有脑内脓肿。

（1）硬膜下积脓　硬脑膜与蛛网膜之间的化脓性分泌物，脓肿范围广。临床症状较严重，死亡率高达40%。

（2）硬膜外积脓　颅骨内板与硬脑膜之间的化脓性分泌物，病灶局限性。单独存在时常潜伏发病，但常与其他感染并发，可因压迫皮层而引起癫痫等定位症状。

【影像学表现】

1. X线

当有颅骨损伤或破坏时可协助诊断。

2. CT

（1）硬膜下积脓　脑外新月形等或高密度积液，薄而范围广，可跨越颅缝，但不过中线，密度高于脑脊液。少数病灶也可较为局限。增强扫描可见脓液与脑表面细带状较均匀强化。

（2）硬膜外积脓　在硬膜与颅骨之间可见双凸透镜形等或低密度积液，常在额窦附近，常见帽状腱膜下脓肿。增强扫描可见脓液内侧硬脑膜强化，呈较厚的弧状带。

3. MRI

（1）硬膜下积脓　大多数序列信号高于脑脊液，其下脑实质在 T_2WI 及 FLAIR 上可显示高信号。增强扫描显示积脓的内侧及外侧囊壁均见明显强化。

（2）硬膜外积脓　双凸透镜形聚集，其内低密度线样的硬膜可见推移，额部可越过中线；后颅窝硬膜外积脓常见于窦硬膜角，脓液可延伸进入桥小脑角，伴鼓室盖骨侵蚀。增强扫描同 CT，强化带较厚。DWI 可见信号强度增加。

【鉴别诊断】

需与慢性硬膜下（外）血肿、硬膜下水瘤、硬膜下渗出相鉴别。

【影像检查优选评价】

MRI 为首选检查手段，无颅骨伪影，易于鉴别硬膜下积脓及硬膜外积脓（图 10-48，图 10-49）。

（二）化脓性脑膜炎

化脓性脑膜炎是软脑膜和蛛网膜受化脓性细菌感染所致的化脓性炎性病变，常合并蛛网膜下腔积脓、室管膜炎。常见致病菌为脑膜炎双球菌、肺炎链球菌、流感嗜血杆菌、变形杆菌、大肠埃希菌等。其中脑膜炎双球菌引起的流行性脑脊髓膜炎最多见，任何年龄可发病，多见于冬、春季，细菌由呼吸道侵入、繁殖，经血液侵入脑膜，形成化脓性炎症。临床表现包括感染、颅压增高及脑膜刺激症状，婴幼儿症状一般较隐匿或不典型。

【影像学表现】

1. 血管造影

血管造影可见动脉狭窄或闭塞。

2. CT

早期可无异常发现。病情发展可显示脑沟、脑池、纵裂及脑基底部密度增高，脑回界

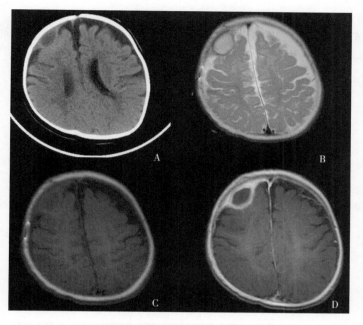

图 10-48 颅内积脓 硬膜外积脓

A. 头颅 MRI，右额部颅板下卵圆形异常信号，T_2WI 呈高信号；B. CT 平扫示右额部颅板下见卵圆形低密度影，边界清，壁呈等密度，双额部硬膜下隙增宽；C. 头颅 MRI，右额部颅板下卵圆形异常信号，T_1WI 呈低信号；D. T_1WI 增强后可见异常信号被囊壁包裹，局部硬膜明显增厚强化，可见"硬膜尾征"

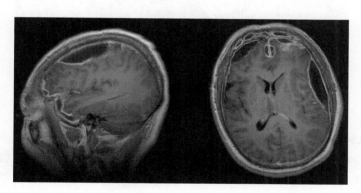

图 10-49 颅内积脓 硬膜下积脓，头颅 MRI 增强扫描

双侧额颞部颅板下、纵裂内硬膜增厚强化，硬膜下见包裹的卵圆形、新月形脑脊液信号影

限模糊，并发脑炎是可见脑内局限性或弥漫性低密度影。增强扫描显示脑表面细条状或脑回状强化，低密度区与脑血流灌注改变有关（图 10-50）。

3. MRI

蛛网膜下腔变形，渗出物在 T_1WI 呈等或高信号，在 T_2WI 上呈高信号，增强 MRI 可见脑膜增厚强化。FLAIR 显示脑沟、脑池高信号。可并发脑水肿、梗阻性脑积水；可并发室管膜炎，T_2WI 可见室周白质带状高信号影；可并发脑静脉、静脉窦及脑动脉性梗死，DWI、SPECT 显示灌注变化（图 10-51）。

【鉴别诊断】

需与非化脓性脑膜炎（如蛛网膜下腔转移瘤）、结节病、脑脊液内对比剂相鉴别。

【影像检查优选评价】

CT 与 MRI 均可反映病变程度及并发症。对于颅底脑池的显示，MRI 优于 CT。

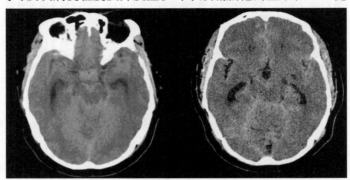

图 10 – 50　化脓性脑膜炎（头颅 CT 平扫）

鞍上池、环池、外侧裂池、纵裂池及小脑幕呈片状、线状密度增高影

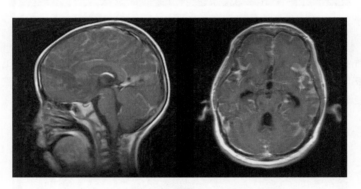

图 10 – 51　化脓性脑膜炎（头颅 MRI 增强）

幕上、幕下脑表面脑膜明显增厚、强化，主要为柔脑膜线状强化

（三）脑脓肿

脑脓肿是指化脓性细菌感染引起的化脓性脑炎、慢性肉芽肿及脑脓肿包膜形成，少部分亦可由真菌及原虫侵入脑组织而致脑脓肿，可发生于任何年龄，以青中年占多数。脑脓肿可单发、多发，可发生在脑内任何部位。临床表现主要为颅内压高及脑部定位征，浅表位置脓肿可致癫痫，伴脑膜炎者亦有脑膜刺激症状。

【影像学表现】

1. CT

（1）炎症早期（放射学分期Ⅰ期）　可表现正常，可见边缘模糊的皮下低密度病灶，伴或不伴轻度斑片状强化及占位效应。

（2）炎症晚期（Ⅱ期）　中心低密度区，伴不规则边缘强化，周围水肿及占位效应明显，少见含气脓肿。

（3）囊变早期（Ⅲ期）　中心低密度，有薄层明显强化的囊壁，深部囊壁薄，近皮层囊壁厚，可见多囊性"子脓肿"，伴中度血管源性水肿。

（4）囊变晚期（Ⅳ期）　囊腔皱缩，囊壁增厚，水肿、占位效应减轻。

2. MRI

（1）炎症早期（放射学分期Ⅰ期）　T_1WI 为边缘模糊、高低混杂信号团块，T_2WI 为边缘模糊的高信号团块，呈斑片状强化。

（2）炎症晚期（Ⅱ期）　T_1WI 中心低信号，边缘等或稍高信号，T_2WI 中心高信号，边缘低信号，水肿高信号，呈明显不规则的边缘强化。

（3）囊变早期（Ⅲ期）　可见清楚的薄壁强化。

（4）囊变晚期（Ⅳ期）　囊腔塌陷，囊壁增厚，水肿、占位效应减轻。另可见弥散成像呈高信号，ADC 图信号减低，MRS 可见乳酸、乙酸及细胞质内氨基酸共振。

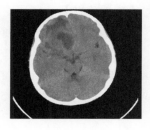

图 10 - 52　脑脓肿
（头颅 CT 平扫）
右额叶深部见囊状低密度影，边界清，周围皮层下白质见片状水肿低密度影，病灶有轻度占位效应，中线结构略左移

【鉴别诊断】

需与原发或转移性肿瘤、吸收期血肿、多发性硬化、放射性脑坏死、手术残腔等相鉴别。

【影像检查优选评价】

头颅平片少有帮助，CT 和 MRI 敏感性高、特异性差，CT 增强扫描显示脓肿壁形成清晰（图 10 - 52，图 10 - 53）。脑血管造影有助于定位并显示多血管改变。

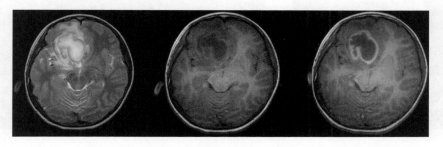

图 10 - 53　脑脓肿（头颅 MRI）
依次为 T_2WI、T_1WI、增强 MRI，右额叶不规则囊状异常信号，T_2WI 呈高信号，T_1WI 呈低信号，边界清楚，平扫囊壁呈等信号，增强后囊壁明显强化、厚薄较均匀，囊内容物未见强化；病灶周边水肿未见强化。病灶有一定占位效应，中线结构略左移

（四）病毒性脑炎

病毒性脑炎是指病毒透过血 - 脑屏障，直接侵犯脑实质而引起的原发性脑炎，常见的病毒有肠道病毒、单纯疱疹病毒、腮腺炎病毒、黏液病毒等。当炎症波及脑膜时，则称为病毒性脑膜脑炎。临床表现不一，包括前驱期发热、头疼、呕吐及颅内压高、抽搐、运动障碍、精神障碍、意识障碍等神经精神症状。单纯疱疹病毒性脑炎又称急性坏死性脑炎。

【影像学表现】

1. CT

早期 CT 多表现为正常，偶可见额叶眶面、颞叶、岛叶低密度影，可为双侧，偶见侵犯脑干，有轻度占位效应，可见出血。增强扫描可见局灶性、线样或脑回样强化。晚期出现脑软化、脑萎缩改变，可见钙化。

2. MRI

比 CT 敏感，T_1WI 低信号，T_2WI、FLAIR 高信号，DWI 高信号，早期可有或无轻度斑片状脑回样增强，后期可见出血、脑软化，扣带回及对侧颞叶受累高度提示疱疹病毒性脑炎。增强检查及晚期表现类似 CT 所见。

【鉴别诊断】

需与浸润性肿瘤、脑梗死、感染后综合征等鉴别。

【影像检查优选评价】

影像学缺少特异性。CT 无法显示早期病变，MRI 敏感性更高，发病 2 ~ 3 天即可出现 T_2WI 高信号病灶（图 10 - 54，图 10 - 55）。

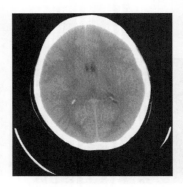

图 10 - 54　病毒性脑炎（头颅 CT 平扫）
脑组织弥漫肿胀，脑沟、裂变浅、闭塞，侧脑室受压变窄

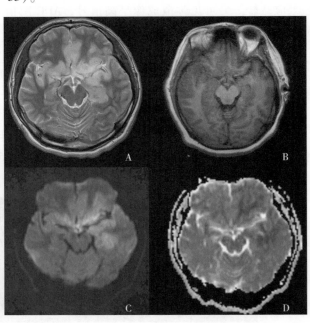

图 10 - 55　病毒性脑炎（头颅 MRI）
A. T_1WI；B. T_2WI；C. ADC；D. DWI。双侧额叶、颞叶内侧脑组织肿胀并见片状异常信号，边界不清，T_2WI 呈高信号，T_1WI 呈稍低信号，DWI 显示病灶内部分区域弥散受限呈高信号，ADC 减低

（五）脑囊虫病

脑囊虫病是猪绦虫的囊尾蚴经血行播散寄生于人颅内所造成的疾病，根据累及部位不同可分为脑实质型、脑室型、脑膜型和混合型，其中脑实质型又可分为早、中和退变或死亡期。临床表现主要为癫痫发作，还可出现脑积水、脑膜炎等症状。

【影像学表现】

1. X 线

偶尔可显示斑片、斑点状钙化。

2. CT 及 MRI

（1）脑实质型

①早期：主要为炎症反应，CT 可正常或双侧大脑半球低密度影，无强化。MRI 表现为

脑实质内 T_1WI 低、T_2WI 高信号，增强后无强化或仅少量斑点状强化，可伴脑沟或脑池闭塞消失，脑室变小。

②中期：单发或多发含液体的囊性病变，直径一般为 0.5～1cm。CT 表现为囊状近似脑脊液密度、无强化。MRI 表现为囊状类脑脊液信号，无强化，部分病灶中可见小点状等信号突起头节。

③退变或死亡期：囊虫周围明显炎症反应和水肿，CT 片状低密度、可结节或小环状强化，最后萎缩成单发或多发斑点状钙化。MRI 片状 T_1WI 低信号、T_2WI 高信号，有时可见头节，强化同 CT。

（2）脑室型　常于四脑室，CT、MRI 脑室内囊状类脑脊液密度或信号，其上方脑室扩大，一般囊壁无强化，MRI 常可见囊壁和头节。

（3）脑膜型　主要侵犯蛛网膜下腔和邻近脑膜，多位于桥小脑角池及鞍上池，CT 及 MRI 均表现为脑池内单或多个囊性类脑脊液密度或信号影，伴脑脊液循环受阻，局部软脑膜可强化。

【鉴别诊断】

需与其他寄生虫病、蛛网膜囊肿、结核性肉芽肿、细菌性脑脓肿及转移瘤相鉴别。

【影像检查优选评价】

MRI 优于 CT（图 10-56，图 10-57）。

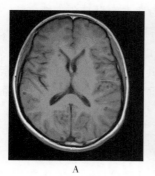 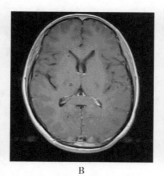 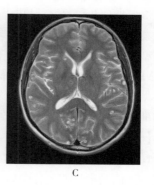

A   B   C

图 10-56　脑囊虫病（头颅 MRI）

A. T_1WI，C. T_2WI，示多发小类圆形 T_1WI 低、T_2WI 高信号，其中 T_2WI 病变中可见头节；B. 增强扫描后可见多发小环形强化

（六）获得性免疫缺陷综合征

获得性免疫缺陷综合征（AIDS）又称艾滋病，是由于感染了人类免疫缺陷病毒（HIV）所致。艾滋病脑部病变包括 HIV 脑炎、脑膜炎及脑室炎，HIV 脑病伴机遇性感染及相关病变。

【影像学表现】

HIV 脑病系病毒性脑炎，且可伴脑膜炎及脑室炎，主要为脑白质区大片不规则坏死。

1. CT

表现为大脑白质半卵圆中心低密度病灶。合并脑膜炎及脑室炎时，可见脑膜及室管膜强

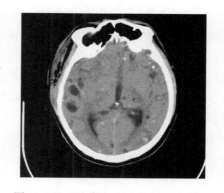

图 10-57　脑囊虫病（头颅 CT 平扫）

脑囊虫病患者术后，头颅 CT 平扫示脑内多发钙化灶及大小不等囊状低密度影

化，常伴脑积水而致脑室增大，并可表现为弥漫性脑萎缩。

2. MRI

脑炎 T_1WI 为低信号，T_2WI 为斑片状高信号灶，常位于脑室周围，无强化。其他并发改变表现同 CT。

HIV 脑病伴机遇性感染及相关病变主要包括弓形虫脑炎、隐球菌病、淋巴瘤、进行性多灶性白质脑病等，详见相关章节。

【鉴别诊断】

临床确诊艾滋病基础上结合影像学检查可做出 AIDS 侵犯中枢神经系统的诊断，鉴别诊断主要在 HIV 脑病伴机遇性感染及相关病变之间进行。

【影像检查优选评价】

MRI 是首选的影像检查方法。

五、脑白质病

脑白质病是指病理改变主要发生在脑白质的各种疾病的统称。其病因很多，主要的病理改变也有所不同，按照其病因分类可分为自身免疫性、代谢性、感染性、中毒性、遗传性等脑白质病。现就临床常见的几种脑白质病归纳如下。

（一）多发性硬化

多发性硬化（MS）是以中枢神经系统白质脱髓鞘病变为特点的自身免疫性疾病。其病因复杂，与遗传、病毒感染和环境等诸多因素有关。本病病程长，多呈复发缓解型或慢性进展型，发病年龄广泛，自小于 10 岁到 60 多岁均可见，但以青壮年多见，女性多于男性。MS 临床症状多样，以视力下降、肢体麻木和（或）无力、共济失调、植物神经功能紊乱最为常见。目前在其诊断上影像学（特别是 MRI）占有非常重要的地位。最新的 MS 临床诊断标准中，MRI 所显示的病变需要满足空间上与时间上的多发性的判断标准。

【影像学表现】

1. CT

常不能显示早期和轻微病变，病变显示为圆形或椭圆形低密度区。绝大多数病例表现为多发、散在的病灶。

2. MRI

是诊断 MS 的首选影像学检查方法。MS 的病变被称为脱髓鞘斑块，常表现为圆形或卵圆形的异常信号，在 T_1WI 上呈等或低信号，T_2WI 上呈高信号，FLAIR 上呈高信号，可以出现在中枢神经系统的任何部位，好发部位包括视神经、脑室旁、皮层/皮层下、幕下脑实质和脊髓。MS 影像诊断标准中，上述好发部位有 2 个出现病灶就可以满足空间上的多发性的标准。急性或亚急性的病变在对比剂增强后呈异常强化，强化的形式可以是结节状、环形、不完整的环形及不规则形。病变在时间上的多发性可以通过 2 次 MRI 检查来确定，如果后一次检查中比前一次检查多出现一个病灶就符合时间上的多发性的诊断；或者是在 1 次 MRI 检查的增强图像上有强化的病灶与不强化的病灶共存。慢性期的病灶通常无异常强化，且病灶较急性期缩小。

【鉴别诊断】

需与血管炎性病变、老年性脑改变、脑小血管病、偏头痛、急性播散性脑脊髓炎等鉴别，主要是都会出现白质异常高信号，部分出现异常强化病灶，需要结合临床及实验室检查。

【影像检查优选评价】

MRI 为首选检查，平扫及增强检查同时完成，普遍认为 T_2 – FLAIR 序列在显示 MS 斑块病灶中比较敏感（图 10 – 58，图 10 – 59）。

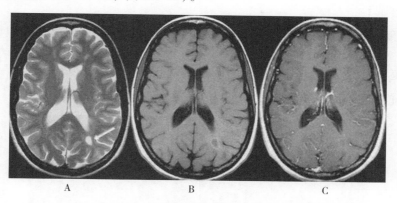

图 10 – 58　继发性进展型多发性硬化

A. 轴位 T_2 加权像；B. T_1 像；C. T_1 增强像。左侧皮层下脱髓鞘病灶的高信号环并没有强化

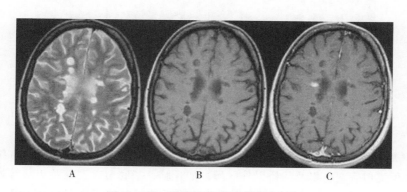

图 10 – 59　继发性进展型多发性硬化

A. 轴位 T_2WI 像；B. T_1WI 像；C. T_1 增强像。T_2WI 像为高信号，而 T_1 增强像未强化的病灶为"不可恢复的黑洞"

（二）急性播散性脑脊髓炎

急性播散性脑脊髓炎（ADEM）是一种发生于病毒、支原体等感染后或疫苗接种后的脑和脊髓的炎性脱髓鞘疾病。病理上为强烈的 T 细胞介导的炎性反应和小血管周围脱髓鞘。本病可发生于任何年龄，以儿童及青年居多，无明显性别差异。

【影像学表现】

1. CT

初发病时，CT 常阴性，发病 5～14 天后可显示病变，典型表现为脑白质的多发性低密度灶，病灶常累及脑灰白质交界、基底节及丘脑等处。局部脑回可肿胀，对比剂增强后可表现为明显异常强化。

2. MRI

对于病变的显示优于 CT。急性期病灶呈 T_1WI 低、T_2WI 高信号改变，FLAIR 上呈高信号，可以呈斑片状、类圆形和（或）大片状，病灶多发常见。增强后活动期病灶呈轻度斑片状或环状强化。应用大剂量类固醇激素治疗后，MRI 可显示病灶逐渐吸收。根据典型的 MRI 表现结合特征性的临床表现常可确诊 ADEM，同时 MRI 还可观察疗效。

【鉴别诊断】

需与多发性硬化、血管炎、脑白质病变、子痫、脑小血管病、脑炎、脑白质营养不良等相鉴别。

【影像检查优选评价】

MRI 为首选检查（图 10 - 60），需结合脑脊液的实验室检查。

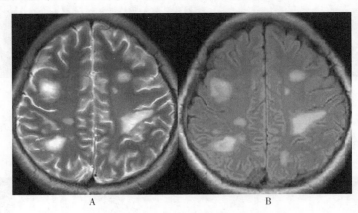

图 10 - 60　急性播散性脑脊髓炎

A. T_2WI，显示双侧半卵圆中心多发大小不等斑片状 T_2WI 高信号；B. FLAIR 像显示病灶亦呈高信号

（三）脑桥中央髓鞘溶解症

脑桥中央髓鞘溶解（CPM）是一种髓鞘脱失性疾病，由于典型病变部位常位于脑桥中央而得名。但类似病变也累及脑桥以外区域，如丘脑、基底节、大脑及小脑等处，后一种情况又称脑桥外髓鞘溶解（EPM），两者合称为渗透性髓鞘溶解（OM）。CPM、EPM 常以双侧对称性受累为特征。

【影像学表现】

1. CT

显示脑桥中央和脑桥外对称性低密度区。

2. MRI

早期诊断价值优于 CT，并且 T_2WI 是最敏感的显示方法。特别是在早期或轻度 CPM 患者，可表现为 T_1WI 低信号、T_2WI 高信号，但 T_2WI 显示更佳。横断面 T_2WI 上，脑桥中央部分呈类圆形或斑片状的高信号，脑桥外周上下行的白质纤维保持正常，矢状面成像病灶为长圆形，脑桥中央受累，而周边的白质信号正常，冠状面成像病灶为蝙蝠状。在 DWI 像上可呈稍高信号，ADC 减低。

增强扫描，CPM 强化少见，或表现为轻度均一或周边强化。

【鉴别诊断】

需与脑干肿瘤（如胶质瘤、转移瘤）、脑梗死、多发性硬化、脑炎和急性播散性脑脊髓炎相鉴别。

【影像检查优选评价】

MRI 是 CPM 具有提示性诊断价值的检查方法，优于 CT（图 10 - 61）。

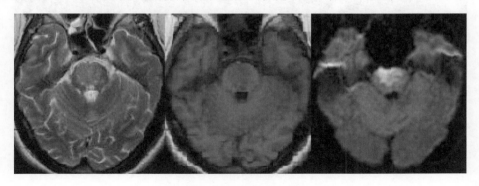

图 10 - 61　脑桥中央髓鞘溶解症

从左至右分别为 T_2WI、T_1WI 及 DWI 像，显示脑干病变呈 T_2WI 高信号、T_1WI 低信号影，在
DWI 像上呈扩散受限，无占位效应

（四）进行性多灶性白质脑病

进行性多灶性白质脑病（PML）又称 Papova 病毒性脑炎，是一种罕见的亚急性脱髓鞘疾病。本病发生于细胞免疫反应缺陷的患者，以艾滋病、白血病、淋巴瘤多见，也可见于其他恶性肿瘤、肾移植、肺结核、结节病等疾病。病变部位常见于大脑半球的白质，以顶枕叶为显著，病灶呈多发，可融合、坏死，形成腔或囊肿。小脑、脑干也常受累，而脊髓多显示正常。本病多见于成年男性，起病年龄 20 ~ 80 岁，大多在 50 岁以上。进行性脑损害的症状有精神症状、偏瘫、四肢瘫、偏盲、共济失调和智能减退，最终发展为慢性获得性进行性智能障碍综合征。

【影像学表现】

1. CT

表现为白质区多发斑片状低密度影，可融合，两侧多不对称，没有占位效应和强化特征。病变可累及双侧脑室旁和皮质下脑白质，偶尔可见斑点状的强化或环形强化。随着病情的进展，低密度区不断扩大延伸。晚期表现为脑萎缩改变。

2. MRI

病变通常位于额顶叶和颞叶脑白质，也可累及脑深部灰质。1/3 的病灶位于枕叶后颅凹。病灶在 T_2 加权像上呈高信号，T_1WI 上呈低信号，往往无占位效应，但有融合倾向，典型的 MRI 所见为顶枕叶较大面积的 T_1WI 低、T_2WI 高信号，位于皮层下脑白质外缘清晰并呈扇形。有时病变可呈环状，在 T_2 加权像上出现较多，中央为低信号，四周为高信号。病变累及皮层下 U 纤维，而皮层保留是 PML 的特征。有个别 PML 患者可表现为占位肿块而被误诊为其他疾病。

【鉴别诊断】

需与多发性硬化、脑小血管病、肾上腺脑白质营养不良相鉴别。

【影像检查优选评价】

MRI 为首选检查方法（图 10 - 62）。

247

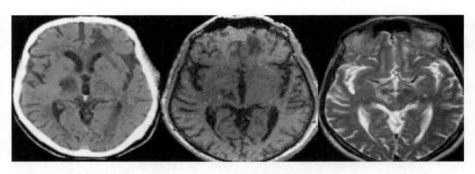

图 10-62　进行性多灶性白质脑病

左-右分别为 CT 平扫、MRI 平扫 T_1WI 及 T_2WI，显示左额叶皮层下病灶、右侧内囊后肢病灶及右侧丘脑病灶，沿皮质脊髓束蔓延

（五）一氧化碳中毒迟发性脑病

一氧化碳中毒迟发性脑病，是指部分急性一氧化碳中毒（ACOP）患者经抢救治疗意识恢复后，经过 2~60 天的"假愈期"后，又出现多种神经精神症状。其临床过程较为有特点，即一氧化碳中毒史→昏迷→假愈期→一系列神经精神症状，诊断不难。

【影像学表现】

1. CT

头部 CT 的典型表现为双侧大脑白质，两侧或单侧基底节区或苍白球区低密度改变。脑 CT 检查时间以发病 2 周后最佳。

2. MRI

表现为：①双侧脑室周围白质和半卵圆中心对称的斑片状或融合性大片状病灶，T_2WI 呈高信号，T_1WI 呈低信号；②常可见到 T_2WI 上丘脑和壳核存在双侧弥漫性低信号灶，这表明铁在丘脑和苍白球的沉积增加；③基底节区的缺血或坏死，以双侧苍白球明显。病变部位多在大脑的白质区和双侧苍白球区，极少发生于大脑皮质和小脑（图 10-63，图 10-64）。

【鉴别诊断】

需与脑血管病、脑炎及其他原因所致的获得性白质脑病相鉴别。

【影像检查优选评价】

MRI 为首选检查方法。

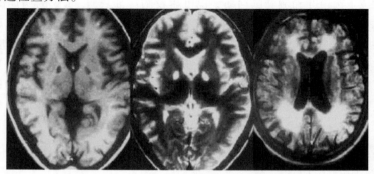

图 10-63　一氧化碳中毒迟发性脑病（一氧化碳中毒后 70 天）

自左-右分别为 T_1WI 像、T_2WI 像及 FLAIR 像，清晰地显示苍白球对称性长 T_1、长 T_2 信号及双侧侧脑室前后角周围脑白质对称性片状高信号影

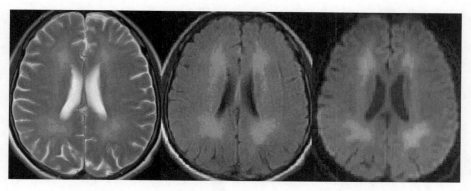

图 10 - 64　一氧化碳中毒迟发性脑病（一氧化碳中毒后痴呆 16 天）

自左 - 右分别为 T_2WI、FLAIR 和 DWI 图像。显示双侧放射冠对称性异常信号区，表现为 T_2WI 高信号和 FLAIR 像信号，DWI 呈扩散受限

（六）肝豆状核变性

肝豆状核变性又称 Wilson 病，是一种常染色体隐性遗传的铜代谢障碍所引起的肝硬化和脑变性疾病。由于血浆铜蓝蛋白的合成障碍，血中铜增加而在各脏器组织中蓄积，导致这些脏器结构及功能异常，使临床表现多变复杂。常有神经系统锥体外系症状及肝脏、肾脏损害。本病发病机制尚未明了，神经系统病理变化主要发生在豆状核（包括壳核和苍白球）与尾状核，其次为丘脑、中脑、小脑齿状核，也可发生在大脑皮质。本病多在 10 ~ 20 岁起病。

【影像学表现】

1. CT

头颅 CT 所显示特征性表现为双侧基底节豆状核（主要是壳核）对称性低密度灶及脑萎缩。病变也可发生在尾状核头部、丘脑、脑干的红核、小脑的齿状核、大脑外侧裂附近的脑岛和脑皮质，尤其是额叶皮质，常为对称性，形态相似。肝豆状核变性另一改变为脑萎缩，系铜沉积于脑灰质所致广泛性脑损害表现。CT 表现为脑室扩大，脑池、脑沟增宽。

2. MRI

肝豆状核变性的 MRI 表现主要由于过量铜离子沉积引起的胶质增生及局灶水肿的反应，由于铜离子沉积物的刺激，受累区星形胶质细胞增生肥大，呈等或稍低 T_1 信号、T_2WI 呈稍高信号，以豆状核（壳核及苍白球）最多见，其次是丘脑、尾状核头及大脑白质，脑干也不少见，偶见于小脑齿状核。

【鉴别诊断】

需与多系统萎缩、利氏（Leigh）病和泛酸激酶相关的神经退行性改变（Hallervorden - Spatz 病）等相鉴别。

【影像检查优选评价】

MRI 具有较高的对比分辨力，对信号变化敏感，没有骨伪迹的影响，对肝豆状核变性脑部病灶的显示明显优于 CT 和其他影像学检查方法（图 10 - 65，图 10 - 66）。

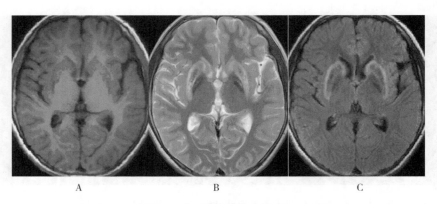

图 10 - 65　肝豆状核变性（1）

A ~ C 分别为 T_1WI 像、T_2WI 像及 FLAIR 像。示双侧基底节区 T_1WI 像低信号病变影，

而在 T_2WI 和 FLIAR 像上病变呈高信号

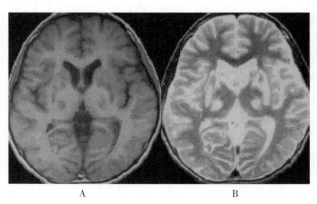

图 10 - 66　肝豆状核变性（2）

A. T_1WI 像，B. T_2WI 像

双侧豆状核、尾状核、丘脑、外囊对称性 T_1WI 低信号和 T_2WI 高信号

六、脊柱和脊髓疾患

（一）室管膜瘤

室管膜瘤是成人最常见的髓内肿瘤，是儿童常见的髓内肿瘤之一。源于脊髓内中央管室管膜，常见部位是颈髓髓内，特殊亚型的黏液乳头状室管膜瘤发生于圆锥终丝。临床起病缓慢，典型症状是持续性背痛。病理分级中多数为低度恶性（WHO Ⅰ ~ Ⅱ级），少数为高度恶性（WHO Ⅲ级）。治疗以显微外科切除为主，辅以放疗化疗。

【影像学表现】

1. X 线造影

脊髓造影中脊髓呈节段性、非特异性增粗；血管造影中多数无染色。

2. CT

节段性脊髓增粗，局部密度不均匀；伴有或不伴有椎管重塑扩张；增强扫描表现为髓内病变、有不同程度强化。

3. MRI

节段性脊髓增粗，局部信号不均；多数可伴有明显的囊变区域和出血信号。平扫表现

为髓内不均匀 T_1WI 低、T_2WI 高信号，T_1WI 图像中为不均匀低信号，T_2WI 图像为不均匀高信号，病灶两端常可以观察到不均匀陈旧出血信号"帽子征"；增强 T_1WI 表现为髓内病变、呈不均匀强化高信号（图 10 - 67）。

【鉴别诊断】

①髓内病变：如星形细胞瘤、血管母细胞瘤、海绵状血管瘤、髓内病变导致的脱髓鞘改变；②髓外病变：如神经鞘瘤、脊膜瘤、表皮样囊肿、脂肪瘤等。

【影像检查优选评价】

MRI 为首选检查手段。矢状位、轴位 T_1WI/T_2WI 及增强扫描，有助于诊断及鉴别。

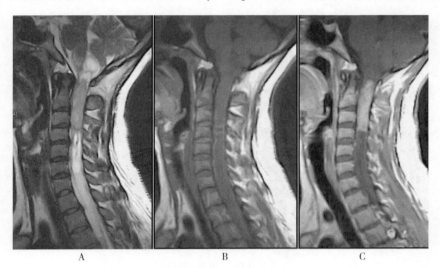

图 10 - 67 室管膜瘤

$C_1 \sim C_6$ 水平髓内室管膜瘤，A ~ C 分别为矢状位 T_2WI、T_1WI 及增强 T_1WI。平扫图像内肿瘤 T_1WI 图像中为不均匀低信号；T_2WI 图像为不均匀等高信号，下缘可见陈旧出血信号"帽子"征，两端均有囊变区域；增强 T_1WI 表现为不均匀强化高信号

（二）星形细胞瘤

星形细胞瘤是成人常见的髓内肿瘤之一，是儿童最常见的髓内肿瘤，源于脊髓内星形细胞。常见部位是颈髓和胸髓。临床起病缓慢，典型症状是持续性背痛。病理分级中多数为低度恶性（WHO Ⅰ ~ Ⅱ级），少数为高度恶性（WHO Ⅲ级）。治疗以显微外科切除为主，辅以放疗化疗。

【影像学表现】

1. X 线造影

脊髓造影中脊髓呈节段性、非特异性增粗；血管造影中多数无染色。

2. CT

节段性脊髓增粗，局部密度减低；伴有或不伴有椎管重塑扩张；增强扫描表现为髓内病变、有不同程度强化。

3. MRI

节段性脊髓增粗，局部信号不均；多表现为实性浸润生长、与正常脊髓组织分界不清，少数可发现病灶内有囊变区域。平扫表现为髓内 T_1WI 低、T_2WI 高信号，T_1WI 图像中为不均匀低信号，T_2WI 图像为不均匀高信号；增强后 T_1WI 表现为髓内病变，有不同程度强化高信号。

【鉴别诊断】

①髓内肿瘤、非肿瘤病变：如室管膜瘤、血管母细胞瘤、海绵状血管瘤、髓内病变导致的脱髓鞘改变；②髓外肿瘤、非肿瘤病变：如神经鞘瘤、脊膜瘤、表皮样囊肿、脂肪瘤等。

【影像检查优选评价】

MRI 为首选检查手段。矢状位、轴位 T_1WI/T_2WI 及增强扫描，有助于诊断及鉴别。

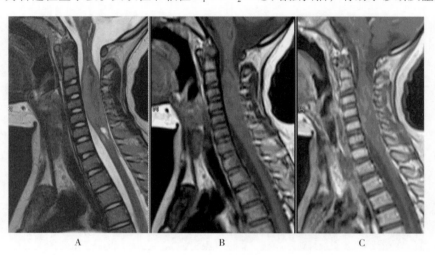

A   B   C

图 10 – 68 星形细胞瘤

$C_{2\sim6}$ 水平髓内星形细胞瘤，A ~ C 分别为矢状位 T_2WI/T_1WI 及增强 T_1WI。平扫图像内肿瘤 T_2WI 图像为不均匀等高信号；T_1WI 图像中为不均匀低信号，两端均可见中央管扩张；增强后 T_1WI 表现为不均匀强化高信号

（三）神经鞘瘤

神经鞘瘤是常见的椎管内髓外肿瘤之一，多数单纯椎管内生长，少数经椎间孔呈"哑铃形"延伸至椎管外，少数也可单纯生长于椎管外，罕见于髓内。临床起病缓慢，典型症状是与间盘突出相似的疼痛。病理分级中为 WHO I 级。治疗方法为显微外科切除。

【影像学表现】

1. 血管造影

血管造影中多数无染色，少数轻度染色。

2. CT

骨窗显示局部椎管、椎间孔受压所致的膨胀性扩张，软组织窗为不均匀等低密度；增强扫描表现为有不同程度强化。

3. MRI

可显示肿瘤位于椎管内髓外、两端蛛网膜下腔增宽、与正常脊髓组织分界清晰，可发现病灶内有囊变、出血，局部脊髓受压。平扫典型表现为 T_1WI 低、T_2WI 高信号，信号常不均匀，当表现为 T_1WI 等、T_2WI 等信号时需与脊膜瘤鉴别；增强 T_1WI 常表现为椎管内髓外的不均匀强化团块。当肿瘤椎管内外生长时，特征性表现为经椎间孔的"哑铃形"团块

（图 10-69）。

【鉴别诊断】

颈段、胸段神经鞘瘤需与脊膜瘤鉴别；腰骶段神经鞘瘤需与脊膜瘤、黏液乳头状室管膜瘤鉴别。

【影像检查优选评价】

MRI 为首选检查手段。矢状位、轴位、冠位 T_1WI/T_2WI 及增强扫描，有助于诊断及鉴别。

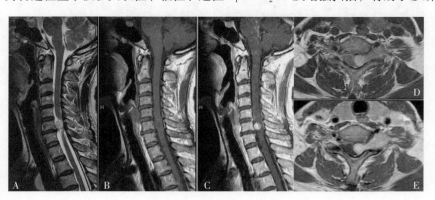

图 10-69 神经鞘瘤

$C_6 \sim C_7$ 水平椎管内髓外神经鞘瘤。A ~ E 分别为矢状位 T_2WI、T_1WI、增强 T_1WI、轴位 T_2WI 及增强 T_1WI。平扫图像内肿瘤 T_2WI 为高信号；T_1WI 为等低信号，脊髓受压，沿着左侧椎间孔突入椎旁；增强 T_1WI 表现为不均匀强化高信号

（四）脊膜瘤

脊膜瘤是常见的椎管内髓外肿瘤之一，典型为椎管内髓外、实性、广基底肿瘤，偶见于硬膜外。临床起病缓慢，典型症状是疼痛，多见于中老年患者。病理分级为 WHO I 级。治疗方法为显微外科切除。

【影像学表现】

1. 血管造影

血管造影中常有肿瘤样染色。

2. CT

平扫表现为椎管内等或稍高密度肿块；增强扫描表现为均匀强化。

3. MRI

可显示肿瘤位于椎管内髓外，局部脊髓或硬膜受压，广基底与硬膜相连。平扫典型表现为等信号，信号常均匀；增强 T_1WI 表现为均匀强化团块。椎管内髓外实性肿块、均匀等信号、广基底与脊膜相连出现"硬膜尾征"、显著强化为特征性表现（图 10-70）。

【鉴别诊断】

需与神经鞘瘤、淋巴瘤、硬膜外转移相鉴别。

【影像检查优选评价】

MRI 为首选检查手段。矢状位、轴位、冠位 T_1WI/T_2WI 及增强扫描，有助于诊断及鉴别。

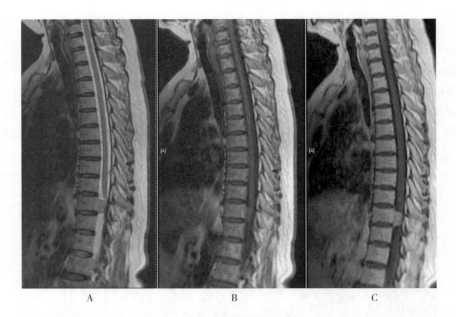

图 10 - 70　脊膜瘤

T_{10} 水平椎管内髓外脊膜瘤，A ~ C 分别为矢状位 T_2WI、T_1WI 及增强 T_1WI。平扫图像内肿瘤为等信
号，脊髓受压；增强 T_1WI 表现为均匀强化高信号，广基底附着于腹侧硬膜，下缘可见"硬膜尾征"

（五）脂肪瘤

脂肪瘤是较少见的椎管内髓外肿瘤之一，常合并其他先天性畸形，如隐性脊柱裂、脊髓拴系等。30 岁前发病多见，起病缓慢，表现为力弱、感觉异常。脂肪瘤多数位于硬膜下，也可见于硬膜外。病理分级为 WHO I 级。治疗方法为显微外科切除。

【影像学表现】

1. CT

平扫可表现为椎管内比脑积液更低密度的肿块；增强扫描无强化。

2. MRI

椎管内硬膜下或硬膜外肿块，局部脊髓或硬膜受压。平扫 T_1WI 呈高信号，T_1WI 为等低信号（与周围脂肪信号一致），在脂肪抑制的序列上信号明显减低；增强扫描无强化（图 10 - 71）。血管造影中无染色。

【鉴别诊断】

需与脂肪脊膜膨出、终丝神经纤维瘤、皮样囊肿相鉴别。

【影像检查优选评价】

MRI 为首选检查手段。矢状位、轴位、冠位 T_1WI/T_2WI 及脂肪抑制 T_1WI，有助于诊断及鉴别。

（六）急性脊髓炎

急性脊髓炎是非特异性炎症，也称特发性急性横贯性脊髓炎，无明确病因，可能与病毒感染后免疫反应相关。青壮年发病多见，起病急，表现为双侧感觉、运动丧失。累及范围长，多在两节脊柱长度以上；累及范围大，超过脊髓断面宽度一半以上；胸段脊髓多见。治疗方法为激素、维生素、抗病毒及对症支持治疗。

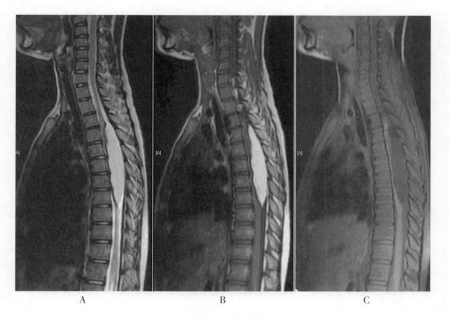

图 10 - 71　脂肪瘤

$T_4 \sim T_8$ 水平椎管内髓外脂肪瘤，$A \sim C$ 分别为矢状位 T_2WI、T_1WI 及脂肪抑制 T_1WI。肿瘤位于椎管内脊髓背侧，在 T_2WI 为高信号，T_1WI 为高信号，与皮下脂肪信号近似；脂肪抑制 T_1WI 图像内高信号被抑制，脊髓受压变形变扁

【影像学表现】

1. CT

仅能观察到脊髓粗细的轻微改变。

2. MRI

累及两节脊柱长度以上的脊髓中央区域病变，脊髓可轻微增粗，平扫 T_1WI 等低信号，T_1WI 为高信号，累及断面宽度一半以上，晚期脊髓可有萎缩表现；增强扫描表现为无强化或不同程度强化，与炎症的活动性有关（图 10 - 72）。

【鉴别诊断】

需要与继发性急性脊髓炎、脊髓的多发硬化、脊髓梗死、髓内肿瘤相鉴别。

【影像检查优选评价】

MRI 为首选检查手段。矢状位、轴位、冠位 T_1WI/T_2WI 及增强扫描，有助于诊断及鉴别。

（七）脊髓损伤

脊髓损伤包括急性损伤和损伤后的慢性改变。急性损伤主要包括脊髓出血、脊髓水肿、脊髓肿胀和脊髓断裂（完全性断裂和不完全性断裂）。慢性改变主要包括脊髓萎缩、脊髓空洞、脊髓软化和脊髓压迫。

【影像学表现】

1. 血管造影

血管造影显示脊髓损伤导致的血管病变，如动静脉瘘等。

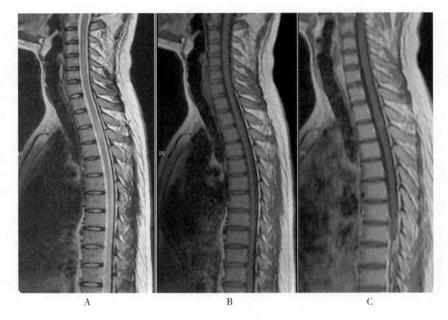

图 10 - 72   急性脊髓炎

急性脊髓炎，$T_2 \sim T_4$ 水平脊髓增粗，A～C 分别为矢状位 T_2WI、T_1WI 及增强后 T_1WI。平扫
T_2WI 图像可见颈胸髓内不均匀高信号，边界不清；T_1WI 图像中脊髓信号不均匀，增强后
T_1WI 表现为 $T_2 \sim T_4$ 水平髓内不均匀轻度强化

2. CT

对于脊髓损伤的诊断价值不大，主要可显示脊髓的出血，还可显示脊柱骨折等，间接
提示脊髓的损伤。

3. MRI

对脊髓损伤有较高的诊断价值。脊髓出血主要位于中央灰质区，在不同的时期由于血
红蛋白的变化显示不同的信号，在急性期阶段 T_2WI 上显示低信号，约一周后血肿在 T_1WI
上显示高信号。脊髓水肿在 T_2WI 上显示为髓内局限性高信号。脊髓肿胀显示为以脊髓损伤
点为中心的梭形增粗，呈 T_1WI 等或稍低及 T_2WI 等或稍高信号。脊髓断裂在矢状位和冠状
位上显示清晰，脊髓不连续。脊髓空洞为脊髓中央呈等脑脊液的 T_1WI 低、T_2WI 高信号，
边界清，可伴有脊髓的增粗。脊髓软化呈 T_1WI 低、T_2WI 高信号，T_1WI 上信号略高于脑脊
液，边界不清，可伴有脊髓萎缩。

【鉴别诊断】

结合患者的外伤病史，一般情况下诊断明确。

【影像检查优选评价】

MRI 是首选检查手段（图 10 - 73）。

（八）脊髓动静脉畸形

动静脉畸形是脊髓最常见的血管性病变，病理上分为动静脉畸形和动静脉瘘。前者在
供养动脉和引流静脉间有一异常毛细血管团，后者的供养动脉和引流静脉直接相连。脊髓
动静脉畸形按发生部位及病理形态分为四个类型：Ⅰ型为硬脊膜动静脉瘘，Ⅱ型为髓内球
样畸形，Ⅲ型为幼稚型，Ⅳ型为髓外硬脊膜内动静脉瘘。

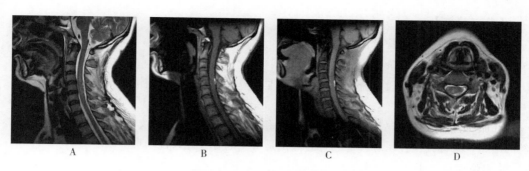

图 10 - 73　脊髓损伤

A～D 分别为矢状位平扫 T_2WI、T_1WI、脂肪抑制平扫 T_1WI、轴位平扫 T_2WI。显示 $C_4 ~ C_5$ 椎体水平脊髓背侧条形 T_2WI 高信号、T_1WI 高信号；脂肪抑制序列上呈高信号，提示硬膜外出血。脊髓内见条形 T_2WI 稍高信号，提示脊髓内水肿

【影像学表现】

1. 血管造影

脊髓血管造影可以显示供血动脉、引流静脉、畸形血管团的位置、形态、范围等，还可显示动静脉瘘的瘘口位置、大小及形态，有利于手术方案制定，还可进行介入治疗。

2. CT

CT 对于脊髓动静脉畸形的诊断价值较小，主要显示病变的钙化和出血。

3. MRI

MRI 上脊髓及其表面异常粗大、迂曲的血管流空对本病有较高价值。在 T_2WI 上显示流空影、脊髓的增粗和变细、髓内的出血、缺血改变效果佳。增强扫描显示流速较慢的畸形血管、小的畸形血管效果好（图 10 - 74）。

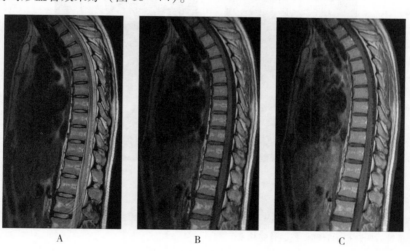

图 10 - 74　脊髓动静脉畸形

A～C 分别为胸部矢状位平扫 T_2WI、T_1WI、增强后 T_1WI。显示胸、腰部脊髓腹侧及背侧多发点状、线样 T_2WI 等信号，增强后病灶呈中度增强，外院 DSA 证实为脊髓 AVM。$T_9 ~ L_1$ 椎体水平脊髓内见条形 T_1WI 稍低、T_2WI 稍高信号，提示脊髓内水肿

【鉴别诊断】

需与室管膜瘤、血管母细胞瘤相鉴别。

【影像检查优选评价】

MRI 是首选检查手段，血管造影是金标准，应根据具体情况相结合。

（九）脊髓低位

胚胎发育过程中，尾侧细胞块的成管化和退行分化的紊乱导致脊髓圆锥低位，以及终丝的增粗，又称终丝拴系综合征。脊髓低位是常见的脊柱先天性畸形。

【影像学表现】

1. CT

正常成人脊髓圆锥尖端位于 L_1 椎体下缘，儿童脊髓圆锥尖端位于 $L_2 \sim L_3$ 椎间隙水平。脊髓低位时圆锥尖端比正常位置低一个椎体或以上。终丝直径大于 2mm 的称为终丝增粗。CT 脊髓造影上，正常终丝与马尾神经不易区分，终丝增粗时可见硬膜囊内后方出现直径大于 2mm 的低密度影。

2. MRI

MRI 可以清晰显示脊髓和终丝的形态和位置。脊髓低位表现同 CT，圆锥尖端低于 L_2 椎体下缘，终丝增粗，直径大于 2mm，同时可以显示伴随的其他脊柱先天性畸形（图 10 - 75）。

【影像检查优选评价】

MRI 是首选检查手段。

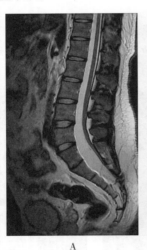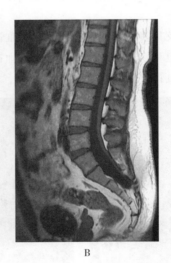

图 10 - 75　脊髓低位

A，B 分别为腰椎矢状位平扫 T_2WI、T_1WI。图片显示脊髓圆锥位置低于 L_1 椎体水平，紧贴于椎管后壁，提示脊髓低位，脊髓栓系

（十）脊髓脊膜膨出

脊髓脊膜膨出是由于胚胎发育时神经管关闭时皮肤外胚层与神经外胚层的不全分离，导致神经基板的部分神经管经脊椎裂隙向外膨出。最常见的部位是腰骶部，其次是颈部，再次是胸部。膨出物仅由硬脊膜、蛛网膜和脑脊液组成的，称为脊膜膨出；如果含有脊髓和脊神经的，则称为脊髓脊膜膨出；如果膨出物中含有脂肪，则称为脂肪脊髓脊膜膨出。

【影像学表现】

1. X 线

X 线可显示脊柱形态异常。

2. CT

脊膜膨出在 CT 显示为与脊柱裂向连的向体外膨出的脑脊液样低密度影，边缘围绕较高密度的硬脊膜。脊髓脊膜膨出还可见呈软组织低密度的脊髓及脊神经。脂肪脊髓脊膜膨出在膨出物内可见低密度脂肪影。骶部向前膨出物进入盆腔，压迫周围组织，胸部向前或向侧方的膨出，可伴有相应椎间孔的扩大。

3. MRI

矢状位可清晰显示脊髓脊膜膨出的完整影像。MRI 可确定膨出物内有无脊髓和脊神经，呈等信号。膨出物在呈 T_1WI 低、T_2WI 高信号，与神经组织对比较好（图 10 - 76）。

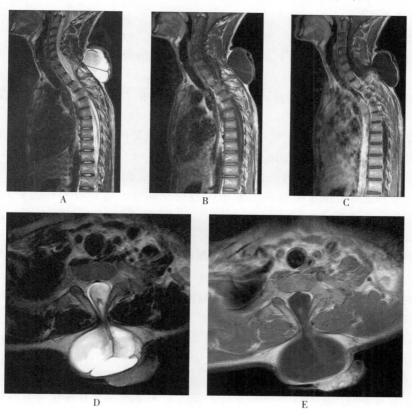

图 10 - 76 脊髓膨出

A ~ E 分别为胸椎矢状位平扫 T_2WI、T_1WI、同一层面增强后的 T_1WI、轴位平扫 T_2WI、同一层面增强后 T_1WI。图像显示胸 1 椎体水平双侧椎板未融合，骨质不完整，脊柱裂。局部与脊柱裂相通的向体外膨出的脑脊液样信号影并见分隔，其内见等信号的神经组织，增强后显示硬膜明显强化，提示脊髓脊膜膨出

【鉴别诊断】

需与神经纤维瘤、脂肪瘤、后纵隔肿瘤相鉴别。

【影像检查优选评价】

MRI 是首选检查手段。

（十一）脊髓外囊肿

脊髓外囊肿常见的有神经束膜囊肿、蛛网膜囊肿、肠源性囊肿、皮样囊肿、表皮样囊肿等。神经束膜囊肿是神经根鞘的囊状扩大，内含囊液，成因不明确。蛛网膜囊肿好发于下胸段脊髓背侧的蛛网膜下腔，也可位于硬脊膜外，成因不明，多数蛛网膜囊肿与蛛网膜下腔相通。肠源性囊肿是由于肠管形成期脊索组织与前肠分离失败所致。皮样囊肿和表皮样囊肿是由于胚胎发育期神经管关闭时外胚层成分包埋于神经管内，二者不同在于表皮样囊肿囊壁含有脱屑性角化鳞状上皮，皮样囊肿除此外还含有皮肤的附属器，如毛囊、汗腺、皮脂腺等。肿瘤内含有毛囊降解产物、汗腺和皮脂腺分泌物共同形成的油状液体。

【影像学表现】

1. CT

（1）神经束膜囊肿　在 CT 上显示为一侧椎间孔区的囊性低密度病变，可伴有局部椎间孔扩大，增强后病灶无强化。

（2）蛛网膜囊肿　在 CT 上显示为局部蛛网膜下腔扩大，脊髓受压，可伴有局部椎管扩大。

（3）肠源性囊肿　在 CT 上显示为脊髓腹侧边界清楚的囊性低密度病变，脊髓受压。还可清晰显示并发的脊柱骨质畸形。

（4）皮样囊肿　位于椎管内的脂肪密度占位性病变，密度可稍混杂。

（5）表皮样囊肿　位于椎管内的低密度占位性病变，密度较皮样囊肿均匀，边界清晰。

2. MRI

（1）神经束膜囊肿　在 MRI 上显示为一侧椎间孔区的囊状、脑脊液样 T_1WI 低、T_2WI 高信号，边界清晰。病变内可见神经根影。

（2）蛛网膜囊肿　在 MRI 上显示为髓外的椭圆形或分叶状囊性、脑脊液样的 T_1WI 低、T_2WI 高信号，边界清晰。

（3）肠源性囊肿　在 MRI 上显示为 T_1WI 低、T_2WI 高信号，增强扫描无明显强化。

（4）皮样囊肿　含有脂肪成分者在 MRI 上显示为脂肪的 T_1WI 高、T_2WI 稍高或高信号，合并感染时增强扫描见病变边缘强化。

（5）表皮样囊肿　在 MRI 上显示为 T_1WI 低、T_2WI 高信号，DWI 上亦呈高信号，边界清晰。

【鉴别诊断】

这几种囊肿间需要鉴别，依据 MRI 信号的差异有助于鉴别诊断。

【影像检查优选评价】

MRI 是首选检查手段（图 10 - 77 ~ 图 10 - 81）。

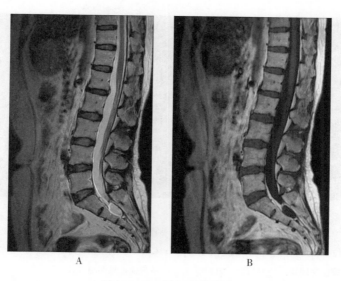

图 10 - 77　神经束膜囊肿

A，B 分别为腰椎矢状位平扫 T_2WI、T_1WI。S_2 椎体水平椎管内可见类椭圆形 T_1WI 低、T_2WI 高信号影，边界清晰

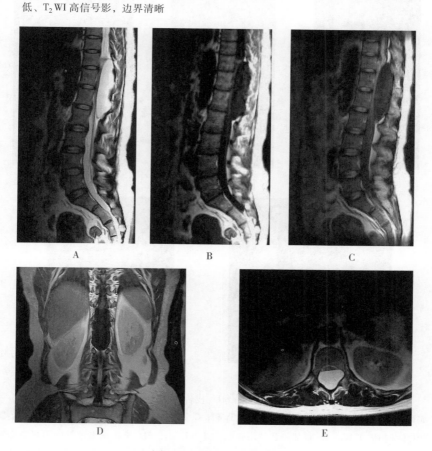

图 10 - 78　蛛网膜囊肿

A. 腰部矢状位平扫 T_2WI；B. 同一层面平扫 T_1WI；C. 同一层面增强扫描 T_1WI；D. 腰部冠状位增强扫描 T_1WI；E. 为平扫轴位 T_2WI。$T_{11} \sim L_2$ 椎体水平椎管内背侧囊性、脑脊液样 T_1WI 低、T_2WI 高信号，边界清晰，局部脊髓受压，椎管扩大，椎板骨质变薄，增强扫描未见明显强化

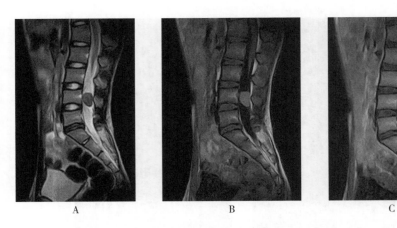

图 10 - 79　肠源性囊肿

A. 腰部矢状位平扫 T_2WI；B. 同一层面平扫 T_1WI；C. 同一层面增强扫描 T_1WI。L_4 椎体水平 T_1WI 稍高、T_2WI 等信号团块，边界清晰，脊髓受压，增强扫描未见明显强化

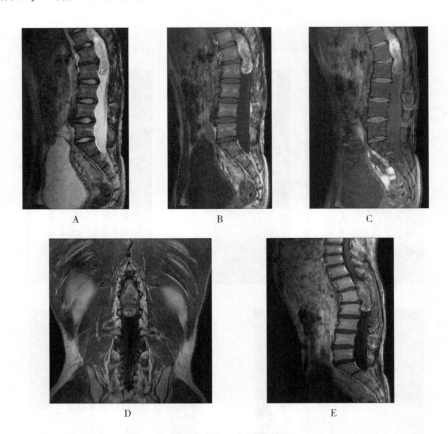

图 10 - 80　皮样囊肿

A. 腰部矢状位平扫 T_2WI；B. 同一层面平扫 T_1WI；C. 同一层面脂肪抑制序列平扫 T_1WI；D. 腰部冠状位增强扫描 T_1WI；E. 腰部矢状位增强扫描 T_1WI。$T_{12} \sim L_2$ 椎体水平椎管内不规则椭圆形 T_1WI 高低混杂、T_2WI 高低混杂信号，边界较轻，脂肪抑制序列上部分高信号被抑制（部分靠近图像边缘的高信号没有被抑制下去，考虑与病变靠近线圈边缘有关），增强扫描病变未见明显强化

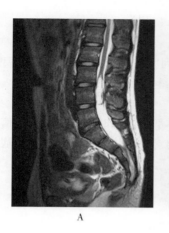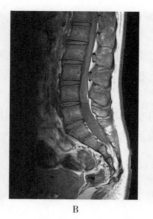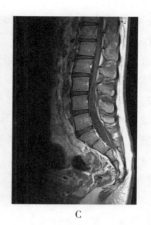

图 10-81　表皮样囊肿

A. 腰椎矢状位平扫 T_2WI；B. 同一层面平扫 T_1WI；C. 同一层面增强扫描 T_1WI。$L_3 \sim L_4$ 椎体水平椎管内椭圆形 T_1WI 低、T_2WI 高信号，信号欠均匀，边界清晰。增强扫描病变未见明显强化

七、先天性疾病

（一）Chiari 畸形

Chiari 畸形是一组先天性疾病，脑脊液和后颅窝体积减小而总的脑体积不变。分几个亚型：Chiari Ⅰ 型为小脑扁桃体下移至 $C_{1\sim2}$ 水平而脑干、第四脑室位置正常，无脑积水；Chiari Ⅱ 型为小脑扁桃体、蚓部、第四脑室和脑干经枕大孔下疝；Chiari Ⅲ 型为 Ⅱ 型合并枕部或颈部的高位脑膨出。

【影像学表现】

1. X 线

头颅侧位片可见后颅窝较小，Ⅲ 型可见枕骨或后颈部局限性骨质缺损并软组织密度影向后方突出。

2. CT

枕大孔结构拥挤，矢状位多平面重建图像显示效果较好，可显示下移的颅内结构，常伴脊髓空洞症，呈低密度管状影。骨窗可清晰显示 Ⅲ 型的骨缺损。

3. MRI

是最佳成像方法，矢状位可显示后颅窝及颈部椎管内变形、疝出的脑组织结构。对合并的脑膨出显示较 CT 清晰。

【鉴别诊断】

需与继发性小脑扁桃体异位、严重的慢性分流性脑积水、单纯性枕部脑膨出相鉴别。

【影像检查优选评价】

MRI 为首选检查手段。

（二）胼胝体发育不良

胼胝体发育不良是较常见的先天性发育异常性疾病之一，占婴儿出生率的 0.7%。患者常表现为一过性癫痫和智力发育不良。胼胝体的形成顺序是自前向后，嘴部最后发育，在此过程中可发生各种形式的发育不良，胼胝体缺如是第二常见的胼胝体发育不良表现。

【影像学表现】

1. CT

合并脂肪瘤时可见中线部位的脂肪密度影，有时见到脂肪瘤的钙化灶，呈高密度影。胼胝体缺如时第三脑室扩大、上抬，双侧脑室间距增大等继发征象。

2. MRI

以正中矢状位显示为佳，可显示胼胝体全貌。胼胝体部分缺如时，残余胼胝体信号无明显异常，伴脂肪瘤或蛛网膜囊肿时可见相应的异常信号。胼胝体缺如时对继发性脑室系统异常显示较全面。

【鉴别诊断】

需与由炎症、创伤、梗死等造成的胼胝体破坏相鉴别。

【影像检查优选评价】

MRI 为首选检查手段（图 10 - 82，图 10 - 83）。

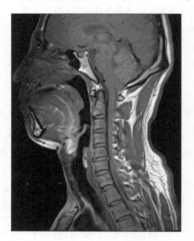

图 10 - 82　胼胝体发育不良

矢状位 T_1WI 示小脑扁桃体变尖，下移达 C_2 水平。脑干及第四脑室正常，为 Chiari Ⅰ 型

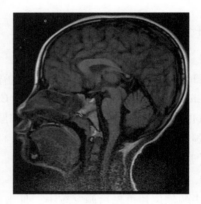

图 10 - 83　胼胝体发育不良

矢状位 T_1WI 示胼胝体后部变细，压部消失，胼胝体嘴部亦未见显示

（三）脑裂畸形

脑裂畸形是妊娠 5 ~ 7 周神经元移行异常导致的自脑室室管膜至脑表面柔脑膜的裂隙，裂隙衬以灰质，常见于幕上，可为开放性，也可为闭合性。常伴发局灶性皮层发育不良（多小脑回）灰质异位、胼胝体发育不良（80% ~ 90%）及巨脑回畸形。按照发病率高低，发病部位依次是额叶（44%）、额顶叶（30%）及枕叶（19%）。

【影像学表现】

1. 血管造影

血管造影可见到伴发的异常引流静脉。

2. CT

表现为线样脑脊液密度影伴以相对致密的灰质边缘，裂隙处脑室变形。

3. MRI

裂隙内信号与脑脊液信号相似，边缘灰质信号与正常灰质信号类似。伴其他畸形时可见到相应的表现。

【鉴别诊断】

需与积水性无脑畸形、孔洞脑并透明隔缺如相鉴别。

【影像检查优选评价】

MRI 为首选检查手段。

（四）Dandy – Walker 畸形

Dandy – Walker 畸形是指后颅窝扩大，小脑蚓部部分或完全缺如，第四脑室扩张为大的囊性肿块，脑积水的综合性异常。因脑脊液在 Magendie 和 Luschka 孔的流出受阻，导致第四脑室向上气球样扩张，进而阻碍了小脑蚓部的融合，改变了后颅窝的骨性解剖形态。

【影像学表现】

1. X 线

后颅窝扩大。

2. CT

表现为：①第四脑室扩张形成的巨大囊性结构；②脑积水；③小脑下蚓部发育不良或缺如。

3. MRI

后颅窝的囊性病变信号与其他部位脑脊液信号相似，在中线层面，可评价小脑蚓部的发育情况及伴发的其他畸形。

【鉴别诊断】

需与后颅窝蛛网膜囊肿、先天性小脑蚓部发育不良相鉴别。

【影像检查优选评价】

MRI 为首选检查手段（图 10 – 84，图 10 – 85）。

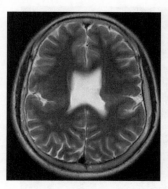

图 10 – 84　Dandy – Walker 畸形

轴位 T_2WI 示双侧颞叶脑沟延长，边缘可见灰质团块，几近侧脑室外侧壁

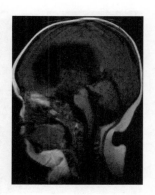

图 10 – 85　Dandy – Walker 畸形

矢状位 T_1WI 示小脑下蚓部缺如，第四脑室扩大并与后颅窝囊腔相贯通，小脑幕抬高

（五）前脑无裂畸形

前脑无裂畸形是指两侧大脑半球分裂不完全的一组先天性异常，包括轻型的脑叶性前脑无裂畸形；中度畸形可见下丘脑、扣带回、尾状核的融合；重度畸形为无叶性前脑无裂畸形，双侧大脑半球和脑室几乎没有分离，无半球间裂及穹窿。

【影像学表现】

1. CT

表现为穹窿、半球间裂及侧脑室发育不良或缺如。典型病例可见胼胝体缺如和第三脑室异常。①第四脑室扩张形成的举行囊性结构；②脑积水；③小脑下蚓部发育不良或缺如。

2. MRI

能更好地显示胼胝体、第三脑室、静脉窦及血管异常，常见嗅球、嗅束缺如，亦可见尾状核发育不良。

【鉴别诊断】

需与重度脑积水相鉴别。

【影像检查优选评价】

MRI 为首选检查手段。

（六）下丘脑错构瘤

下丘脑错构瘤是指正常脑组织在异常部位的非肿瘤性增生病变。下丘脑是最常见部位，其次是脑皮层－皮层下区域，偶尔见于脑室周围。常见临床表现为性早熟，偶尔出现视力障碍。

【影像学表现】

1. CT

病变边界清晰，与灰质密度相同（图 10 – 86）。

2. MRI

中线部位下丘脑球状突出，因为没有异常的血－脑屏障，增强扫描，病变无强化（图 10 – 87）。偶见占位效应，表现为第三脑室下部移位。

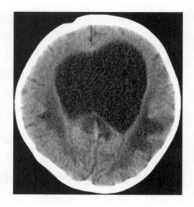

图 10 – 86　下丘脑错构瘤

轴位 CT 平扫示透明隔缺如，双侧脑室扩大并相互贯通，周围见间质性水肿

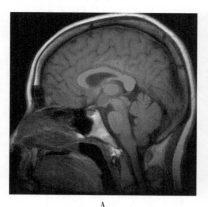
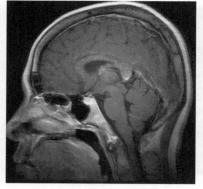

A　　　　　　　　　　　　　　　B

图 10 – 87　下丘脑错构瘤

A. T_1WI 矢状位，示下丘脑结节状等信号灶，边界清晰；B. 矢状位增强扫描，示病变无强化

【鉴别诊断】

需与 Rathke 囊肿、毛细胞星形细胞瘤、生殖细胞瘤相鉴别。

【影像检查优选评价】

MRI 为首选检查手段。

第十一章 头颈部疾病

一、眼及眼眶

（一）视网膜母细胞瘤

视网膜母细胞瘤（RB）为起源于视网膜的胚胎性恶性肿瘤，是婴幼儿最常见的眼球内原发恶性肿瘤，好发于 2～5 岁，早期为单侧发病，以后可双眼发病；主要临床表现为"白瞳症"。双侧眼球内 RB 及松果体或鞍上的母细胞瘤统称为三侧性 RB。

【影像学表现】

1. X 线

眶窝密度增高，10% 可见砂砾样钙化；视神经孔扩大提示肿瘤向颅内蔓延；晚期可有眶壁骨质破坏及眶腔扩大。

2. CT

可分为四期：①眼球内期，表现为眼球大小正常，眼球内有肿块，内有斑片状或团块状钙化是本病的特征性表现；②青光眼期，玻璃体内充满肿块，前房有时受累，眼球增大；③眼球外期，肿块向球外侵犯，可沿视神经侵犯至颅内，表现为视神经增粗或肿块；④远处转移期，表现为肿瘤转移至肺、肝等全身器官（图 11－1）。

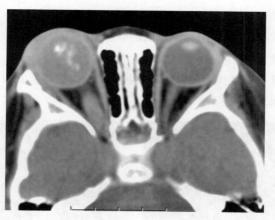

图 11－1 右侧视网膜母细胞瘤，侵犯视神经

眼眶 CT 横断面：右侧眼球增大，密度增高，其内可见斑片状钙化灶。右侧晶状体缺如。右侧视神经增粗

3. MRI

肿块表现为 T_1WI 呈略高信号，T_2WI 呈明显低信号；增强后中度至明显强化。视神经或颅内受累时表现为视神经、视交叉等不规则增粗或肿块形成。

【鉴别诊断】

与表现为白瞳症的病变或 CT 表现为高密度的病变等鉴别，如原始永存玻璃体增殖症、Coats 病、视网膜脱离、眼内炎症、脉络膜骨瘤等。

【影像检查优选评价】

薄层 CT 是首选的检查方法，对肿瘤钙化的显示率达 90% 以上；MRI 显示肿瘤沿着视神经蔓延和颅内蔓延最佳。

（二）脉络膜血管瘤

脉络膜血管瘤属于良性、血管错构瘤性病变，大多数为海绵状血管瘤，可分为孤立性和弥漫性两类。孤立性脉络膜血管瘤多发生于眼球后极，界限清楚，临床症状多发生于 20 ~ 50 岁之间，眼底表现为无色素的、圆形或椭圆形的橘红色或灰黄色扁平状肿物，常伴视网膜脱离；弥漫性脉络膜血管瘤无明显界限，眼底表现为眼球后极脉络膜弥漫性增厚，呈橘红色或暗红色，此类血管瘤易引起广泛的视网膜脱离，比较少见，多见于 10 岁以下儿童，通常伴有脑颜面部血管瘤病（Sturge – Weber 综合征）。

【影像学表现】

1. CT

较小肿瘤，CT 不能显示；较大的肿瘤表现为球壁向内侧局限性梭形或弥漫性增厚，中等密度，增强后肿瘤明显强化。

2. MRI

病变呈梭形或半圆形，T_1WI 上呈等信号或略高信号，T_2WI 呈高信号，与玻璃体信号不易区分。增强扫描肿瘤迅速明显强化；脉络膜血管瘤常伴有视网膜脱离，T_1WI 信号高于肿瘤，T_2WI 信号与肿瘤相似、低于或高于肿瘤，增强后而视网膜脱离不强化（图 11 – 2）。

【鉴别诊断】

需与色素膜黑色素瘤、脉络膜转移瘤和视网膜下积液等鉴别。

【影像检查优选评价】

MRI 是脉络膜血管瘤的最佳检查方法，尤其是采用脂肪抑制后的增强 T_1WI 可提高小肿瘤的显示率，并有助于鉴别诊断。

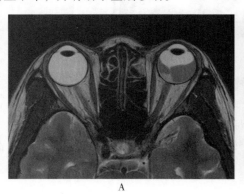 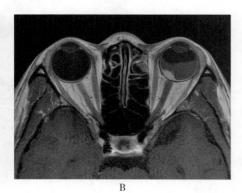

A   B

图 11 – 2   左侧脉络膜血管瘤（眼眶 MRI）

A. 横断面 T_2WI；B. 增强横断面 T_1WI

左侧眼球后壁视盘鼻侧可见一扁平梭形长 T_2 信号，增强后明显强化，其前方"V"形等 T_2 信号，尖端与视盘相连，为视网膜脱离，增强后未见强化

（三）色素膜黑色素瘤

色素膜黑色素瘤是成年人最常见的眼球内原发恶性肿瘤，常发生于 40 ~ 60 岁。约 85%

的葡萄膜黑色素瘤发生于脉络膜，10%发生于睫状体，仅5%发生于虹膜。临床表现为视力下降或视野缺损等，较小时一般无临床症状，伴视网膜脱离时表现为视力明显下降甚至失明，眼底镜下可见色素分布不均的蘑菇状肿块，瘤体内都含有不等量的黑色素。

【影像学表现】

1. CT

CT不能显示较小肿瘤，较大的肿瘤表现为球壁向内侧局限性半球形或蘑菇形肿块，中等或稍高密度。增强后轻至中度强化。

2. MRI

典型的葡萄膜黑色素瘤呈蘑菇形或蕈伞形，基底宽，可有窄颈；不典型的黑色素瘤可呈结节状、半球形、新月形或扁平状等，可发生于虹膜、睫状体及脉络膜，常伴视网膜脱离。肿瘤呈短 T_1、短 T_2 信号，较具特征；发生囊变、出血或坏死时，信号不均匀；视网膜脱离信号各种各样；增强后肿瘤强化仍呈较高信号，而视网膜脱离不强化；葡萄膜黑色素瘤常可侵犯眼球外，表现为眼眶内不规则肿块或视神经增粗（图11-3）。

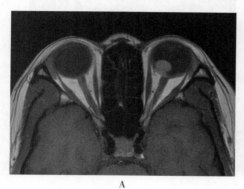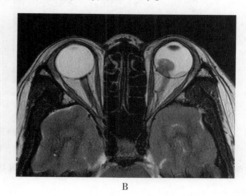

图11-3 左侧脉络膜黑色素瘤（眼框MRI）

A. 横断面 T_1WI；B. 横断面 T_2WI

左侧眼球后壁视盘鼻侧蘑菇状隆起，呈短 T_1、短 T_2 信号，内混杂小片状长 T_2 信号，邻近后极部颞侧视网膜脱离

【鉴别诊断】

需与黑色素细胞瘤、脉络膜血管瘤、脉络膜转移瘤等鉴别。

【影像检查优选评价】

MRI对显示肿瘤、球外扩散及继发的视网膜脱离等最佳；采用脂肪抑制后的增强 T_1WI 是显示小肿瘤和眼球外扩散的最佳检查序列。

（四）眼眶海绵状血管瘤

眼眶海绵状血管瘤是成人眶内最常见的良性肿瘤，发展缓慢，多发生于20~40岁青壮年。病变呈圆形、椭圆形或有分叶的实性肿块，暗紫红色，外有薄的纤维膜包裹。其本质是静脉畸形，而非真正的肿瘤，由大小不等的血管腔组成，切面呈海绵状。

【影像学表现】

1. X线

病变较小，一般无阳性发现，病变较大致眶腔容积增大时可引起眶腔变形或扩大，眶窝密度增高，无骨质破坏。

2. CT

圆形或椭圆形等或稍高密度肿块，少数有钙化，边界清楚，多数位于肌锥内间隙，邻近眼外肌及视神经受压移位，眶尖脂肪存在。增强后肿瘤强化。

3. MRI

表现为略长 T_1、长 T_2 信号；T_2WI 上高信号肿块内可见纤维分隔形成的线状低信号影及肿块边缘的环形低信号影，称"晕环征"，由包膜和化学位移伪影形成。增强后动态扫描呈"渐进性强化"，表现为开始为点片状强化，随时间延长，强化范围逐渐增大，最后除线状低信号的分隔影不强化外，其余全部强化，为该病特征性表现（图 11 – 4）。

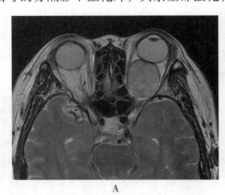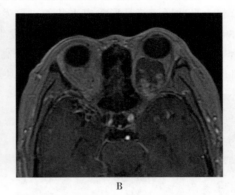

图 11 – 4　左侧眼眶海绵状血管瘤（眼眶 MRI）

A. 横断面 T_2WI；B. 横断面动态增强

左侧眼球突出，球后见一卵圆形长 T_2 占位，眶尖区可见脂肪信号存在。动态增强显示病变自周边结节状强化

【鉴别诊断】

应与神经鞘瘤、局限性淋巴管瘤、视神经来源肿瘤鉴别。

【影像检查优选评价】

MRI 常规加动态增强扫描是首选检查方法，CT 和超声可作为筛查方法。

（五）眼眶淋巴管瘤

眼眶淋巴管瘤分为局限性淋巴管瘤及弥漫性淋巴管瘤。局限性淋巴管瘤又称为囊性水瘤，形态不规则但较局限；弥漫性淋巴管瘤多见于儿童，为形态不肿块规则，范围弥漫，可同时累及肌锥内外间隙。病变由大小不等的淋巴管组成，内为淋巴液，无包膜，可自发出血，内可有新鲜、亚急性和陈旧出血，如有急性出血，临床表现为迅速发生的眼球突出。

【影像学表现】

1. X 线

一般无阳性表现，病变较大或出血时可致眶腔密度增高。

2. CT

病变局限或弥漫于眼睑、肌锥内外间隙，形态不规则或呈条片状，围绕眼外肌及视神经，病变常呈低密度，偶可见高密度钙化（静脉石），如有新鲜出血可见片状高密度。增强后不均匀强化。

3. MRI

局限病变呈长 T_1、长 T_2 信号影；弥漫病变信号混杂。如有亚急性出血，则在 T_1WI 上呈高信号，典型的可见液-液平面；陈旧出血可见含铁血黄素产生的低信号影；可有较大的血管流空影。增强后轻度不均匀强化（图11-5）。

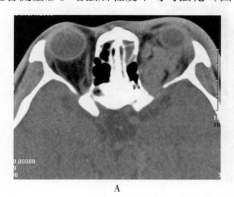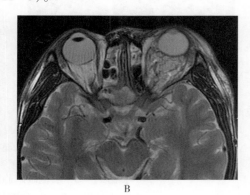

图11-5 左侧眼眶淋巴管瘤

A. CT横断位标准窗；B. MRI横断面 T_2WI

左侧球后肌锥内间隙弥漫条索状病灶，包绕视神经，CT上为等密度，MRI上为混杂长 T_2 信号

【鉴别诊断】

局限性淋巴管瘤应与炎性假瘤、毛细血管瘤、淋巴瘤及横纹肌肉瘤鉴别；弥漫性淋巴管瘤应与弥漫性炎性假瘤、弥漫性淋巴瘤等疾患鉴别。

【影像检查优选评价】

MRI对显示淋巴管瘤的范围以及定性诊断与鉴别诊断最佳；CT显示有钙化的不规则肿块有助诊断。

（六）眼眶静脉曲张

眼眶静脉曲张是一种先天性血管发育异常，出生时这些静脉管道已经存在，但缺乏临床表现；当这些潜在的静脉床与体循环沟通后可产生临床症状，表现为体位性眼球突出，即在低头、弯腰、咳嗽或憋气时，由于颈内静脉压力增高，引起患侧眼球突出。病理上为一些不完整的血管组织，镜下可见高度扩张的静脉管道，伴有较多的血栓形成，管壁内缺乏内弹力层及弹力纤维组织；输入和输出血管均为静脉。

【影像学表现】

1. CT

在颈内静脉压力正常情况下，病变较小，有时甚至在CT横断面上显示不明确，当采用头过伸仰卧位冠状面扫描或用血压表臂带加压颈内静脉（压力不超过5kPa）或采用Valsalva法等使颈内静脉压力增高时，病变明显增大，可确诊。CT表现为等密度，可有静脉石。

2. MRI

用血压表臂带加压颈内静脉使颈内静脉压力增高时，病变明显增大。病变为长 T_1、长 T_2 信号影，明显均匀强化（图11-6）。

【鉴别诊断】

只要检查方法得当，加压前后影像对比观察诊断容易。

【影像检查优选评价】

颈部加压前后分别进行MRI、CT或超声检查。

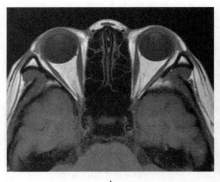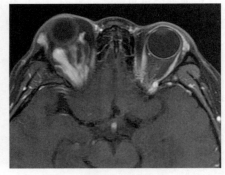

A   B

图 11 - 6 右侧眼眶静脉曲张（眼眶 MRI）

A. 加压前横断面 T_1WI；B. 加压后增强横断面 T_1WI 联合脂肪抑制

加压前眼眶内未见明确病变，眼位正常；加压后右侧眼球突出，肌锥内间隙可见团片状明显强化病灶

（七）眼眶皮样囊肿

眼眶表皮样囊肿是胚胎发育期间，小片残存胚胎表皮陷于眶骨的间隙内，在眶周区形成圆形或椭圆形囊肿，内含黄色的脂质内容物，并薄壁。镜下可见囊肿壁由角化的复层鳞状上皮构成，囊内有片状角化蛋白，囊壁外层有皮脂腺及毛发。

【影像学表现】

1. X线

囊肿较大时可表现为病变区眶骨壁弧形压迹。

2. CT

病变可发生于眼睑或肌锥外间隙任何位置，常位于眼眶前外上象限；病变表现为圆形或椭圆形肿块，边界清楚，少数可呈哑铃状，大多数呈脂肪低密度，少数呈等密度或液体密度，囊壁可有钙化；病变若穿过蝶骨大翼进入颞窝内，骨壁可见压迹或骨缝扩大，周围骨质常有硬化边缘，无骨质破坏。

3. MRI

病变大多数含脂肪成分，呈短 T_1、长 T_2 信号，或有液 - 脂肪平面，脂肪抑制序列上脂肪信号影被抑制；少数呈长 T_1、长 T_2 信号影，脂肪抑制后信号未见明显改变。增强后囊壁可环形强化，内部无强化（图 11 - 7）。

【鉴别诊断】

皮样囊肿 CT 和 MRI 表现一般都很典型，容易诊断。

【影像检查优选评价】

CT 一般能显示病变的形态、范围及脂肪低密度，可确诊本病，不需行 MRI 扫描。对 CT 表现不典型的皮样囊肿需行 MRI 平扫及增强扫描，包括脂肪抑制序列。

（八）眼眶神经鞘瘤

眼眶神经鞘瘤最常起源于三叉神经的眼神经和上颌神经的分支。大体病理为边界清楚、包膜完整的圆形、椭圆形、梭形或哑铃形肿瘤，内部多有囊性变和出血。镜下 Antoni A 构成实性细胞区，Antoni B 构成疏松黏液样组织区。

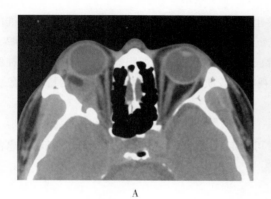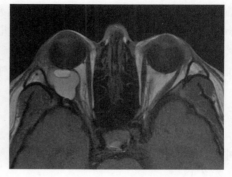

A   B

图 11 - 7　右侧眼眶皮样囊肿

A. CT 横断位标准窗；B. MRI 横断面 T_1WI

右侧眼眶颞侧肌锥外间隙梭形占位病灶，前部少量呈脂肪密度（信号），后外侧蝶骨大翼局部可见一较深压迹

【影像学表现】

1. CT

肿瘤可发生于肌锥内、外间隙或颅眶沟通，呈圆形、椭圆形、梭形或哑铃形，多数为等密度，囊变区表现为低密度。增强后均匀或不均匀强化。

2. MRI

实性细胞区呈等 T_1、等 T_2 信号，疏松组织区呈长 T_1、长 T_2 信号，增强后实性细胞区明显强化，疏松黏液样组织区（即囊变区）不强化或轻度强化（图 11 - 8）。

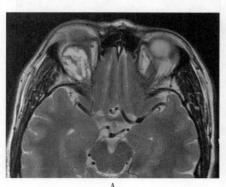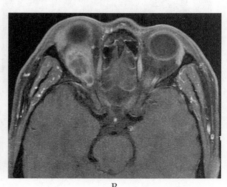

A   B

图 11 - 8　右侧眼眶神经鞘瘤（眼眶 MRI）

A. 横断面 T_2WI；B. 增强横断面 T_1WI 联合脂肪抑制

右侧眼眶外上象限沿眼眶长轴走行梭形混杂长 T_2 信号，增强后病灶不均匀强化

【鉴别诊断】

应与海绵状血管瘤、局限性神经纤维瘤、视神经鞘脑膜瘤等鉴别。

【影像检查优选评价】

MRI 为首选检查方法，超声或 CT 可用于筛查有无肿块。

（九）视神经胶质瘤

视神经胶质瘤起源于视神经内神经胶质，属于良性或低度恶性肿瘤，约占视神经原发肿瘤的 66%。临床视力下降多发生于眼球突出之前，这是视神经胶质瘤区别于其他肌锥内肿瘤的一个特点。根据发病年龄，分为①儿童型：为毛细胞型星形细胞瘤，发病高峰为 2～8 岁；②成人型：较少，其恶性程度较儿童高，常为间变性星形细胞瘤。15%～40% 的神经纤维瘤病 I 型患者可发生视路胶质瘤，双侧视神经胶质瘤是神经纤维瘤病 I 型的特征征象。

【影像学表现】

1. X 线

当视神经胶质瘤累及视神经管内段时，可引起视神经孔增大。视神经孔相表现为患侧视神经孔扩大。

2. CT

视神经呈梭形或管形增粗，可经视神经管累及颅内段视神经及视交叉，视神经管增宽。肿瘤呈等密度。

3. MRI

表现为长 T_1、长 T_2 信号影，明显强化；肿瘤可致视神经蛛网膜下腔脑脊液循环阻塞，使肿瘤前端的正常视神经蛛网膜下腔扩大。视交叉或视束受累表现为视交叉或视束增粗，呈长 T_1、长 T_2 信号；眶内、视神经管内视神经和视交叉同时受累形成哑铃状肿瘤。增强后肿瘤不强化至明显强化，成人视神经胶质瘤强化常较明显（图 11-9）。

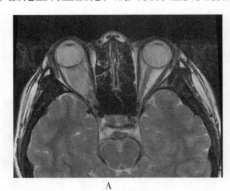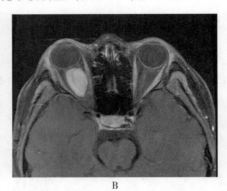

图 11-9　右侧视神经胶质瘤（眼眶 MRI）

A. 横断面 T_2WI；B. 横断面 T_1WI 联合脂肪抑制

右侧眼球突出，眶内段视神经梭形增粗，呈长 T_2 信号，增强后病变明显强化

【鉴别诊断】

应与视神经鞘脑膜瘤、视神经炎、视神经蛛网膜下腔扩大鉴别。

【影像检查优选评价】

MRI 是首选的检查方法，采用脂肪抑制的 T_2WI 显示眶内和视神经管内视神经胶质瘤最佳，T_2-FLAIR 显示颅内段视神经至视中枢的胶质瘤最佳；视交叉在冠状面以及矢状面或斜矢状面显示较好。

（十）视神经鞘脑膜瘤

视神经鞘脑膜瘤起源于蛛网膜纤维母细胞或硬脑膜内面的内皮细胞的肿瘤，为良性肿瘤，少数可恶变。临床眼球突出先于视力下降发生，可发生于任何年龄，多发生于 30～50 岁，以女性居多。4.2%～16% 的视神经鞘脑膜瘤为神经纤维瘤病 II 型，儿童常见。

【影像学表现】

1. CT

视神经呈管形、梭形增粗，少数表现为偏心性肿块；病变呈略高密度，约 20% 有线状、斑片状或点状钙化，冠状面可显示包绕视神经的环形高密度病变伴有钙化，视神经管内段受累时视神经管可扩大。增强后病变强化而视神经不强化。

2. MRI

信号表现与视神经鞘脑膜瘤的分型有关，脑膜上皮型在 T_1WI 和 T_2WI 信号常呈等信号，砂粒体型脑膜瘤在 T_1WI 和 T_2WI 信号常呈低信号。增强后肿块明显强化，中央视神经不强化，在横断面显示为"轨道征"，冠状面显示为"袖管征"。4.2% ~ 16% 的视神经鞘脑膜瘤为神经纤维瘤病Ⅱ型，对拟诊视神经鞘脑膜瘤的儿童患者应注意观察有无双侧听神经瘤及颅内其他肿瘤（图 11 - 10）。

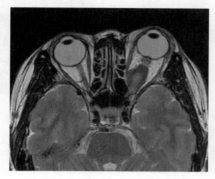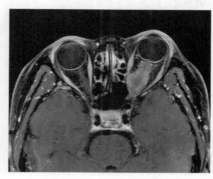

A   B

图 11 - 10   左侧视神经鞘脑膜瘤（眼眶 MRI）

A. 横断面 T_2WI；B. 增强横断面 T_1WI 联合脂肪抑制

左侧视神经不规则增粗，累及眶内段后部及管内段，病变呈短 T_2 信号，包绕视神经生长。增强扫描病变明显强化，其内视神经不强化，呈现"轨道征"

【鉴别诊断】

应与视神经胶质瘤、视神经炎鉴别。

【影像检查优选评价】

采用脂肪抑制后的增强 T_1WI 显示病变范围及"双轨征"和"袖管征"最佳，CT 可显示钙化、邻近的骨质增生和视神经管扩大。

（十一）眼眶扁平性脑膜瘤

眼眶扁平性脑膜瘤好发于中年女性，多起源于眶骨膜，好发于眶外壁及外上壁，可累及颅内及颞侧眶外。上皮样型多见。

【影像学表现】

1. CT

眶壁的眶侧面和颅侧面可见扁平不规则的软组织肿块，部分可累及颞窝、颞下窝和翼腭窝等，病变呈等或稍高密度；眶壁骨质明显增生肥厚，由于肿瘤生长活跃，可有浸润性骨质改变，表现为边缘毛糙不规则，部分呈锯齿状改变。增强后肿瘤明显强化。

2. MRI

信号表现多样，呈长 T_1、长 T_2 信号或等 T_1、等 T_2 信号，受累骨皮质增厚，骨髓腔高信号被病变信号替代。增强后软组织肿块明显强化，受累的骨质骨髓腔内也明显强化（图11－11）。

【鉴别诊断】

需与 Paget 病、眶壁骨髓炎、骨化性纤维瘤、骨纤维异常增殖症等鉴别。

【影像检查优选评价】

CT 显示骨质增生肥厚和浸润性改变；采用脂肪抑制技术的增强后 T_1WI 显示软组织肿瘤及范围最佳。

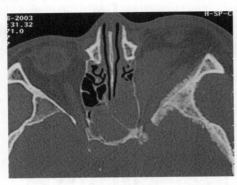 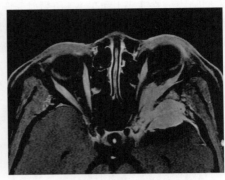

图 11－11　左侧眼眶扁平型脑膜瘤

A. 眼眶 CT 横断面骨窗；B. 眼眶 MRI 增强横断面 T_1WI 联合脂肪抑制

CT 示左侧蝶骨大翼骨质肥厚毛糙，皮质外可见紧密排列针状骨膜增生。中颅底骨质增生。沿眶内外壁可见扁平软组织影，左侧眶内结构受压，后组筛窦及蝶窦内病变充填。MRI 示左侧蝶骨大翼周围眶内及颅内扁平状及梭形软组织肿块，明显强化，左侧颞叶及海绵窦外侧壁脑膜增厚强化，左侧蝶骨大翼骨质肥厚并髓腔异常强化

（十二）格雷夫斯眼病

格雷夫斯眼病（Graves 眼病）又称为甲状腺相关性眼病，为自身免疫性炎症，青中年好发，女性多于男性；常伴有甲状腺功能亢进，但甲状腺功能正常和低下也可发生。病变多累及眼外肌的肌腹，有淋巴细胞、浆细胞、巨噬细胞和嗜酸性粒细胞浸润。此病进程缓慢，常有上睑退缩（凝视）迟落、眼球突出等症状，部分病例有复视，严重病例眼球明显突出固定，角膜暴露。

【影像学表现】

1. CT

90% 表现为双侧眼外肌肌腹增粗，而肌腱不增粗，其他改变包括眼球突出、眼眶脂肪增多、泪腺增大、视神经拉直和眼上静脉增粗等。CT 上增粗的眼外肌呈等密度，可有片状低密度影（图 11－12）。

2. MRI

急性期增粗水肿的眼外肌呈长 T_1、长 T_2 信号；晚期为纤维化，受累眼外肌 T_1WI 和 T_2WI 上均呈低信号；根据病程不同，增强后强化的程度可明显强化，亦可轻度强化。

【鉴别诊断】

需与淋巴增生性病变、特发性眶炎症、感染性肌炎、眼眶结节病、眼外肌转移瘤等鉴别。

【影像检查优选评价】

多体位 CT 或 MRI 平扫一般能满足诊断，冠状面可较好显示上、下直肌和斜肌；短反转时间反转恢复序列（STIR）或脂肪抑制后 T_2WI 信号可反映是否为活动性病变，增强 MRI 可帮助判断眼外肌纤维化程度。

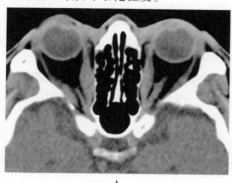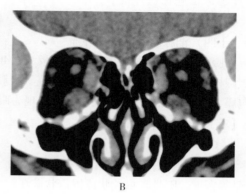

图 11 - 12　Graves 眼病（眼眶 CT）

A. 横断面；B. 冠状面

双侧眼球突出，双侧内直肌、下直肌及眼上肌群肌腹增粗，肌腱未见增厚

（十三）泪腺多形性腺瘤

泪腺多形性腺瘤多源于泪腺眶部，少数发生于泪腺睑部或异位泪腺，中年女性好发。临床表现为泪腺区无痛性包块和眼球突出，缓慢长大，病程较长，多数单侧泪腺发病。

【影像学表现】

1. CT

肿块位于眼眶前外上象限（泪腺窝），呈圆形或椭圆形，边界清楚，可见分叶；病变为等密度，密度不均匀，常有囊变坏死或黏液而形成的低密度区；眶骨皮质受压凹陷或变薄。

2. MRI

肿瘤境界清楚，呈长 T_1、长 T_2 信号，囊变坏死或黏液呈更长 T_1、更长 T_2 信号。增强后不均匀强化（图 11 - 13）。

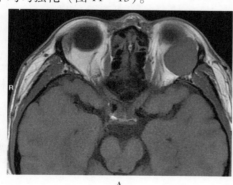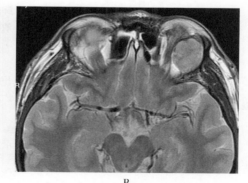

图 11 - 13　左侧泪腺多形性腺瘤（眼眶 MRI）

A. 横断面 T_1WI；B. 横断面 T_2WI

左侧泪腺区可见卵圆形肿块，呈等 T_1、长 T_2 信号，边界清楚，泪腺窝扩大，邻近骨皮质受压变薄，邻近眼外肌受压

【鉴别诊断】

需与泪腺恶性上皮性肿瘤、炎性假瘤或淋巴增生性病变、眼眶外上象限神经鞘瘤、皮样囊肿鉴别。

【影像检查优选评价】

CT 对显示病变的形态、范围和眶骨改变及鉴别诊断最好。

（十四）**泪腺恶性上皮性肿瘤**

泪腺恶性上皮性肿瘤多见于年龄较大（40 岁以上）的患者，女性略多。包括恶性混合瘤、腺样囊性癌、腺癌和黏液表皮样癌等，腺样囊性癌多见且恶性度较高。肉眼所见无完整包膜，肿瘤边缘多呈浸润性。临床表现为眼球突出，泪腺区肿块，可伴有疼痛。

【影像学表现】

1. CT

肿瘤位于眼眶前缘外上象限（泪腺窝），多数肿块形态不规则，少数呈椭圆形或圆形；CT 呈等密度，眶骨呈虫蚀状或锯齿状破坏。

2. MRI

病变呈略长 T_1、长 T_2 信号，信号不均匀。增强后中度至明显不均匀强化，可侵犯颅内致脑膜增厚强化（图 11 - 14）。

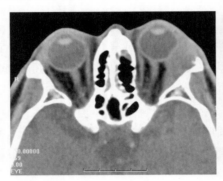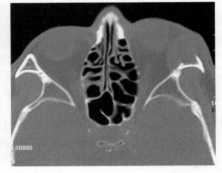

图 11 - 14　左侧泪腺腺样囊性癌（眼眶 CT）

A. 横断面标准窗；B. 横断面骨窗

左侧泪腺区不规则软组织肿块，与外直肌分界不清，左侧眼球受压变形；骨窗显示眶外壁骨质破坏

【鉴别诊断】

需与泪腺多形性腺瘤、炎性假瘤和淋巴增生性病变、眼眶外上象限神经鞘瘤、皮样囊肿鉴别。

【影像检查优选评价】

薄层（2mm 层厚）骨算法重建 CT 对显示眶骨溶骨性破坏最好。增强后 T_1WI 显示恶性上皮性肿瘤侵犯颅内最佳。

（十五）**眼眶骨折及视神经管骨折**

眼眶骨折分为直接骨折、爆裂骨折和复合型骨折。眼眶直接骨折指外力直接作用于眶壁而发生的骨折，可见于眼眶各壁，其中发生于内、下壁者必须有眼眶前缘的骨折。爆裂骨折指外力作用于眼部软组织，使眼眶内压力骤然增高并经力的传导作用于眶壁致眶壁发生骨折，一般发生于较薄弱的内、下壁而眶缘无骨折。复合型骨折指上述两种骨折同时存在。

　　眼眶骨折主要表现为复视、眼球运动障碍、眼球内陷、眼球突出、眼球固定、斜视等；眶尖骨折可表现为视力下降甚至失明；视神经管骨折常表现为失明。

　　【影像学表现】

　　CT 直接征象为眶壁或视神经管的骨质连续性中断、粉碎及移位改变；间接征象主要是骨折周围的软组织改变包括眼肌增粗、移位及嵌顿、眶内容脱出或血肿形成并通过骨折处疝入邻近鼻窦内；视神经管骨折的间接征象主要是蝶窦内密度增高影或气－液平面（图 11－15，图 11－16）。

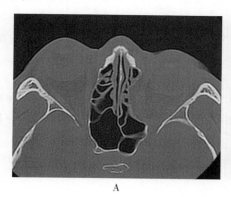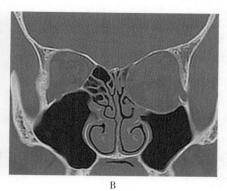

A　　　　　　　　　　　　　　　B

图 11－15　左侧眼眶内下壁骨折（眼眶 CT）

A. 横断面骨窗；B. 冠状面骨窗

左侧眼眶内壁及下壁骨质不连续，分别向筛窦及上颌窦移位，内直肌及下直肌增粗，眶腔扩大，眼球内陷

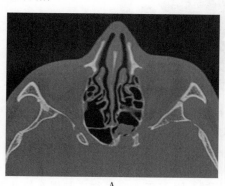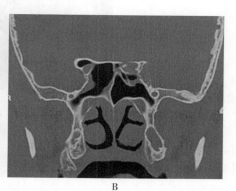

A　　　　　　　　　　　　　　　B

图 11－16　左侧视神经管骨折（视神经管 CT）

A. 横断面骨窗；B. 冠状面骨窗

左侧视神经管内下壁及上壁骨质中断，左侧视神经管变形。左侧蝶窦顶、外侧壁局限性软组织影

　　【鉴别诊断】

　　应与眼眶眶壁上正常神经孔道和血管沟等结构鉴别。正常结构骨质边缘光滑，周围无软组织增厚模糊等改变，邻近鼻窦内不会出现气－液平面；熟悉正常神经孔道和血管沟的表现可减少或避免误诊。

【影像检查优选评价】

CT薄层多体位骨算法重建显示骨折最佳；软组织算法重建主要用于观察眼眶内软组织的改变。视神经管的横断面扫描基线平行于鼻骨尖与后床突之间的连线，冠状位扫描基线垂直硬腭，扫描层厚小于或等于1mm。

（十六）眼部异物

眼球异物常伴有眼球内出血、感染、晶体脱位、眼球破裂等；眼眶内异物可出现血肿、感染等表现，损伤视神经出现视力下降，损伤眼外肌可出现眼球运动障碍等。

【影像学表现】

根据异物的性质，选择合适的方法显示异物的形态、大小、密度并进行定位。

1. X线

直接显示金属异物及高密度异物，使用巴尔金定位或缝圈异物定位法，方法简便，但对边缘性异物定位欠准确。

2. CT

球内或眶内高密度影或等低密度影。多排CT重建的矢状面和冠状面可明确判断异物是否位于球内，需测量眼球内异物的方位、距角膜缘的垂直距离、距眼轴的垂直距离（图11-17）。

3. MRI

眼球内金属异物是MRI检查的禁忌证。非金属异物T_2WI表现为高信号眼球内可见低信号异物。

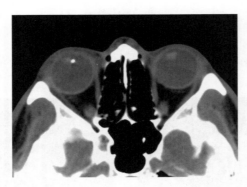

图11-17　右侧眼球异物

眼眶CT横断位标准窗：右侧球内晶状体鼻侧金属致密影

【鉴别诊断】

准确地选择检查方法是减少或避免误诊的关键，眼部高密度异物应与滑车钙化及眶壁骨折后游离骨碎片鉴别。

【影像检查优选评价】

平片价格低廉，仍为临床医师首选，但非最佳方法；CT为金属异物及高密度异物最佳检查方法；T_2WI是显示非高密度的非金属异物的最佳检查方法。

二、耳及乳突

（一）先天性外耳道畸形

先天性外耳道畸形与鳃器发育障碍有关，单侧多见。出生时即发现耳廓及外耳道畸形，常伴中耳畸形，很少伴发内耳畸形。先天性外耳道畸形分三度，轻度表现为外耳道轻度畸形，鼓室正常或轻度狭窄，听小骨畸形，乳突气化良好；中度表现为外耳道狭窄或闭锁，鼓室腔狭窄，听小骨畸形并固定，乳突部分气化；重度畸形表现为无外耳道，鼓室及听小骨严重畸形，乳突无气化。伴颅面部综合征如 Crouzon 综合征、Goldenhar 综合征或 Pierre Robin 综合征等的外耳道闭锁常为双侧，临床表现为传导性耳聋。

【影像学表现】

CT 表现为外耳道狭窄或闭锁，分为骨性、膜性或混合性闭锁。骨性闭锁多见，因鼓骨未发育或发育不良所致，表现为外耳道的位置为骨性闭锁板；膜性闭锁表现为软组织影充填外耳道，而骨性外耳道狭窄或正常。外耳道闭锁常伴发鼓室腔狭窄和听骨链畸形，也可伴有卵圆窗狭窄或闭锁，鼓室腔狭窄时，常见面神经管乳突段前移和鼓室段低位（图 11 – 18）。

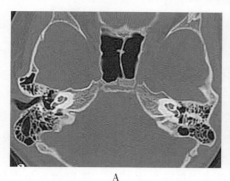 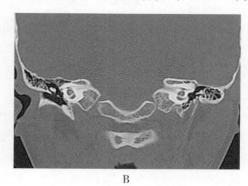

A   B

图 11 – 18 　左侧外耳道闭锁合并中耳畸形（颞骨 CT）

A. 横断面；B. 冠状面

左侧鼓骨未发育，骨性外耳道未形成，左侧鼓室腔略窄，听小骨形态异常，与鼓室外侧壁粘连

【鉴别诊断】

需与颞骨骨纤维异常增殖症导致外耳道狭窄、外耳道骨瘤、外耳道胆脂瘤鉴别。

【影像检查优选评价】

高分辨率 CT 是最佳影像学检查，可为外耳道重建提供术前路径图。

（二）外耳道胆脂瘤

胆脂瘤绝大部分发生于中耳及乳突，极少数起源于外耳道，与外耳道炎、外伤、手术史有关；好发年龄为 40~75 岁，通常为单侧。临床症状为外耳道疼痛、持续性溢液、传导性耳聋；耳镜检查可见外耳道内白皮和肉芽组织，有臭味，鼓膜一般正常，较大的可累及鼓室和乳突。大体病理表现为位于黏膜下层较软的蜡样物质；镜下表现类似于表皮样囊肿，表面为分层鳞状上皮，内富含胆固醇结晶。

【影像学表现】

1. CT

表现为单侧外耳道内不规则形软组织肿块，外耳道局部扩大，外耳道下壁、后壁常呈侵蚀性破坏，破坏的边缘相对光滑（图 11 – 19）。

2. MRI

T_1 加权像呈中等偏低信号，T_2 加权像呈略高信号，增强后病变内部不强化，边缘呈环形强化。

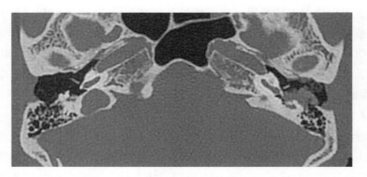

图 11 - 19　外耳道胆脂瘤

颞骨 CT 横断面：左侧外耳道扩大，近鼓膜处可见团状不均匀软组织影，
外耳道后壁骨质侵蚀破坏

【鉴别诊断】

需与坏死性外耳道炎、外耳道癌、阻塞性角化病鉴别。

【影像检查优选评价】

CT 是首选的最佳影像学检查方法，可显示胆脂瘤内层状钙化及外耳道骨壁破坏。增强后 T_1WI 显示肿块中央不强化，边缘呈环形强化，可鉴别胆脂瘤与外耳道癌或坏死性外耳道炎。

（三）坏死性外耳道炎

坏死性外耳道炎为严重感染性病变，多见于免疫力低下的老年人、糖尿病及免疫抑制或免疫功能低下者。病原体主要为蓝绿色假单胞菌，对免疫缺陷或 AIDS（艾滋病）患者，曲霉菌和其他生物可能是致病因子。病理表现为外耳道皮下组织内严重的炎症伴坏死。临床表现为外耳道持续性疼痛、分泌物及传导性耳聋，晚期可造成Ⅶ、Ⅸ～Ⅻ脑神经麻痹。颅内播散可导致乙状窦血栓形成、脑膜炎以及颅内积脓，如不治疗，成人患者死亡率达 50%。

【影像学表现】

1. CT

早期仅表现为外耳道和耳廓黏膜增厚肿胀；晚期表现为外耳道软组织肿胀，邻近深部间隙蜂窝织炎或脓肿，外耳道骨壁破坏；蜂窝织炎及脓腔可向任意方向播散，向前下可累及腮腺、颞下颌关节、颞下窝，向后累及乳突气房，向内累及鼓室及岩尖，向上累及颅中窝底，向外累及颞肌及颞部皮下软组织，表现为受累区域软组织肿胀，密度不均匀。

2. MRI

外耳道及周围软组织影在 T_1WI 呈低信号，T_2WI 呈混杂信号；T_1WI 显示受累的下颌骨和颅底骨质的骨髓腔脂肪信号减低；增强后 T_1WI 显示弥漫的软组织影和骨髓腔低信号影不均匀强化，脓肿环形强化，颞底脑膜增厚强化。

【鉴别诊断】

本病 CT 及 MRI 表现与外耳道癌非常相似，易误诊为外耳道癌，本病一般发生于糖尿病或免疫功能低下者，若出现上述表现，高度提示本病。

【影像检查优选评价】

CT 显示细微的骨皮质破坏，对诊断至关重要；MRI 显示外耳道周围软组织病变范围、颅内有无侵犯及下颌骨和颅底骨质的骨髓腔受累较好。

（四）先天性中耳畸形

先天性中耳畸形可伴或不伴有外耳畸形，先天性外耳道狭窄或闭锁时常伴鼓室腔狭窄及听小骨畸形。随着耳显微手术的广泛推广及 HRCT 的广泛应用，单纯中耳畸形报道日益增多，一般包括听骨链畸形、前庭窗和蜗窗畸形以及中耳其他结构的先天畸形，可单独出现，亦可几种同时出现。

【影像学表现】

1. 听小骨先天性畸形

以镫骨畸形多见，表现为无镫骨显示或失去正常形态；砧骨畸形多见砧骨长脚缺如或短小。听骨链融合固定，如锤骨头与砧骨体融合，锤砧关节固定；锤骨柄、砧骨长脚和镫骨头三骨融合等。听小骨与鼓室壁发生粘连固定，如锤骨头与鼓室盖粘连固定；锤骨外侧突固定于鼓室上隐窝的外侧壁；砧骨体固定于鼓室上隐窝的内侧壁；镫骨底板固定于前庭窗或耳蜗岬等。鼓室内韧带钙化或骨化也可导致听小骨固定。严重时，听小骨可完全缺如。

2. 前庭窗闭锁

表现为前庭窗骨性封闭或裂隙样狭窄。

3. 面神经畸形或变异

面神经畸形较少见，先天性外耳道闭锁合并鼓室腔狭窄时，面神经乳突段位置前移；鼓室段低位表现为鼓室段位于前庭窗位置甚至鼓岬水平；面神经变异较常见，以面神经骨管缺裂最多，多位于鼓室段，表现为鼓室段面神经管骨壁局部缺损，少数可无骨管覆盖，裸露于鼓室。

【鉴别诊断】

应与慢性中耳乳突炎或胆脂瘤引起的听小骨破坏鉴别。

【影像检查优选评价】

HRCT 是首选的检出方法，联合应用 MPR 等后处理技术是关键。

（五）先天性内耳畸形

先天性内耳畸形出生后即已存在，是儿童感音性耳聋的主要原因，病变累及单侧或双侧。内耳畸形可发生于骨迷路和膜迷路的任何部分，骨迷路畸形因其发生形态学改变，CT、MRI 可显示。内耳畸形按解剖部位分为耳蜗畸形、前庭畸形、半规管畸形、内耳道畸形、前庭导水管畸形等（图 11-20）。

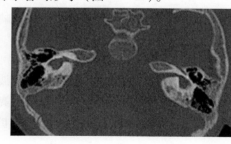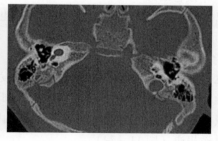

A   B

图 11-20 左侧耳蜗未发育，右侧耳蜗发育不良

颞骨 CT 横断位：左侧迷路区未见耳蜗结构，右侧仅见发育一周的耳蜗，双侧均伴前庭外半规管融合畸形

【影像学表现】

1. 耳蜗畸形

按严重程度依次为 Michel 畸形、耳蜗未发育、共腔畸形、不完全分隔 I 型、耳蜗发育不良、不完全分隔 II 型。Michel 畸形是内耳畸形中最严重的一种，HRCT 表现为内耳结构完全未发育，MRI T₂WI 及内耳水成像表现为迷路区无迷路液体高信号影。耳蜗未发育，HRCT 显示颞骨迷路区不见耳蜗结构，而前庭半规管形态可见；MRI T₂WI 及内耳水成像表现为迷路区不见耳蜗影，前庭半规管内迷路液可见。共腔畸形表现为耳蜗与前庭融合成一腔，呈囊状结构，囊内为液体。耳蜗发育不良，表现为耳蜗和前庭可相互区分，但耳蜗发育小，前庭常扩大伴半规管畸形。耳蜗不完全分隔 I 型 CT/MRI 均表现为耳蜗为囊腔，内无蜗轴和骨嵴，常伴有囊状扩张的前庭；耳蜗不完全分隔 II 型即 Mondini 畸形，是最常见的耳蜗畸形，表现为耳蜗发育 1.5 周，骨性螺旋板和蜗轴缺如，底周发育，中周和顶周融合成一囊腔，可伴内耳其他结构畸形（图 11-21）。

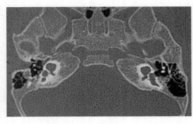 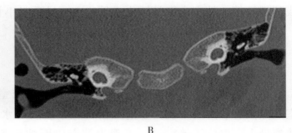

图 11-21　双侧 Mondini 畸形

A. 颞骨横断位；B. 颞骨冠状位

双侧耳蜗发育不足 2 周，骨性螺旋板和蜗轴缺如，中周和顶周融合成一囊腔，底周发育

2. 前庭畸形

包括 Michel 畸形、共腔畸形、前庭未发育、前庭发育不良及前庭扩大。前庭未发育表现为正常前庭结构缺失，被骨质结构取代。前庭发育不良表现为前庭发育短小。前庭扩大表现为前庭增宽，HRCT 横断面上前庭左右径超过 3.4mm，冠状面上前庭左右径超过 3.2mm 即可诊断，前庭扩大常合并水平半规管短小或水平半规管与前庭融合成一囊腔。

3. 半规管畸形

以水平半规官畸形最常见，表现为短粗或与扩大的前庭融合成腔。上后半规管畸形亦表现为短粗或仅为一小突起。

4. 前庭导水管扩大

也称大前庭导水管综合征，一般双侧发病，自出生后至青春期可出现渐进性或波动性神经性耳聋。HRCT 表现为前庭导水管开口呈喇叭口状扩大或与前庭相通。内淋巴囊压迹扩大或加深，MRI T₂WI 及内耳水成像显示内淋巴管扩大，向前与前庭相通，向后和扩大的内淋巴囊相通（图 11-22）。

【影像检查优选评价】

HRCT 为首选检查方法，对畸形类型、程度可准确判断；高分辨率 MRI T₂WI 或内耳水成像显示膜迷路及内耳道内神经结构。

（六）先天性胆脂瘤

先天性胆脂瘤为层状鳞状上皮内脱落的角质上皮组织残留异位，可发生于岩尖、中耳、乳突及外耳道。临床无外耳道反复流脓史；中耳先天性胆脂瘤表现为完整鼓膜后白色肿块和传导性耳聋，累及面神经可引起面瘫；岩部先天性胆脂瘤如没有累及周围膜迷路或内耳道神经，一般无症状，如累及这些结构，可引起眩晕或感音神经性耳聋等。

【影像学表现】

1. CT

病变位于鼓室、乳突和（或）岩部，呈膨胀性生长，周围结构骨质破坏，骨质边缘硬化（图11-23）。

2. MRI

胆脂瘤在 T_1WI 呈等或低信号，T_2WI 呈高信号，增强后病变边缘强化，内部无强化；受累的面神经和膜迷路包括耳蜗、前庭或半规管等在增强后有不同程度强化。

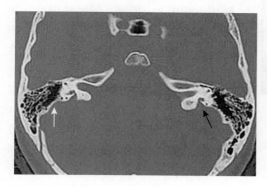

图 11-22　前庭导水管扩大

颞骨CT横断面：双侧前庭导水管呈"喇叭口"样扩大（白箭头），近端与总脚相通，岩骨后缘可见扩大的内淋巴囊压迹（黑箭头）

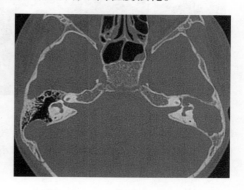

图 11-23　左侧先天性胆脂瘤

颞骨CT横断面：左侧乳突区巨大骨质缺损，周围见骨质硬化边，中耳乳突结构破坏消失，前庭及外半规管骨迷路破坏。左侧乳突区未见炎性征象

【鉴别诊断】

需与胆固醇肉芽肿、获得性胆脂瘤、中耳肿瘤鉴别。

【影像检查优选评价】

颞骨HRCT是首选的影像检查方法，MRI有助于鉴别诊断。

（七）中耳乳突炎

中耳炎分为非化脓性中耳炎和化脓性中耳炎，后者常见，又分为急性化脓性中耳炎和慢性化脓性中耳炎。急性化脓性中耳炎表现为耳痛、耳漏、发热、耳聋等，病变常由化脓性细菌侵入鼓室导致急性感染，通常在6~8周后消退，而迁延不愈者形成慢性化脓性中耳炎。慢性化脓性中耳炎分为单纯型、骨疡型及胆脂瘤型，单纯型中耳炎局限于黏膜，不侵犯骨质，又称为良性中耳炎；骨疡型中耳乳突炎，炎症呈肉芽组织或息肉样生长，破坏黏膜及其下方骨质；胆脂瘤型中耳乳突炎又称继发性胆脂瘤，主因反复上呼吸道感染引起咽鼓管阻塞，中耳长期负压，鼓膜松弛部囊袋状凹陷，角化物聚集于囊袋内，膨胀形成胆脂瘤。后二者可发生颅内、外并发症，又称为危险型中耳炎，主要临床表现为耳部疼痛、耳漏、听力下降。耳镜检查可见鼓膜紧张部大穿孔或边缘性穿孔，甚至完全缺损，鼓室内可见肉芽组织或息肉。并发症包括骨膜下脓肿、乙状窦血栓形成、脑膜炎和脑脓肿、迷路炎和岩尖炎等。

【影像学表现】

1. CT/MRI

（1）急性化脓性中耳乳突炎　鼓室和乳突气房内软组织密度影，可见一个或多个气-液平面，早期无骨质破坏，晚期听小骨及乳突气房骨质可有不同程度破坏。

（2）单纯型中耳乳突炎　鼓膜增厚，鼓室及乳突内软组织密度影，呈条索状或小片状，无骨质破坏。乳突气房间隔增厚、硬化。

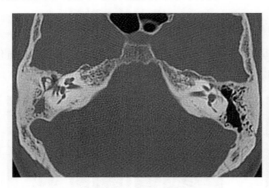

图 11-24　右侧中耳乳突炎

颞骨 CT 横断面：右侧乳突板障型，乳突气房含气差。右侧上鼓室及乳突窦内可见软组织影充填，包埋听小骨，听小骨形态及骨质未见异常

（3）骨疡型中耳乳突炎　鼓室与乳突气房内软组织密度影，呈大片或团状，局限于上鼓室、乳突窦及窦入口；病变周围骨质虫蚀样破坏，听小骨亦可破坏。MRI 上，鼓室、乳突蜂房及乳突窦软组织在 T_1WI 上呈低信号，在 T_2WI 上呈高信号，增强后这些软组织弥漫性强化（图 11-24）。

（4）胆脂瘤型中耳乳突炎　根据发生部位不同，可有以下表现：Prussak 间隙增宽，其内见软组织密度影；上鼓室内软组织影；乳突窦及窦入口扩大伴软组织影；鼓室盾板骨质破坏；听小骨骨质破坏移位；鼓室盖及乳突窦盖破坏；外半规管及面神经管鼓室段骨壁破坏。骨质破坏边缘硬化。MRI T_1WI 表现为等、低信号，T_2WI 为高信号，增强后胆脂瘤无强化，边缘炎症反应可见环形强化。

2. 颅内并发症 MRI 表现

邻近的颞叶底和小脑前、桥小脑角脑膜可受累，表现为脑膜增厚强化；乙状窦可受累，表现为乙状窦信号流空影消失并强化。

【鉴别诊断】

需与中耳胆固醇肉芽肿、先天性胆脂瘤、鼓室球瘤、外伤后鼓室乳突积液鉴别。

【影像检查优选评价】

HRCT 是首选检查方法；MRI 用于诊断颅内外并发症及帮助鉴别诊断。

（八）鼓室球瘤

颞骨副神经节瘤沿 Jacobson 神经或 Arnold 神经分布，根据肿瘤的部位，将其分为鼓室球瘤（10%）、颈静脉鼓室球瘤（40%）和颈静脉球瘤（50%）。鼓室球瘤是发生于鼓室内侧壁耳蜗岬球体的副神经节瘤，沿 Jacobson 神经分布；颈静脉鼓室球瘤是肿瘤发生于颈静脉孔区的后上部分并通过中耳腔的后下壁扩散到鼓室甚至乳突蜂房和外耳道；颈静脉球瘤指起源于颈静脉孔的前部和后部球体，局限于颈静脉孔，或向周围呈侵袭性生长，但不累及中耳腔。鼓室球瘤是中年以上女性最常见的中耳肿瘤，由经下鼓室小管的咽升动脉及下鼓室分支供血，生长缓慢。临床表现为单侧搏动性耳鸣，传导性耳聋；耳镜检查可见鼓室前下、鼓膜后方蓝紫色肿块。

【影像学表现】

1. CT

较小的肿瘤表现为发生于下鼓室耳蜗岬外侧的小肿块；较大肿瘤可充满中耳腔，破坏听小骨；肿瘤蔓延导致乳突蜂房内充满密度增高影时，不易区分肿瘤与乳突气房阻塞性改变。

2. MRI

鼓室内肿块在 T_1WI 呈等信号，T_2WI 呈高信号，较大肿瘤可见"椒盐征"，增强后 T_1WI 示鼓室内肿块明显不均匀强化；较大的肿瘤可充满鼓室并累及乳突及外耳道，强化范围代表肿瘤大小。乳突蜂房内异常信号影无强化，为阻塞性改变。鼓室球瘤的 Glasscock - Jackson 分类包括 4 种类型，①Ⅰ型：局限于耳蜗岬处的小肿块；②Ⅱ型：肿瘤充满鼓室腔；③Ⅲ型：肿瘤充满鼓室腔并延伸到乳突气房；④Ⅳ型：肿瘤充满鼓室腔，延伸到乳突气房或通过鼓膜累及外耳道，可向前延伸到颈内动脉（图 11 - 25）。

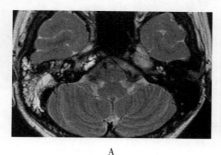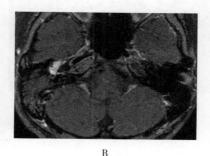

图 11 - 25　右侧鼓室球瘤（颞骨 MRI）

A. 横断面 T_2WI，B. 增强横断面 T_1WI 联合脂肪抑制

右侧下鼓室内鼓岬外侧可见不规则等及稍长 T_2 信号，增强后病灶明显不均匀强化；乳突气房

充满长 T_2 信号，未见强化，为乳突炎

【鉴别诊断】

需与颈静脉球高位、中耳胆固醇肉芽肿、颈内动脉异位、颈静脉球骨质缺损、颈静脉鼓室球瘤等鉴别。

【影像检查优选评价】

CT 是首选检查方法，显示鼓室内肿块与耳蜗岬的关系；MRI 扫描尤其是增强后 T_1WI 有助于诊断鼓室球瘤并与炎性组织、肉芽肿或胆脂瘤等鉴别；DSA 可明确肿瘤供血动脉以及手术前栓塞。

（九）听神经瘤

听神经瘤多起源于前庭蜗神经前庭支的少突神经胶质细胞——施万细胞连接处，为缓慢生长的良性肿瘤，是引起单侧感音神经性耳聋的最常见病变，也是桥小脑角 - 内耳道区最常见的肿瘤。病理常为神经鞘瘤，镜下可见 Antoni A 细胞和 Antoni B 细胞。患双侧听神经瘤时，要考虑有无神经纤维瘤病Ⅱ型（NF - 2）。

【影像学表现】

1. CT

内耳道扩大，骨壁无破坏，内耳道及桥小脑角池内的等或稍低密度肿块；增强扫描肿瘤不均匀强化。

2. MRI

肿瘤较小并位于内耳道内时，为椭圆形或管形占位性病变；肿瘤较大累及内耳道及桥小脑角时，形态似"冰淇淋蛋卷"；T_1WI 呈等信号或略低信号，极少数有出血灶，呈高信号；T_2WI 呈略高信号，信号不均匀，有时可见较大囊变；增强后实质部分强化，囊性部分不强化或轻度强化。在 MR 内耳水成像上表现为内耳道和（或）桥小脑角池的充盈缺损影。NF-2 表现为双侧听神经瘤，同时可伴其他脑神经鞘瘤和脑膜瘤等，较常见的是三叉神经鞘瘤和后组脑神经鞘瘤，应同时行全脑 MRI 扫描（图 11-26）。

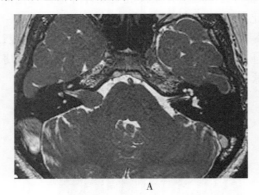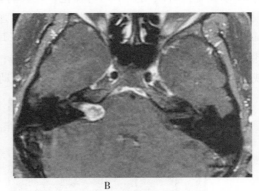

A   B

图 11-26　右侧听神经瘤（颞骨 MRI）

A. 横断面重 T_2WI；B. 增强横断面 T_1WI

右侧内耳道口及桥小脑角可见等 T_2 占位，增强后病灶不均匀强化

【鉴别诊断】

应与桥小脑角池的表皮样囊肿、蛛网膜囊肿、脑膜瘤、面神经鞘瘤等鉴别。

【影像检查优选评价】

桥小脑角-内耳道的增强后 T_1WI 和全脑 MR 成像是诊断听神经瘤和 NF-2 的最佳成像方法；内耳水成像序列可用来显示局限于内耳道的小听神经瘤；颞骨 HRCT 及后颅窝薄层增强 CT 可显示内耳道扩大及桥小脑角池内肿块。

（十）面神经鞘瘤

面神经鞘瘤起源于面神经鞘膜的施万细胞，少见，进程缓慢；临床表现为周围性面神经麻痹，桥小脑角及内耳道面神经鞘瘤还可有感音神经性耳聋、眩晕及耳鸣，鼓室段或乳突段面神经鞘瘤还可有传导性耳聋等症状，但面瘫先于耳聋发生。

【影像学表现】

1. CT

CT 表现由面神经鞘瘤发生的位置决定，表现为相应节段的面神经管扩大及骨壁破坏；膝状神经节面神经鞘瘤可突入中颅窝；鼓室段面神经鞘瘤可突入中耳腔，累及听骨链致其外移；乳突段面神经鞘瘤若累及周围乳突气房则形成不规则的骨质破坏，亦可导致茎乳孔扩大（图 11-27）。

2. MRI

相应节段面神经增粗或形成不规则肿块，T_1WI 呈等或低信号，T_2WI 呈等或高信号，内部可见囊变区，增强后病变明显不均匀强化。面神经鞘瘤缓慢生长可形成巨大肿瘤，膝状神经节面神经鞘瘤可突向颅中窝；鼓室段或乳突段肿瘤可在中耳或乳突区形成软组织肿块，破坏乳突及岩骨。

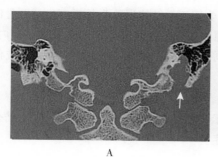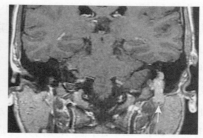

图 11-27　左侧面神经鞘瘤（乳突段）

A. 颞骨 CT 冠状面；B. 颞骨 MRI 冠状面增强

左侧乳突骨质破坏，边界清，病变与面神经管乳突段走行一致，茎乳孔扩大；MRI 增强扫描见病变明显强化，经茎乳孔进入腮腺

【鉴别诊断】

应与贝尔麻痹、面神经血管瘤、腮腺恶性肿瘤沿面神经扩散、胆脂瘤、桥小脑角及内耳道听神经瘤等鉴别。

【影像检查优选评价】

CT 可显示面神经管扩大或骨质破坏；MRI 可显示面神经鞘瘤累及的范围及邻近结构受累情况。

（十一）颞骨骨折

颅脑外伤可引起颞骨骨折。临床常表现为出血、传导性耳聋、面瘫等，邻近硬脑膜撕裂可出现脑脊液耳或鼻漏，鼓膜穿孔时出现脑脊液耳漏。

【影像学表现】

根据骨折线走行可分为三型：①纵行骨折，即骨折线与颞骨长轴平行，最常见，常由颞顶部钝伤引起；②横行骨折，即骨折线与颞骨长轴垂直，由额枕部钝伤引起；③斜行骨折，即骨折线与颞骨长轴成角。

CT 可见骨折的直接征象，即骨质连续性中断。骨折线可穿过听骨链致听小骨骨折或脱位，表现为正常的听小骨连续性中断，或正常位置关系改变，纵行骨折是导致听小骨脱位的最常见的骨折类型。听小骨脱位常见有锤砧关节脱位、砧镫关节脱位和镫骨前庭中断。骨折线穿过面神经管，可引起面瘫，膝状窝、鼓室段和垂直段等均可受累，面神经膝状窝骨折最常见。骨折线还可穿过骨迷路引起内耳迷路骨折，伴有鼓室和乳突内出血，表现为鼓室和乳突气房内密度增高（图 11-28）。

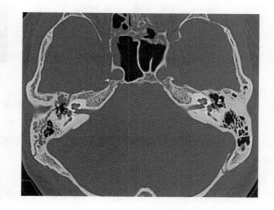

图 11-28　右侧颞骨纵行骨折

颞骨 CT 横断面：右侧乳突部可见平行于颞骨长轴的透亮线，穿过鼓室外壁、听骨链及面神经管鼓室段，骨折线周围乳突气房及鼓室内可见软组织密度影

【鉴别诊断】

结合外伤史和 CT 表现诊断不难，注意不要把正常结构误诊为骨折，包括颞骨的外部裂隙，如枕乳缝、蝶岩裂和岩枕裂等；内部裂隙，如岩鼓缝、鳞鼓裂和鼓乳裂等；内部管道，如耳蜗水管、前庭水管、乳突小管和弓下管等。熟悉正常解剖是关键，听小骨脱位以及鼓室和乳突内密度增高等伴随表现有助鉴别。

【影像检查优选评价】

颞骨 HRCT 是最佳检查方法，横断面显示骨折类型及累及部位最佳，但需结合其他断面和三维重建图像；MRI 用于显示颅内并发症。

三、鼻与副鼻窦

（一）慢性鼻窦炎

慢性鼻窦炎是鼻窦的最常见病变，过敏为主要发病因素。主要病理改变为黏膜肿胀，窦腔内可见脓性分泌物，可伴有多发性息肉等，镜下可见多种炎性细胞浸润，常见症状为鼻塞、脓涕等。

【影像学表现】

1. CT

窦腔内密度增高，含气减少，急性发作时可见气 - 液平面；长期炎性刺激致窦壁骨质硬化、肥厚，窦腔大小正常或减小（图 11 - 29）。

2. MRI

黏膜增厚呈等 T_1、长 T_2 信号，窦腔内分泌物或潴留液成分不同，信号多样，可表现为长 T_1、长 T_2 信号或短 T_1、长 T_2 信号等。增强后，增厚的黏膜明显强化，窦腔内潴留液不强化。

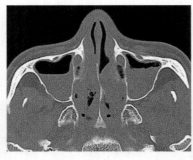
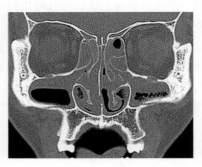

A   B

图 11 - 29　鼻窦炎（鼻窦 CT）

A. 横断面；B. 冠状面

双侧上颌窦积液，双侧筛窦及额窦充填软组织影。鼻腔及鼻甲黏膜增厚，鼻腔气道狭窄

【鉴别诊断】

需与真菌性鼻窦炎、鼻息肉、韦格纳肉芽肿病、非霍奇金淋巴瘤等鉴别。

【影像检查优选评价】

鼻窦 HRCT 为首选的检查方法，骨窗及软组织窗重建可观察窦壁骨质及窦腔内软组织。

（二）真菌性鼻窦炎

真菌性鼻窦炎分为真菌球、变应性真菌性鼻窦炎、慢性侵袭性和急性暴发性真菌性鼻窦炎，前两者属非侵袭性，后两者属侵袭性。

（1）真菌球是真菌性鼻窦炎最常见的类型。发生于免疫功能正常的人，症状轻微，与慢性鼻窦炎症状相似。镜下可见密集的真菌菌丝伴有非过敏性黏蛋白，真菌球内可见磷酸钙和硫酸钙沉积，邻近组织无受侵表现。

（2）变应性真菌性鼻窦炎　多发生于特应性年轻人，可有过敏史、全组鼻窦炎或鼻息肉病史。临床表现为鼻塞、鼻区疼痛、奶酪样黏涕。组织学证实真菌不侵及鼻窦黏膜，窦腔内容物真菌培养阳性。

（3）慢性侵袭性真菌性鼻窦炎病程大于4周、病情进展较慢。鼻窦黏膜、血管及骨质内有真菌菌丝侵犯。多数发生于健康成年人，少数发生于可能影响机体免疫功能的全身疾病（糖尿病、白血病）患者。早期与慢性鼻炎或鼻窦炎相似，晚期侵犯眼眶、颅内，可出现疼痛、突眼、视力下降、眶尖综合征或海绵窦综合征以及颅内症状。

（4）急性暴发性真菌性鼻窦炎临床少见，发生于免疫功能低下或缺陷人群中。起病急、进展快速。病变侵犯黏膜下血管、骨质，引起血管炎、血管栓塞、骨质破坏、组织坏死。早期侵犯鼻窦、鼻腔，沿血管迅速扩散至眼眶、面颊、颅内等结构。引起发热、眶周疼痛、眼球突出、视力下降、动眼障碍、剧烈头痛、组织坏死等。常见致病菌为毛霉菌，其次为曲霉菌。

【影像学表现】

1. 真菌球

（1）CT　多为单一鼻窦受累，上颌窦受累最多见，其次为蝶窦；受累鼻窦内可见软组织密度影，混杂片状或团块状高密度影；窦壁骨质增生肥厚和吸收破坏，上颌窦真菌球的骨质破坏多发生在上颌窦内壁（图11-30）。

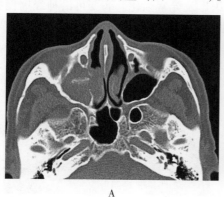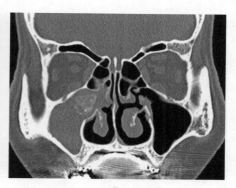

A　　　　　　　　　　　　　　　　　　B

图11-30　真菌球（鼻窦CT）

A. 横断面；B. 冠状面

右侧上颌窦及中鼻道内充填软组织密度影，窦口区可见斑片状致密影，右侧上颌窦窦壁骨质硬化

（2）MRI　T_1WI呈低或等信号，T_2WI呈极低信号或无信号；增强后病变本身无强化，周围炎性黏膜强化。

2. 变应性真菌性鼻窦炎

（1）CT　窦腔呈膨胀性改变，充满软组织影，内有云絮状或团片状弥漫分布的高密度影，窦壁骨质吸收和骨质增生（图 11 - 31）。

（2）MRI　由于真菌菌丝含有锰等顺磁性物质以及分泌物蛋白含量不同，T_1WI 表现多种多样，可为片状高信号影、低到等信号影，T_2WI 为低信号影；增强后周围黏膜强化。

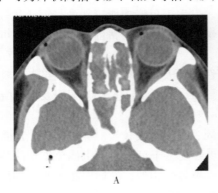 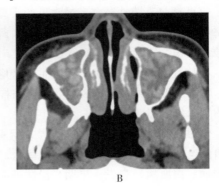

图 11 - 31　变应性真菌性鼻窦炎（鼻窦 CT）

A. 横断面标准窗，B. 冠状面标准窗

双侧上颌窦、筛窦及蝶窦充满等密度软组织影，其内混杂斑片状高密度影，窦壁骨质增生硬化

3. 慢性侵袭性真菌性鼻窦炎

（1）CT　多单个鼻窦受累，最常发生在上颌窦，其次筛窦和蝶窦。表现为鼻窦黏膜增厚或软组织影；鼻窦及受累的邻近结构的软组织影呈等密度，有时可见片状高密度影；窦壁骨质破坏和增生同时存在，可形成大的骨质缺损。

（2）MRI　由于真菌菌丝含有锰等顺磁性物质以及分泌物蛋白含量不同，T_1WI 表现多种多样，可为片状高信号影、低到等信号影；T_2WI 早期为高信号，晚期可见片状极低信号影。增强后明显强化，可与窦腔内炎症区别。常侵犯邻近眼眶、翼腭窝、颞下窝、脑膜和海绵窦等结构，表现为这些结构内不规则软组织影及异常强化。病变可沿神经周侵犯，多见上颌神经、下颌神经及翼管神经增粗强化（图 11 - 32）。

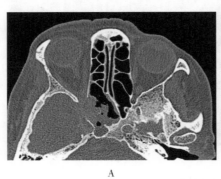 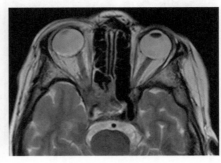

图 11 - 32　慢性侵袭性真菌性鼻窦炎

A. 鼻窦 CT 横断位骨窗；B. MRI 横断位 T_2WI

右侧蝶窦腔局限性软组织影，蝶窦外侧壁骨质破坏并累及颈动脉管，断端骨质硬化，软组织病变累及右侧眶尖。MRI T_2WI 显示病变信号较低，右侧颈内动脉被包绕，右侧额叶局部肿胀

4. 急性暴发性真菌性鼻窦炎

（1）CT　本病多发生于上颌窦及筛窦，其次为蝶窦。早期表现为单侧鼻腔、鼻窦黏膜

增厚，窦周脂肪间隙浸润；病变进展，表现为窦腔充满软组织，窦壁及邻近颅面骨广泛骨质破坏，眼眶、翼腭窝、颞下窝、面部软组织受累。严重者可侵犯颅内，出现脑炎、脑脓肿、梗死等。

（2）MRI　T_1WI多为等或低信号，T_2WI多为高信号，增强后病变明显强化。MRI能更清晰显示邻近结构受累情况。

【鉴别诊断】

（1）真菌球　需与内翻乳头状瘤、慢性鼻窦炎、变应性真菌性鼻窦炎、侵袭性真菌性鼻窦炎鉴别。

（2）变应性真菌性鼻窦炎　需与全组鼻窦炎、多发性鼻息肉鉴别。

（3）慢性侵袭性真菌性鼻窦炎　应与鼻窦癌、眶尖、海绵窦区炎性假瘤鉴别。

（4）急性暴发性真菌性鼻窦炎　需与韦格纳肉芽肿病、非霍奇金淋巴瘤、鳞状细胞癌等鉴别。

【影像检查优选评价】

（1）真菌球　鼻窦HRCT多方位重组骨窗和软组织窗为最佳检查方法。

（2）慢性侵袭性真菌性鼻窦炎　多体位CT不但显示骨质侵蚀和骨质增生改变，而且可显示鼻窦软组织影内的高密度影，是首选的检查方法；增强后T_1WI尤其是联合脂肪抑制技术显示病变侵犯邻近眼眶、翼腭窝、颞下窝和颅内等结构最佳。

（三）**鼻窦潴留囊肿**

潴留囊肿包括黏液腺囊肿（黏膜潴留囊肿）及浆液囊肿（黏膜下囊肿）。黏液腺囊肿多见于上颌窦，为黏膜腺体分泌物在腺泡内潴留而形成；黏膜下囊肿即黏膜下积液，为渗出的浆液在黏膜下层结缔组织内潴留。黏膜下囊肿无囊壁上皮，囊内为浆液；黏液腺囊肿单发或多发，一般较小，囊壁即腺腔壁，囊内为浆液或黏液，一般无症状，常在体检中偶然发现，偶有头痛。

【影像学表现】

1. CT

病变发生于上颌窦最多见，额窦和蝶窦次之。表现为半球形或类圆形低密度囊性病灶，密度均匀，边缘光滑呈弧形，基底位于窦壁（图11-33）。

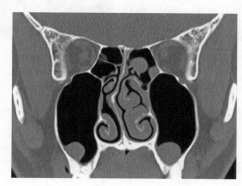

图11-33　鼻窦潴留囊肿

鼻窦CT冠状位骨窗：双侧上颌窦下壁及左侧筛窦半圆形软组织影，

边缘光滑，密度均匀，广基于窦壁

2. MRI

由于囊肿蛋白含量不同，信号多种多样，绝大多数呈长 T_1、长 T_2 信号，少数呈短 T_1、长 T_2 信号。增强扫描病变无强化，表面黏膜可强化。

【鉴别诊断】

本病需与颌骨囊肿等鉴别。

【影像检查优选评价】

CT 为最佳的检查方法。

（四）鼻窦黏液囊肿

鼻窦黏液囊肿为鼻窦开口阻塞，窦腔内黏液聚积而形成的膨胀性病变，囊壁为黏膜，囊内为棕黄色的黏稠液体，窦腔膨胀性扩大，窦壁骨质压迫吸收。发病部位不同，产生的临床表现不同。额窦及筛窦黏液囊肿可表现为眼球突出、复视、眼眶内上方或内侧肿块；上颌窦囊肿出现鼻堵、鼻腔溢液；蝶窦囊肿出现视力丧失、动眼神经麻痹、头痛等。

【影像学表现】

1. CT

多数位于额窦、筛窦，窦腔呈膨胀性改变，窦壁骨质受压移位、变薄或骨质吸收；窦腔内多为等或低密度，蛋白含量高时表现为高密度（图 11 - 34）。

2. MRI

信号表现与囊肿内蛋白含量有关，多数为长 T_1、长 T_2 信号，当蛋白含量增高时，T_1WI 信号增高，蛋白含量非常高时，T_1WI 和 T_2WI 均为低信号。增强后病变不强化，周边囊壁呈环形强化。位于额窦、筛窦较大黏液囊肿可突破眼眶眶壁累及眼眶，眶内结构受压移位。

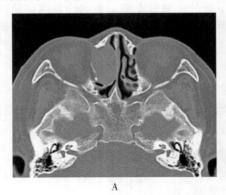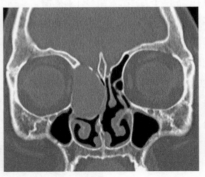

A   B

图 11 - 34　右侧筛窦黏液囊肿（鼻窦 CT）

A. 横断面；B. 冠状面

右侧筛窦呈膨胀性扩大，窦腔充满软组织密度影，窦壁骨质受压变薄，部分吸收

【鉴别诊断】

需与真菌性鼻窦炎、鼻窦良性肿瘤、鼻窦低度恶性肿瘤鉴别。

【影像检查优选评价】

多体位 CT 软组织窗和骨窗一般可诊断；MRI 尤其是增强后 T_1WI 用于与肿瘤鉴别。

（五）鼻腔内翻乳头状瘤

鼻腔内翻性乳头状瘤易发生于老年，男性多于女性（4∶1），临床常表现鼻塞等症状，少数有流涕、鼻衄等症状。大体病理上呈红色－灰色的不透明息肉状肿块，显微镜下显示肿瘤上皮内翻向下方基质内生长，而病变周围黏膜上皮常表现为鳞状上皮化生。病变复发率较高，大约有20%的患者需要进行二次手术。部分可恶变或并发鳞癌（5%～15%），而原发病变可能掩盖恶性肿瘤，及时随访非常重要。

【影像学表现】

多发生于中鼻道鼻腔外侧壁，沿中鼻甲长轴生长，呈分叶状，可蔓延到周围鼻窦内。

1. CT

病变呈等密度，少数有高密度钙化；肿瘤较大可致邻近骨质受压变形、吸收或破坏。

2. MRI

T_1WI 呈等或低信号影，T_2WI 呈混杂等或高信号；增强后 T_1WI 明显不均匀强化，特征性表现为病变呈卷曲的"脑回状"强化（图11-35）。

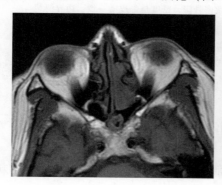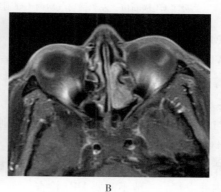

A   B

图 11 - 35　左侧鼻腔内翻性乳头状瘤（鼻窦 MRI）

A. 横断位 T_1WI；B. 增强横断位 T_1WI 联合脂肪抑制

左侧鼻腔内可见不规则长 T_1 信号占位，增强后鼻腔内病变不均匀脑回样强化

【鉴别诊断】

需与鼻窦息肉、青少年鼻咽纤维血管瘤、鼻腔或鼻窦上皮性恶性肿瘤鉴别。

【影像检查优选评价】

冠状位 CT 显示病变部位和骨质改变最佳。MRI T_2WI 及增强后 T_1WI 有助于与恶性肿瘤或息肉、炎症等鉴别。

（六）**鼻窦骨瘤**

骨瘤是鼻窦相对常见的病变（发病率为3%），常见于50～70岁，生长较缓慢。大体病理表现为窦腔内的骨性肿块，镜下特点分为3型：①象牙型，由密质成熟骨构成；②海绵状型，边缘为密致骨质，中心含放射状骨髓腔；③混合型，临床上基本无症状，偶有阻塞性鼻窦炎的症状。额筛窦巨大骨瘤可突破眶壁突入眼眶，引起压迫症状。

【影像学表现】

病变好发筛窦、额窦。

1. CT

鼻窦腔内的局灶性骨性高密度影，边界清晰，病变可为极致密影或混杂致密影（图11-36）。

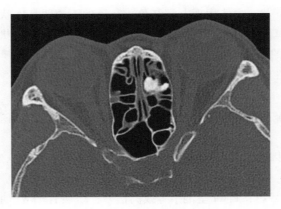

图 11 – 36　左侧筛窦骨瘤

鼻窦 CT 横断位：左侧筛窦气房内不规则致密骨影，密度与骨皮质一致，边界清楚

2. MRI

T$_1$WI 和 T$_2$WI 均呈明显低信号影，增强后无强化。邻近结构受压改变，如眶壁、眼球、内直肌等受压移位或变形，鼻窦开口阻塞可形成鼻窦内潴留液。

【鉴别诊断】

需与骨化纤维瘤、骨纤维异常增殖症鉴别。

【影像检查优选评价】

平片可显示较大的骨瘤；CT 可确诊并明确与周围结构的关系，为首选的最佳方法；除非有颅内并发症，一般不需要 MRI 检查。

（七）鼻窦骨化性纤维瘤及骨纤维异常增殖症

1. 鼻窦骨化性纤维瘤

鼻窦骨化性纤维瘤好发于 20～40 岁的年轻患者，男女发病率之比为 1∶5，进展较为缓慢，但青少年活动性病变可能进展较快，甚至局部具有破坏性。肉眼形态呈砂砾状，灰白色，质地较韧；镜下基质为层状骨针和纤维组织构成的混合物，病变中心含有未成熟的编织状骨，而边缘为成熟的层状骨构成。临床上较小的病变一般没有任何症状，病变较大，可能会引起鼻腔阻塞、眼球突出、失明。手术切除不彻底时，容易复发。

2. 骨纤维异常增殖症

骨纤维异常增殖症好发于年轻人，一般小于 30 岁。一般累及多骨，大体病理呈褐黄色 – 白色，由纤维组织和骨组织的比例不同而决定，质地可表现为软橡胶状变化至硬砂砾状。临床早期没有症状，随着病变的进展，可表现为半侧面部畸形、视力障碍及脑神经受压的症状成。多数病例在十几岁至二十几岁时，会自发加速或停止生长，如果没有继发的症状，不必施行手术治疗。

【影像学表现】

1. 鼻窦骨化性纤维瘤

病变一般累及单骨，筛窦区最为常见。

（1）CT　鼻窦窦腔内混杂高密度肿块，内有片状软组织影，边缘有完整的或不完整的骨性包壳，窦腔膨胀，病变周围窦腔内可见潴留、炎症，邻近结构受压（图 11 – 37）。

（2）MRI　T$_1$WI 显示病变呈等信号，内可见片状低信号；T$_2$WI 显示病变呈低信号，内可见片状高信号；增强后不均匀强化。

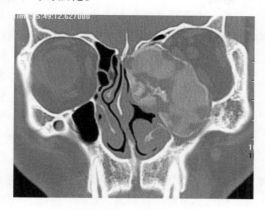

图 11 - 37　骨化性纤维瘤

鼻窦 CT 冠状面：左侧筛窦膨胀性扩大，内部可见片状致密影及不规则地密度
影，病变周围可见薄骨壳，中上鼻甲受累，邻近眼眶及上颌窦受压变形

2. 骨纤维异常增殖症

50% 以上病变为多骨性病变，可累及全身任何骨质，颅面骨为好发部位。

（1）CT　表现为受累骨质增厚肥大，导致血管神经孔道受压狭窄。分三型：①畸形性骨炎型，CT 表现为骨质呈磨玻璃样改变，边缘骨皮质较完整；②硬化型，表现为病变骨质接近皮质骨；③囊变型，表现为边缘密度呈骨质密度，而中心呈囊变低密度（图 11 - 38）。

（2）MRI　受累骨质 T_1WI 和 T_2WI 均呈低信号；增强后不均匀强化，病骨周围无软组织肿块。

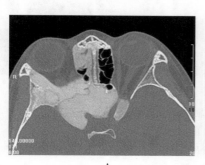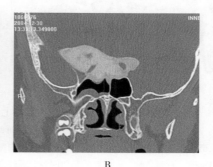

A　　　　　　　　　　　　　　　　B

图 11 - 38　骨纤维异常增殖症（鼻窦 CT）

A. 横断面；B. 冠状面

右侧筛骨、右侧蝶骨大小翼、蝶骨体骨质肥厚，呈致密磨玻璃样改变，骨质周围无软组织肿块。右
侧眼眶、眶上裂、双侧视神经管受压狭窄

【鉴别诊断】

（1）鼻窦骨化性纤维瘤　应与骨纤维异常增殖症、骨瘤、骨母细胞瘤、异位脑膜瘤等鉴别。

（2）骨纤维异常增值症　需与骨化性纤维瘤、畸形性骨炎（Paget 病）鉴别。

【影像检查优选评价】

CT 骨窗是首选的最佳检查方法。

（八）鼻腔及鼻窦鳞癌

本病好发于 50 ~ 70 岁男性，为鼻腔鼻窦鳞状上皮及腺上皮来源的恶性肿瘤，多发生于上颌窦，其次是筛窦和鼻腔，临床症状早期缺乏特异性，晚期可有面部畸形、牙痛、突眼、复视、张口困难等。上颌窦癌根据其累及范围可分为 4 期。Ⅰ 期，肿瘤局限于上颌窦黏膜内，骨质无侵蚀或破坏；Ⅱ 期，肿瘤侵及或破坏上颌窦内、下壁；Ⅲ 期，肿瘤侵及下列任何部位：面颊部皮肤、上颌窦后壁、眶底或眶内壁、咀嚼肌间隙、翼突、前组筛窦；Ⅳ 期，肿瘤侵及眼眶内容物和（或）下列任何部位：后组筛窦、蝶窦、鼻咽部、软腭或颅底。

【影像学表现】

1. CT

病变鼻窦窦腔内密度增高，呈等密度，病变发生坏死时，可出现局部低密度，少数可出现钙化；窦壁骨质破坏。邻近结构如鼻腔、翼腭窝、眼眶、颅底、口腔受累（图 11 - 39）。

2. MRI

T_1WI 等信号，T_2WI 等信号或低信号，肿瘤较大时有坏死区，为长 T_1 长 T_2 信号；增强扫描后轻或中度不均匀强化，坏死液化区不强化。病变侵犯眼眶、上颌窦后脂肪间隙、翼腭窝、颞下窝、颅底和口腔等邻近结构，表现为不规则软组织影和骨质破坏。MRI 显示病变范围较 CT 准确。颈部淋巴结转移时，表现为淋巴结肿大，中心坏死。

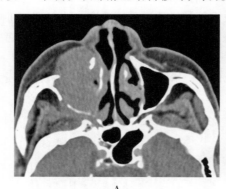
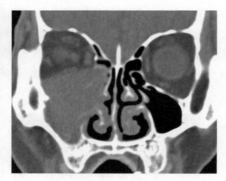

A   B

图 11 - 39　右侧上颌窦癌（鼻窦 CT）

A. 横断面；B. 冠状面

右侧上颌窦腔充满软组织信号影，上颌窦前上壁、内壁及后外侧壁骨质破坏，病变向邻近结构侵犯，累及右侧眼眶内下壁、右侧鼻腔、上颌窦后脂肪间隙、翼腭窝、颞下窝等结构

【鉴别诊断】

需与侵袭性真菌性鼻窦炎、韦格纳肉芽肿病、非霍奇金淋巴瘤、嗅神经母细胞瘤等鉴别。

【影像检查优选评价】

首选 CT，MRI 脂肪抑制后增强 T_1WI 显示病变侵犯周围结构最佳。

（九）嗅神经母细胞瘤

嗅神经母细胞瘤可能起源于嗅上皮的基底细胞。发病部位与嗅黏膜分布区一致，主要在鼻腔顶部、筛板、嗅沟区，有时可异位至鼻腔中部或鼻窦内。病变发生的两个高峰年龄为 11 ~ 20 岁及 51 ~ 60 岁。临床表现缺乏特征性，主要有鼻塞、鼻衄、嗅觉减退，晚期可有突眼、复视、头痛等。本病远处转移较常见，转移率为 10% ~ 30%，常见转移部位为颈部淋巴结、腮腺、皮肤和肺等。

【影像学表现】

典型发生于鼻腔顶部前 2/3，少数可原发于筛窦、上颌窦、蝶窦、中鼻道、鼻咽部，常侵犯筛窦、眼眶、前颅窝、鼻中隔、对侧鼻腔等。

1. CT

肿瘤呈椭圆形或不规则形，侵犯前颅底时肿块可呈"哑铃"状。病变呈等密度，密度不均匀，少数有钙化；筛板骨质破坏，中、上鼻甲和鼻中隔上部以及眼眶等周围结构也可出现骨质破坏。

2. MRI

肿瘤呈略长 T_1、长 T_2 信号，信号不均匀，增强后中度或明显不均匀强化。增强检查可明确肿瘤范围，窦腔内阻塞性炎症不强化（图 11-40）。

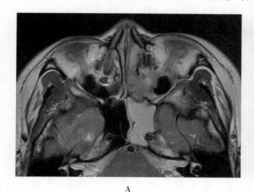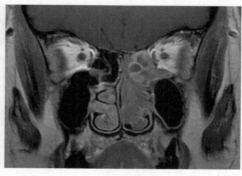

A   B

图 11-40　左侧鼻腔嗅神经母细胞瘤（鼻窦 MRI）

A. 横断位 T_2WI；B. 冠状位增强 T_1WI

左侧鼻腔混杂 T_2 信号软组织影，累及总鼻道、中鼻道及鼻腔顶，增强后病变不均匀强化，双侧前颅底脑膜增厚强化，左侧筛窦病变未见强化，为阻塞性炎症

【鉴别诊断】

应与筛窦癌、鼻腔异位脑膜瘤、非霍奇金淋巴瘤、鼻腔横纹肌肉瘤等鉴别。

【影像检查优选评价】

冠状面 CT 可显示骨质改变是首选检查方法；MRI 尤其是脂肪抑制后增强 T_1WI 显示病变侵犯周围结构最佳。

（十）鼻骨骨折

鼻骨位于面部中线区，突出于面部，面部外伤可导致鼻骨骨折。按形态可分为线性骨折、凹陷骨折、粉碎性骨折、复合性骨折。线性骨折常见于鼻骨中下段，单侧或双侧，断端移位轻微或仅有骨缝分离；凹陷骨折表现为断端向下方塌陷、移位；粉碎性骨折指多处鼻骨骨折，伴有外鼻变形；复合性骨折指同时伴有上颌骨额突、泪骨、鼻中隔的鼻骨骨折。

【影像学表现】

1. X 线

鼻骨侧位相显示鼻骨线形透亮影，断端移位。

2. CT

直接征象为骨质连续性中断及移位改变；邻近软组织肿胀。复合性骨折尚可显示上颌骨额突、泪骨及骨性鼻中隔的中断与移位。骨缝分离表现为鼻颌缝、鼻额缝的骨缝增宽、错位（图 11 – 41）。

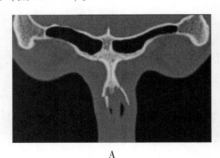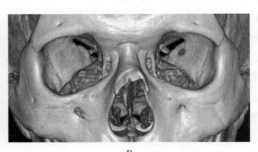

A   B

图 11 – 41　鼻骨骨折（鼻骨 CT）

A. 冠状位骨窗；B. VR 重组

双侧鼻骨骨质中断，向左侧错位，VR 图像整体显示骨折线鸡断端移位情况

【鉴别诊断】

应注意骨折与正常骨缝与血管沟区别。鼻骨远端有时不规整，亦不要误认为骨折。熟悉正常孔管沟缝等的表现可避免误诊。

【影像检查优选评价】

平片显示鼻骨骨折的假阳性率和假阴性率较高。薄层多体位骨算法重建的 CT 显示骨折最佳，鼻骨的横断位扫描基线垂直于鼻骨长轴，冠状面扫描基线平行于鼻骨长轴，扫描层厚小于或等于 1mm。CT 三维重建对骨折显示较直观并有助于治疗方案的制定。

（十一）鼻窦骨折

鼻窦骨折多为直接暴力所致，累及多骨，常为复合性颌面骨骨折或颅底骨折的一部分。筛窦内壁、上颌窦上壁、额窦下壁分别与眼眶内壁、下壁和上壁共壁，骨折常引起眼部症状，在实际工作中一般诊断为眼眶骨折；额窦后壁、筛骨水平板、蝶窦顶外侧壁参与构成颅底，骨折可出现脑脊液鼻漏、颅内积气、硬膜外血肿等；蝶窦外壁与视神经管内壁共壁，骨折常引起失明，在实际工作中一般诊断为视神经管骨折。少数蝶窦壁骨折可损伤颈内动脉管，引起颈内动脉破裂出血或颈动脉海绵窦瘘。

【影像学表现】

1. CT

发现鼻窦窦壁骨质不连续为直接征象；伴随征象主要包括鼻窦内密度增高影或气 – 液平面、眼肌增粗、移位及嵌顿、眶内容脱出或血肿形成（图 11 – 42）。

2. MRI

主要用于对颅内并发症的显示，如脑挫裂伤、硬膜外血肿、脑脊液鼻漏、颈动脉海绵窦瘘等。

【鉴别诊断】

应熟悉血管沟（筛前、后动脉管等）、神经孔（眶上神经切迹、眶下孔、突入蝶窦的圆孔等）、骨缝（蝶额缝、蝶颧缝等）等正常结构的位置及表现，以免误诊。

【影像检查优选评价】

CT 对颌面部骨折检出敏感性高，并可显示相关软组织受累情况，为首选检查方法。MRI 对眼球和颅内并发症检出有重要意义。

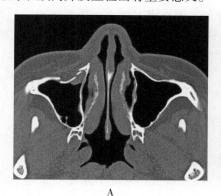
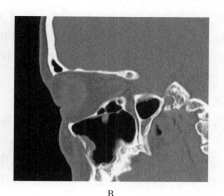

A   B

图 11 – 42 右侧上颌窦前壁骨折（鼻窦 CT）

A. 横断面；B. 矢状面重组

右侧上颌窦前壁多处骨质中断，并可见游离骨片，右侧眶下管受累，邻近窦腔黏膜增厚

四、颈部疾病

（一）腺样体增生

腺样体为位于鼻咽顶部的一团淋巴组织，儿童期可呈生理性肥大，5 岁左右最明显，以后逐渐萎缩，至 15 岁左右达成人状态。残余增生的腺样体表现为鼻咽顶后壁软组织对称性增厚，不累及其下方的肌肉，亦无骨质破坏。儿童、青少年多见。临床表现为鼻塞、打鼾、张口呼吸，由于咽鼓管开放障碍，可导致中耳炎出现耳闷、听力减退。

【影像学表现】

1. X 线

鼻咽部侧位片显示鼻咽顶后壁软组织增厚，突入鼻咽腔内，气道狭窄（图 11 – 43）。

2. CT

鼻咽顶后壁软组织对称性增厚，表面欠光整，两侧壁咽鼓管咽口及咽隐窝受压变窄，鼻咽腔狭窄。增强后腺样体均匀强化，咽旁间隙无受累。伴渗出性中耳炎时，表现为鼓室和乳突气房内密度增高。

3. MRI

增生的腺样体呈等 T_1、长 T_2 信号，增强后均匀强化。

【鉴别诊断】

本病需与鼻咽癌、鼻咽纤维血管瘤和淋巴瘤等疾病鉴别。

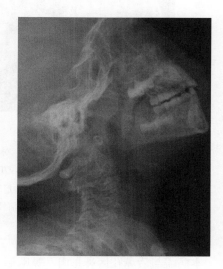

图 11 – 43 腺样体肥大

鼻咽顶后壁软组织增厚，表面光滑呈波浪状，气道狭窄

【影像检查优选评价】

鼻咽部侧位片即可诊断，CT、MRI 主要用于鉴别。

（二）鼻咽纤维血管瘤

鼻咽纤维血管瘤又称青少年鼻咽血管纤维瘤、男性青春期出血性鼻咽血管纤维瘤等，一般多见于男性青少年。肿瘤常起源于蝶腭孔区。临床表现为鼻堵，反复鼻衄以及邻近结构受压症状，如耳闷、听力下降及脑神经症状等。

【影像学表现】

1. X 线

鼻咽部侧位片显示鼻咽腔肿块，鼻咽腔狭窄。

2. CT

鼻咽腔肿块，密度均匀，增强后明显强化。起源于蝶腭孔区病变多为哑铃形，病变突入鼻咽腔、鼻腔及翼腭窝，蝶腭孔扩大，骨质呈受压改变；起源于翼突根部病变形态不规则，翼突骨质侵蚀。

3. MRI

肿瘤含丰富血管，呈等 T_1、略长 T_2 信号，信号不均匀，在 T_2 上可见血管低信号影，表现为"椒盐征"，增强后病变明显强化。MRI 可准确显示肿瘤范围以及颅内有无受累（图 11 - 44）。

4. DSA

由患侧颈外动脉颌内动脉及咽升动脉供血，肿瘤较大侵犯颅内时，颈内动脉的分支参与供血。肿瘤染色明显。

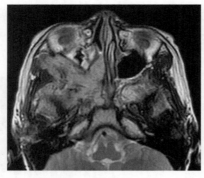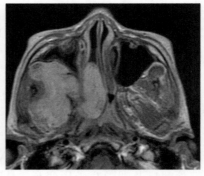

A   B

图 11 - 44　鼻咽纤维血管瘤（鼻咽 MRI）

A. 横断位 T_2WI；B. 增强横断位 T_1WI

右侧蝶腭孔扩大，以蝶腭孔为中心可见哑铃形软织组织肿块，向外突入翼腭窝及颞下窝，向内突入鼻咽腔及鼻腔后部，T_2WI 上为高信号混杂点条状流空信号，增强后病变明显强化。邻近结构呈受压改变

【鉴别诊断】

本病需与后鼻孔区鼻息肉、鼻咽癌等疾病鉴别。

【影像检查优选评价】

主要影像学检查方法为 CT、MRI；DSA 主要显示肿瘤血供并可同时进行术前栓塞以减少术中出血。

（三）鼻咽癌

鼻咽癌是发生于鼻咽部上皮细胞的恶性肿瘤，最常见的组织学类型为鳞癌，在我国广东、广西、湖南等地高发。鼻咽癌常发于鼻咽顶部，其次为侧壁，中年人好发，但也可见于儿童及青少年。男性较多见，男、女性别比例为 2.5：1。早期鼻咽癌的临床表现常较隐匿，典型症状为回缩性血涕，还有一侧耳堵、鼻衄、颈部肿块等症状。鼻咽癌常见扩散方向有颅外扩散和颅内扩散。

（1）颅外扩散　①沿鼻咽侧壁侵犯鼻腔后部；②侵犯鼻咽对侧；③向下侵犯口咽侧壁；④向鼻咽深部侵犯咽旁间隙及咀嚼肌间隙；⑤经翼腭窝、眶下裂进入眼眶或经翼腭窝侵犯上颌窦。

（2）颅内扩散　①破坏鼻咽顶部侵犯蝶窦、海绵窦，破坏斜坡侵犯后颅窝；②经破裂孔经颈内动脉直接侵犯海绵窦及颅内；③经破裂孔侵犯圆孔、卵圆孔、颈静脉孔及舌下神经孔。

淋巴结转移有 3 条途径：①咽后淋巴结；②颈深上组；③颈后三角区副神经旁淋巴结。

【影像学表现】

1. X 线

较大肿瘤在鼻咽侧位片上显示鼻咽顶后壁软组织增厚，表面不光整。颅底位片显示一侧中颅底骨质破坏及同侧乳突气房及中耳透明度减低。

2. CT

早期局限于黏膜，不能显示病变；随着病变增大，表现为鼻咽顶后壁或侧壁软组织增厚，与周围组织分界不清，咽隐窝消失，圆枕膨隆；肿瘤向深部浸润可导致咽旁间隙结构受压向前外移位或消失，向前方侵犯进入窦后脂肪间隙，累及上颌窦或经眶下裂侵犯眼眶；向下侵犯口咽腔侧壁，表现为口咽侧壁软组织增厚；侵犯颅内时可表现为海绵窦增宽，颅底骨质破坏。淋巴结转移时，表现为咽后淋巴结及颈深上组淋巴结肿大。远处转移至脑、肝等器官。

3. MRI

病变在 T_1WI 上呈等或略低信号，在 T_2WI 上呈稍高信号。增强后病变轻中度强化。颅底骨质受累表现为正常骨髓高信号被肿瘤等低信号替代，且强化。颈部淋巴结肿大，MRI 增强扫描可准确显示肿瘤范围（图 11 - 45）。

【鉴别诊断】

本病需与鼻咽部淋巴瘤、蝶窦恶性肿瘤、脊索瘤、鼻咽腺样体增殖等疾病鉴别。

【影像检查优选评价】

主要影像学检查方法为 CT、MRI。

（四）口咽癌

口咽部恶性肿瘤不多见，绝大部分为鳞状细胞癌，其他少见的肿瘤有淋巴瘤、小涎腺肿瘤等。根据发病部位不同又分为扁桃体癌、口咽侧壁癌、软腭癌、舌根癌和口咽后壁癌。早期口咽癌多无明显症状；中、晚期口咽癌可有咽部异物感、咽痛，吞咽时加剧，并放射到耳部。临床检查时可见口咽壁肿物，肿物较大时可出现溃疡。口咽癌淋巴结转移较早。

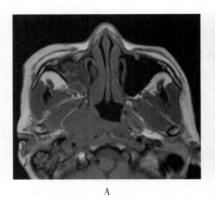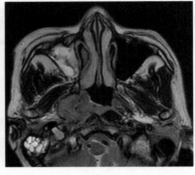

A   B

图 11 - 45　鼻咽癌（鼻咽 MRI）

A. 横断位 T_1WI；B. 横断位 T_2WI

鼻咽右侧壁可见肿块，呈等 T_1、等短 T_2 信号，病变累及咽后壁及右侧咽旁间隙，右侧头长肌
受压变形。右侧渗出性中耳乳突炎

【影像学表现】

1. CT

扁桃体癌和口咽侧壁癌，表现为扁桃体窝或侧壁不规则肿块，与周围软组织分界不清。
增强扫描常有明显强化，内部密度不均匀。软腭癌表现为软腭明显增大。舌根部鳞癌可见
肿块位于舌根与会厌之间，与舌根界限不清。

2. MRI

一般呈等 T_1、长 T_2 信号，增强后可不均匀强化，病灶中央可见坏死。淋巴结转移典型
表现为不规则环形强化伴中央低密度区。

【鉴别诊断】

本病主要需与口咽部淋巴瘤鉴别。

【影像检查优选评价】

CT 为咽部恶性肿瘤首选的影像学检查方法。MRI 对肿瘤侵犯软组织和范围的显示优
于 CT。

（五）下咽癌

下咽癌又称喉咽癌，梨状窝是下咽癌最好发部位，其次是环后区，咽后壁少见。多
发生于 50 岁以上，超过 95% 的下咽癌为鳞状细胞癌，少数为腺癌或肉瘤。超过 15% 的
下咽癌患者可合并有同时或异时发生的第二原发癌。下咽癌临床症状隐匿，一般早期症
状为咽部异物感，继之吞咽不畅，咽部疼痛，常偏于一侧，放射至耳部。当侵犯杓状软
骨或喉返神经可出现声嘶、呼吸困难。早期可出现颈部淋巴结转移，可有肺、肝和骨等
远处转移。

【影像学表现】

1. X 线

吞钡检查显示梨状窝充盈缺损，黏膜破坏；环后区钡剂通过障碍、缓慢。

2. CT

梨状窝癌表现为梨状窝壁不规则增厚或梨状窝软组织肿物，肿瘤向周围可侵犯杓会厌

被襞、声门结构、颈部软组织、食管入口。环后区癌主要表现为环状软骨板后软组织增厚或肿物。肿瘤常侵犯杓状软骨及环状软骨后壁，大的环后区癌可侵犯梨状窝并使之变窄，并可通过环咽肌侵及食管入口。咽后壁癌常表现为扁平或增厚的肿块，在咽后间隙黏膜下沿纵轴上下蔓延，肿瘤向上可侵及口咽后壁，向两侧蔓延可累及梨状窝后壁，椎前肌和椎体易受累。增强扫描肿瘤中度至明显不均匀强化。同侧或双侧颈部淋巴结转移表现为淋巴结肿大、融合，不均匀或环形强化（图 11 - 46）。

3. MRI

相应部位的病变呈等 T_1、稍长 T_2 信号。抑脂后 T_1WI 上显示病变明显强化，与周围正常组织形成较鲜明对比，该序列对观察病变范围较准确，同时显示颈部淋巴结转移。

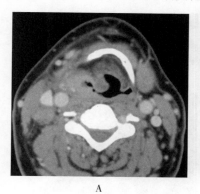 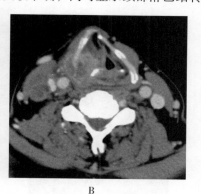

A   B

图 11 - 46 下咽癌伴颈部淋巴结转移（颈部增强 CT）

A. 横断面梨状窝层面；B. 横断面声门层面

右侧梨状窝内不规则软组织肿块并强化，累及右侧杓会厌皱襞及喉旁间隙，右侧甲状软骨板骨质破坏。右侧颈部淋巴结肿大，不均匀强化

【鉴别诊断】

梨状窝癌需要与声门上型喉癌等鉴别。

【影像检查优选评价】

CT 和 MRI（都必须包括增强扫描）可准确评价病变的部位、范围、与周围重要结构的关系及颈部淋巴结转移。

（六）喉癌

喉癌好发于 50～70 岁年龄段，男性发生率远高于女性。喉癌常见于嗜烟酒者，声带过度疲劳、慢性喉炎、空气污染、病毒感染等也与喉癌的发病有关。病理以鳞癌最常见，少数为腺癌、低分化癌等。临床分为声门上区癌、声门区癌及声门下区癌。声门上区包括会厌喉面、杓会厌皱襞、室带、喉室以及会厌周围的脂肪间隙；声门区包括两侧声带；声门以下的区域为声门下区。声门区癌表现为声嘶、进行性呼吸困难等，声门上区癌有咽喉不适及异物感，当声门上区癌侵及杓状软骨或声带时可出现声嘶，声门下区癌发病较为隐蔽，晚期可有声嘶和呼吸困难。

【影像学表现】

1. CT

声门上区癌表现为会厌喉面、杓会厌皱襞、室带等结构软组织增厚或肿块。声门区癌多发生于声带前部，早期声带局部不光滑或结节样隆起，继而形成肿块，蔓延至声带全长或经前联合累及对侧声带，喉旁脂肪间隙受累表现为喉旁脂肪密度被病变软组织密度替代。声门下区癌早期较难发现，表现为声带下方至环状软骨下缘区域软组织增厚或肿块，常呈环形浸润性生长，可侵犯气管。喉软骨受侵，常表现为软骨侵蚀、破坏。晚期肿瘤可跨部位生长或穿透喉软骨向喉外侵犯。增强扫描常为轻、中度强化。转移淋巴结表现为淋巴结肿大超过 1cm 或出现淋巴结中央不强化的坏死区（图 11 - 47）。

2. MRI

表现为 T_1WI 低信号、T_2WI 中等信号，增强后有不同程度强化。喉软骨受侵在 T_1WI 呈低信号，T_2WI 呈等或高信号。使用脂肪抑制技术的增强 MRI 扫描有助于发现软骨受侵。

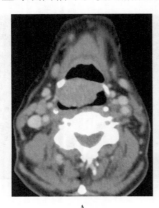
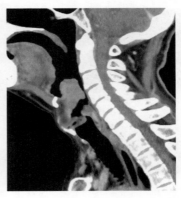

A   B

图 11 - 47　喉癌（声门上型，颈部增强 CT）

A. 横断面会厌层面；B. 矢状正中层面重组

会厌喉面不规则肿块，表面呈分叶状，中等强化。右侧颈部 Ⅱ 区淋巴结肿大，不均匀强化

【鉴别诊断】

本病需要与慢性增生性喉炎、喉结核、喉淀粉样变、喉乳头状瘤等鉴别。

【影像检查优选评价】

CT 扫描，尤其是多层螺旋 CT 扫描及其后处理技术（多平面重建包括冠状面和矢状面、容积再现、仿真内窥镜）可明确显示喉腔及其周围结构的解剖，对肿瘤局部浸润及肿瘤与周围结构的关系评价更为准确，目前为喉癌的基本检查方法。MRI 可多方位扫描，软组织对比度好，能明确显示肿瘤的范围及侵犯深度，为喉癌极有价值的检查方法。CT、MRI 均应行增强扫描。

（七）颈动脉体瘤

颈动脉体瘤是发生在颈动脉体的副神经节瘤，发病部位为颈总动脉分叉处。一般为良性，发病年龄 31～60 岁，多表现为无痛性肿物，部分可有搏动或血管杂音。

【影像学表现】

1. CT

肿瘤呈类圆形，边界清楚，位于颈总动脉分叉部，分叉扩大，颈内动脉及颈外动脉分离、移位，较大肿瘤可包绕颈内、外动脉。肿瘤血供丰富，增强扫描肿瘤明显强化，与邻近血管强化程度相仿，瘤周可见小的供血动脉及引流静脉。约 10% 为双侧性（图 11 - 48）。

2. MRI

T₁WI 呈中、低信号，T₂WI 呈中、高信号，其内可见流空的肿瘤血管，表现为"椒盐征"。增强扫描肿瘤呈明显均匀或不均匀强化，颈动脉体瘤的 MRA 显示颈外动脉与颈内动脉分离。

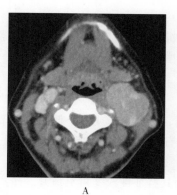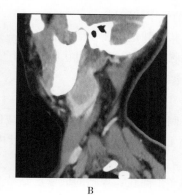

A B

图 11 - 48 　左侧颈动脉体瘤（颈部增强 CT）

A. 横断面；B. 矢状面

左侧颈总动脉分叉处可见一分叶状软组织肿块，显著强化，颈内动脉及颈外动脉分叉角度扩大

【鉴别诊断】

颈动脉体瘤有典型的发病部位和强化方式及颈内、外动脉分离移位的特征，容易诊断，但需与神经源性肿瘤、脑膜瘤、高血供转移淋巴结及巨大淋巴结增生鉴别。

【影像检查优选评价】

CT 动脉期和静脉期增强扫描为首选检查方法，MRI 可显示肿瘤内细节。DSA 检查可清晰显示供血血管、肿瘤染色及与颈总动脉的关系，并可行术前栓塞。

五、甲状腺

（一）桥本甲状腺炎

桥本甲状腺炎又称慢性淋巴细胞甲状腺炎，是一种自身免疫性疾病，为常见的甲状腺炎。40 ~ 60 岁的女性最为多见，亦可发生在儿童，为儿童最常见的甲状腺炎。桥本甲状腺炎患者淋巴瘤发病率明显增高，继发甲状腺癌少见，但亦有报道，影像学随诊尤其是 B 超随诊有重要价值。

【影像学表现】

1. CT

甲状腺弥漫对称性增大，边缘规则、锐利。密度较正常甲状腺密度低，均匀或不均匀。增强扫描常可见均匀密度腺体内有条索或斑片状高密度灶，低密度结节少见。

2. MRI

T₁WI 为等或低信号，T₂WI 为高信号，其间有粗的低信号纤维带，少数病例可见增粗的血管。

【鉴别诊断】

本病需与结节性甲状腺肿、甲状腺癌、淋巴瘤侵犯甲状腺等疾病鉴别。

【影像检查优选评价】

超声检查是首选检查方法，可发现病变及良、恶性病变鉴别。超声导引下的细针穿刺活检准确率高。CT 仅用于病变较大时，帮助显示病变的范围，一般在临床上不作为常规检查方法使用。MRI 一般不作为推荐的检查方法。

（二）结节性甲状腺肿

结节性甲状腺肿是单纯性甲状腺肿的一种常见类型，是由于甲状腺激素合成不足，引起垂体促甲状腺素增多，刺激甲状腺滤泡上皮增生，滤泡肥大所致。

【影像学表现】

1. US

表现为一侧或双侧甲状腺增大，回声减低，可见单个或多个低回声结节，结节有囊性变时，表现为无回声，后方透声增强，病灶内有钙化时，可见高回声区伴后方声影。

2. CT

甲状腺内多个散在、规则的低密度结节为其特征性改变可见斑片、斑点状粗钙化，肿物可向下延伸至纵隔。病变形态规则、边缘清晰，与邻近的器官结构有脂肪间隙相隔，无明显甲状腺外侵犯或浸润征象。

3. MRI

结节无包膜，边界清楚，信号不均。T_1WI 可为低（囊性变）、中或高（蛋白含量高的胶体、出血）信号；T_2WI 呈常高信号，钙化斑为无信号区。

【鉴别诊断】

本病需与桥本甲状腺炎、化脓性甲状腺炎、甲状腺瘤、甲状腺癌等疾病鉴别。

【影像检查优选评价】

同桥本甲状腺炎。

（三）甲状腺腺瘤

甲状腺腺瘤为起源自滤泡上皮的良性肿瘤，约占甲状腺上皮性肿瘤的 60%。好发于 30 岁以上女性，常为单发，平均直径为 2～6cm。常有完整包膜，有时包膜很厚。瘤内常见出血、坏死、胶样变性、囊性变及钙化。

【影像学表现】

1. US

一侧甲状腺内低回声单个结节或肿物，多有完整包膜。结节有囊性变时，表现为无回声，后方透声增强。

2. CT

甲状腺内边缘规则的结节或肿物，部分肿瘤与周围结构之间有明显被压缩的脂肪间隙，依据病理成分不同，肿瘤可表现为均匀密度或不均匀密度，如肿瘤主要由含胶质较少的增生滤泡上皮组成，则多为均匀实性密度。如肿瘤由充满胶质的大滤泡或巨大滤泡构成，影像表现为边缘规则的囊性低密度病变。

3. MRI

实性的肿瘤 T_1WI 信号不一，与正常甲状腺比较呈中、低信号，出血部分呈高信号；T_2WI 呈高信号，可以见到完整的低信号晕环（包膜），其厚薄不一。如果有出血、囊变者信号不均匀。其信号特征据出血或液化囊变而异。一般而言，见有完整包膜的单发肿物常提示为甲状腺腺瘤。

【鉴别诊断】

本病需与桥本甲状腺炎、化脓性甲状腺炎、结节性甲状腺肿、甲状腺癌等疾病鉴别。

【影像检查优选评价】

同桥本甲状腺炎。

(四) 甲状腺乳头状癌

甲状腺乳头状癌占甲状腺癌的 60% ~ 70%，1/4 的青年患者在初诊时已有颈淋巴结转移。即使临床触诊颈淋巴结阴性者，术后病理检查也约有 50% 有颈淋巴结转移。大体病理呈灰白色实性肿物，质硬，多无明显包膜，呈浸润性生长，部分有囊变或钙化的沙粒体。可以单发或多灶性分布在甲状腺两叶，病理检查有滤泡癌和乳头状癌混合存在时，其生物学行为与乳头状癌相同。

【影像学表现】

1. US

表现为一侧或双侧甲状腺内低、中回声结节或肿物，回声不均匀，边缘不规则，部分呈明显浸润性生长，多无包膜。

2. CT

肿瘤边缘不规则，边界模糊不清，部分有明显外侵征象，癌肿内出现不规则高密度区内混杂不规则低密度灶，颗粒状钙化，可以作为恶性病变定性诊断的指征。病变可突破甲状腺包膜，侵犯气管、食管、颈动脉等重要结构。肿瘤囊性变及囊壁明显强化的乳头状结节，并有沙粒状钙化，是乳头状癌的特征。半数以上甲状腺癌伴有颈部或纵隔淋巴结转移。

3. MRI

T_1WI 显示肿瘤呈中等或低信号，如有出血可呈高信号，T_2WI 信号明显增高，信号均匀或不均匀。偶可有不完整的包膜，囊性变者其壁厚薄不均。

【鉴别诊断】

本病需与桥本甲状腺炎、化脓性甲状腺炎、结节性甲状腺肿、甲状腺瘤、甲状腺淋巴瘤等疾病鉴别。

【影像检查优选评价】

超声检查是首选检查方法，可发现病变及良、恶性病变鉴别。超声导引下的细针穿刺活检准确率高。CT 增强扫描可帮助评价肿瘤的范围、与周围重要结构的关系及有无淋巴结转移。

(五) 甲状腺滤泡癌

甲状腺滤泡癌常见于长期缺碘的患者，也可有散发病例。大体病理见单个较大的肿物，平均直径 4 ~ 8cm。多发病变较乳头状癌少见。分局限型和广泛侵犯型，可有不完整的包膜，常有明显外侵，血供丰富。肿瘤可坏死、出血或囊变，但囊变区域不如乳头状癌明显。血行转移多见，常伴有肺、骨转移，淋巴转移较少见，约为 20%。有包膜的滤泡癌 5 年生存率为 90%，侵袭性者预后差。滤泡癌具有吸碘性，[131]I 检查对滤泡癌的治疗后随访有价值。

【影像学表现】

1. US

表现为一侧或双侧甲状腺内低、中回声结节或肿物，回声不均匀，边缘不规则，部分呈明显浸润性生长，多无包膜。

2. CT

肿瘤多呈浸润性生长，约90%边缘不规则，边界模糊不清，常有明显外侵征象。淋巴结转移较乳头状癌少，约20%的甲状腺滤泡癌伴有颈部或纵隔淋巴结转移，但常有双肺、骨等血型转移瘤征象。

3. MRI

在 T_1WI 像肿瘤呈中等或低信号，T_2WI 信号明显增高，均质或不均质。

【鉴别诊断】

本病需与桥本甲状腺炎、化脓性甲状腺炎、结节性甲状腺肿、甲状腺瘤、甲状腺淋巴瘤等疾病鉴别。

【影像检查优选评价】

同甲状腺乳头状癌。

（六）甲状腺髓样癌

甲状腺髓样癌来源于滤泡旁 C 细胞，占甲状腺癌的 5%~10%，多为散发，约1/4 见于多发性内分泌肿瘤（MEN）患者。肿瘤多为单发，但家族性甲状腺髓样癌常有多发。血行转移常见，常早期转移至双肺、骨骼、肝脏。约半数有淋巴结转移。预后明显较甲状腺乳头状癌、滤泡癌差。

【影像学表现】

影像学表现较甲状腺乳头状癌更具侵袭性，其余表现与其他类型甲状腺癌无明显差异。

【鉴别诊断】

本病需与桥本甲状腺炎、化脓性甲状腺炎、结节性甲状腺肿、甲状腺瘤、甲状腺淋巴瘤等疾病鉴别。

【影像检查优选评价】

同甲状腺乳头状癌。

第十二章　小儿常见疾病

一、呼吸系统疾病

（一）先天性气管瘘

先天性气管瘘以气管食管瘘较常见，可伴或不伴有食管闭锁。临床表现为吐白沫、喂养困难、反复肺炎、呛咳。其影像学表现如下。

X 线：食管闭锁患儿如胃肠道充气提示有瘘管存在，偶尔于近侧食管闭锁段内注射对比剂，吸入气管内之对比剂进入闭锁远段食管直接显示靠近隆突处的食管气管、支气管瘘，也有因鼻饲管误插入气管通过瘘口进入远段食管发现瘘管者。无食管闭锁小儿常因吸入肺炎反复加重来诊，经食管注入对比剂检查发现或证实。部分病例合并一侧或叶、段的支气管缺如或肺发育不全。

（二）气管支气管异物

呼吸道异物为儿科常见急症。1～3 岁最多见。多有异物吸入史。临床表现为刺激性咳嗽、喘鸣等，体检可闻气管拍击音，一侧呼吸音减低或啰音。

【影像学表现】

1. X 线

呼吸道异物之 X 线征象取决于异物大小、形态、位置、病程长短、异物性质及并发症。

（1）X 线不透光异物　于胸正、侧位片或透视下，可清楚显示其位置、大小、形态、伴或不伴有支气管通气异常。扁平形气管异物在正侧位照片中分别呈矢状面与冠状面暗影，主支气管和叶、段支气管异物，通过 X 线检查可获定位诊断。

（2）X 线透光异物　主要根据气道通气异常等间接 X 线征象判断。

①气管异物：80%～90% 可由 X 线诊断。主要表现两肺气肿，气管阻塞以呼气相较明显，呼气时肺野保持较高透亮度，横膈低位。心影与正常所见呈矛盾运动，具有重要诊断意义。由于异物随气流移动，可同时出现支气管吸气性活瓣性阻塞，即吸气时纵隔向患侧移动，多见于右侧（图 12-1）。

②支气管异物：左右之比为 1：1.5。X 线表现为吸气性或呼气性活瓣性支气管阻塞。吸气性阻塞时，患侧吸入气量减少，肺野透亮度变化不著，纵隔可移向患侧，呼气时两肺含气量无差异，纵隔位置复原。如异物停留于一侧支气管且阻塞较完全时，则引起一侧性完全性肺不张。吸气时因健侧肺扩张使纵隔向患侧移位更明显。呼气性活瓣性阻塞较多见，吸气时表现正常，呼气时，患侧产生阻塞性肺气肿，肺容积增大，透亮度增强，膈影下移，纵隔向健侧移位。

③肺段支气管异物：按阻塞程度表现为相应肺叶和肺段阻塞性气肿或不张。

2. CT

传统方法诊断不明确时，CT 能发现气管、支气管腔内小而半透光的异物，对肺密度差也较敏感。

【鉴别诊断】

异物史不明确时，两侧肺气肿需与毛细支气管炎，喘息性支气管炎，重度脱水等区别。阻塞性肺气肿时，需与支气管肉芽肿、肿瘤、分泌物堵塞、肺发育不良鉴别。纵隔积气、气胸时，应考虑肺大疱、囊肿破裂以及胸部外伤等。

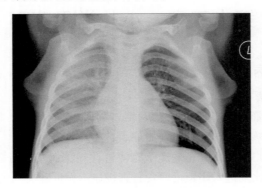

图 12 - 1　左主支气管异物

胸部平片示左肺透亮度增高，心影纵隔向右侧移位，诊断左侧阻塞性肺气肿。
气管内窥镜示左主支气管花生米堵塞

（三）新生儿呼吸窘迫综合征

新生儿呼吸窘迫综合征（RDS）又称新生儿肺透明膜病（HMD），为新生儿尤其是早产儿主要死亡原因之一。主要原因为早产和围产期窒息，缺氧、酸中毒使肺小动脉痉挛，肺灌流不足，继而损伤肺毛细血管内皮细胞和肺毛细支气管黏膜，血浆蛋白外渗，于肺泡终末气道表面形成纤维素性透明膜。

本病多见于早产、剖腹产儿，双胎和围产期窒息儿，于生后 2 ~ 3 小时出现进行性呼吸窘迫、呻吟、肺呼吸音低，少数迟至 8 ~ 12 小时发病，症状于 18 ~ 24 小时加剧，第 3 天后逐渐减轻，重症病例，常于 48 小时内死亡。

【影像学表现】

X 线表现如下。

（1）典型 X 线表现　主要表现为肺泡充气不良和各级支气管过度充气扩张。肺野透亮度普遍减低，在过度扩张充气之肺泡管和毛细支气管形成交织的网状阴影的衬托下，萎陷的肺呈现小颗粒影，具中等密度，均匀地分布于双侧肺野。下肺病变常较重。肺容积一般无明显缩小。不少病儿胸腺较肥大。按照肺泡（囊）萎陷程度，X 线表现可分为 4 级：①Ⅰ级，肺内仅见广泛细颗粒影，以下肺野易辨；②Ⅱ级，肺野内均匀分布网点影，肺野透亮度开始减低，出现支气管充气征；③Ⅲ级，肺内颗粒影增大，境界模糊，肺野透亮度也明显下降，支气管充气征更广泛，心脏和横膈面模糊不清；④Ⅳ级，肺野呈现"白肺"，心脏及横膈边缘难辨。支气管充气征鲜明或消失（图 12 - 2）。

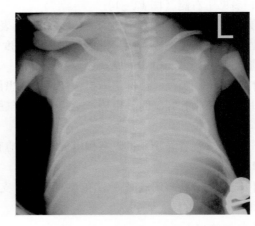

图 12 - 2　新生儿呼吸窘迫综合征Ⅳ级

胸部平片示两肺透亮度减低呈白肺状，心缘及膈面消失

（2）不典型 X 线表现　①肺透亮度低，肺纹理轮廓不清，未见明确网结影，但有支气管充气征；②肺充气不

良，伴少许颗粒影而支气管充气征不明显。

本病X线征象和临床症状轻重一致，肺内病灶一般于生后3~4小时内出现，很少超过6~12小时。Ⅰ~Ⅱ级之网粒影持续3~5天开始吸收，肺野充气好转，颗粒影减少，支气管充气征由模糊而消失。肺野恢复正常轻症者需1~2周，中度病例需2~3周，常常遗有纹理增多或少许索条影。

【鉴别诊断】

（1）宫内感染　如B族链球菌感染，其X线所见有时和本病极相似，但其颗粒稍粗，可伴胸膜渗出和心脏增大。

（2）湿肺和肺出血　均可表现为云雾状肺野和（或）小颗粒影，但颗粒影较粗，分布不甚均匀，变化快，支气管充气征不明显，有助鉴别。

（四）新生儿吸入性肺炎

乳汁、分泌物或胃内容物吸入性肺炎常有诱发原因，如腭裂、吞咽机能障碍、食管畸形、血管环压迫或高位胃肠道梗阻。临床表现除难治性肺炎外，常有原发病各种征象，如呛奶、喂养困难、贫血等。其影像学表现如下。

X线：本病之X线征象与吸入物的量和方式有关，重力决定病变分布部位。

（1）急性吸入的X线表现与羊水吸入相似，大量吸入时双肺见广泛分布的粗结节和小片状阴影，以中内带肺野较稠密，右侧较重，下肺野较明显，伴广泛的气体潴留征（图12-3）。

（2）多次反复吸入的典型表现为右侧上下叶及左肺门区密度增高，伴右上叶不同程度萎陷，右上叶和肺门区常受侵犯的原因可能与婴儿体位有关。

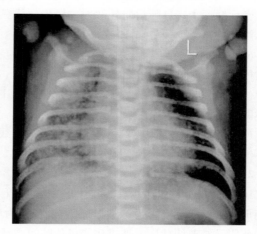

图12-3　胎粪吸入综合征
胸片示肺内可见结节状阴影，右肺较重，左肺透亮度增强

（3）病程迁延者（1~2个月）可致间质增厚和较大范围的肺纤维化，并可出现肺动脉高压和肺源性心脏病。

（4）吸入胃内容物中如胃酸含量高则可损伤肺毛细血管壁，增加其通透性。X线表现为急性肺水肿，迅速出现肺实变，部分融合，但心影不大，肺内阴影吸收较一般肺水肿慢，需7~10天，且可继发感染或引起急性呼吸窘迫综合征，多见于嗜睡小儿。

（五）新生儿感染性肺炎

新生儿感染性肺炎可以发生在宫内（经胎盘或上行性感染）、分娩时或生后感染。以出生后感染性肺炎发生率最高，病原体大多为细菌，如金黄色葡萄球菌、B族溶血性链球菌、大肠杆菌。而医源性肺炎常由铜绿假单胞菌（绿脓杆菌）引起。

起病时间可早可晚，而宫内感染往往于出生不久即出现呼吸道症状。分娩时和生后感染多于出生3天后发病，通常先有上呼吸道感染症状，1~2天后出现气促、鼻翼扇动、三凹征等，有时仅表现口吐白沫、体温上升、拒奶、肺部有或无啰音。

其X线表现如下。

（1）X线征象因感染途径和病原菌不同而异，通常有以下几种表现：①弥漫性小结节，多见于血源性或经胎盘感染；②粗大斑片影往往因吸入感染性羊水引起，轻者呈沿双侧支气管分布之片絮影。

（2）生后获得性肺炎病原不同，形态多样：①如金黄色葡萄球菌肺炎，因病灶分布偏好于右肺，病变进展迅速，脓肿、肺大疱、脓气胸等病症出现早而发展快；②血源性金黄色葡萄球菌肺炎之浸润和脓肿分布于肺周围较多；③病毒肺炎通常表现为肺间质浸润的条及网状阴影，自肺门呈扇状向外伸展，纹理常较毛糙，可有纹理粗多及周围小结节影。

（六）小儿急性间质肺炎

本病相当多见，大多由病毒引起，如呼吸道合胞病毒、巨细胞病毒、麻疹病毒等。临床以出现渐进性或急进性呼吸困难和喘憋为主要表现，可见干咳、伴或不伴发热，实验室检查以低氧为特征。

【影像学表现】

1. X线

（1）支气管周围及肺间质炎　支气管血管周围炎常致血管纹理粗粗、"双轨征"及条纹状密度增深影，自肺门向外散射，境界较模糊，部分病例可见网状影或网点状影。多数呈弥漫性分布，少数呈局限性分布。

（2）肺门区炎症　肺门区间质浸润和炎性反应，常致双侧肺门阴影增浓、增宽，边缘结构模糊。有时见肺门淋巴结肿大。

（3）通气障碍　X线表示不规则充气，斑片状不张和小泡性气肿（部分间质气肿）与上述网状阴影互相混杂。

（4）部分病例出现支气管周围肺泡炎　X线表现散在分布的圆形小结节病灶，边界模糊不清。

2. CT

HRCT表现为小叶间隔、肺裂增厚，支气管及血管周围间质增厚，肺门区尚可见支气管断面形成的厚壁环形影为"袖口征"。病变多为双侧弥漫性；另外，可见胸膜下与胸壁平行的线状影及结节线状影。严重病变可伴肺间质纤维化，肺组织破坏形成蜂窝肺者不多见。

【鉴别诊断】

间质肺炎有时需与血行播散性结核、朗格汉斯细胞组织细胞增生症、嗜酸性粒细胞增多伴肺内浸润、纤维性肺泡炎等鉴别。

（七）肺脓肿

肺脓肿是肺部化脓性炎症，可经血行或支气管吸入传染。病原菌以金黄色葡萄球菌最多见，其次为流感嗜血杆菌、大肠埃希菌等。

肺脓肿可见于任何年龄，但以学龄儿童多见。以高热、咳嗽、咳黄痰、胸痛为主要临床表现。血源性感染者首先表现败血症。

【影像学表现】

1. 支气管源性肺脓肿

（1）肺实变期　常见大片边界模糊病灶，较一般炎症浓密，以右上叶肺之外后方，下叶背段多见。

（2）脓肿形成期　致密的片状阴影部分弧形边缘或见大的球形或椭圆形，密度均匀之暗影，边界较清楚。脓肿可形成气-液平面，内壁常不整齐或不规则，外壁模糊，周围肺有炎性浸润，壁一般较厚（3~5mm）。脓肿常为单发，多房或分隔者少见。

（3）脓肿吸收期　脓腔内液体减少，脓腔缩小乃至闭合，周围炎症亦随之吸收，部分病例遗留少许条束状纤维灶。

2. 血源性肺脓肿

初期时两肺纹理增多，肺野内见多数散在的大小不等淡薄的斑片影，颗粒或小结节状病灶，多分布于肺的外围部。脓腔形成时中心出现低密度区，可形成薄壁空腔。

3. 合并症

①脓胸或脓气胸；②心包积液；③肋骨骨髓炎。

【鉴别诊断】

（1）肺炎　鉴别困难，短期随访有帮助。

（2）先天性肺囊肿继发感染　肺囊肿以多房多见，好发于下肺野，壁薄而形态不甚规则，随访中，空腔的大小形态变化不多。临床相对轻，感染易控制等不同于本病。

（3）感染性肺大疱　与张力性脓肿鉴别困难，需动态观察。

（4）转移瘤　边界多较锐利，很少出现空洞。

（5）结核　椭圆形或不规则形多见，很少形成液平面，同时有支气管淋巴结肿大有助诊断。

（6）肺脓肿和脓气胸　脓气胸的空腔，一般呈带状或梭形，外侧壁与胸壁平行，腔的长轴与胸壁一致，上下端与胸内壁成钝角。

（八）腺病毒肺炎

腺病毒肺炎在小儿肺炎中占5%~9%，主要由腺病毒Ⅲ、Ⅳ型引起，Ⅺ和Ⅳ型少见。病理为两肺广泛支气管炎，支气管周围炎和毛细支气管炎。肺实质可呈灶性或大片炎变，广泛凝固性坏死为本病特点，可累及一叶全部或数叶之大部。

多见于4个月到2岁小儿，4岁以上小儿少见。冬、春发病，起病急骤，40℃以上高热，持续6~14天，伴精神萎靡、嗜睡、呼吸困难、喘憋重，呈梗阻性呼吸，以发病7~14天最明显，此时啰音增多，出现肺实变体征，半数患者伴腹泻，重症病例可有心衰。2周后进入恢复期，本病可继发细菌感染，或于其他病毒或细菌感染后发病。

【影像学表现】

本病的X线征象可概括为"四多"，即肺纹理多、肺气肿、融合病灶和大病灶多；"三少"，即圆形病灶，肺大疱及胸腔积液少；"两一致"，即和临床轻重病程一致。

（1）支气管炎　早期，两肺纹理增多、粗糙，以两肺中内带明显。80%~90%的患者有严重肺气肿，呼吸时心影呈反常大小。

（2）肺内实变　分为小病灶（腺泡小叶性）、融合型、大病灶及假大叶四种类型。后三型共占80%左右。尤小片融合型多见，呈大小不等密度不均等的融合灶，较为特殊。小病灶以两下肺内带最多见，融合病变多见于右上两下肺，中等致密而均匀的大病灶以左中下肺野多见。

（3）肺门阴影　多数患者有肺门阴影模糊、致密、增宽。多为双侧或以肺实变侧较重。

（4）胸腔积液　多为单或双侧少量积液。

（5）心影可有轻度增大　包括左心或右心。

【鉴别诊断】

（1）细菌性大叶性肺炎　腺病毒肺炎病变较广泛，肺野伴纹理增多和肺气肿，吸收缓慢均与细菌性肺炎不同。

（2）细菌性支气管肺炎　与小灶性腺病毒肺炎鉴别困难。

（3）金黄色葡萄球菌性肺炎（金葡肺炎）　金葡肺炎发展迅速，常发生肺脓肿、肺大泡和脓气胸等。

（九）肺炎支原体肺炎

肺炎支原体肺炎由肺炎支原体引起。常年发病，以秋、冬之交最多，散发或于学校家庭中流行。3～5岁以上儿童发病率最高。临床潜伏期1～2周，以发热（38～40℃）、干咳、肺部体征少为特点。病期2～3周，恢复期1～2周。呼吸道外病变占15%～27%。冷凝试验、支原体抗体阳性有助诊断。

【影像学表现】

1. 间质肺炎

为本病之基本病变，表现为纹理粗多、轨道征和袖口征，毛糙之条状影由肺门向外伸展。病变呈局部性或弥漫性分布，以中内带为重。

2. 肺泡炎变

自斑片、节段至大叶性实变，多数为中等或高密度。病灶内常可见支气管充气征。多种形态、大小、密度病灶可混合出现，多数局限于1～2个肺野，单侧较多见。

3. 肺门、胸膜改变

多见，占2/3病例。表现为单或双侧肺门阴影增重，致密、增宽、结构不清、边缘模糊；周围浸润或淋巴结肿大，亦以单侧多见；近30%合并胸膜反应，使肋胸膜或叶间胸膜轻度增厚。其中9%左右有少至中量胸腔积液。

本病大多病例兼有肺间质和实质炎症，而以一种病变突出，少数仅存在一种病变。

【鉴别诊断】

支原体肺炎缺乏特征性，需与结核、细菌性肺炎、病毒性肺炎等鉴别（图12－4）。

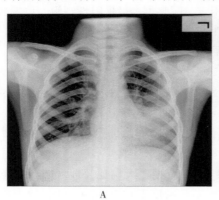 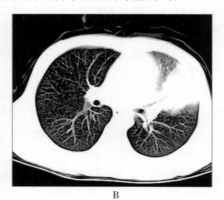

图 12 - 4　支原体肺炎

A. 胸部平片，示左下肺野大片状阴影；B. 胸部CT，示左肺舌叶大片致密阴影，其内见少量支气管充气征，肺含气不良，两肺可见点状间质改变

二、消化系统疾病

（一）食管闭锁和食管气管瘘

食管闭锁和食管气管瘘较常见。根据畸形的解剖关系将食管闭锁分为5型（图12－5）：Ⅰ型，食管近、远端均闭锁，无食管气管瘘，约占6%；Ⅱ型，食管近段有瘘与气管相

通，食管远段呈盲端；Ⅲ型，食管近端闭锁呈盲端，远端有瘘与气管相通，占85%～93%；Ⅳ型，食管近远端均与气管相通；Ⅴ型，食管无闭锁、仅有食管气管瘘。

临床表现为患儿生后数小时流口水，吐白沫，咳嗽，憋气，紫绀，喂奶后奶汁自口鼻喷出。其影像学表现如下。

1. X线

（1）胸、腹部平片　大多数有吸入性肺炎，右上肺炎最常见，有时上纵隔内可见超出气管宽度的充气盲囊影，侧位心影后方可见食管下段充气，此征象对估计与近端闭锁的距离有重要意义。多数患儿腹部肠管充气，胃泡较扩张。

（2）插鼻胃管及点片　通常导管插入10～12cm受阻、卷曲、返回口腔。其下极盲端位置约在C_7～T_6水平。诊断不明确的病例可注入少量对比剂，观察闭锁盲端位置，有无瘘口。检查"H"型瘘时需翻转体位以使瘘管显影。

（3）手术后的食管造影可有吻合口狭窄，少数可有吻合口纵隔瘘或食管气管瘘复发。

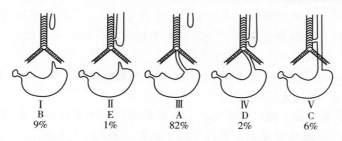

图12－5　食管闭锁和食管气管瘘分型示意图及发病率

2. CT

三维重建可观察闭锁远端食道情况，对评估闭锁长度及有无食道气管瘘等有重要意义。

（二）食管裂孔疝

食管裂孔疝是小儿常见的呕吐原因。临床表现为呕吐，多在出生后第1周内出现，年龄稍大者常以贫血就诊。

其X线表现根据贲门的位置及疝内容，食管裂孔疝可分为四型。

（1）滑疝　贲门位于膈上胃囊顶端，腹压增加时胸腔胃变大，腹压下降时胸腔胃可还纳腹腔，称为滑疝。

（2）短食管胸胃　食管短而直，贲门位于第6～8胸椎水平，胸腔胃不能还纳腹腔。

（3）食管旁疝　此型疝多较大。胸片显示心影后方可见软组织包块影，边缘锐利，其中有时可见气－液平面，旁疝大小可迅速发生变化甚至消失。钡餐显示胃的一部分或大部分自食管下段一侧（右侧多于左侧）突入胸腔贲门仍在膈下。胃常有旋转或扭转，黏膜粗厚不规则。如贲门在膈上称为"联合疝"。

（4）大型疝　食管裂孔较大，除胃疝入胸腔外，结肠、小肠、肝左叶均可疝入。

食管裂孔疝常有以下合并症：①反流性食管炎；②食管狭窄。

（三）胃扭转

胃扭转为小婴儿最常见的呕吐原因。其X线表现根据胃扭转方向可分以下三型。

（1）器官轴位型　以贲门－幽门为轴，胃体向上翻转。①胃呈虾状可有两个气－液平面或长液平面；②食管腹段延长；③胃大弯接近膈，胃小弯位于大弯之下方；④幽门部高于十二指肠球部，球部呈倒吊状。

（2）网膜轴位型　胃体沿横轴自右向左翻转。①胃黏膜十字交叉，有胃环形成；②食管腹段无延长与胃黏膜无交叉；③幽门与贲门距离缩短，幽门位于球部之上方。

（3）混合型（或联合型）。

（四）先天性肠旋转不良

胚胎 5～10 周，中肠自脐部向外突出。随腹腔增大突出的小肠还纳腹腔并向逆时针方向旋转 270°。若突出的小肠未还纳、还纳的小肠未旋转、旋转过程中停滞或反方向旋转，生后可发生脐膨出，中肠未旋转或旋转不良。盲肠与后腹膜之间常有腹膜带压迫十二指肠，导致外压性肠梗阻。临床表现为呕吐胆汁或咖啡样物，便秘或出现血便。

【影像学表现】

1. X 线

（1）先天性脐膨出是中肠旋转早期停滞表现，腹部平片显示脐疝内有充气肠管影。服钡或钡灌肠检查小肠、结肠可短小及回转不良。

（2）中肠未旋转　十二指肠框未形成，水平段下行。十二指肠空肠交界处在右腹部。小肠大部在右腹部，结肠在左腹部。升结肠在中腹部，盲肠在中下腹，回盲部位于盲肠右侧。

（3）肠回转不良　腹部平片表现为十二指肠不全梗阻表现。胃及十二指肠梗阻近端扩张，有气 - 液平面，小肠充气减少。

①钡餐检查：胃扩张，幽门管增宽，十二指肠降段或水平段呈完全或不完全性梗阻。梗阻点呈外压性改变或有时变尖，若合并肠扭转时，钡剂通过梗阻点后呈"鼠尾状"或"麻花状"。看到此征象时即可确诊本病。小肠充气减少、分布异常或出现腹水，是肠坏死的危险征象（图 12 - 6）。

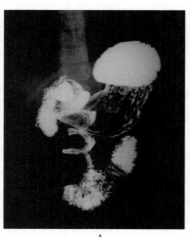
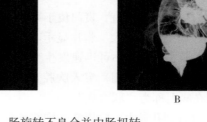

A　　　　　　　　　　B

图 12 - 6　肠旋转不良合并中肠扭转

A. 上消化道造影；B. 钡灌肠检查

十二指肠降段形态略饱满，钡剂通过十二指肠水平段后自脊柱左缘拐头向下，呈螺旋型下行，钡剂可通过，十二指肠水平段呈螺旋状，肠管形态僵硬、较窄，其下空肠显影，钡剂向左腹部下行。钡灌肠示盲肠、升结肠位于左中上腹部，可见阑尾显影，位于左中腹

②钡灌肠检查：横结肠、升结肠大部迂曲于左腹部及中上腹部；降结肠及乙状结肠较长，盲肠常位于中上腹或右上腹部；回盲部位于盲肠右侧；盲肠游动。如有肠系膜裂孔疝发生，钡剂进入回肠后，可见回肠位置异常，位于左腹部。

由于盲肠，升结肠不固定，可导致盲、升结肠扭转，腹平片显示为低位小肠梗阻。

2. US

主要根据超声判断肠系膜上动脉（SMA）与肠系膜上静脉（SMV）位置关系诊断此病的报道。辨认血管主要根据大血管的血流频谱及大致走行，在正常情况下，SMA 位于 SMV 的左侧，而88%肠旋转不良的患儿有相对位置异常。其中，以 SMA 位于 SMV 右侧多见，无假阳性且特异性极高，可作为诊断指标；而 SMA 位于 SMV 之后者，虽高度怀疑肠旋转不良，但有假阳性报道，此外 SMA 位于 SMV 左侧者并不能排除肠旋转不良，有部分假阴性报道。

【鉴别诊断】

本病需与十二指肠闭锁、狭窄和环形胰腺鉴别。

（五）坏死性小肠结肠炎

坏死性小肠结肠炎（NEC）多见于早产低体重儿，发病时间在生后2周以内占75%。

早期出现体温不稳、呼吸暂停、拒奶，继之出现腹胀、呕吐和血便，肠鸣音消失。如不及时治疗可导致肠穿孔、败血症、休克而死亡。

【影像学表现】

X 线：早期 X 线征象主要是肠管充气减少或肠管充气不均匀，肠间隙增厚约2mm，可出现少量肠壁积气（图12-7）。病情进展后，可出现以下征象。

（1）肠间隙增厚达3mm以上，肠管形态不规则，僵直固定。

（2）肠胀气明显，出现气-液平面，有动力性肠梗阻表现。

（3）腹腔渗液增多。

（4）肠壁积气　以回肠、结肠多见。发生肠穿孔，肠壁积气可减少或消失。如胃壁积气，胃泡常扩大，胃大弯侧可见弧形透亮区，小肠充气减少，类似高位肠梗阻。

（5）门静脉积气　X 线表现自肝门向肝内由粗渐细的枯枝状透亮影。

（6）气腹　占 NEC 中的17%。

X 线短期内随诊十分重要。本病肠穿孔的危险性很大，不宜做钡灌肠检查。急性期过后数周或数月内可出现肠狭窄，多见于回肠或结肠，亦可发生小胃畸形。

【鉴别诊断】

气腹需与胎粪性腹膜炎和新生儿自然气腹鉴别。

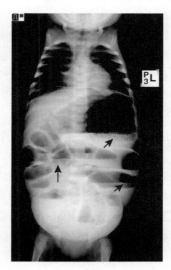

图12-7　坏死性小肠结肠炎

动力性肠梗阻表现，肠胀气明显，可见气-液平面。肠间隙增厚，胃壁、小肠均可见黏膜下积气影，膈下游离气体。自肝门向肝内可见由粗渐细的枯枝状透亮影，为门脉积气

（六）肠套叠

肠套叠是指一段肠管套入邻近肠管，是婴儿肠梗阻最常见的原因。本病多见于肥胖健康小儿，常表现为阵发性哭闹、呕吐、血便、腹部触及包块。

【影像学表现】

1. X 线

（1）平片　发病 24~48 小时，呈不完全性梗阻表现。随病情进展出现完全梗阻和腹腔渗液。约 1/3 病例腹部平片出现软组织包块影，多位于右上腹。

（2）气灌肠检查及治疗　于发病 48 小时以内，全身情况较好，无严重肠梗阻患儿。发病超过 48 小时或全身情况较重者不宜行气灌肠检查。

气灌肠前应常规胸、腹部透视，观察有无肠梗阻及包块影。根据病情选择适当压力，由肛门插入球囊导管之后在透视下注气。当气体抵达套入部时，即可发现肠管内类圆形软组织包块影。连续注气，套入部阴影沿结肠向回盲部退缩，变小消失。大量气体进入小肠呈沸腾状或礼花状。如为复套，气体缓慢进入小肠。在迂曲的小肠内充盈缺损逐渐消失，气体充盈大部小肠。复套往往套叠较紧，发病早期即可出现肠坏死。

气灌肠穿孔的发生率约为 1‰。

肠套叠复位标准：套入部阴影消失；大量气体进入小肠；停止灌肠后排出正常大便；患儿安静，临床症状及体征消失。

2. US

腹部可探及肿块，早期病例由于套入部肠壁水肿明显，形成环状低回声带，仅套入部中心的黏膜由于受周围各层的压迫呈强回声改变。纵切面表现为假肾征；探头沿肠套叠长轴扫查可显示重叠的多重平行肠管，较正常的肠管略厚；横切面表现为"炸面饼圈征"。表现为多环状同心圆或多层状改变。

（七）先天性肛门直肠闭锁

患儿生后无胎便排出，腹胀呕吐日渐加重。重者可出现肠穿孔腹膜炎，会阴部无肛门。其 X 线表现如下。

腹部倒立侧位片为肛门闭锁的常规检查方法。皮肤肛窝处应放置金属标记。直肠充气盲端与肛门隐窝距离大于 2cm 时为高位闭锁，小于 2cm 时为低位闭锁。

先天性肛门直肠闭锁合并瘘管时，通过瘘口插管注入对比剂检查，可显示直肠盲端轮廓，扩张程度，并可了解瘘管的位置粗细、长度。

（八）先天性巨结肠

先天性巨结肠又称希尔施普龙病，是由先天性肠壁肌间神经细胞缺如所致肠道发育畸形，故又称无神经节细胞症。男性多于女性，多见于足月儿。患儿排胎便延迟、便秘、腹胀和呕吐。

【影像学表现】

X 线：腹部平片表现为低位不全性肠梗阻征象，直肠充气或无气影，结肠胀气与小肠有不同程度扩张，有时有气 - 液平面（图 12 - 8）。

钡灌肠为本病确诊的主要方法。钡灌肠 X 线表现与病理解剖基本一致，亦分为痉挛段、移行段与扩张段三部分。

（1）痉挛段　肠管宽径均在正常以下，新生儿为 0.5~1.5cm。根据痉挛段范围可分为 6 型。

①超短段型：病变限于肛门括约肌部位，直肠扩张，因此也称巨直肠型。

②短段型：痉挛段位于直肠下段，上界大第二骶椎水平以下。

③常见型：痉挛段包括直肠和乙状结肠远段，约3/4病例属此型。

④长段型：痉挛段上界在乙状结肠近段至升结肠。

⑤全结肠型：全部结肠及末段回肠均为痉挛段。

⑥全肠：结肠、回肠、空肠均为痉挛段。

（2）移行段 位于痉挛段与扩张段之间，多呈漏斗形。

（3）扩张段 移行段以上肠管明显扩张，新生儿期肠管扩张可不显著，但宽径亦在2.5cm以上。结肠袋形减少，黏膜增粗。并发肠炎时，肠管扩张可不显著、黏膜粗乱。

全结肠型和全肠型较少见，钡灌肠表现有以下征象：①结肠细小，类似胎儿型结肠，约占1/2，另一部分病例结肠宽径正常或轻度扩张；②结肠框短缩；③盲肠高位；④结肠僵直、无袋形；⑤结肠有不规则的异常收缩；⑥钡剂向小肠方向逆流；⑦直肠壶腹部消失；⑧排钡延迟。典型表现为问号征。

【鉴别诊断】

本病需与胎粪黏稠综合征鉴别。

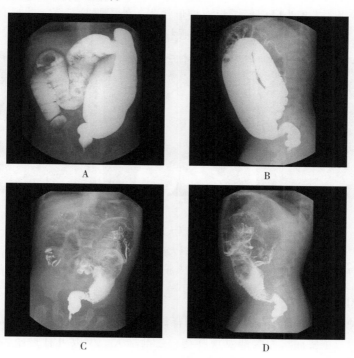

图12-8 先天性巨结肠（常见型）

A，B. 钡灌肠充盈像；C，D. 排钡像

直肠及乙状结肠远段呈痉挛状，近段呈漏斗形，为移行段，以上为扩张段，肠管明显扩张

（九）先天性胆总管囊肿

先天性胆总管囊肿为小儿常见的右腹部包块，病理可分5型。Ⅰ型，胆总管呈囊性扩张（两端不扩张）；Ⅱ型，胆总管憩室状膨出；Ⅲ型，胆总管远端扩张，一部分在十二指肠壁内可使十二指肠狭窄；Ⅳ型，合并肝内胆管扩张；Ⅴ型，肝内胆管柱状或囊状扩张，即

Caroli 病。

临床表现以腹部肿物为最常见，其次为黄疸、腹痛、营养不良、出血倾向等。

【影像学表现】

1. X 线

（1）平片　小者仅在肝下缘呈弧形突出软组织阴影，大者自右上向左下扩大，占腹腔大部，将充气肠管推向左下方。

（2）钡餐检查　主要征象为十二指肠降段前移，并有光滑压迹；十二指肠水平段下移常见，多数在第 5 腰椎水平以下。胃常有左移，胃小弯或大弯侧有时可见弧形压迹。

2. US

胆总管部位呈现囊状无回声区，多呈球形、椭圆形或纺锤形，可沿至肝门或胰头。囊壁清晰较薄，囊腔无回声，后方声影增强。囊肿的大小和张力状态常有改变。囊肿与近段肝管相连。肝内胆管正常或轻度扩张。胆囊被推挤至腹前壁。囊肿内可有结石。

3. CT

右腹部可见圆形低密度区，边缘锐利，有均匀囊壁，多位于肝门区。右肾受压后移，肝脏位于囊肿上方及右侧，胰头推向左前侧，巨型者向上压迫并伸入肝门，向下进入骨盆。先天性肝胆管扩张，表现为肝门区圆形或梭形扩张，外周胆管扩张。此点有助于与梗阻性肝管扩张区别，后者肝内胆管普遍扩张。增强扫描，囊壁强化（图 12 - 9）。

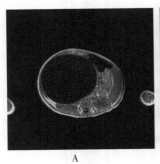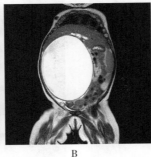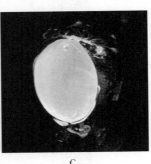

A　　　　　　　B　　　　　　　C

图 12 - 9　巨大胆总管囊肿

A. 横轴位 T_1WI；B. 冠状位 T_2WI，胆总管呈巨大囊状扩张，约 2150cm³ 大小，肝门区胆管轻度扩张；C. MRCP，示巨大扩张呈囊性的胆总管及肝门区扩张的胆管，未见明显胰管扩张

（十）腹膜后畸胎瘤

在腹膜后肿瘤中，畸胎瘤发病率仅次于肾母细胞瘤、神经母细胞瘤，居第 3 位。好发于 5 岁以内小儿。主要症状为腹部发现肿物，逐渐增大。少数可有腹痛、排便困难症状。其影像学表现如下。

1. X 线

腹部平片显示肿物密度不均匀，50%～70% 有牙齿或骨骼样钙化。肿物可位于上腹部、肾周围、肠系膜根部或骶骨前。位于肾脏附近的畸胎瘤，静脉尿路造影（IVU）可见肾脏受压移位，肾外形清楚，肾盂受压旋转移位或有肾盂积水但无破坏。输尿管受压移位时亦可有积水。位于骶前畸胎瘤，膀胱后缘可有弧形压迹。钡灌肠检查直肠有移位。位于小网膜后方的畸胎瘤，钡餐检查时可压迫胃及十二指肠（图 12 - 10）。

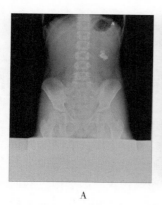
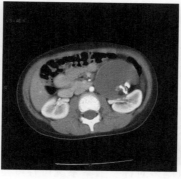
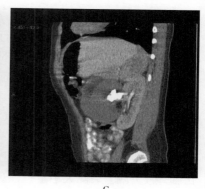

A   B   C

图 12-10　腹膜后畸胎瘤

A. 腹部 X 线，见左腹部不规则钙化密度影；B. 轴位增强 CT，示左肾前方肿物，边界清楚，内见钙化、液体及脂肪混杂密度；C. 矢状位增强 CT，示左肾受压变形

2. US

囊性畸胎瘤其回声成均匀液性暗区，囊实性的囊性部分为液性暗区，实性部分回声不均匀，包膜完整。肾脏回声正常。

3. CT

畸胎瘤为于右侧者，可压迫肝右叶后方，肾脏可有移位，肿瘤多位于肾脏前方。位于左侧的可压迫脾脏及肾脏后移。肿瘤边界清楚，密度不均匀。有囊性水样密度，脂肪极低密度及骨骼、钙化较高密度，同时伴有不均匀软组织密度。

三、循环系统疾病

详见循环系统有关章节。

四、神经系统疾病

（一）颅缝早闭

颅缝早闭可分为原发性和继发性两类。原发性颅缝早闭包括一种以颅骨及硬膜反折异常为基础的颅骨早期愈合；另一种伴发于其他畸形，作为综合征的组成部分，提示广泛的间胚层缺陷。继发性颅缝早闭见于脑积水分流术后迅速减压、抗维生素 D 佝偻病、碱性磷酸酶过低、高钙血症、甲状腺功能亢进症等。

颅缝普遍性过早闭合可产生小头畸形，最常见的伴发畸形为肢体异常，如并指、多指、缺指等。最常见者有阿佩尔病，亦称尖头并指（趾）畸形，除尖头畸形外，尚有第 2~4 指（趾）骨性愈合并连，导致连指套状手或短袜状足，可伴智力发育迟缓。其 X 线表现如下。

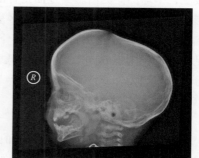

图 12-11　颅缝早闭

舟状头，矢状缝、人字缝早闭

颅骨平片可显示颅外形改变及颅缝早闭的部位。最常见的部位为矢状缝，可形成头形或舟状形。冠状缝早闭形成短头型颅，颅面比例下降。矢状缝和冠状缝均早闭形成尖头型或塔头型畸形。有时冠状缝或人字缝的早闭只限于头的一侧，而形成一侧头颅狭小，称为斜头畸形（图 12-11）。

（二）先天性脑裂畸形

脑裂畸形为另一种神经元移行异常，以横贯脑半球的脑裂为特征，分为融合型（闭唇型）和开放型（开唇型）两类。80%～90%伴透明隔缺如，约2/3病例有视-隔发育不良。

临床表现可有癫痫、生长停滞、发育迟缓、智力低下、运动异常和脑积水。其影像学表现如下。

CT、MRI：融合型脑裂畸形 CT 检查可呈阴性，MRI 于颞顶部的侧裂池区见以灰质为界的裂隙。双侧多对称分布，粗细不一，内侧端一般直达侧脑室壁。有时于连接处脑室成角状突起形成一憩室。脑室可不同程度扩大。开放型脑裂畸形，软脑膜至室管膜之间的裂隙由脑脊液分隔。裂隙大小不一，双侧多对称。脑室系统可轻度至明显扩大。脑裂附近脑回增厚，脑裂两缘及室管膜下可见灰质异位。80%～90% 患儿透明隔缺如。MRI 显示病变较 CT 清楚。与脑穿通畸形的区别为脑裂边缘可见脑灰质结构和特殊的中间相对较窄的双极形态（图 12-12）。

（三）化脓性脑膜炎

化脓性脑膜炎为化脓性细菌引起的软脑膜炎症。急性期，脑膜血管充血，蛛网膜下腔充满炎性渗出物，多聚集于颅底。炎症可累及室管膜，波及毗邻的脑实质，引起血管炎和静脉炎，致脑实质水肿，梗塞。炎症后期常继发脑膜粘连、增厚，并引起交通性或阻塞性脑积水，可以并发硬膜下积液、积脓和脑脓肿。

临床表现为发热、头痛、呕吐、颈项强直等脑膜刺激征以及精神萎靡、昏睡等症状。其影像学表现如下。

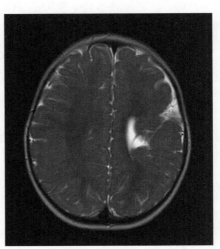

图 12-12　脑裂畸形
横轴位 T_2WI 示左额叶脑裂，内侧端直达侧脑室壁，并可见与左侧脑室体部不规则扩张

1. CT

化脓性脑膜炎早期，CT 检查可无异常表现。炎症进展可表现为基底池、纵裂池和脉络丛高密度改变，半球凸面见沿脑回迂曲走行的线样高密度阴影。增强检查，软脑膜和脑皮质区呈明显的线样或脑回样强化。小儿化脑并发硬膜下积液者颇为常见，可于颅内板下方出现新月形低密度区。脑底池蛛网膜粘连，则出现交通性脑积水，部分病例表现为外部性脑积水。中脑导水管阻塞，常致梗阻性脑积水。表现为第四脑室以上脑室扩大。

2. MRI

MRI 可显示蛛网膜下腔扩大和局限性或弥漫性脑水肿，细胞毒性水肿在 DWI 上呈高信号。T_2WI 可见脑膜和脑皮质信号增高。于 MRI 增强扫描 T_1WI 上，化脓性脑膜炎可致脑膜增厚强化，基底池渗出和粘连；室管膜炎，脑室周围带状高信号环绕，脑室常同时扩大；脉络丛炎表现为脉络丛体积增大，可与脑室壁粘连；脑室内因积脓信号较脑脊液高。矢状位图像上，脑室扩大和中脑导水管阻塞或狭窄亦能清晰显示（图 12-13）。

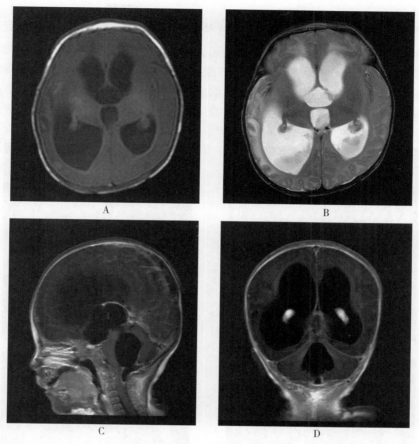

图 12 - 13　化脓性脑膜炎，室管膜炎

A，B. 横轴位 T_1WI、T_2WI，示幕上梗阻性脑积水，可见室周水肿；C，D. 为 T_1WI 增强扫描，示基底脑池强化，第三脑室后部、第四脑室管膜强化，后颅窝脑膜增厚强化，双侧脑室脉络丛强化

（四）髓母细胞瘤

髓母细胞瘤又称原始神经上皮瘤，是由原始神经未分化的小圆细胞组成的高度恶性肿瘤，起源于第四脑室顶部之上的小脑蚓部，是常见的儿童后颅凹原发性肿瘤，男性多于女性，占儿童颅脑肿瘤的 15%～30%，发病年龄自 4 个月至 14 岁，高峰年龄在 6～8 岁，而成人髓母细胞瘤仅占其颅内肿瘤的 1%。

临床症状以头痛、呕吐、走路不稳和视乳头水肿为主。本病起病急，病程短，多在 3 个月之内。影像学表现如下。

1. CT

肿瘤多位于后颅凹中线小脑蚓部（占 90%），少数位于小脑半球（占 10%）。CT 典型表现为圆形，类圆形或结节状等或高密度肿块，CT 值 40～50Hu，边界清楚，周围伴有低密度水肿带。增强后呈均匀强化。第四脑室多有受压变形，前移或消失。可伴幕上脑室积水及脑室旁水肿，四叠体池及桥小脑角池变窄、变形。少数肿瘤可向幕上延伸。肿瘤可沿脑脊液间隙转移。肿瘤本身密度改变，可钙化、囊变坏死，占据肿瘤 50% 左右（图 12 - 14）。

2. MRI

T$_1$WI 肿瘤实质部分信号与脑灰质相似或稍低，T$_2$WI 和质子密度像肿瘤实质与灰质信号相似或稍高，增强扫描可见中等至明显增强，20% 可无强化。若有囊变或坏死，呈小斑片或点状长 T$_1$、长 T$_2$ 信号影。肿瘤压迫第四脑室及脑干，横断面扫描可见第四脑室受压变扁，呈弧形包绕在肿瘤前方和侧面。转移至脑室壁和蛛网膜下腔及脊髓时呈结节或条状信号区。静脉注射应用 Gd – DTPA 增强扫描，有助于区别肿瘤组织及周围水肿，更好观察室管膜播散。

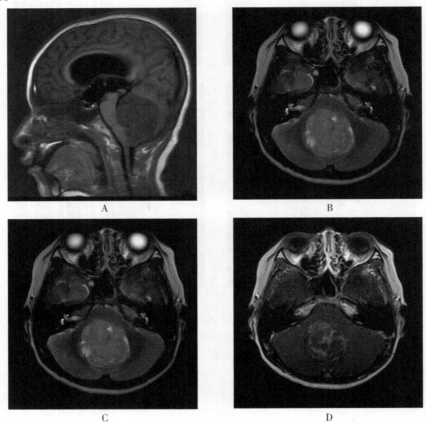

图 12 – 14   髓母细胞瘤

A. 横轴位 T$_2$WI；B. 矢状位 T$_1$WI，示小脑蚓部类圆形占位，边界欠清晰，稍长 T$_1$、T$_2$ 信号，周围可见水肿带，第四脑室受压变窄，幕上脑室稍扩张；C. CT 平扫，示后颅窝中线等密度占位，周围低密度水肿带；D. 增强 T$_1$WI，病变呈不均匀明显强化

五、骨关节系统疾病

（一）先天性髋关节脱位

先天性髋关节脱位（CDH）又称为发育性髋关节脱位（DDH），在下肢畸形中最常见。

患儿腹沟股皱纹不对称，两侧肢体不等长，患侧臀纹升高或较多。单侧脱位呈跛行，双侧脱位患儿腰部生理前突加大，步态摇摆呈鸭步。手法检查，摸不到股骨头，外展受限，且有弹响（Ortolaris 征阳性），大粗隆上升，髋部空虚，外展受限。

【影像学表现】

1. X线

（1）平片　常规摄取双髋正位和双髋外展位片（图 12 - 15）。

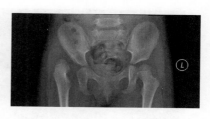

图 12 - 15　左侧先天性髋关节脱位
双髋正位片示左髋臼窝平浅，髋臼角增大，股骨头变小，向外上方移位

①髋臼角增大，髋臼顶发育不良呈斜坡状，髋臼窝平浅宽大，坐耻骨的泪滴变形呈倒锥形。

②股骨头是否位于髋臼窝内是诊断髋脱臼的基本要点。于正位投照时则可利用 Hilgenreiner 方法。测量髋臼角，股骨近端至"y"形软骨连线之上下和左右间距有帮助。

③正常股骨头位于 Perkin 四方格内下象限；沈通线的连续性也为判断脱位的标志。

④先天性髋脱位时前倾角增大，可见股骨颈短缩，头颈部影像重叠。

⑤股骨干：骨骼呈明显外旋和不同程度的内收，患侧股骨较对侧发育差。

2. US

适用于 1 岁以下股骨头较小或未骨化的婴儿。为无创、可重复使用的敏感方法，是判断早期髋脱位（尤其幼婴儿）的首选方法。

3. CT

可直接测量股骨颈前倾角、髋臼前倾角并观察髋臼凹深度、关节盂唇位置、关节囊峡部、髂腰肌等。

【鉴别诊断】

（1）婴儿化脓性关节炎　早期于骨质破坏之前即可出现髋关节脱位。

（2）神经肌肉性病变所致髋脱位　常有脊柱畸形及肌肉萎缩、骨质稀疏等表现。

（二）先天性马蹄内翻足

马蹄内翻足在足畸形中最多见，为胚胎发育异常。患侧足与小腿呈拐棒状，前足下垂，足跟上提并内翻，足跟小。踝关节的后面有深沟。前足内翻内收，距骨头在足背外侧的皮下明显突出。足内侧空凹处的皮肤皱褶加深。其影像学表现如下。

（1）跗骨发育不良和位置异常，正位见距骨纵轴线远离第一跖骨，跟骨纵轴线与距骨纵轴线的交角变小，可至 0°。严重内翻时两线重叠，指向第 4、5 趾骨外侧。

（2）跟骨短宽，内翻并向上后方移位与胫骨接近。

（3）侧位片显示，距骨长轴线与跟骨长轴线交角较正常小（本畸形可减少至于 10°）。

（4）舟骨短宽，发育小或骨化延迟。

（5）舟骨及股骨向内侧移位（图 12 - 16）。

（6）跖骨相互靠近重叠，第 5 跖骨肥大，第一跖骨萎缩。

（三）软骨发育不全

软骨发育不全是较常见的全身性软骨内成骨障碍所致的短肢型侏儒症。患儿四肢粗短，走路摇摆，臀部后突，腹部膨隆，头颅畸形，脑积水，智力正常。

【影像学表现】

X 线表现如下。

（1）颅骨　头颅穹窿部骨发育正常而相对性增大。额、枕部突出，颅底骨短小。蝶鞍形状正常或扁小，前后床突发育不良。枕骨大孔变小，不规则，斜坡变深，下颌骨发育正常。

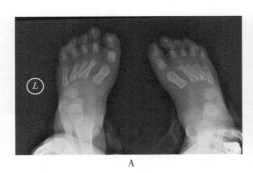
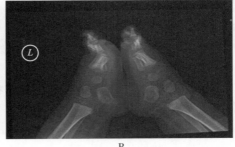

图 12 - 16　先天性马蹄内翻足

A. 双足正位片，跟距骨互相重叠，轴线偏前足之外侧示前足过度内收，舟骨尚未骨化，距骨近端高度集中；B. 双足侧位片，双足距骨前后径及外形短小，跟距骨关节面后移，跟距骨交角消失

（2）四肢长管状骨短粗，尤以股骨和肱骨更著。干骺端增宽。边缘不规则呈喇叭状。骨骺骨化延迟，小而不规则，被其包埋，可导致干骺提前愈合。腓骨较胫骨增长，可引起踝内翻。股骨头、颈发育不良常致髋内翻。

（3）指、趾骨均粗短而等长，排列呈叉状。腕、跗骨骨化延缓，外形不规则。

（4）胸骨及肋骨短宽增厚，肋厚前端增宽可呈串珠状，胸廓前后径变窄。肩胛骨短小，关节盂发育不良，而致肱骨头呈外旋位。

（5）脊柱和骨盆异常是诊断本病的主要依据，骶尾骨后上翘，椎体较小呈鱼骨形，椎间隙增宽。椎体前缘不规则 $T_{12} \sim L_2$ 呈弹头状，后缘内凹，椎弓变短，椎弓根间距与正常相反，由 $L_{1 \sim 5}$ 逐渐递减，最狭窄处在 L_5。骶骨发育不良，位置较低，髂骨翼变短呈方形，髋臼顶部边缘不规则，髋臼宽而平，坐骨切迹明显变小深凹（图 12 - 17）。

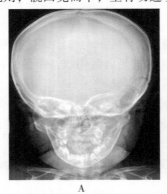

A

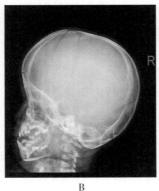

B

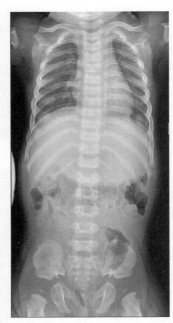

C

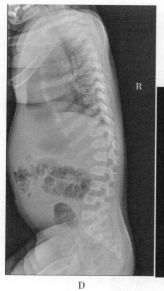
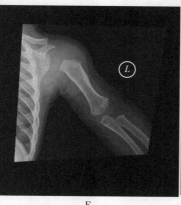
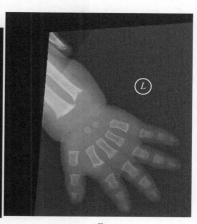

D E F

图 12 - 17 先天性软骨发育不全

A，B. 颅骨侧位片，示颅腔增大，前额及顶部隆起，鼻骨下陷，颅底窄，颅面比率增大，面骨轻度发育不良，蝶鞍较浅长；C，D. 脊柱正侧位片，示椎弓根间距与正常相反，由 L_1 至 L_5 逐渐递减。髂骨翼变短呈方形，髋臼宽而平，坐骨切迹变小深凹。胸腰段后突呈弧形，椎体较小呈鱼骨形，椎间隙增宽，$T_{12} \sim L_2$ 呈弹头状。腹部膨隆，臀部后突；E，F. 左上肢正位片，示长骨短粗，干骺端明显增宽，指骨短而且等长，排列呈叉状

【鉴别诊断】

需与其他病因所致的短肢体或短躯干侏儒畸形鉴别。

（四）代谢性佝偻病

代谢性佝偻病是因先天性或后天性的肝、肾疾患，导致体内血钙、血磷代谢紊乱，引起的一种佝偻病。它们对维生素 D 有拮抗性，不易治愈。

肾小球性代谢性佝偻病：由于慢性肾功能衰竭，肾小球对磷的滤过减少，血磷增高，血钙降低因而产生佝偻病。长期低血钙导致甲状旁腺功能亢进，加重了骨骼病变。发病年龄多在 2 岁以上，临床表现为多饮多尿，蛋白尿，尿浓缩功能减低，氮储留和代谢性酸中毒。身材矮小，手足搐搦，肢体弯曲。实验室检查显示血钙降低，血磷升高，血尿素氮（BUN）增高，尿比重低，肾功能损伤。

其影像学表现如下。

（1）全身骨质疏松，髋内翻，膝外翻，椎体压缩，长骨及扁平骨的骨小梁相对较粗。

（2）干骺端佝偻病改变较轻。

（3）甲状旁腺功能亢进征象　骨膜下骨皮质吸收，松质骨出现斑点或囊状透亮区，脊柱骨硬化可呈上下部浓密、中心部透亮的"夹心椎"表现，有特征性。四肢动脉及关节周围有时可见钙化影（图 12 - 18）。

（4）静脉肾盂造影（IVP）显示肾功能不良、肾积水、多囊肾等。

329

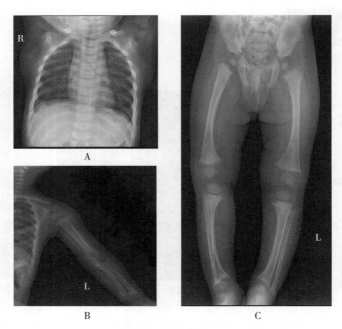

图 12 - 18　低磷抗维生素 D 佝偻病

A. 胸部正位；B. 肱骨、尺桡骨正位；C. 双下肢正位，示活动性佝偻病，骨软化骨质疏松，长短管状骨干
骺端临时钙化带消失，骺板增宽，略呈毛刷状，胸部肋骨前端呈"串珠样"改变。骨密度不均匀

（五）先天性成骨不全

先天性成骨不全是一个累及骨、皮肤、巩膜、内耳、韧带、肌腱、筋膜、牙齿等全身性结缔组织的遗传性疾病。临床表现为眼球突出、蓝巩膜，易于骨折，继发四肢、脊柱、骨盆和胸廓畸形。

【影像学表现】

主要表现为多发性反复骨折及骨折合畸形愈合，骨质稀疏、骨皮质变薄。根据 X 线特点可分以下三种类型。

（1）厚骨型　多见于新生儿，四肢长骨宽径明显增加。多数患儿有多发骨折骨痂形成，厚骨型的外观可能系骨痂形成所致。

（2）薄骨型　相当于迟发性成骨不全。本型骨骼改变轻重不等，轻者发病较迟。一般表现为长骨骨皮质菲薄，髓腔变窄，骨密度减低，骨小梁结构模糊。患儿腕骨骨化延迟，骨龄低下（图 12 - 19）。

（3）囊肿型　此型较少见。常为进行性骨内出现多数囊肿样透亮区，多见于下肢。

【鉴别诊断】

先天性成骨不全偶有骨痂增生表现，这种骨痂增生极易与骨肉瘤混淆。CT 有助于鉴别。

六、泌尿系统疾病

（一）异位肾

异位肾为胎儿肾脏自盆腔上升和旋转过程中的发育障碍，成熟的肾脏未能达到肾窝内。异位肾易合并膀胱输尿管反流。临床表现为输尿管绞痛、腹部包块、尿路感染、肾积水和结石等表现。

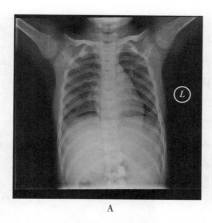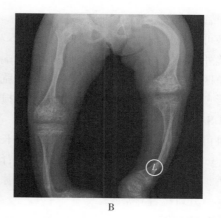

图 12 – 19 先天性成骨不全（薄骨型）

长骨不均匀增宽，骨皮质菲薄并有弯曲变形。双股骨、胫骨多发骨折，畸形愈合，椎体变
扁，椎间隙增宽

【影像学表现】

1. X 线

静脉尿路造影（IVU）除胸、肾外，均可显示异位肾脏位置低下，多位于 L_3、L_4 水平，位于脊柱前或稍偏中线，甚至骶岬水平和盆腔内。肾脏多较小，孤立异位肾则可有代偿性肥大。异位的肾脏常伴有不同程度的旋转异常和肾纵轴角的改变。输尿管短仅轻度弯曲。

2. US、增强 CT 及 MRI

异位侧肾窝空虚，看不到正常的肾动静脉。于后胸内、盆腔、脊柱前则见发育不良的、具有肾密度和结构的软组织块影，可有明显增强。交叉异位肾通常位于对侧肾的下方，少数在同一高度，90% 有融合，即交叉异位融合肾，孤立交叉异位肾通常位于对侧肾窝内。

【鉴别诊断】

需和游走肾鉴别。

（二）肾盂及输尿管重复畸形

肾盂及输尿管重复畸形为胚胎期输尿管芽过度分支异常，为常见的泌尿系先天畸形之一。上半肾占全肾的 15% ~20%，常有积水和发育不良，其所连接的输尿管常有开口异位、输尿管囊肿及膀胱输尿管反流（VUR）。下半肾盂可并发输尿管膀胱连接部（UVJ）狭窄，VUR 时也可有扩张。双输尿管分为两型：①双肾盂、单输尿管和 Y 型输尿管，为不完全性双输尿管畸形；②完全性双输尿管，通常上部肾盂输尿管开口于下部输尿管开口的内下方，其中之一可分为盲端，多于上肾盂相连，可形成巨大输尿管。临床多无症状，合并积水时，腹部可及包块。

其影像学表现如下。

1. X 线

肾脏可不同程度增大。上肾盂形态可为：①小肾盂，肾盏数少；②管型或杵状，单肾盏肾犹如输尿管之延续；③囊状扩张示肾盂积水；④不显影。

重肾的上半肾一般较下半肾小，肾盏数少。下肾盏特点为：①肾盏数目减少约为正常的 2/3；②下肾盏位置偏外下方，肾盂位置居全肾的外下方；③当上部肾盂和输尿管重度积水迂曲时形成包块，下肾盂、肾盏被推挤至包块外侧，形态可接近正常；④少数病例下肾盂、输尿管巨大积水（图12-20）。

本病可单侧或双侧发生，两侧畸形可不对称。并发膀胱外输尿管开口异位时可见输尿管远端向下越过三角区沿膀胱壁下行，输尿管囊肿于膀胱内形成椭圆形、圆形或分叶状不同大小的充盈缺损。

2. US

肾脏可不同程度增大，无并发症时病肾长较正常长1~3cm；但宽径改变不大。多见上半肾之输尿管全程扩张并于膀胱内形成囊肿，或双输尿管均扩张，其一开口位置异常。

3. CT 和 MRI

增强 CT（CECT）可显示两个分离的肾盂系统和两个输尿管。CT 和 MRI 主要用于上肾盏不显影

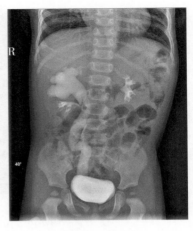

图 12-20　右侧重肾及双输尿管

IVU 示左侧重肾，上半肾及输尿管扩张积水

或半巨输尿管病例。上肾盂、输尿管积水显示扩张的输尿管沿腰大肌前方外或内侧下行至膀胱后外形成小囊状影。巨大输尿管迂曲增粗类似肠管状但壁较薄。合并输尿管囊肿患儿有时可显示膀胱输尿管开口部小囊肿突入膀胱内形成光滑的类圆形或分叶状的密度区，CT 值同尿液。在尿液的衬托下可显示囊壁。发育不良的肾则于肾的上部表现为发育不完全性或发育不良性小肾，CECT 和 MRU 冠状位扫描尤其有帮助。

（三）输尿管开口异位

输尿管开口异位为小儿常见的输尿管畸形，可发生在膀胱内或膀胱外。多为单发，少数为双侧。膀胱外开口异位多位于膀胱颈部、尿道、前庭，少数位于阴道、子宫、精囊、直肠等。本病常伴发重肾双输尿管畸形（占3/4）、异位肾、马蹄肾等肾发育异常，输尿管闭锁等。对侧的肾脏、输尿管也可以并发各种畸形。本病好发于女性。患儿出生后有正常排尿及滴尿，双侧开口异位时无成泡尿。

其影像学表现如下。

X 线和 US：静脉尿道造影（IVU）显示开口异位的输尿管所连接的肾脏常有发育不良或肾畸形。重肾开口异位的输尿管多与上半肾相连。由于异位开口多有狭窄，输尿管可有不同程度的扩张及肾盂积水，但多数不易发现开口位置。输尿管下端越过膀胱底部下行，有时可见与尿道或宫颈、阴道相连。膀胱内异位开口可合并输尿管囊肿（图12-21）。

（四）膀胱憩室

膀胱憩室是由于先天或获得性原因引起的膀胱壁薄弱或黏膜自逼尿肌纤维之间向外突而成。憩室颈部宽窄不一，可并发结石，感染，肿瘤。憩室可为原发性、继发性或医源性。临床表现为分段排尿、膀胱刺激症状或血尿。

【影像学表现】

1. X 线

排尿期膀胱尿路造影（VCUG）或静脉尿道造影（IVU），憩室表现为自膀胱壁外突的囊状阴影。憩室大多位于三角区，位于膀胱壁相连单腔，呈葫芦状，颈部较短。输尿管旁 Hutch 憩室最常见，多双侧性，输尿管的开口靠近憩室颈部。半数以上患儿合并膀胱输尿管反流。继发性憩室多见于下尿路梗阻及神经性膀胱，在肥厚的肌小梁间有多个小囊，为假

性憩室。可发生于任何部位，尤以输尿管旁区为多，排尿后围绕膀胱像个花环。医源性憩室多发生在原手术部位，多位单发。当憩室较大位于膀胱出口附近时，增大的憩室可压迫尿道影像排尿的通常。

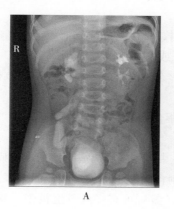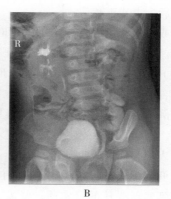

图 12 - 21　输尿管开口异位

A. 右肾及输尿管积水，右侧输尿管走行迂曲；B. 输尿管开口异位于膀胱下方（箭头）

2. CT 和 MRI

CT 和 MRI 表现为膀胱壁局限性向腔外突出的囊袋影，可呈乳头状或葫芦形，其密度信号与膀胱内尿液一致。MRI 以矢状位显示较佳。憩室内并发结石时，CT 上呈现高密度密度圆形或椭圆形影，MRI 则在 T_1、T_2 图像上均为低信号。

【鉴别诊断】

需与膀胱不完全性重复畸形和前列腺囊区别。

（五）肾母细胞瘤

肾母细胞瘤又称肾胚胎瘤或 Wilms 瘤（WT），为婴幼儿最常见的腹部恶性肿瘤。发病高峰为 1～3 岁，75% 见于 5 岁以下，90% 发生在 7 岁之前，新生儿极为罕见。泌尿生殖系统畸形的患儿易得本病，可发生于肾的任何部位，肿瘤多单发，也可多中心起源。临床表现为腹胀及无痛性包块；少数有轻度腹痛，血尿、高血压、贫血、发烧等症状。

肾母细胞瘤的临床分期（NWTS - V）有 5 个分期。①Ⅰ期：肿瘤局限于肾内，完整切除。肾包膜完整，术前或术中无肿瘤破溃。肾床内无肿瘤，肾窦的血管未受侵犯；②Ⅱ期：肿瘤侵及肾外但可完整切除。如肿瘤穿破肾周组织，肾外血管内有瘤栓或被肿瘤浸润，术前或术中有针刺活检，或瘤组织有溢出，但限于肾窝，切除边缘无肿瘤残存；③Ⅲ期：腹部有非血缘型肿瘤残存。肾门、主动脉旁淋巴结受侵，腹膜有种植转移，肿瘤穿通腹膜面呈隆突结节，在肿瘤切缘肉眼或镜下观有肿瘤残存，由于肿瘤浸润周围重要组织未能完全切除，术前肿瘤自发破裂或术中损伤破裂，肿瘤溢出严重污染盆腔、腹腔者；④Ⅳ期：有血道淋巴转移至肺、肝、骨、脑及远处淋巴结；⑤Ⅴ期：双侧肾母细胞瘤。

【影像学表现】

1. X 线

（1）平片　患侧肾脏影增大变形，局部隆起或表现为肾区或腹部占位病变。肿物边缘区见残余的肾轮廓。肿块轮廓边缘光滑，圆形或长圆形，少数为不规则形肿物，界限较清。

3%～5%的肿物内可见钙化，为散在颗粒状、条状，甚至边缘弧线状影。

（2）IVU

①肾盂和肾盏移位、拉长、分离、变形、旋转和扩张等改变。

②残肾向内后、上或下移位。

③肿瘤压迫或侵入肾盂（盏）或输尿管时，可引起部分或全部肾盂（盏）轻度或中度扩张。扩张的肾盏大多聚集在肾的中央和一段或呈杂乱排列。

④肾盂（盏）被肿瘤侵蚀时外形模糊，形态不完整，或呈散在小块致密影，难以分辨出肾盂（盏）的结构。

⑤约1/3病例于注射对比剂后60分钟肾集合系统仍不显影。

2. US

大多肾胚瘤表现为圆形或类圆形的实性、中等强度回声或稍高回声。瘤内出血，坏死。肾盂扩张表现为低回声或无回声区。不少病例含大小不等的囊状无回声区。钙化灶产生强光点。瘤周可探到残留受压的肾实质，肾盂（盏）可有轻或重度扩张，变形，肾盏张开，拉长即所谓"爪征"。通过不同切面探查，可清楚肿瘤扩展到肾静脉和（或）下腔静脉内并显示瘤栓位置、大小及形态，区别于下腔静脉受压。少数患儿可发现肝、脾及腹膜后淋巴结转移灶和肿瘤对周围组织浸润。

3. CT

CT平扫示肾内实性或囊实性肿物，瘤体一般较大；轮廓多较光滑，或大分叶，截面呈边缘清楚的圆形或椭圆形肿块，瘤内密度混杂。可形成瘤内更低密度区。肿物内5%～15%钙化和7%低密度的脂肪组织。

肿瘤实体部分强化较轻，与明显增强的肾脏形成鲜明对比，勾出清楚的肿物边界。表现为肿瘤周边的新月形或厚薄不等的半环状高密度影，称"边缘征"。肿瘤包膜可强化，肿瘤内出血坏死，囊变区无强化显示更清楚。延时可见肾盂、肾盏的压迫、撑长、移位、扩张等表现。血管侵犯于增强早期显示较清楚，下腔静脉增粗，腔内充盈缺损多提示有瘤栓存在。有时瘤栓经下腔静脉进入右心房于心房内形成圆形低密度灶。肾门、腹膜后淋巴结肿大（图12-22）。

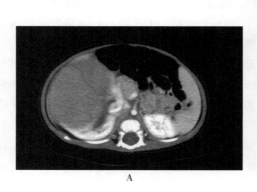
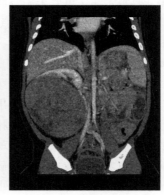

图12-22 右侧肾母细胞瘤

A. CT增强轴位；B. CT增强冠状位重建

右肾肿瘤位于中下部，类圆形占位，不均匀强化

4. MRI

肾母细胞瘤的 MRI 图像大多不均匀，其 T_1 和 T_2 弛豫时间都有延长。在 T_1 加权时与肾脏相比呈境界清楚的低或等信号区，坏死、囊变的信号更低，灶性出血区可表现为高信号。

T_2 加权时，肿瘤信号增高而坏死和囊变的信号增强，出血区信号变化较大。冠状位扫描判断肿瘤的起源较重要，鉴别残余肾，显示肾盂（盏）积水、移位、拉长，输尿管和膀胱受侵均较清楚。MRI 还可清楚显示移位后血管的位置和行径。Gd – DTPA 增强，在 T_1 加权像上，肿瘤信号增高可清楚显示肿瘤边缘，对小淋巴结转移和血管内瘤栓检出敏感。

【鉴别诊断】

需和其他肾内肿瘤、神经母细胞瘤等腹膜后肿瘤鉴别。

七、五官和颈部疾病

（一）先天性无眼球

CT、MRI：眼眶内为原始组织，无眼球形态。

（二）先天性小眼球

小眼球一般分为三种类型：单纯性小眼球、缺损性小眼球、并发性小眼球。

CT、MRI：单纯性小眼球表现为眼球小，前方浅，其他正常；缺损性小眼球表现为视乳头呈卵圆形或三角形缺损，伴有小眼球，有时伴有球后囊肿并发性小眼球常伴有各种不同的先天异常（图 12 – 23）。

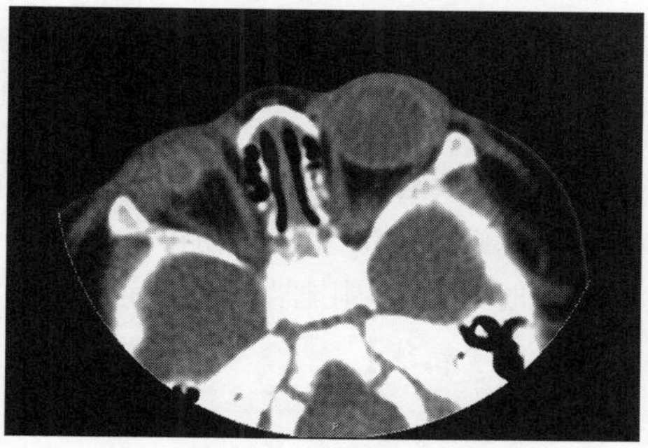

（三）鼻部脑膜脑膨出

鼻部脑膜脑膨出多位于鼻根部为圆形囊性软组织包块，哭闹时可增大。

【影像学表现】

CT、MRI 鼻根部骨质缺损，两侧眼眶内壁呈弧形压迹。鸡冠前可见中等密度软组织影，常向下突入鼻腔或筛窦内，骨缺部位多呈卵圆形可伴有硬化边。

图 12 – 23　右侧先天性小眼球

右侧眼球小，眼环欠规则，右侧视神经明显细，右侧部分眼肌略细

【鉴别诊断】

需与鼻息肉、额、筛窦囊肿相鉴别。

（四）先天性后鼻孔闭锁

先天性后鼻孔闭锁可为完全性或部分性，双侧闭锁者生后即有呼吸困难，以张口呼吸及喂养困难就诊；单侧闭锁主要表现为闭塞、打鼾，可长期不被发现。

其影像学表现如下。

1. X 线

（1）平片　于侧位片上骨性闭锁表现为后鼻腔内形成异常的骨性隔。膜性闭锁一般难以观察。

（2）鼻腔造影　侧位透视下注入鼻腔对比剂点片，或水平侧位投照。片上鼻道的对比剂柱至后鼻孔处阻断，呈盲袋状，边缘光滑或不规则。

2. CT

薄层 HRCT 为本病影像学检查的首选。骨性闭锁显示,犁骨增大、增厚并于蝶骨翼突内侧板呈骨性融合。混合性闭锁表现为犁骨及蝶骨翼突局部增厚,其间为膜性结构连接。膜性闭锁骨质改变不明显。矢状面重建骨性闭锁显示蝶骨底部与硬腭间骨性结构将连续充气鼻道与鼻咽部分隔。骨性闭锁于骨窗显示较好。轴面图像显示新生儿后鼻孔宽度 < 0.34cm,犁骨厚度超过 0.23cm 即可认为异常(图 12-24)。

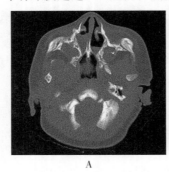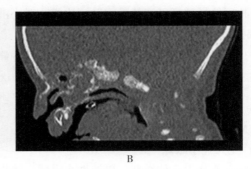

A   B

图 12-24 后鼻孔骨性闭锁

A. 横断面;B. 矢状面

CT 扫描显示双侧后鼻孔骨性闭锁,犁骨增厚,鼻腔积液

(五)鳃裂囊肿和瘘

颈侧部瘘孔可有黏液等物排出。囊肿患儿则常在下颌骨角,胸锁乳突肌前有软性肿块,囊肿较大时可引起周围器官刺激症状,并发感染使肿物短期内增大并有压痛发热。

【影像学表现】

1. X 线

为局部软组织包块,大小不等,境界清楚,通常无钙化,穿刺或瘘管造影,则可显示囊肿大小、瘘管的粗细行径、判断有无内口及通畅情况。

2. CT

横轴位扫描可见肿物位于颌下间隙与颈动脉间隙之间,并可将胸锁乳突肌向后方或外侧推移,颈动、静脉向后内侧移位,囊肿也可位于腮腺间隙后方,颈动脉间隙外侧。

总之,鳃裂囊肿的解剖部位变化较大可发生于舌骨上或下间隙、颈前或颈后间隙或跨间隙存在,并可伴发窦或瘘管,囊肿壁薄无分隔有边缘性增强,慢性感染时囊壁增厚。

【鉴别诊断】

需和颈部囊状水瘤鉴别。

第十三章　乳腺疾病

一、乳腺癌

乳腺癌病理类型多样，浸润性乳腺癌是一组恶性上皮性肿瘤，其特征为肿瘤浸润邻近组织，具有明显的远处转移趋向。这组肿瘤大多数是腺癌，起源于乳腺实质上皮，特别是末端导管小叶单位细胞。乳腺癌有多种不同的形态学表现，而且特殊的病理组织学类型，有特定的临床特点和预后意义。浸润性癌常见病理类型包括非特殊型、小叶癌、小管癌、黏液癌、伴髓样特征癌等。导管原位癌、小叶肿瘤归为前驱病变。其中浸润性癌非特殊型是临床最常见的乳腺癌病理类型。

【影像学表现】

1. X 线

（1）乳腺癌的直接征象　常见的直接征象包括肿块、钙化、结构扭曲、不对称致密影。

①肿块：可见于良性和恶性病变。通常从肿块的形态、边缘、密度等方面进行分析。

肿块的形态分为圆形、卵（椭）圆形、不规则形，按此顺序，恶性风险递增。

肿块的边缘分为清晰、微小分叶、模糊或遮蔽状、浸润和毛刺。肿块边缘清晰、锐利、光滑者多属良性病变；而小分叶、毛刺多为恶性征象。边缘模糊或遮蔽状可能是病变与邻近纤维腺体组织等结构重叠所致而无法对病变边缘做出评价，此时需进一步检查，如行肿物局部压迫点片或超声检查协助判断。

肿块的密度分为高密度、等密度、低密度和含脂肪密度。

肿块是浸润性乳腺癌最常见的 X 线征象，典型者表现为形态不规则肿块，边缘毛刺、微小分叶或浸润状，多呈高密度或等密度。部分特殊病理类型乳腺癌（髓样癌和黏液癌）可表现为边缘清晰的圆形、卵圆形肿块，类似良性肿瘤。

②钙化：是乳腺 X 线片上常见的异常征象，可单独或伴随其他征象出现。

根据钙化形态，可分为典型良性钙化和可疑钙化。可疑钙化包括：细线小的不定形或模糊不清的钙化、粗糙不均质钙化、细小多形性钙化、细线样或细线分支状钙化。细小多形性钙化的大小、形态各异，通常直径小于 0.5mm，其恶性可能性高于不定型及粗糙不均质钙化。细线或细线分支状钙化，常提示位于导管内的病变，恶性可能性高于前三种形态。

根据分布特征，可疑钙化可分为散在、弥漫、成簇、线样及节段性分布。沿导管线样或节段性分布的钙化，常常提示恶性可能。

乳腺良、恶性病变均可出现钙化。通常良性病变的钙化多较粗大，形态可呈爆米花样、粗棒状、圆点状、环状等，密度较高，分布比较分散；而恶性病变的钙化形态多呈细小砂砾状、细线或细线样分支状，大小不等，形态不一，浓淡不一，分布上常密集成簇或呈沿导管走行的线性及段性分布。钙化可单独存在，也可位于肿块内。钙化的形态和分布是鉴别乳腺良、恶性病变的重要依据。对于大多数临床触诊阴性的乳腺癌尤其是导管内癌，X 线上多依据钙化而做出诊断。

③不对称性致密影：与对侧乳腺相同部位对比，若发现有纤维腺体组织密度增高或体积增多，即为不对称致密，它可能代表纤维腺体组织分布上的正常变异，亦可为乳腺癌的直接征象。局部没有手术、外伤及感染史、逐渐增大的不对称致密影需进一步检查。

④结构扭曲：指乳腺纤维腺体组织和纤维小梁结构扭曲、紊乱，密度可有增高，但无明确的肿块。包括从一点发出的放射状条索影、毛刺影或乳腺实质边缘收缩、变形。结构扭曲可以是乳腺癌的最早征象。在致密型乳腺中，因肿块常被掩盖，结构扭曲可能成为诊断乳腺癌的唯一征象。在乳腺 X 线片中应注意对称观察，并应与既往老片进行比较。

（2）乳腺癌的间接征象　乳头回缩、局部皮肤增厚或回缩、悬韧带增厚、腋窝淋巴结肿大等。

2. US

乳腺癌常呈低回声，轮廓不规则，与周围组织分界欠清晰，常呈伪足样向周围组织内伸展，无包膜回声，后方回声明显衰减。内部常有较为丰富的波动性血流。同侧腋下常可探及呈低回声的淋巴结。

3. CT

CT 的优点是断面成像，并可行强化扫描，对肿块或局限型致密病变的定性诊断有一定帮助。CT 最明显的优势是显示腋窝及纵隔、内乳区肿大淋巴结以及乳腺癌术后的随诊。但 CT 对患者放射剂量较大，故不能作为乳腺常规检查手段。

4. MRI

浸润性乳腺癌多表现为异常信号的肿块，T_1 加权像呈等或低信号，T_2 加权脂肪抑制图像上病变信号高低不一，取决于肿瘤内部的组织成分，多为等或稍高信号，或高、低混杂信号。肿块的边缘常不规则，可见毛刺或呈放射状改变。多期动态增强 MRI 检查不仅更清晰显示病灶，并且可通过分析时间－信号强度曲线（TIC）评估病变的良、恶性。浸润性乳腺癌增强扫描多表现为不均匀强化肿块，TIC 多数呈"流出型"或"平台型"，少部分可表现为"流入型"曲线。乳腺导管内癌常表现为沿导管分布的线样或段样非肿块强化（图 13－1）。

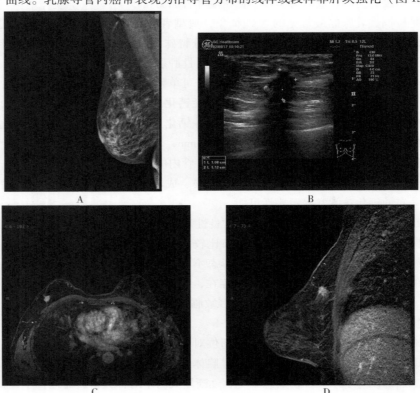

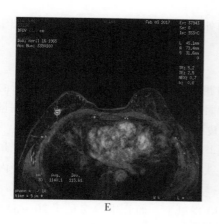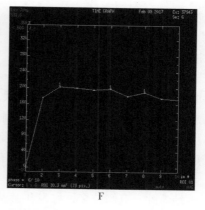

图 13 - 1　右侧乳腺浸润性癌非特殊型

A. 右侧乳腺 X 线，内外侧斜位。右侧乳腺外上象限小结节，腺体不规则，边缘毛刺；B. 右侧乳腺超声，右侧乳腺形态不规则低回声结节；C, D. 乳腺增强 MRI，横断面（增强早期），矢状面（增强延迟期），增强 MRI 显示明显强化的不规则小结节，边缘毛刺；E, F. 乳腺增强 MRI 时间信号强度曲线，时间信号强度曲线呈"流出型"

【鉴别诊断】

以肿块为主要表现的乳腺癌，主要应与良性肿瘤、囊肿及肉芽肿性病变等鉴别。良性肿瘤一般形态较规整，边缘光滑整齐，无毛刺，有时可见透亮晕。

除乳腺癌有钙化外，其他一些良性病变，如纤维腺瘤、分泌性疾病、脂肪坏死、慢性乳腺炎、乳腺结核、乳腺腺病、导管扩张症等均可见钙化。乳腺癌的钙化通常呈细线样、细线分支样或细小多形性钙化，直径小于 0.5mm，呈簇状密集分布或沿乳腺导管线样或段样分布。而良性钙化比较粗大，通常在 0.5mm 以上，亦可伴有微小钙化，但以粗大钙化为主，呈圆点状，杯口状或爆米花状，一般散在分布或局限在一区域内融合成团。

【影像检查优选评价】

X 线平片和超声为主要诊断手段，MRI 可作为进一步释疑及治疗前分期。

二、乳腺纤维腺瘤

乳腺纤维腺瘤是最常见的乳腺良性肿瘤，一般认为纤维组织增生占主要地位，瘤体越大越明显，但腺上皮增生也参与其间，肿瘤多呈圆形、卵圆形，边界清晰，较易与周围组织剥离，大多数包绕脂肪包膜。肿瘤组织也可发生钙化。

【影像学表现】

1. X 线

多呈圆形或卵圆形，也可呈分叶状，密度均匀，边缘光滑锐利，部分病变可见钙化，粗大"爆米花"样钙化为其典型征象（图 13 - 2）。

2. US

病变多为单发，亦可为多发，呈椭圆形或圆形，部分呈分叶状，边界清楚，呈低回声或中等回声，大部分可见完整中等强度包膜回声，伴侧壁声影。

3. MRI

多表现为边界清晰的结节，平扫 T_1 加权图像表现为低信号或等信号，依据病变内细胞、纤维成分及水的含量不同，T_2 加权表现为不同信号强度。动态增强扫描表现形式多样，大部分表现为缓慢渐进性的均匀强化或中心向外周扩散的离心性强化，少部分 TIC 表现为"平台型"或"流出型"。

【鉴别诊断】

（1）乳腺癌　一些特殊类型的乳腺癌，如髓样癌和黏液癌多表现为边界清晰的类圆形肿块，有时很难与纤维腺瘤鉴别。如果肿块较固定，且触诊肿块大小大于 X 线测量者，则应考虑为恶性可能。微钙化、肿瘤周边毛刺及皮肤增厚均为恶性征象。

（2）大导管内乳头状瘤　较少见，患者平均年龄较纤维腺瘤大。病变多在乳晕下或其附近，密度常较纤维腺瘤要淡，临床上多有乳头溢液。超声可显示扩张的大导管内低回声结节。

（3）单纯囊肿　双侧较多，好发年龄为 40 岁以上，而纤维瘤多见于 20 ~ 35 岁青年，以单发多见。超声可以很好地鉴别囊、实性。

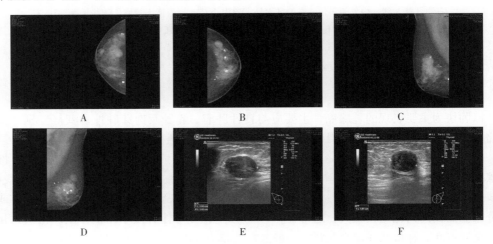

图 13 - 2　双侧乳腺纤维腺瘤

A ~ D. 双侧乳腺 X 线，内外侧斜位及上下位。X 线示双侧乳腺多个类圆形等密度结节，边界清楚，伴双侧乳腺散在多发粗大"爆米花"样钙化；E，F. 双侧乳腺超声。超声示双侧乳腺类圆形、椭圆形结节，边界清楚，内部回声欠均匀

【影像检查优选评价】

X 线平片和超声为首选影像检查方法。

三、导管内乳头状瘤

导管内乳头状瘤是起源于导管上皮的良性肿瘤，可发生在大、中、小各级导管，可单个或多个生长，多发性者称导管内乳头状瘤病。

【影像学表现】

1. X 线

（1）平片　体积较小时多表现为阴性，瘤体较大时方可显示。单发的导管内乳头状瘤可见局部导管不规则扩张，沿着扩张的导管出现小结节状致密影。多发性者表现为导管广泛扩张，呈串珠状改变，有时也可见到肿瘤呈小结节状阴影。偶尔可伴有钙化，表现为桑葚样或小点状钙化（图 13 - 3）。

（2）乳腺导管造影　大导管管腔内呈圆形、类圆形或半圆形边缘光滑的充盈缺损，多

个或单个，大小不一。导管近端常有不同程度的扩张，但不致形成完全性阻塞。

2. US

常位于乳晕附近的乳管开口至壶腹以下 1cm 左右处。可为单发，也可多发，表现为扩张的无回声导管腔内出现息肉样中等回声，表面光滑，边缘规整。也可以仅仅发现导管扩张或仅探及实性结节而不伴导管扩张。

3. MRI

导管内乳头状瘤多表现为单发或多发的圆形或分叶状结节，结节边缘光滑，无毛刺，增强扫描可有明显强化，TIC 可呈流出型。少数导管内乳头状瘤 MRI 可表现为形态不规则、明显强化的肿块，与浸润性乳腺癌难以鉴别。因导管内乳头状瘤的血供丰富常可导致导管内出血或结节出血，故常伴有导管样高信号或结节样高信号。

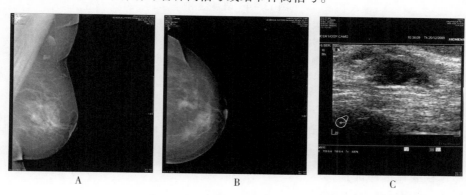

图 13 - 3　左侧乳腺导管内乳头状瘤

A，B. 左侧乳腺 X 线，内外侧斜位及上下位。X 线示左乳头后方局部导管不规则扩张；C. 左侧乳腺超声。超声示左乳头下方导管扩张，其内可见低回声结节。病理为导管内乳头状瘤

【鉴别诊断】

（1）纤维腺瘤　大导管乳头状瘤需与其他良性肿瘤（如纤维腺瘤）鉴别，发生于乳晕下区的良性肿瘤应考虑到乳头状瘤的可能。

（2）乳腺癌　部分乳头状瘤的表现与乳腺癌很难鉴别。

【影像检查优选评价】

超声和 X 线平片为常规检查方法，乳腺导管造影现已不作为临床常规检查方法。

四、乳腺囊肿

单纯囊肿在乳腺囊肿中最为常见。囊肿壁由单层上皮组成，其内容为清亮黄色液体；出血形成者则呈灰色、棕色或黑色液体。

【影像学表现】

1. X 线

多数为圆形或卵圆形、边缘光整、密度均匀的致密阴影，周围常见透明晕（图 13 -4）。

2. US

圆形或椭圆形无回声区，边缘光滑，边界清楚，可见侧壁声影。

3. MRI

边缘光滑的圆形或卵圆形病变，均匀的长 T_1、长 T_2 信号；增强扫描无强化。

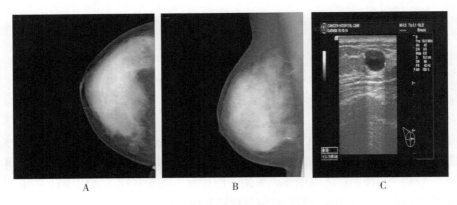

图 13 - 4　乳腺囊肿

A，B. 左侧乳腺 X 线上下位及内外侧斜位。X 线示右乳内下象限类圆形等密度结节，边缘光滑锐利，结节边缘见钙乳样高密度影，随不同拍摄体位形态变化；C. 支持乳腺超声。超声示右乳无回声结节，边缘光整伴后方回声增强。手术中穿刺吸出清亮液体，镜下见少数导管上皮细胞及组织细胞

【鉴别诊断】

乳腺囊肿形成的肿块需要与其他实性肿块鉴别如纤维腺瘤，超声和 MRI 均能很好鉴别囊实性。单纯囊肿需要与积乳囊肿鉴别，后者有明显哺乳史。乳腺囊肿尚需要与脓肿进行鉴别。

【影像检查优选评价】

超声扫描是最佳检查方法。

五、急性乳腺炎

哺乳期内因乳头或乳晕皮肤破损，可引起乳腺炎。多为局部感染或通过血行或淋巴管蔓延，乳腺小叶内的乳汁淤积亦可导致炎性反应。

【影像学表现】

1. X 线

边界模糊的片状密度增高影，经抗生素治疗后显著缓解（图 13 - 5）。

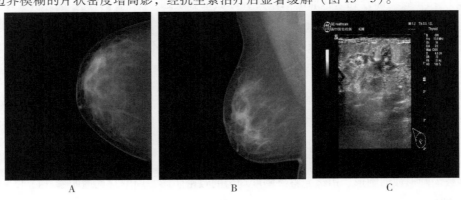

图 13 - 5　乳腺炎

A，B. 乳腺 X 线右侧上下位及内外侧斜位。X 线示右乳外上象限片状密度增高影，边界不清；C. 右侧乳腺超声。超声见形状极不规则低回声区，内部回声不均，无后方回声衰减，可见丰富血流。病理：导管周围大量急性及慢性炎细胞、多核巨细胞浸润，伴小脓肿形成

2. US

炎症区乳房组织增厚，内部回声较低、不均匀。当脓肿形成时，可见数目不同、大小和形态不一的无回声区，境界清楚。

【鉴别诊断】

无论临床上或 X 线上，急性乳腺炎均需与炎性乳癌鉴别。炎性乳癌常为乳腺中央位的密度增高，乳晕亦常因水肿而增厚，皮肤增厚以乳房下部最明显。急性乳腺常局限在感染区，经 1~2 周抗生素治疗后，急性炎症可很快缓解，而炎性乳癌多无变化。

【影像检查优选评价】

超声为首选检查方法。

六、乳腺增生症

乳腺增生是生理过程中或在某些激素分泌失调情况下，表现出乳腺组织成分的大小和数量构成比例及形态上的周期性变化，是一组临床症候群。乳腺增生并非炎症性或肿瘤性疾病，甚至其大多数情况下都是代表乳腺组织对激素的生理性反应，而不是真正的疾病。乳腺增生的病理分类尚未取得一致性意见，国内一般将乳腺增生分为下述五类病变：①乳腺小叶增生；②乳腺囊性增生，小导管扩张并形成多发含液的小囊；③乳腺腺病，乳腺小叶内末梢导管或腺泡数目增多，乳腺小叶变形，纤维组织亦有明显增生；④硬化性乳腺病，腺泡致密增生，纤维增生超过腺管增生，腺管上皮受压扭曲变形，常伴有钙盐沉积；⑤放射状瘢痕，由于硬化造成乳腺小叶结构破坏，导致影像学及病理学表现类似于乳腺浸润性癌的良性增生改变。乳腺增生的组织病理成分具有多样性，乳腺影像学手段尚不能分辨其中具体的组织细节，难以像病理组织学一样作出具体的细微诊断，所以影像学诊断可按照乳腺影像报告及数据系统（BI－RADS），提出诊断分类和进一步处理意见。

【影像学表现】

1. X 线

可无明显异常改变；可表现为双侧腺体致密、增厚，内部结构紊乱；可表现为片状、结节状或团块状高密度影，密度高于腺体，病变范围可以广泛，也可较局限，边缘往往模糊不清；钙化比较少见，硬化性腺病可合并钙化，表现为不定性、粗糙不均质钙化，钙化分布往往比较分散，也可呈簇状分布。

2. US

病变区乳腺组织常较周围组织厚，形态和轮廓可不规则，病变内部回声常稍低于周围乳腺组织，导管结构紊乱，境界模糊不清，无包膜回声。

【鉴别诊断】

当乳腺增生，尤其是乳腺硬化性腺病、放射状瘢痕，表现为肿块或出现钙化时，需要与纤维腺瘤和乳腺癌鉴别。

【影像检查优选评价】

超声和 X 线平片为首选影像检查方法。

第 三 篇
常用介入诊疗技术

第十四章　经皮穿刺术

经皮穿刺术是介入放射学的基本技术。根据不同的疾病，介入医师在直视下或者利用多种影像监视手段，使用不同的介入器械，通过经皮穿刺术建立靶器官与外界的通道，从而完成疾病的介入诊断及治疗。

通过经皮穿刺术建立的介入通道包括血管性（如动脉、静脉）与非血管性（如肠道、胆道、尿道等），也可穿刺实质脏器，进行介入诊断和治疗。

第一节　基本技术

【器械与药物】

1. 穿刺针

是经皮穿刺术的主要器械，分为血管穿刺针（如 Seldinger 针和前壁穿刺针）和非血管穿刺针（如用于胆道和肾盂穿刺的 Chiba 针），穿刺针的常用规格为 14~23G。

2. 活检针

主要分为细胞抽吸针和组织切割针两大类。前者多为细针，组织损伤小，主要通过抽吸的操作方式用于获取细胞学和细菌学材料；后者较粗，包括自动或弹射式活检枪，此类活检针可以获取组织学标本，用于组织学检查。用于骨组织活检的组织切割针为特殊锯齿形状的旋切针。

3. 治疗针

实体肿瘤的经皮穿刺介入治疗针常使用 21~22G 千叶针（Chiba 针）和套管针。

4. 定位针

主要用于微小乳腺肿瘤的术前定位，常用有 Kopans 针和 Brell 单钩、双沟针，可在超声或 X 线引导下放置。

5. 药物

经皮穿刺及其临床应用的常用药物有麻醉剂、无水乙醇、热生理盐水或热对比剂、抗生素等。

【操作方法】

1. 血管穿刺术

血管穿刺包括动脉和静脉，多采用局部麻醉，对不能配合而又必须进行操作的患者可采用全身麻醉。血管穿刺术包括 Seldinger 穿刺法和改良穿刺法，多采用后者。

2. 活检术

（1）导向监测　包括透视、超声、CT 和 MRI 等，可根据病变的部位、大小、深度、范围进行优选。部分活检术如骨组织活检，术者可在直视下进行。

（2）术前准备　选定穿刺点后，对穿刺点及其周围皮肤消毒，在铺设无菌单后使用 1%~2% 利多卡因作穿刺点局部麻醉。

（3）确定路径　根据影像检查结果，确定穿刺的路径，在影像设备的引导下穿刺病灶，进行活检。

（4）标本处置　对取材的标本及时进行细胞、组织学或细菌学涂片、固定，然后送检。

（5）并发症　主要有疼痛、出血、气胸、继发感染、邻近组织或器官损伤、肿瘤沿针道种植转移等。

3. 肿瘤消融术

导向监测与活检术类似，超声和 CT 是最常用的手段，MRI 引导也逐渐应用于临床，操作方法与活检术基本相同。在注射无水乙醇时要注意观察其在瘤体内的弥散情况，必要时可行病灶多点穿刺与注射，同时注意防止其进入血管。除了与穿刺活检术类似的一些并发症外，还有一些为药物引起的反应，如药物刺激引起的疼痛、肿瘤坏死引起的发热等。

【应用范围】

（1）建立血管通道　进而进行经血管内的介入诊断与治疗。

（2）进入非血管管腔　如经皮肝穿刺胆管造影及经皮肝穿刺胆管引流术（PTCD）、经皮肾穿刺肾盂造瘘及经皮胃造瘘等。

（3）穿刺实质脏器内病变　进行肿瘤等占位性病变的活检、肿瘤消融治疗、囊肿的抽吸硬化、脓肿穿刺引流等。

第二节　主要临床应用

一、胸部疾病经皮穿刺

【适应证】

（1）肺部病变　原发性肿瘤、转移性肿瘤、原因不明的局限性或弥漫性肺部病变。

（2）胸膜病变　不明原因的胸腔积液、胸膜肿瘤。

（3）纵隔肿瘤　原发及转移性肿瘤。

（4）胸壁病变　原发性肿瘤、转移性肿瘤、结核。

【禁忌证】

（1）肺部病变　血管性病变（动脉瘤、动静脉畸形等）、弥漫性肺纤维化病变、严重肺气肿、肺功能不全。

（2）无法控制的剧烈咳嗽。

（3）心功能不全者。

（4）凝血机制障碍者。

【注意事项】

（1）严格掌握适应证。

（2）穿刺时嘱患者全身放松，平静呼吸，必要时机械屏气。

（3）穿刺点应尽量接近病灶，于肋骨上缘进针，并避开大血管及叶间裂。穿刺针从胸壁进入肺组织的速度应快捷，以免针尖划破脏层胸膜。

（4）纵隔穿刺时为便于穿刺针尖进入病灶，可先用针体弯曲的穿刺针，也可根据需要自行屈曲。

（5）进针过程中，应随时透视或 CT 扫描以观察穿刺针行进方向和所在位置，如有偏差及时调节。

（6）应多位置、多方向性获取标本。对于有中心坏死的肿瘤，应于肿块边缘部取材，以提高病变的阳性检出率。

（7）取完标本后，穿刺针退至肺组织边缘时，经穿刺针导入自体血凝块或明胶海绵条可预防气胸或血胸的发生。

（8）穿刺结束后，患者应在放射科留观 1~2 小时。若出现并发症应及时处理，门诊患者应留院观察。

（9）若穿刺失败，如需要可间隔 4~5 天后再行穿刺。

（10）双肺病变不能同时穿刺，两肺穿刺应间隔 3~5 天。

二、腹部脏器经皮穿刺

【适应证】

（1）肝脏、脾脏病变　原发及转移性恶性肿瘤、囊肿和脓肿。

（2）胆道病变　良、恶性肿瘤。

（3）胰腺病变　良、恶性肿瘤，囊肿。

（4）肾脏肿瘤。

（5）盆腔脏器的良、恶性肿瘤。

（6）肾上腺肿瘤。

（7）原因不明的腹、盆腔淋巴结肿大。

【禁忌证】

（1）血管性病变或病变与大血管关系密切者。

（2）胃肠道病变。

（3）凝血机制障碍患者。

（4）严重全身性感染者。

三、骨关节病变经皮穿刺

【适应证】

用于各种良、恶性肿瘤及肿瘤性病变的诊断和鉴别诊断，也用于注入骨水泥行成形术、骨样骨瘤进行射频消融术。

【禁忌证】

（1）进针途径被大血管或重要脏器所阻挡，穿刺易引起严重合并症。

（2）有凝血机制障碍者。

【注意事项】

（1）扁骨穿刺时，为防止穿透骨质导致骨下组织损伤，穿刺针应与骨板或骨轴成斜行方向进针。

（2）椎体穿刺麻醉不宜过深，以保留患者感觉，便于当触及神经时术者及时调整穿刺针入路，避免损伤神经。

（3）椎体穿刺后应严密观察患者，如发生血肿或神经受压症状，应及时处理。

四、经皮腹腔神经丛阻滞术

经皮腹腔神经丛阻滞术用于解除或缓解上腹部晚期恶性肿瘤（如肝癌、胰腺癌）导致的顽固性疼痛给患者带来的极大痛苦。其基本原理就是采用较大剂量的乙醇或石炭酸注入腹腔神经丛部位，使神经节及神经元变性、脱髓鞘，从而阻断神经的传入途径。

【适应证】

（1）肝脏、胰腺原发及继发性恶性肿瘤。

（2）肾上腺肿瘤导致的疼痛。

（3）非恶性肿瘤性病变导致的慢性疼痛，如慢性胰腺炎。

【禁忌证】

凝血机制障碍，心、肝、肾功能严重衰竭。

【并发症】

经腹穿刺的前入路一般很少引起并发症，并且持续时间短。经背侧穿刺的后入路可引起如下并发症：①截瘫；②单侧肢体麻痹；③一过性血尿；④椎间盘损伤；⑤药物引起化学性腹膜炎。

【注意事项】

（1）阻滞剂弥散到膈肌、背部肌肉和神经等可引起疼痛，可加入局麻药缓解上述症状。

（2）经腹穿刺后必须行 CT 扫描，以判断针尖位置。如针尖位于腹主动脉壁内或膈肌脚时，及时调整针尖位置，防止产生严重的不良后果。

（3）部分患者可出现一过性低血压，一般不超过 24 小时，通过加快输液即可纠正。

（4）由于交感神经被阻滞后，副交感神经兴奋性相对增强，引起肠蠕动增强，故术后患者可出现轻度腹泻，一般数日内缓解。

五、肿瘤消融术

肿瘤消融术是指在影像引导下采用物理方法直接毁损肿瘤的局部治疗技术，用于治疗肝、肾及肺的实性恶性肿瘤。临床上以肿瘤射频消融和无水乙醇注射最为常用，影像引导系统常采用 B 超和 CT 扫描。

射频消融术是将射频电极针插入肿瘤组织，通过射频电磁波激发组织细胞发生离子振荡和摩擦，局部产生 80～100℃的高温，有效快速地杀死局部肿瘤细胞，同时使肿瘤周围的血管组织凝固，切断肿瘤供血并防止肿瘤转移。

无水乙醇注射是通过细针穿刺，直接将无水乙醇注入肿瘤体内，使肿瘤组织细胞发生凝固坏死，达到消除肿瘤的目的。

【适应证】

（1）直径≤5cm 的单发肿瘤，因心、肝、肺、肾等脏器功能不全而无法进行手术切除。

（2）最大直径≤3cm 的多发肿瘤。

（3）凝血功能尚好，凝血酶原活动度（PTA）>50%；血小板计数（PLT）>$50×10^9$/L。

（4）肝功能 Child - Pugh 分级 A - B 级；血清总胆红素（TBIL）<50μmol/L。

【禁忌证】

（1）心、肺、脑、肾脏等脏器有严重的器质性病变及功能衰竭。

（2）严重出血倾向（PTA <50%，PLT <$50×10^9$/L）。

（3）肝癌时，肝功能 Child - Pugh 分级 C 级，TBIL >50μmol/L、大量腹水、门静脉主干癌栓、弥漫型肝癌等均不能施行肿瘤消融术。

【并发症】

1. 射频消融术

（1）常见疼痛、发热、一过性肝功能损害、包膜下出血、胸腔积液、气胸。

（2）少见皮肤灼伤、膈肌损伤、胆管损伤、胆囊穿孔、肠管穿孔、心包填塞等。

2. 无水乙醇注射

（1）常见疼痛、发热、一过性肝功能损害等。

（2）少见肝肾功能衰竭、胆管损伤、肝梗死、胆汁血症、乙醇中毒等。

【注意事项】

（1）射频消融的范围应超出肿瘤边缘 0.5～1cm，以确保完全杀灭肿瘤。

（2）对位于肝表面、肝门部、膈肌下、胆囊和肠管旁的肿瘤，射频消融达到肿瘤坏死的程度即可，肿瘤边缘可行无水乙醇注射补充治疗。

（3）射频电极针应经正常肝组织再穿刺入肿瘤，穿过的正常肝组织厚度应超过 1cm。

（4）消融治疗后应充分灼烧针道，减少出血及肿瘤种植转移风险。

（5）对于 B 超或 CT 显示不清的微小肿瘤，可以先行经导管动脉栓塞化疗（TACE）治疗，通过碘油聚集显出病灶后再行消融治疗。

（6）CT 引导下射频消融治疗的患者，术前应充分进行呼吸屏气训练。

（7）缓慢注射无水乙醇，以保证无水乙醇在肿瘤组织内充分弥散。

第十五章　经皮穿刺引流术

经皮穿刺引流术是在影像系统引导下，利用穿刺针、导管等器械，将体内局限性积脓、积液、积气和管道系统阻塞引起的胆汁或尿液滞留导出体外而达到治疗目的的一系列技术。此类技术可以解决肿瘤造成的管道阻塞，恢复相应器官的功能，延长患者生命，提高其生活质量，同时为进一步治疗打下基础。而对于一些良性病变则可达到治愈的目的。

一、经皮穿刺气胸引流术

【适应证】

（1）伴呼吸困难的气胸或肺压缩程度比较严重者。

（2）开放性气胸或张力性气胸。

（3）反复发作的气胸，且保守治疗无效。

（4）CT扫描提示气胸同侧伴有肺大疱存在。

【禁忌证】

（1）严重脏器损害　心、肝、肺、肾功能障碍。

（2）严重出血倾向患者。

（3）弥漫性肺纤维化。

（4）广泛的胸膜增厚、粘连。

（5）巨大肺大疱，压迫周围组织影响心肺功能，以手术为首选。

（6）位于纵隔面的肺大疱为相对禁忌证。

二、经皮穿刺肺脓肿引流术

【适应证】

（1）急性肺脓肿合并引流支气管狭窄或阻塞，使脓液引流不畅。

（2）直径大于4.0cm的肺脓肿经内科治疗效果不明显者。

（3）外伤性肺脓肿。

（4）肿瘤坏死引起混合感染而引流支气管不畅，于手术治疗前可行穿刺引流。

【禁忌证】

（1）引流支气管通畅的肺脓肿。

（2）多发性或多房性小肺脓肿。

（3）未液化或液化不全的肺脓肿。

（4）恶性肿瘤内坏死液化的假性肺脓肿。

【注意事项】

（1）对未累及胸膜腔的肺内脓肿，应尽量选择环甲膜穿刺途径，向气管内滴注抗菌素，以防止感染扩散。

（2）肺脓肿穿刺针应从便于脓液流出和有胸膜增厚的部位进入脓肿，一般靠下部或背部，使低垂部位得到引流。

（3）加强导管留置处穿刺口的护理，以防合并感染。

（4）在引流的同时，应给予足量敏感的抗生素。

（5）注射对比剂和冲洗脓腔应采取低压力、低流量的方法，以防止引起脓毒血症。

（6）每1～2天进行一次脓腔造影，以观察引流效果，及时发现和处理脓肿间隔或分房脓肿。

（7）除合并其他严重合并症外，应给予充分引流，不应过早拔除引流导管。

三、经皮经肝胆道引流术

【适应证】

（1）各种疾病导致的胆道梗阻伴肝功能损害和严重黄疸，如胆管癌、胰腺癌、胆总管结石、胰腺炎等，常用于外科手术前。

（2）晚期恶性肿瘤导致的胆道狭窄，如胆管癌、胰腺癌、肝门转移癌等。

（3）无法手术治疗的胆道良性狭窄。

（4）良性胆道狭窄球囊扩张术前通过引流胆汁作减压准备。

（5）急性梗阻性化脓性胆管炎的急救。

（6）通过引流减压再经导管行取石。

【禁忌证】

（1）多发性肝内胆管梗阻。

（2）弥漫性胆管内肿瘤。

（3）凝血机制障碍、全身衰竭、大量腹水、脓毒血症等为相对禁忌证。

【并发症】

（1）胆道出血　①PTCD术后少量血性胆汁较常见，一般不需特殊治疗可自行停止，仅少数需要止血药物或输血治疗；②如大量出血，应经引流管造影，发现导管行经肝血管内，应立即撤出；③如胆管继续出血，应行肝动脉造影，了解出血原因，必要时行肝动脉栓塞止血。

（2）胆汁漏　胆汁可经穿刺点漏入腹腔或腹壁外，3.5%～10%的病例可出现胆汁性腹膜炎症状。根据不同的漏出原因可采取相应的处理：①如果引流管细于扩张胆道，调换粗引流管；②引流管不够深入致部分侧孔位于肝实质，甚至位于肝外时，将引流管深入放置，或换边孔少的引流管；③引流管引流不畅，可行引流管造影，明确原因并作针对性处理。

（3）逆行胆道感染　术中严格无菌操作，术前术后应用抗生素。造影前尽量放出较多的胆汁，再注入等量或稍少的对比剂。

（4）导管堵塞或脱出。

（5）穿刺插管若误穿过胸膜腔，可引起胆管胸膜腔瘘、气胸和血胸。因此，穿刺应在透视下进行，避开肋膈角。

【注意事项】

（1）术前需明确诊断，以便掌握适应证和选择引流方式。

（2）引流管的侧孔，应完全置入胆管内，不应留于肝实质内，以免引起出血。

（3）多次穿刺时，保持穿刺针不要退出肝脏，以免过多损伤肝包膜。

（4）术后24小时内注意观察体温、脉搏、血压，注意胆汁内血液量和有无腹膜刺激征。

（5）对长期引流者，需教会患者及其家属对于引流管的护理，预防导管阻塞和脱出。

四、经皮穿刺肾盂造瘘术

【适应证】

（1）肾盂、输尿管积水，肿瘤，结石和发育异常等原因引起输尿管狭窄或梗阻，影响肾脏功能但又不能立即进行病因治疗。

（2）各种病因手术前尿液引流减压和术后放置引流管。

（3）恶性肿瘤侵蚀或压迫输尿管引起梗阻、积水的姑息引流治疗。

（4）因外伤、手术等原因引起输尿管断裂或尿瘘形成，可作为择期手术的先期治疗。

（5）行肾镜或输尿管镜插入前开辟通道。

（6）结石取除或灌注溶肾石素。

【禁忌证】

经皮穿刺肾盂造瘘术无绝对禁忌证，下列疾病经过积极处理，症状改善后，仍可进行穿刺造瘘。①肾结核、肾周脓肿、高血压、出血性疾病和凝血机制障碍等，可经过治疗后进行造瘘术，也可边治疗边进行造瘘术；②肾脏位置异常或活动度大、骨骼畸形、妊娠期等，精确定位、谨慎操作，并不妨碍进行肾穿刺造瘘术。

【注意事项】

（1）穿刺点定位应力求准确，防止误伤邻近脏器。

（2）穿刺针不能直接进入肾盂，而应先从肾盏穿过以避免对肾门血管的损伤。

（3）欲作顺行性引流插管和长期外引流时，应从腋后线对准中组肾盏穿刺，既便于导丝、导管顺利进入输尿管，通过狭窄段，又便于长期保留外引流导管。

（4）第一次穿刺失败时，为避免肾实质不必要的损伤，应将穿刺针退到肾外调整方向后再行第二次穿刺。

（5）梗阻段以上有化脓性感染或有膀胱与其他组织有瘘道时，不宜作顺行性内引流插管。

（6）引流导管留置后应定期冲洗导管，测定肾功能和电解质，并积极预防和治疗感染。

（7）长期外引流者，应适时更换大号引流管。

五、经皮穿刺腹腔脓肿引流术

【适应证】

（1）原发或继发的腹腔单发单房性脓肿。

（2）肝阿米巴脓肿药物治疗效果不佳且伴有混合感染时，可配合穿刺引流，常可取得良好的疗效。

（3）消化管疾病引起的消化管周围脓肿，在经皮穿刺引流后对原发病进行二期治疗。

（4）胰腺脓肿。

（5）胰腺假囊肿，保守治疗不消退、直径超过4cm、持续6周以上时应采用外科治疗或经皮穿刺引流。

【禁忌证】

（1）过敏性休克或腹腔内播散原是包虫性囊肿穿刺后导致的并发症，因此包虫性囊肿曾是经皮腹腔穿刺的禁忌证。但由于穿刺后高浓度盐水洗净的应用，从而避免了这些并发症的发生。现包虫囊肿已不属于禁忌证。

（2）脾脓肿只有在穿刺入路上无脾实质时才可考虑经皮穿刺引流术。

（3）脓肿位于脏器或大血管间隙，穿刺可引起感染扩散或损伤脏器者。

（4）凝血机制障碍者。

【并发症】

（1）脏器误伤　穿刺不慎可导致脓肿周围脏器的损伤。

（2）感染扩散　感染可以向周围组织、脏器扩散，严重者导致血行感染。

（3）出血　病变内有较多血管或者穿刺损伤入路周围血管。

【注意事项】

（1）穿刺针切忌穿过正常脏器进入周围脓肿。

（2）脓肿壁形成以前，不宜进行脓腔冲洗。

（3）注射对比剂和冲洗脓腔时应采取低压力、低流量的方法。

（4）因窦道形成尚不完整，所以在短期引流致脓腔缩小而需后退引流导管时，应更换侧孔少的引流管，以防止脓液漏出。

（5）利用脓腔造影或 CT、B 超检查，及时发现和处理有间隔或分房的脓肿。

（6）脓腔未闭合前，不宜过早拔除引流管。

六、心包积液经皮穿刺引流术

心包积液为常见疾病，临床常用 B 超或 CT 引导下心包穿刺引流的方法明确病因、缓解心包填塞症状，操作简便、安全。

【适应证】

（1）心包积液增加　短期内迅速增加超过 100~200ml，缓慢积累超过 2000ml 时。

（2）心包填塞　患者出现胸闷、憋气，血压下降和心跳加快等。

【禁忌证】

（1）全身情况差，多脏器功能衰竭。

（2）严重出血倾向（PTA < 50%，PLT < 50×10^9/L）。

（3）患者不能平卧。

【并发症】

（1）常见心前区疼痛。

（2）少见感染、心律失常、心包破裂、右心室穿孔等。

【注意事项】

（1）心包穿刺操作要求简便、迅速，应尽量在 B 超引导下进行。

（2）当心包积液量不多时，置管后一定要缓慢地抽吸积液或者让其自然引流出，尽量减少引流管对心脏的刺激。

七、囊肿引流硬化术

肝、肾及卵巢等脏器的单纯囊肿，可在 B 超或 CT 引导下进行引流和无水乙醇硬化治疗。

【适应证】

（1）囊肿直径 > 5cm。

（2）囊肿增大压迫邻近器官，引起不适、疼痛、肾盂积水、高血压等症状。

（3）囊肿感染。

（4）囊肿导致患者产生心理压力，情绪不稳定。

【禁忌证】

（1）严重出血倾向（PTA < 50%，PLT < 50 × 10^9/L）；

（2）乙醇过敏体质。

【并发症】

无严重并发症，极少数情况有疼痛、出血、腹膜炎或乙醇中毒等并发症。

【注意事项】

（1）穿刺成功后将囊液抽尽，注入对比剂观察有无外漏，无外漏后方可注入无水乙醇。

（2）直径 > 10cm 的囊肿，应置管进行反复引流和硬化治疗。

（3）乙醇用量因人而异，若出现剧烈疼痛或酒精中毒症状，应立即停止无水乙醇注入。

八、经皮穿刺胆囊造瘘术

经皮穿刺胆囊造瘘术主要在 B 超或 CT 引导下进行，可以作为择期胆囊切除术前缓解患者症状的初步治疗方案。对于部分急性结石性胆囊炎患者和非结石性胆囊炎患者还可以直接治愈。

【适应证】

（1）伴有局部感染症状的中度急性胆囊炎患者，经内科治疗 24～48 小时无效，而又不能急诊手术切除。

（2）重度急性胆囊炎的治疗关键是以多器官支持为主。当胆囊穿孔导致胆汁性腹膜炎而外科无法行急诊胆囊切除术时，可行经皮穿刺胆囊造瘘术。

（3）年龄 > 70 岁，合并有严重心肺疾病、糖尿病等，又难以接受全麻手术或手术风险很高的患者。

（4）经受了严重创伤、烧伤、大手术等，难以耐受急诊胆囊切除术的危重患者。

【禁忌证】

（1）有明显出血倾向的患者（PLT < 50 × 10^9/L，INR 大于 1.5）。

（2）胆囊萎缩患者。

（3）难以配合操作治疗的患者，如意识不清楚。

（4）妊娠期患者，不能在 CT 引导下进行操作。

【并发症】

（1）常见胆汁性腹膜炎、出血、迷走神经反应。

（2）少见败血症、小肠瘘、结肠损伤、胆囊或胆道继发感染以及导管脱出等。

【注意事项】

（1）在 CT 引导下进行胆囊造瘘时，穿刺置管经过一段正常的肝组织，可以降低胆汁性腹膜炎的发生率。

（2）造瘘成功后，应缓慢地引流胆汁，以免诱发迷走神经反应。

（3）需密切注意患者生命体征，若出现胆瘘及胆汁性腹膜炎等并发症时，进行相应的对症治疗，必要时需急诊手术。

第十六章　经导管栓塞术

第一节　总　论

经导管血管栓塞术是介入放射学最重要的基本技术之一，是指在 X 线透视下将栓塞材料通过导管选择性推送到靶血管阻断局部血流，从而使靶血管、靶器官血流中断或改变靶脏器血流动力学，达到预期治疗目的的技术。经导管血管栓塞术具有微创、精准、可重复性强、可控性好、疗效高、见效快、并发症发生率低等优点。

【栓塞材料】

通常按物理性质将栓塞材料分为固态和液态栓塞剂，按照栓塞血管时间长短分为短效、中效、长效三类。

(1) 液体栓塞材料　无水乙醇、碘化油、医用胶。

①无水乙醇：主要机制是造成血管内皮损伤，蛋白凝固，继发性毛细血管内凝血，血栓形成，供血障碍，周围组织坏死。无水乙醇经过导管直接注射病变相应区域动脉或经皮穿刺直接注射到血管畸形部位，局部组织坏死，血管闭塞，达到治疗目的。栓塞后血管破坏严重，循环不易恢复，侧支循环较难建立，属于永久性栓塞治疗。无水乙醇的缺点是无法在透视下显示，在组织内可以广泛弥散，往往很难控制在组织内的分布，容易造成非靶器官栓塞。注入剂量较大时可能出现酒精中毒反应（醉酒反应），重症者发生肺动脉痉挛引起肺动脉高压。

②碘化油：经导管注射到肿瘤血管内，闭塞肿瘤毛细血管网，常用于原发性肝癌的介入栓塞治疗。碘化油进入肿瘤组织末梢血管后，滞留于肿瘤组织中，阻断和影响肿瘤的血供，在瘤体内保留数月甚至数年。

(2) 固体栓塞材料　明胶海绵、聚乙烯醇、弹簧钢圈等。

①明胶海绵：为蛋白基质海绵，明胶海绵进入血管后可以诱导血栓形成和血管壁炎性反应，机械性堵塞血管。明胶海绵可以在数天或数周后溶解使血管再通，多用于外伤出血、消化道出血，手术前栓塞异常血管或器官切除前封闭血管，减少术中出血。明胶海绵的优点是无抗原性、易得、经济、能消毒，可按需要制成不同的大小和形状，摩擦系数低，用一般的血管造影导管即可快速注射，闭塞血管安全有效。明胶海绵在透视下不能显示，栓塞时与对比剂混合使用，实时监测栓塞程度。

②聚乙烯醇：为合成的海绵样物质，遇水时很快膨胀，作用和用法与明胶海绵相似，但不被机体吸收，可造成血管的长期阻塞，生物相容性好，可压缩性和再膨胀性较好，对靶血管进行更完全性栓塞。聚乙烯醇颗粒和明胶海绵一样不能在透视下显示，栓塞时需要与对比剂混合使用，实时透视下监测栓塞。

③弹簧钢圈：多以不同粗细的螺旋形弹簧丝夹带羊毛、丝线或涤纶线制成，放在导管内，钢圈伸长成直线状，脱离导管后，钢圈恢复弹性记忆在血管内卷曲成团，从而阻塞血管。根据螺旋直径的不同阻塞不同大小管径的血管，弹簧钢圈的优点在于能闭塞较大的血管。

④载药微球：把微球制作成海绵体或框架网格结构，在体外与化疗药物混合，微球吸

收药液后具有载药功能，经导管推注到肿瘤内，化疗药物再重新释放药物，起到局部栓塞和化疗双重作用。

【适应证】

（1）通过栓塞血管改变局部血流动力学，用于异常血流动力学的纠正或恢复。如全身各部位 AVM、动静脉瘘（外伤、肿瘤、手术等引起或先天性的血管畸形）、静脉曲张（主要指食管胃底静脉曲张和精索静脉曲张）、动脉瘤。

（2）止血 包括动脉性出血和静脉性出血，前者如外伤性盆腔和内脏出血、泌尿系统出血、消化道出血、严重鼻衄和颌面部出血、大咯血、手术后出血等；后者主要指保守治疗无效的食道胃底静脉曲张出血。

（3）血流再分布 在栓塞或灌注化疗过程中为避免不必要的副作用和并发症，对难以避开的非靶血管可进行保护性栓塞，使局部血流重新分布。栓塞的范围不能造成相应器官正常组织缺血性坏死，影响器官功能。

（4）富血供性肿瘤治疗 通过栓塞其供血动脉，使肿瘤组织缺血坏死，达到缩小肿瘤体积，减轻或消除由肿瘤引起的症状，改善患者生存质量和延长生存期。肿瘤栓塞治疗还可作为术前辅助性栓塞治疗，以减少术中出血，提高肿瘤切除率。适合于栓塞治疗的恶性肿瘤主要有肝癌、供血丰富的肝转移瘤、肾癌、肾上腺癌、盆腔内各种富血性恶性肿瘤、颌面部恶性肿瘤、四肢、脊柱及骨盆恶性肿瘤等。良性肿瘤适合于栓塞治疗的有脑膜瘤、鼻咽血管纤维瘤、肾血管平滑肌脂肪瘤、骨巨细胞瘤、椎体血管瘤、症状性子宫肌瘤、肝血管瘤等。

（5）功能性器官切除 主要目的是消除或抑制器官亢进的功能、减少体积或使之彻底清除。主要包括脾功能亢进或巨脾、肾病引起的顽固性高血压和大量蛋白尿，在透析和器官移植的支持下栓塞治疗、异位妊娠可通过栓塞术并灌注甲氨蝶呤而终止妊娠。

【禁忌证】

（1）血管造影的一般禁忌证。

（2）难以恢复的靶器官功能衰竭（靶器官灭活除外）和恶病质患者。

（3）导管未能深入靶血管，栓塞过程中导管随时可能弹出靶血管者。

（4）导管头端前方有重要非靶血管如脊髓动脉等不能避开，误栓可能发生严重并发症者。

【操作方法】

（1）经皮穿刺血管内插管，根据靶血管部位作选择性血管造影。

（2）根据造影结果，确定靶血管，进行超选择性血管造影。

（3）将导管头端尽可能插入或靠近靶血管。

（4）选择合适的栓塞材料，全程透视监视下缓慢释放栓塞物质，观察栓塞剂的走向和栓塞程度，防止反流、误栓。

（5）栓塞后再次造影，观察栓塞效果，未达到栓塞预期要补充栓塞。

（6）栓塞治疗结束后拔除导管，压迫止血，加压包扎穿刺点。

【并发症】

（1）疼痛、发热、消化道反应（恶心、呕吐、食欲下降和腹胀等）。

（2）过度栓塞引起的并发症，如器官功能衰竭、胃肠道或胆道穿孔、皮肤坏死等。

（3）误栓非靶血管或器官。

（4）感染或脓肿形成，常发生于实质器官栓塞时。

【注意事项】

（1）造影明确病变性质、部位、范围及程度，切忌盲目栓塞。

（2）合理选择栓塞剂，根据病变的性质、栓塞目的、靶血管的粗细、靶血管的解剖特点和侧支循环情况，选择适宜的栓塞剂。如手术前栓塞，宜选用短、中期栓塞剂；肿瘤姑息治疗和血管畸形栓塞，宜选用永久性栓塞剂。在栓塞效果相同的情况下，选用不易反流、疗效确切、操作简便、价格低廉、不透X线的栓塞剂。

（3）掌握好释放栓塞剂的压力和速度，头颈部动脉栓塞时应严格防止栓塞剂反流和栓塞剂通过"危险吻合"。

（4）导管应尽量接近靶血管，释放栓塞物质过程中严禁导管退出，充分栓塞病变组织的同时，尽量保护正常组织，准确估计栓塞范围及程度，防止过度栓塞造成器官功能衰竭或严重并发症。

第二节　临床应用

一、消化道出血栓塞术

【适应证】

消化道出血药物保守治疗无效；经保守治疗缓解后又反复出血；内镜下治疗失败的消化道大出血适合进行血管造影和栓塞治疗。引起出血的病变包括：憩室出血、血管发育不良、活检后出血、外科手术后出血、AVM、静脉曲张、肿瘤、血管炎、肠管炎性疾病及溃疡出血、Meckel's 憩室、贲门黏膜出血（Mallory – Weiss 撕裂综合征），肝胆、胰腺因外伤、炎症或动脉瘤破裂导致的消化道出血。

【禁忌证】

消化道出血危及生命时，血管栓塞术没有绝对禁忌证。

【操作方法】

对糜烂、溃疡或憩室所致的出血，采用可吸收栓塞材料（如明胶海绵）进行止血。对动静脉畸形、动脉瘤等出血采用永久性栓塞材料，如金属钢圈、聚乙烯醇颗粒等。

①动脉穿刺，置入动脉鞘。

②胃肠镜检查无阳性结果可先行肠系膜上动脉造影，观察小肠和右半结肠情况。胃肠镜检查阳性者可直接插管至相应供血动脉内造影；未行胃肠镜检查者，依次进行腹腔动脉、肠系膜上动脉、肠系膜下动脉造影，发现病变后超选择性造影；未发现病变时对其分支动脉进行造影，提高出血检出率。

③消化道出血往往为间歇性，由于血压降低、血管痉挛、血管收缩药的使用，造影时不能显示出血部位。保留动脉插管，通过升压、扩容，血压逐步回升后再造影能提高出血的检出率。造影检查过程中停用血管收缩剂以免影响出血的检出。

④发现出血部位后将导管抵近出血部位，小心注入栓塞剂，阻断出血责任动脉。

⑤栓塞结束后造影，病变还有其他分支动脉供血时，需要分别进行栓塞。从解剖上看，小肠的侧支供血优于结肠，栓塞后小肠发生坏死的几率低于结肠。

⑥病变血管栓塞要充分，谨防血压回升、血管痉挛解除、血管管腔恢复正常发生血流

再通情况。

【并发症】

（1）栓塞导致局部胃肠道缺血、坏死或穿孔。

（2）插管损伤肠系膜血管引起管腔狭窄闭塞。

（3）继发性肠系膜血管血栓形成。

【注意事项】

（1）栓塞后定期复查血色素，仔细观察肠缺血征象。

（2）使用血管加压素时注意有无肠缺血绞痛、心律失常。

（3）注意保持液体通畅，禁食、禁水。

（4）栓塞止血后及时纠正生命体征，积极治疗原发病。

二、肾动脉栓塞术

【适应证】

（1）经皮肾穿刺后出血，如活检、肾造口、取肾石等。

（2）创伤性出血。

（3）肾肿瘤出血。

（4）肾脏恶性肿瘤术前栓塞或晚期的姑息性栓塞治疗。

（5）肾动脉瘤、动静脉瘘等血管性病变。

（6）严重的难以控制的肾病综合征。

【禁忌证】

一般血管造影禁忌证，无法纠正的出血倾向。

【操作方法】

（1）股动脉穿刺，置入 5F 导管鞘。

（2）腹主动脉造影，观察肾动脉管径和数量，腹主动脉造影可能发现如假性动脉瘤、动静脉瘘（AVF）和对比剂溢出等病变，也可能显示不出来具体病变，主要依靠选择性造影显示病变。

（3）使用 5F 端孔导管作选择性肾动脉造影，根据病变部位和栓塞范围使用造影导管或微导管栓塞。

（4）肾动脉容易痉挛，操作过程手法要轻柔。

（5）出血责任动脉干较短，金属钢圈未能充分阻塞血管时，可加用明胶海绵等其他栓塞剂补充栓塞。

（6）再造影检查栓塞效果。

【并发症】

（1）肾动脉痉挛。

（2）操作不当引起的肾动脉夹层或穿孔。

（3）非靶肾动脉栓塞引发肾实质梗死。

（4）肾上腺动脉栓塞（常见于乙醇反流引起）。

（5）钢圈移位、脱落，进入腹主动脉分支血管；钢圈通过动静脉瘘口回流到肺动脉引起肺栓塞。

（6）肾动脉血栓形成，引起急性肾衰竭。

（7）栓塞术后综合征 恶心、呕吐、发热、疼痛和白细胞增多，大的肾肿瘤栓塞比局部出血栓塞更容易出现。

（8）感染、脓肿等。

三、肝动脉栓塞术

【适应证】

（1）原发或转移性肝脏恶性肿瘤，也可以作为肿瘤降期手段，使不可切除肿瘤成为可切除肿瘤。

（2）肝内动静脉瘘、动静脉畸形。

（3）肝脏海绵状血管瘤或腺瘤。

（4）外伤、医源性损伤引起肝脏或胆道出血。

【禁忌证】

（1）严重肝功能不全、肝性脑病或黄疸。

（2）门静脉主干完全阻塞时栓塞治疗要慎重，门静脉入肝血流显著减少或消失，再进行肝动脉栓塞，入肝血流显著减少，容易发生肝功能衰竭；门静脉分支阻塞时为相对禁忌证。

（3）严重肝硬化基础上发生的巨大肝癌或弥漫性肝转移癌，一般应行分次栓塞并控制栓塞程度。

（4）肝脓肿。

【操作方法】

（1）经股动脉穿刺，置入导管鞘。

（2）腹腔动脉造影，观察病变部位、大小，显示肝动脉的解剖和间接门静脉造影。

（3）肠系膜上动脉造影，检查有否异位肝动脉经肠系膜上动脉发出；病变位于肝Ⅶ、Ⅷ段时需要膈动脉造影，病变位于肝左叶外侧段时要行胃左动脉造影，观察有否异常供血。

（4）门静脉闭塞时栓塞一定要超选，控制栓塞剂完全进入肿瘤内，或肿瘤小区域内不完全性栓塞。

（5）尽量插管肝动脉靶血管分支。

（6）选择合适的栓塞材料，碘油可单独栓塞，也可和化疗药混合制成乳剂后栓塞。

（7）注意防止栓塞剂反流入非靶血管。

（8）栓塞后造影，评估栓塞效果。碘化油栓塞透视下能观察到在肿瘤内分布情况。

【注意事项】

（1）肝动脉解剖变异和侧支循环较多，若癌肿有边缘性显影不全或部分缺失未显影，应考虑到副肝动脉、膈下动脉、肾上腺动脉等侧支供血的可能，注意并寻找栓塞。

（2）肝癌侧支循环容易建立，首先选择微小粒径的栓塞剂栓塞，以破坏更多的癌肿毛细血管床，再注入粗颗粒栓塞剂以提高栓塞效果。肝外伤出血时宜选择粗颗粒栓塞剂或弹簧圈。

（3）肝癌栓塞术后，应积极保肝、抗乙肝病毒治疗。

【并发症】

（1）栓塞后综合征，发热、腹痛、恶心。

（2）肝功能一过性损伤。

（3）肝脓肿、胆囊穿孔、胆道缺血性损伤等。

四、支气管动脉栓塞术

【适应证】

支气管动脉畸形、结核、支气管扩张、肿瘤等原因引起的大咯血，尤其对反复咯血而原因不明或心肺功能差、内科治疗无效或不能进行外科手术的患者更为适用。

【禁忌证】

（1）凝血功能障碍难以纠正者。

（2）严重碘过敏者。

（3）心、肝、肾功能严重不全者。

（4）非咯血引起的全身衰竭者。

（5）肺瘀血、肺动脉先天性缺如或严重狭窄者。

（6）支气管动脉与脊髓动脉共干，难以避开者。

【并发症】

严重并发症是高浓度对比剂或栓塞剂进入脊髓动脉造成横断性脊髓炎，引起脊髓横断性截瘫、感觉障碍和尿潴留。其他还有误栓、反流导致的肋间皮肤坏死、小肠坏死等。

【注意事项】

（1）选择插管"冒烟"时，使用稀释的对比剂低速推注，导管头端不完全阻塞支气管动脉或肋间动脉，以防造成共干的脊髓动脉损伤。

（2）支气管动脉的数目和位置变异较多，要逐一查找、造影，查找不到相应的支气管动脉时进行胸主动脉、锁骨下动脉、腹腔动脉等造影，发现变异的支气管动脉和侧支供血动脉。病变每支责任血管都应进行栓塞。

（3）释放栓塞剂时，导管头端应稳定深入支气管动脉，通常使用微导管抵达病变近端栓塞，栓塞剂不易反流，栓塞精准，容易避开脊髓动脉。推注栓塞剂的压力要低，速度要慢，透视下实时监测栓塞范围、程度、阻力，及时调整栓塞速度、推注压力、注入栓塞剂的量。造影发现病变有动静脉瘘时，一定选择好栓塞剂大小和长度，以防逃逸引起异位栓塞。

（4）栓塞治疗后，积极治疗原发病，预防咯血复发。

五、肺动脉栓塞术

【适应证】

（1）少数来源于肺动脉供血的大咯血。

（2）肺动脉瘤、肺动静脉瘘。

（3）肺动静脉畸形。

（4）肺转移性肿瘤证实由肺动脉供血者。

【禁忌证】

（1）两肺弥漫性小动静脉瘘。

（2）严重肺动脉高压。

（3）严重心、肝、肾功能衰竭及凝血机制不全。

（4）碘过敏及全身衰竭等。

【并发症】

主要是局限性肺梗死、继发感染、肺脓肿。存在肺动静脉瘘时，栓塞剂或不慎引入的空气可进入体循环，从而引起心绞痛、脑栓塞等严重后果，应尽量避免。

【注意事项】

（1）行肺动脉栓塞时，导管经过右心房和右心室，引起心律紊乱，甚至发生心跳骤停，预先准备好心电监护、心脏除颤器、心肺复苏设备和急救药品。对有完全右束支传导阻滞的患者，事先安装临时起搏器。操作过程中要有专人监护、严密观察，一旦出现心律异常，导管头端迅速离开心壁，如不能缓解应采取其他对症处理措施。

（2）肺动脉侧位造影时，导管分别放置于左、右肺动脉内分别造影，避免两肺血管相互重叠，影响观察。

（3）肺动静脉瘘血流急速，压力较大，栓塞剂选择不合适极易发生逃逸，进入体循环发生相应部位的梗塞。掌握的原则是钢圈直径大于栓塞靶血管的25%，即使这样仍然有钢圈逃逸的可能。应对的方法是先将钢圈前端几厘米放置于周围血管内，起到锚定作用，再把钢圈其他部分放置于动静脉瘘口处。也可以首先在靶血管近端放置球囊，阻断动静脉瘘血流，密实填塞钢圈后缓慢抽出球囊内对比剂，血液慢慢流入血管，观察钢圈有否异位。现在更多应用可控性金属钢圈栓塞动静脉瘘，大大提高了安全性。

（4）动静脉瘘有多个瘘口时，应逐一栓塞。多个病灶分散在两侧肺叶，一次栓塞有困难时，可分期栓塞。

（5）使用可脱性球囊栓塞时，球囊内用等渗对比剂充盈，注意压力和容量，以防球囊破裂。

六、脾动脉栓塞术

【适应证】

（1）外伤性脾破裂出血。

（2）肝硬化等所致的脾功能亢进伴血小板明显减少者。

（3）脾脏肿瘤、骨髓纤维化、真性红细胞增多症及免疫抑制等疾病的辅助治疗。

【禁忌证】

（1）肝硬化伴有严重黄疸和大量顽固性腹水者。

（2）凝血机制不全者。

（3）继发性脾亢，其原发病已达终末期，有恶病质及器官功能衰竭者。

（4）肝、肾功能严重不全者；碘过敏者。

（5）全身衰竭或血浆白蛋白过低者。

（6）严重感染及脓毒血症，脾栓塞，有发生脾脓肿的高危患者。

【并发症】

（1）栓塞后综合征　左上腹疼痛和发热、恶心呕吐。

（2）脾脓肿。

（3）反应性胸膜渗出和肺部感染、肺不张、胰周围炎。

（4）其他脏器误栓塞。

（5）脾-门静脉血栓形成。

【注意事项】

（1）脾动脉栓塞时导管放置于脾门近端，尽量避开胰腺供血动脉，以避免误栓。

（2）通常认为脾栓塞50%～70%疗效为佳，针对肝癌合并脾亢以40%～60%为佳。

（3）巨脾进行分次栓塞，每次栓塞不超过30%。但DSA下判定栓塞范围不准确，和CT检查脾梗塞的范围不完全相符，和临床效果也不完全符合。

七、髂内动脉栓塞术

【适应证】

（1）盆腔肿瘤外科手术前辅助性栓塞和姑息性治疗栓塞。

（2）盆腔脏器外伤性出血和手术后出血。

（3）妇科或分娩后大出血。

（4）骨盆骨折大出血。

（5）盆腔脏器的血管性疾病，如动脉瘤或动静脉畸形、动静脉瘘等。

【禁忌证】

（1）一般血管造影禁忌者。

（2）凝血机制不全者。

【并发症】

主要是过度栓塞引起的脏器组织坏死、臀部剧烈疼痛等。

【注意事项】

（1）栓塞平面在小血管和毛细血管前水平，栓塞材料过细可能引起组织缺血坏死。栓塞时应注意止血效果与栓塞范围兼顾考虑，大范围的栓塞可栓塞髂内动脉所有分支，避免侧支循环引起再出血，然而增加了盆腔脏器缺血坏死的机会，栓塞时一定要视病变情况决定栓塞的范围。

（2）将导管超选择性地插入出血动脉或病变脏器供血动脉分支，若超选择性插管困难，导管头端要超过髂内动脉的臀上动脉分支，避免引起臀部肌肉缺血导致剧痛。

（3）髂内动脉栓塞一般不采用无水乙醇、丁氰酯等液态栓塞剂，有引起脏器缺血坏死的危险。但对毛细血管瘤、动静脉畸形的供血动脉能够作超选择性插管时，亦可选用。

八、精索静脉曲张栓塞术

【适应证】

患侧阴囊坠胀、疼痛症状明显，站立或步行时症状加重，经保守治疗不能缓解者；睾丸出现萎缩者；精液异常影响生育者。

【禁忌证】

（1）无症状或症状较轻且有生育功能者。

（2）对比剂过敏者。

（3）深静脉血栓高风险人群。

（4）肿瘤或者迷走血管压迫髂静脉或肾静脉引起继发性精索静脉曲张者。

【操作方法】

顺行栓塞常规经股静脉穿刺，左肾静脉造影，利用导管导丝进入精索静脉，再次造影了解扩张静脉情况，若对比剂可达阴囊内则可适于栓塞，并根据情况采用栓塞材料，如异

丁基 - 2 - 氰丙烯酸盐（IBCA）、聚乙烯醇、可脱球囊、不锈钢圈等栓塞。

【并发症】

栓塞剂反流引起的肺栓塞，其他同一般血管造影；使用无水乙醇或硬化剂栓塞时可能造成蔓状静脉丛静脉炎和股部感觉异常。

【注意事项】

（1）术前和患者充分沟通，讲解栓塞治疗的优缺点及可能出现的并发症，以取得患者积极配合。

（2）操作过程中应用铅橡皮遮盖患者阴囊部位，以免 X 线过多照射睾丸。

（3）导管放置于腹股沟管水平进行栓塞，栓塞位置较高侧支血管引流影响治疗效果。推注栓塞剂一定要缓慢，防止栓塞剂反流引起肺动脉栓塞。

（4）选用可脱离球囊或弹簧圈栓塞时，球囊或弹簧圈的直径要略大于曲张的精索静脉，以防脱落引起肺栓塞。

（5）术后患者要平卧 2 ~ 4 小时，1 周内避免剧烈活动或重体力劳动。

九、子宫动脉栓塞术

【适应证】

（1）恶性肿瘤　如子宫颈癌、子宫内膜癌、卵巢癌、侵蚀性葡萄胎、绒癌等姑息性治疗。

（2）良性疾病　如子宫肌瘤、子宫腺肌症的栓塞治疗，其中适宜于有症状的子宫肌瘤，且明确影响到日常生活，尤其肌瘤压迫膀胱、肠管，有出血症状（月经过多，月经期延长，并有贫血、尿频，便秘，下腹部和腰部疼痛等）。

（3）出血性疾病栓塞如异位妊娠、产后出血、外伤后出血、手术后出血、恶性肿瘤出血等。

（4）清宫术前或肿瘤术前栓塞预防出血，如瘢痕妊娠等。

【禁忌证】

（1）心、肝、肾等重要器官严重功能障碍。

（2）严重凝血机制异常。

（3）存在血管造影的禁忌证。

（4）妊娠期。

（5）无症状的子宫肌瘤患者。

（6）盆腔急、慢性炎症。

（7）带蒂的浆膜下子宫肌瘤、阔韧带子宫肌瘤，不推荐首选介入治疗。

（8）患有免疫缺陷性疾病、曾接受过盆腔区放疗者为相对禁忌证。

【并发症】

（1）栓塞后综合征　发热、恶心、呕吐、食欲缺乏等。

（2）下肢深静脉血栓形成、肺栓塞。

（3）闭经　分暂时性闭经和永久性闭经。

（4）最严重的并发症　子宫坏死，致命性感染。

（5）其他　如穿刺处血肿、假性动脉瘤、夹层形成、动静脉瘘、局部动脉血栓形成、异位栓塞、肠粘连及腹部并发症、坐骨神经损伤等。

【注意事项】

（1）首先做肾动脉水平以下腹主动脉造影，观察两侧卵巢动脉发育和对卵巢供血情况以及盆腔病变供血情况。

（2）常常需要栓塞双侧子宫动脉，即使栓塞一侧子宫动脉也要分别进行两侧子宫动脉造影，以免漏栓。

（3）卵巢动脉供血子宫肌瘤栓塞时可能增加卵巢功能不全的危险，微导管越过卵巢供血动脉支超选择栓塞，减低卵巢功能减退风险。事前与患者、家属充分沟通，尤其对生育年龄患者，告之栓塞后卵巢功能减退和栓塞后宫腔粘连导致不孕的风险。

十、颅内动脉瘤栓塞术

【适应证】

（1）有瘤颈结构并且供血动脉没有其他分支。

（2）前交通、基底环及鞍旁动脉瘤。

（3）大脑中动脉动脉瘤常常适合于外科手术夹闭，并常有其他分支血管。

【禁忌证】

（1）动脉瘤形态和部位不佳、目前介入技术不能达到治疗目的。

（2）近端血管闭塞无法接近动脉瘤。

（3）肾功能衰竭及无法纠正的凝血障碍（相对禁忌）。

（4）全身情况不能耐受麻醉。

【操作方法】

（1）全身麻醉，留置导尿管。

（2）常规股动脉穿刺，三维旋转造影，测量动脉瘤大小，选取工作路径图，显示瘤颈和周围血管与供血动脉的关系。

（3）如果动脉瘤未破裂，全身肝素化（激活全血凝固时间值2倍）；动脉瘤破裂，在第一枚弹簧钢圈放置后进行肝素化或不作肝素化。

（4）将6F导引导管放置在颈内动脉或椎动脉。

（5）做路径图。

（6）送入微导管和微导丝，将导丝头端放置在动脉瘤内，接着小心的将导管放入动脉瘤内，导管的头端应接近动脉瘤的中心，如果导管头端顶到瘤壁上，释放弹簧钢圈时容易破裂。

（7）放置直径及长度合适的3D弹簧钢圈，然后造影，如果造影显示弹簧钢圈释放正确，即可释放弹簧钢圈。

（8）动脉瘤被弹簧钢圈填充变小，直至瘤腔填充完全。

（9）最后颅内动脉造影，观察动脉瘤填充情况，并除外栓塞等并发症。

（10）当激活全血凝固时间（ACT）小于180时，停止使用肝素并拔出鞘管。

（11）窄颈动脉瘤可采用瘤体囊内栓塞，宽颈动脉瘤可采用球囊塑形保护技术；还可采用支架辅助技术对宽颈动脉瘤、梭形动脉瘤等进行栓塞。

【并发症】

（1）脑血管痉挛　处理：可动脉内缓慢推注罂粟碱（15mg加10ml等渗盐水）。

（2）血栓形成，脑缺血　处理：按急症溶栓取栓进行，如进行溶栓应在动脉瘤完全致密填塞后进行，尽量采用微导管超选择溶栓。溶栓药的剂量尽可能减小，应以影像上血管通畅为标准。

（3）动脉瘤破裂　处理：中和肝素，给予止血药物。降低体循环血压，减少破口出血。迅速致密填塞动脉瘤，减少载瘤动脉内对比剂的注射，降低颅内压，栓塞术后常规 CT 扫描。

（4）弹簧圈断裂、移位　处理：①一旦发生，尽可能将弹簧圈从血管内拉出；②无法取出者，尽可能将弹簧圈解旋，拉至降主动脉内；③取出失败后可给予升压、抗凝、扩容治疗；④取出失败时，也可用支架将弹簧圈游离部分贴附至动脉壁上。

【注意事项】

（1）高度怀疑颅内动脉瘤时，应行全脑血管造影，包括双侧颈内动脉和双侧椎动脉。椎动脉要显示双侧小脑下后动脉，必要时加行颈外动脉和脊髓血管造影。

（2）一侧颈内动脉的动脉瘤，考虑治疗时有可能闭塞载瘤动脉时，应该同时做交叉循环实验，观察 Willis 环的代偿能力。

（3）理想的动脉瘤栓塞，需要达到囊内的致密填塞，疏松栓塞不能达到防止动脉瘤再出血的目的。

（4）需要利用各种技术和技巧进行致密填塞动脉瘤颈，尽量防止动脉瘤的再生长。

（5）在动脉瘤栓塞过程中，要尽量预防血栓形成，一般要求完全全身抗凝和同轴系统的持续滴注。在出血的急性期不能抗凝者，应尽可能缩短操作时间，并保证同轴系统的持续滴注。

十一、外伤性颈内动脉海绵窦瘘栓塞

任何原因致使海绵窦段颈内动脉或其分支破裂都会导致直接动静脉瘘，TCCF 治疗的主要目的是消除颅内血管杂音，使突眼回缩，防止视力进一步下降，纠正脑溢血，预防脑出血及严重鼻出血。理想的治疗方法是可靠地封闭瘘口，同时保持颈内动脉通畅。

【适应证】

发现动静脉瘘，均需治疗。

急诊适应证：①视力在短时间内急剧下降、眼部症状逐渐加重、眼内压 > 40mmHg；②急性脑缺血造成偏瘫、意识障碍；③颅内血肿；④海绵窦假性动脉瘤伴有或不伴有鼻衄；⑤伴有皮质引流。

【禁忌证】

全身情况不能耐受治疗或患者和家属拒绝介入治疗。

【操作方法】

全脑血管造影，了解瘘口的位置、大小、数目、盗流及侧支循环情况。治疗途径：通过动脉、静脉、动静脉联合进行治疗。

（1）经动脉途径　首选可脱性球囊，一般选择经股动脉入路。特殊病例可选择经颈动脉入路。

栓塞要点：①全身肝素化，根据瘘口大小及海绵窦状况，选择适当型号的球囊；②必须确认球囊位于海绵窦内，方可解脱；③瘘口过大，需选用多个球囊闭塞瘘口时，第 1 个球囊应尽可能放远，给第 2 个球囊留出空间；④避免栓塞球囊移位，由于引流方向的改变，引起眼部或脑部症状急剧加重；⑤只有单支引流静脉者，海绵窦腔过大时，可将球囊置于引流静脉近端；⑥若瘘口过小，可选择适当微弹簧圈栓塞，最好选择带纤毛弹簧圈。

（2）经静脉途径　适用于由脑膜垂体干和海绵窦下动脉与海绵窦交通、由颌内动脉和咽升动脉的分支供血或上述混合供血的 TCCF；经动脉途径导管无法到位者。

栓塞途径：①颈内静脉→岩下窦→海绵窦；②眼静脉→海绵窦。

栓塞要点：①双侧穿刺，预备动脉通道，造影观察，全身肝素化；②操作轻柔，避免静脉壁损伤；③弹簧圈填塞力求致密；④血流速度快，致弹簧圈不稳定时，可经颈内动脉放置不可脱球囊，以阻断血流；⑤若弹簧圈填塞不够致密，造影显示还有残余引流时，可使用氰基丙烯酸正丁酯（NBCA）在弹簧圈间隙内注射；⑥如果选择眼上静脉作为栓塞途径，条件是眼静脉要充分动脉化，一般距病变形成至少 3 个月；⑦直接穿刺眼上静脉一般较困难，需要有经验的医师直接切开暴露；⑧穿刺成功后要快速操作，在最短的时间内完成栓塞，避免眼静脉结扎后眼内压的急剧升高。

（3）动静脉联合治疗　对于复杂的病变，可能要联合两种方法，才能达到治疗目的。

【并发症】

（1）脑神经瘫痪。

（2）假性动脉瘤。

（3）球囊早脱、脑梗死、误栓。

（4）过度灌注。

（5）栓塞球囊移位。

【疗效判定】

以患者临床症状体征消失、脑血管造影未见对比剂漏入海绵窦、瘘口闭塞为治愈标准。

十二、头颈部高血运肿瘤的术前栓塞

【适应证】

头颈部血供丰富肿瘤，造影证实有明显的肿瘤血管染色且以颈外动脉为主要供血者，均可在血管造影的同时进行选择性颈外动脉栓塞术。如脑膜瘤、鼻咽血管纤维瘤、副神经节瘤、动脉瘤样骨囊肿及血运较丰富的恶性肿瘤。

【禁忌证】

（1）全身情况不能耐受麻醉者。

（2）对比剂过敏者。

（3）患者和家属拒绝介入治疗。

（4）肿瘤供血动脉不适合栓塞。

（5）难以纠正的凝血障碍。

【并发症】

（1）脑血管痉挛。

（2）栓塞非靶区血管，造成中风或脑神经麻痹。

（3）局部反应。

（4）头皮坏死。

（5）副神经节瘤栓塞时可出现高血压危象等并发症。

【注意事项】

（1）颅内肿瘤占位效应明显，栓塞应慎重，因栓塞后可加剧瘤周水肿及占位效应，严重时可引起脑疝或神经功能障碍。必要时先给予适当脱水剂。

（2）一般使用局部麻醉，利于栓塞术中观察神智肢体活动变化。

（3）栓塞时如果考虑栓塞有造成脑神经损伤的危险，应先用利多卡因作激发试验。

（4）栓塞时导管头端尽量远离颈内外动脉分叉部，以免栓塞剂反流误栓颈内动脉。

（5）多用颗粒栓塞剂，小于 $100\mu m$ 的栓子或液体栓塞剂易通过颅内外血管"危险吻合"应该慎重。

（6）栓塞的应是瘤床血管，以减少术中出血，单纯栓塞供血动脉主干达不到止血效果，甚至由于血供再分配反而增加出血及手术难度。

十三、脑动静脉畸形栓塞术

脑动静脉畸形是一种先天性局部脑血管发生上的变异，可发生在脑的各部位，在病变部位脑动脉与脑静脉之间缺乏毛细血管，是由互相缠绕并沟通、管径不同的异常血管构成的团块状结构，产生一系列脑血流动力学上的紊乱，临床上可表现为反复的颅内出血，部分性或全身性抽搐发作，短暂脑缺血发作及进行性神经功能障碍等。

【适应证】

微导管能够到位的颅内 AVM，均可行栓塞治疗。

【禁忌证】

（1）全身情况不能耐受麻醉者。

（2）微导管无法到位。

（3）患者和家属拒绝介入治疗。

【栓塞材料】

（1）微弹簧圈，用于栓塞直接的动静脉瘘。

（2）液体栓塞剂 α – NBCA。

（3）新型液体栓塞剂 ONYX 胶。

【并发症】

（1）颅内出血。

（2）脑血管痉挛、脑缺血。

（3）微导管断裂或微导管前端黏着在血管内。

（4）脑过度灌注现象。

【注意事项】

（1）术前有癫痫病史者，术后继续服用抗癫痫药物。

（2）术中闭塞大的动静脉瘘、高血流病变及巨大动静脉畸形，一次栓塞超过30%者，应该控制性降低血压24～48小时。

（3）微导管到位后，行超选择造影，反复多角度观察，确认被栓塞区域内无正常供血动脉，然后方可栓塞。

（4）ONYX 是非黏附性栓塞剂，可避免微导管与血管的粘连，允许一定距离的反流，使病灶栓塞结束后撤出微导管相对容易，使病灶完全栓塞的可能性得到提高。而 NBCA 是黏附性栓塞剂，在注射后会迅速凝固病使导管与血管的迅速粘连，所以不允许反流。

十四、硬脑膜动静脉瘘

硬脑膜动静脉瘘（DAVF）是指发生在硬脑膜及与其相连的大脑镰、小脑幕、静脉窦的动脉和静脉直接交通的一种血管性疾病，该病也被称为硬脑膜动静脉畸形。栓塞方法参照TCCF。

【适应证】

有以下情况需要积极治疗：①有脑出血史；②难以忍受的颅内杂音；③进行性神经功能障碍；④有局部压迫症状；⑤颅内压增高；⑥有潜在颅内出血、神经功能障碍风险。

急诊处理适应证：①有皮层静脉引流伴出血；②伴有多发静脉窦和静脉血栓形成或明显扩张；③海绵窦、颅中窝、颅前窝病变，引起视力恶化；④颅内压增高或渐进性神经功能障碍。

【禁忌证】

（1）全身情况不能耐受麻醉。

（2）目前介入技术不能达到治疗目的。

（3）患者和家属拒绝介入治疗。

【并发症】

（1）眼静脉血栓形成及其延续使眼部症状加重。

（2）脑出血。

（3）脑缺血。

（4）脑神经麻痹。

（5）脑肿胀或静脉性脑梗死。

（6）颈外动脉栓塞后局部疼痛。

（7）正常脑灌注压突破。

【注意事项】

（1）动脉途径栓塞　①微导管尽可能靠近瘘口、栓塞瘘口，达到解剖治愈；姑息治疗，可以闭塞供血动脉；②颈外动脉的分支容易痉挛，导丝、导管要尽量柔软，操作要轻柔；③注意危险吻合及血管变异。

（2）静脉途径栓塞　①靶区要致密、充分地填塞，防止有残余引流；②尽量保持正常引流静脉通畅；③经颈静脉途径无法到位者，可以采用切开眼上静脉、钻孔上矢状窦、横窦直接穿刺技术。

十五、脊柱脊髓血管畸形栓塞

【适应证】

目前微导管能够到位的脊柱、脊髓血管畸形，患者全身情况可耐受麻醉，并征得患者和家属的同意，均可行栓塞治疗。

【禁忌证】

（1）全身情况不能耐受麻醉。

（2）目前介入技术不能达到治疗的目的。

（3）患者和家属拒绝介入治疗。

【操作方法】

（1）脊髓动静脉畸形　①在局部麻醉下进行，患者无法配合或不能平卧者，需要全身麻醉；②首先选择脊髓后动脉、根软膜动脉进行栓塞；③脊髓前动脉栓塞时，导管一定要进入畸形血管团内，造影显示无反流时，方可栓塞；④理想的栓塞材料是液体胶；⑤先栓塞的目标为畸形团内动脉瘤或大的动静脉瘘；⑥以颗粒栓塞时，应遵循缓慢、少量、多次及勤于观察的原则，一旦发现循环变慢，应立即停止，并造影评估；栓塞材料可以选择丝线、硬膜、微粒（颗粒直径必须＞150μm）；⑦大的动脉瘤和动静脉瘘的栓塞可以使用弹簧圈。

（2）髓周动静脉瘘　Ⅰ型，一般栓塞较困难，若导管能够到位，可使用少量 NBCA 或小弹簧圈将瘘口闭塞即可；Ⅱ型，瘘口较大，应反复研究每支供血动脉是否向同一瘘口供血。若为同一瘘口，可选择一支易到达的供血动脉进行栓塞。材料可以使用适当浓度的 NBCA 或微弹簧圈；若瘘口较大，微球囊（0～1号）可以通过供血动脉，可使用可脱性球囊闭塞瘘口。Ⅲ型一般使用弹簧圈或可脱性球囊。若血流速度极快，弹簧圈或可脱性球囊不稳定时，可选择不可脱性球囊，也可经静脉途径栓塞。

（3）硬脊膜动静脉瘘　要求微导管头端要尽量靠近瘘口处，栓塞材料只能使用液态栓塞剂。栓塞剂一定要弥散到引流静脉起始端 2mm 处。

（4）其他（椎体、椎旁血管瘤、科布综合征）　①动静脉瘘和血管畸形团，可以使用 NBCA 进行栓塞；②动静脉瘘，可以使用 NBCA、球囊、弹簧圈进行栓塞；③椎体、椎旁的血管畸形，可以经皮穿刺栓塞和（或）行椎体成形术。

【并发症】

（1）误栓致脊髓功能障碍。

（2）脊髓血管破裂。

（3）脊髓血管痉挛。

（4）脊髓静脉栓塞或血栓性闭塞。

（5）腰、肋部痛。

【注意事项】

脊髓血管畸形栓塞的余地很小，因而栓塞要精细、准确。脊髓血管一般较细弱、迂曲，要求微导管和微导丝细而柔软。

第十七章　经导管药物灌注术

经导管动脉内药物灌注术是通过介入放射学的方法，建立由体表到达靶动脉通道（导管），再由该通道注入药物达到局部治疗的一种方法。与静脉全身给药相比，这种方法可以提高疗效、减少不良反应。

第一节　总　　论

【器械】

（1）常规器材与选择性血管造影所用相同，主要有穿刺针、导丝、导管鞘和导管等。

（2）特殊器材包括同轴导管系统、球囊阻塞导管、灌注导管、全植入式导管药盒系统、药物注射泵等。

【适应证】

（1）原发性恶性肿瘤及骨肉瘤姑息性治疗或外科手术前辅助治疗以及与放疗协同治疗。

（2）转移性肿瘤的治疗。

（3）脏器部分出血性疾病。

（4）药物局部溶栓治疗。

【操作方法】

（1）常规行选择性血管造影，了解病变的性质、大小、血供、侧支循环等情况。

（2）一次冲击性动脉药物灌注，适用于恶性肿瘤化疗、溶栓治疗等。

（3）长期药物灌注分为普通导管留置法和经皮导管药盒系统植入术，前者适用于消化道出血和溶栓治疗，后者主要用于肿瘤姑息性局部给药化疗。

第二节　临床应用

一、恶性肿瘤的动脉灌注化疗

【适应证】

全身原发性或转移性恶性肿瘤手术前辅助化疗或晚期姑息性治疗。

【禁忌证】

（1）一般介入治疗禁忌证。

（2）全身严重衰竭，不能耐受药物不良反应者。

【并发症】

（1）恶心、呕吐等胃肠道反应。

（2）脊髓损伤，常见于支气管动脉和肋间动脉灌注时。

（3）抗癌药物不良反应，如骨髓抑制、心（肾）毒性等。

（4）其他一般介入治疗并发症。

【注意事项】

（1）通常情况下，导管头端尽量接近肿瘤，尤其是四肢骨肿瘤灌注治疗。多分支供血者，应先将一些小分支栓塞，再将导管选择性插进主要供血动脉，减少抗癌药进入远侧正常动脉，避免引起动脉内膜增生，造成肢体远端供血不足。胃肠道及胰腺的癌肿因侧支供血丰富，进行区域性药物局部灌注。

（2）抗癌药灌注治疗时，宜选用大剂量一次冲击治疗或较大剂量间断脉冲治疗（间隔2~4天）。留置导管联合用药连续灌注时，细胞周期非特异性药物宜较大剂量脉冲治疗，细胞周期特异性药物宜用动脉输液泵持续滴注。

（3）留置导管时，穿刺口外的导管应缝合固定牢靠，防止导管头端移位。导管留置期间，如果患者出现不适，怀疑导管移位时，应造影观察导管头端位置，如有移动，及时调整。

（4）导管留置期间，注入药物后使用肝素生理盐水封管，将导管尾端的三通开关关严固定包好，防止漏血，避免导管内凝血阻塞或引起感染。

（5）导管留置灌注时间一般为5~7天，最长者可达12天。

（6）导管留置期间定期进行血液检查，发现白细胞下降等骨髓抑制现象要停止灌注。

（7）灌注期间应积极处理恶心、呕吐等药物不良反应。

（8）及时观察相邻脏器或远侧肢体有无缺血、疼痛等不良反应。

二、脏器出血的药物灌注治疗

【适应证】

（1）胃肠道出血，包括食管贲门黏膜撕裂、炎症等原因引起的弥漫性胃黏膜出血、溃疡出血、吻合口出血、憩室出血、血管性疾病破裂出血、肿瘤出血、外伤出血等（能栓塞治疗者还需及早栓塞治疗）。

（2）脾脏外伤引起的渗血或弥漫性小动脉出血（以栓塞治疗为主）。

【禁忌证】

灌注血管收缩剂治疗出血，并没有绝对禁忌证，但下列情况应慎重。

（1）胰腺动脉出血时，因胰腺动脉对血管加压素等血管收缩剂不敏感，除非导管超选择性插入出血的胰腺动脉分支内，否则会因相邻脏器动脉收缩而加剧出血。

（2）较大动脉血管破裂出血时，血管收缩剂不能立即奏效且作用有限，应配合栓塞或手术治疗，以免延误治疗。

（3）慢性十二指肠溃疡周围的炎性血管无正常的肌层组织，对血管收缩剂不敏感，出血时血管加压素灌注治疗常无效果。

（4）肝、肾及盆腔脏器的血管床对血管收缩剂不敏感，应以栓塞为首选。

【并发症】

（1）抗利尿反应　如尿潴留、脑水肿、电解质失调等。

（2）心血管系统反应　常见者包括心律失常、高血压、心肌梗死等。

（3）内脏缺血反应　如腹痛、腹泻等，常见于腹腔动脉和肠系膜上动脉灌注时。

【注意事项】

（1）导管的位置必须准确，根据出血范围、程度决定导管放置的位置。一般来说超选择程度越高，控制出血的效果越好，尤其是血管有变异时，仔细寻找出血点的直接供血动脉是非常必要的。

（2）出血点成连拱血管结构时，低压推注对比剂显示出血点，使导管头端尽量接近或插入直接供血动脉支，或连拱的两支动脉灌注加压素，灌注的剂量和速度减少 1/3 ~ 1/2。

（3）灌注血管加压素常用速度为 0.2U/min，一般灌注 15 ~ 20 分钟可收到止血效果。若 30 分钟后仍继续出血，或止血后再次出血，造影仔细检查导管头端位置是否正确。如果导管位置准确无误，可增加血管加压素灌注速度为 0.4U/min，持续 20 ~ 30 分钟，再造影观察，若仍有对比剂外渗，考虑局部血管床对加压素不敏感，需更换血管收缩剂或改用其他止血方法。

（4）结肠脾曲是由肠系膜上、下动脉供血的交界部位，灌注一条动脉多不能控制出血，常需要在两支动脉内同时灌注。

（5）行肠系膜动脉主干内加压素灌注时，常有肠壁收缩引起腹痛，一般程度较轻，多在 30 分钟内缓解。若腹痛长时间持续或程度加重，要考虑到加压素过量或导管头端位置移动，使局部血管高度收缩而缺血，及时调整导管位置，降低血管加压素灌注速度继续观察。

三、动脉血栓药物溶栓灌注治疗

【适应证】

（1）血液高凝状态，血流黏滞或动脉粥样硬化病变等原因引起的病理性血栓形成，造成脑血管、周围动脉等血管栓塞。

（2）心脏附壁血栓脱落引起的血管栓塞。

（3）外伤、手术或血管介入治疗中出现的意外凝血引起的血管栓塞。

（4）血管修补、移植或人工透析引起的血管栓塞。

（5）周围静脉栓子脱落引起的肺动脉栓塞。

【禁忌证】

（1）凝血机能障碍难以纠正者。

（2）近期脑血管或其他内脏出血者。

（3）近期消化性溃疡出血者。

（4）心、肾功能严重不全者。

（5）妊娠期、产后 10 天内和女性月经期。

（6）严重高血压及控制不佳者。

（7）颅内肿瘤、动脉瘤、动静脉畸形患者。

【并发症】

主要为出血，多发生于穿刺部位、消化系统和中枢神经系统。

【注意事项】

（1）造影明确诊断血栓的部位和范围。

（2）导管头端尽量接近血栓，并随血栓溶解速度及时前移。

（3）及时观察溶栓药物反应，造影判断溶栓效果。

（4）血栓合并动脉粥样硬化等器质性改变时，溶栓之后采用球囊扩张成形、支架置入或外科手术等措施，以消除形成血栓的潜在因素，巩固溶栓效果，防止栓塞复发。

（5）灌注时严密观察病情，如有病情恶化或出现严重出血时要及时停止灌注。

（6）灌注 24 小时不见血栓溶解时，低压造影检查导管头端位置。若导管头端位置无误，可继续灌注 24 小时。血栓仍不溶解时，评估采取其他治疗手段。

四、缺血性病变的灌注治疗

【适应证】

（1）蛛网膜下腔出血所引起的脑血管痉挛，经静脉途径给药治疗效果不佳者。

（2）急性非闭塞性肠系膜血管缺血。

（3）动脉粥样硬化、糖尿病和雷诺病等引起的肢体缺血性病变。

（4）药物、损伤及冻伤等引起的周围血管痉挛。

（5）血管介入操作引起的血管痉挛。

【禁忌证】

同一般血管造影。

【注意事项】

（1）尽可能用微导管超选，操作应熟练、轻柔，以减少对血管内膜的损伤。

（2）灌注期间需连续监测生命体征和液体出入量。

（3）脑血管痉挛治疗后补液中加用脱水剂、激素、低分子右旋糖酐和钙离子拮抗剂等。

（4）肠缺血灌注治疗后出现腹膜刺激征、肠壁发生坏死穿孔者，要积极外科干预治疗。

（5）四肢缺血灌注治疗后口服烟酸、阿司匹林或双嘧达莫 4 周左右。

第十八章 经皮腔内血管成形术

第一节 总 论

经皮腔内血管成形术（PTA）是经皮穿刺血管后，经导管等介入器械用以扩张、再通动脉粥样硬化或其他原因所致的血管狭窄或闭塞性病变的方法。PTA 主要分为球囊血管成形术和支架血管成形术两大类，两者常在一起配合应用。这一疗法源于 20 世纪 60 年代，1964 年首次应用导管系统成功开通了下肢动脉，开创了血管治疗技术的新纪元。20 世纪 80 年代前，主要采用球囊导管进行扩张血管的治疗，之后又出现一些新技术，如激光血管成形术、粥样斑块切除术、血管内支架等。

一、球囊血管成形术

通过球囊的物理性扩张，用以解除或者缓解管腔的狭窄或阻塞。膨胀的球囊压力造成狭窄区血管壁内、中膜局限性撕裂，血管壁特别是中膜过度伸展以及动脉粥样硬化斑块的断裂，从而导致血管壁张力减退和管径的扩大。

【适应证】

原则上影响器官功能的血管狭窄或闭塞均为适应证。理想的适应证是中等大小或大血管局限、孤立性短段狭窄，其次为多发、分散的短段狭窄和闭塞。长段狭窄或闭塞、小血管病变、溃疡性狭窄或已有钙化的狭窄或闭塞病变，不适宜用 PTA 治疗。

【禁忌证】

（1）严重出血倾向。

（2）狭窄周围毗邻动脉瘤（血管破裂风险高）。

（3）炎性血管病变的活动期，如大动脉炎。

（4）导丝和导管未能穿过血管狭窄或闭塞段。

（5）病变已形成溃疡，狭窄段血管壁严重钙化，血管腔呈偏心性狭窄，狭窄段过长超过 10cm 者，为相对禁忌证，对小血管病变效果也较差。

（6）局部痛觉受损。

【操作方法】

（1）常规先行诊断性血管造影，明确病变的部位、范围和程度，包括血管形态学改变和血流动力学变化，测量狭窄段远近端血压，评估压力阶差。

（2）用导丝通过狭窄段，跟进导管。根据血管造影结果，选择合适的球囊，球囊直径应等于或稍大于（不超过 1mm）狭窄血管邻近的正常血管直径，球囊长度一般应长于病变长度，但若病变段较长，可用球囊分段扩张。

（3）球囊导管沿导丝送入狭窄段。困难时可采用超硬导丝协助，或可先采用小球囊导管对狭窄段进行预扩张，再送入大球囊导管。确定球囊准确位于狭窄段后，即可开始充盈球囊行扩张术。用 5ml 注射器抽取稀释为 1/3 的对比剂，注入球囊使其轻度膨胀，透视下可见狭窄段血管对球囊的压迹。如压迹正好位于球囊的有效扩张段可继续加压扩张，直至压迹消失。一般每次扩张持续 15~30 秒，可重复 2~3 次。撤出球囊导管时应用 20ml 注射器将球囊抽瘪，以利于球囊导管自导管鞘退出体外，再送入造影导管，行造影观察。

（4）术前24小时开始适量口服阿司匹林和氯吡格雷。术后一周内，每日静脉滴注低分子右旋糖酐500~1000ml，同时口服抗凝药物3~6个月，并定期复查。

【并发症】

（1）常见穿刺点并发症有血肿、出血、动静脉瘘、假性动脉瘤、血栓闭塞。

（2）血管壁损伤、血管破裂。

（3）导丝所致血管穿孔。

（4）动脉夹层、动脉瘤。

（5）血栓形成、远端栓塞。

二、血管支架置入术

【适应证】

（1）PTA不易成功者或成功后易发生再狭窄的部位和病变。

（2）PTA后出现并发症者，如内膜剥离、严重血管痉挛等导致的急性血管闭塞。

（3）PTA再狭窄的再次治疗。

（4）动脉粥样硬化性狭窄有溃疡形成或严重钙化。

（5）长段血管狭窄或闭塞。

（6）腔静脉狭窄 - 闭塞性病变的治疗。

【禁忌证】

（1）心肾功能严重不全，以及其他不适宜于做导管造影者。

（2）广泛的末梢血管狭窄。

（3）血管完全性大范围闭塞或狭窄近段血管严重迂曲，难以通过导丝。

【操作方法】

基本同球囊血管成形术，需要特别强调以下几点。

（1）根据造影结果，选择直径、长度与血管狭窄相适应的支架种类规格。

（2）对需要一次放置多个支架者，一般应先放置远侧支架，再放置近侧支架。在近侧血管狭窄严重，远侧支架不能通过时，也可先放置近侧支架。

（3）球囊扩张型裸支架　其优点是具有更大的径向力和扩张强度，更多的不透射线，更精确的放置。

（4）自膨式裸支架　其优点是可塑变形性能好，更灵活和可追踪，较少的磁共振伪影，顺应性好。

（5）覆膜支架　其优点是能够有效封闭血管破裂，隔离动脉瘤，防止支架内再狭窄。

【并发症】

同球囊血管成形术。

第二节　临床应用

一、肾动脉成形术

【适应证】

（1）肾动脉狭窄引起的难治性高血压，应用3种以上的不同种类降压药物（包括一种利尿剂）仍难以控制血压；高血压危象、恶性高血压、单侧肾不明原因的高血压、药物耐受不良的高血压。

（2）肾动脉狭窄引起的肾功能不全，有恢复可能者，健侧肾内小动脉未出现弥漫性硬化表现。

（3）狭窄程度在50%~69%之间时，必须具备血流动力学意义的狭窄才行介入治疗，如静息时收缩期压力阶差≥20mmHg或静息时平均压力阶差≥10mmHg，患侧肾静脉内肾素含量明显高于健侧。

（4）肾动脉狭窄≥70%以上。

（5）肾动脉血管成形术失败或发生血管痉挛、内膜剥离等并发症；术后再狭窄。

（6）慢性进行性肾病伴双侧肾动脉狭窄，或单侧肾动脉狭窄。

（7）管腔直径≥5mm或肾动脉开口处狭窄，推荐支架治疗；管腔直径<5mm的血管，支架置入仅限于球囊扩张术失败的病例。

【禁忌证】

（1）难以纠正的出血倾向。

（2）长段肾动脉闭塞。

（3）弥漫小分支狭窄。

（4）肾动脉直径≤4mm。

（5）肾萎缩（长径小于7.0cm）、肾功能已丧失，严重氮质血症（Cr>353.6μmol/L）。

（6）肾动脉支架一般不用于年龄较小的少儿患者。

【并发症】

（1）肾动脉痉挛。

（2）肾动脉栓塞和肾实质梗死。

（3）血管斑块栓子造成肾和（或）小肠栓塞。

（4）肾动脉导丝穿孔，如肾被膜下、肾周血肿。

（5）肾动脉因球囊扩张、置入支架破裂，肾动脉假性动脉瘤。

（6）支架位置不准确、移位，如支架从球囊上滑脱等。

（7）支架后再狭窄、血栓形成、感染。

（8）主动脉损伤，夹层少见。

（9）急性肾衰竭。

二、主动脉狭窄成形术

主动脉狭窄的病因，在临床多见于先天性主动脉缩窄和多发性大动脉炎。先天性主动脉缩窄指先天性发育导致的主动脉弓和弓降部的狭窄，自右无名动脉至第一对肋间动脉之间的主动脉管腔狭窄，多为局限性，也可为长管状。本病可单独存在，但常合并其他心血管畸形，如室间隔缺损、动脉导管未闭等。多发性大动脉炎是非特异性炎症累及到主动脉和（或）主动脉主要分支，随着病情发展，受累血管壁增厚、纤维化和钙化，可以导致血管腔的多发狭窄。

【适应证】

（1）球囊血管成形术　单纯型先天性主动脉缩窄（压差>30mmHg），主动脉局限、短段狭窄，主动脉手术后再狭窄、移植血管狭窄。

（2）支架治疗　单纯型先天性主动脉缩窄（压差＞30mmHg），大动脉炎和动脉粥样硬化性狭窄，完全闭塞后再通病例，PTA 疗效不佳或术后复发，PTA 术中发生内膜剥脱、主动脉夹层或闭塞者及伴有慢性附壁血栓，PTA 治疗可能致血栓脱落者。

【禁忌证】

（1）球囊血管成形术　复杂型先天性主动脉缩窄、主动脉长段或弥漫性狭窄、主动脉完全闭塞、大动脉炎活动期、动脉瘤形成、严重糖尿病患者及主动脉峡部发育不良。

（2）支架治疗　大动脉炎活动期、复杂型先天性主动脉缩窄、严重糖尿病患者。狭窄段有主要分支者应慎重。

【操作方法】

（1）球囊血管成形术　基础麻醉或局部麻醉下，穿刺右股动脉（单球囊法）、双侧股动脉（双球囊法）或股静脉（经静脉途径）。分别送入端侧孔导管和猪尾导管分别行缩窄段前后测压与主动脉弓部造影。选用球囊直径为缩窄段最窄处直径的 2～4 倍左右，快速扩张球囊 2～4 次。术后重复测压与造影。

（2）支架置入术　对主动脉缩窄段行球囊扩张后，置入自膨式支架，直径不超过缩窄段近心端主动脉直径。释放支架后重复测压与造影。

【并发症】

（1）穿刺部位出血、血肿、血管内膜损伤。

（2）主动脉夹层、血管穿孔、假性动脉瘤形成，以及远端血管栓塞等。

（3）症状性高血压，术后缩窄段无有意义的压力阶差，仍可出现持续性血压增高，发生机制不明。

三、肢体动脉成形术

【适应证】

（1）球囊血管成形术　短段狭窄或闭塞，跨狭窄压差＞2.67kPa（20mmHg）；动脉狭窄伴远端血管闭塞，行成形术后有利于远端肢体的侧支血供形成；血管搭桥术后吻合口狭窄或搭桥血管狭窄。

（2）支架治疗　球囊扩张成形术治疗失败，或发生急性闭塞的病例；短段或长段狭窄；闭塞再通后；有大量钙化的病变。

【禁忌证】

（1）球囊血管成形术　狭窄闭塞段病变较长，长度＞15cm；狭窄附近有动脉瘤；狭窄闭塞段严重钙化；血管完全闭塞，导丝不能通过；严重糖尿病；胫、腓动脉以下的小动脉病变，较弥漫。

（2）支架治疗　不能控制的严重糖尿病，胫、腓动脉以下的小动脉病变，血管造影检查禁忌者。

【并发症】

（1）穿刺点并发症　出血、血肿、血管损伤、远侧动脉栓塞等。

（2）血管扩张或支架成形术后弹性回缩，急、慢性血栓形成。

（3）动脉损伤撕裂。

（4）支架急性闭塞、位置不正、移位、机械变形、脱落、感染。

四、布加综合征

布加综合征是由于肝静脉或其开口近心端的下腔静脉膜性或节段性狭窄、闭塞或受邻近病变侵犯、压迫或腔内血栓形成等原因引起的部分或完全性阻塞，下腔静脉血液回流障碍，而出现以门静脉高压或门静脉和下腔静脉高压为主要特征的一系列临床综合征。

【适应证】

（1）肝段下腔静脉膜性或节段性狭窄、闭塞，伴或不伴血栓形成。

（2）肝静脉膜性阻塞或节段性阻塞。

（3）PTA 疗效不佳或再狭窄病例。

（4）下腔静脉癌性狭窄或闭塞。

【禁忌证】

（1）严重凝血功能障碍。

（2）下腔静脉长段完全性闭塞。

（3）患者极度衰弱、恶病质者。

【操作方法】

（1）诊断性血管造影　行下腔静脉单向或对端双向诊断性血管造影，明确病变部位、类型和程度，并测定跨狭窄阻塞段压差。

（2）单纯狭窄球囊成形术　对于单纯下腔静脉或肝静脉的狭窄，可行球囊扩张术，先小后大分别引入 8～20mm 球囊至病变处扩张，每次持续约 15 秒。

（3）闭塞再通　对下腔静脉膜性或节段性闭塞，用穿刺针在双向 X 线透视监视下，缓慢穿刺闭塞段，再用扩张器扩大穿刺道，后换用球囊导管扩张。

（4）置入支架　将支架中心准确定位于病变段中段，缓慢释放支架。

【并发症】

（1）术后近期并发症　静脉撕裂或穿孔、肺血栓栓塞、心包填塞、穿破下腔静脉、支架位置不当或脱失、支架内急性血栓形成等。

（2）术后中远期并发症　支架内膜增生性狭窄、支架脱落或断裂。

【注意事项】

（1）支架直径应大于下腔静脉直径的 10%～20%。

（2）下腔静脉支架的近端不要突入右心房内。

（3）多节 Z 型支架，其连接部不能置于病变中心部。

（4）有血栓形成时，先充分有效溶栓后，再行穿刺、扩张。

（5）闭塞段的穿刺破膜操作为本症治疗的关键步骤，一定要在双向透视下或超声引导下仔细地操作。

（6）术后采取强有力的抗凝治疗一年或更长时间。

五、颈动脉狭窄支架成形术

【适应证】

（1）有症状的患者，颈动脉管腔狭窄大于 50%；无症状的患者，颈动脉腔狭窄大于 70%。

（2）血管管径狭窄程度 <50%，但有溃疡性斑块形成，有夹层风险者。

（3）放疗术后狭窄（纤维化）或内膜剥脱术后、支架置入术后再狭窄。

（4）症状性严重狭窄，有外科手术高危的疾病而不能行外科手术。

（5）严重狭窄合并对侧闭塞。

【禁忌证】

（1）3个月内有颅内出血，2周内有新鲜脑梗死灶者。

（2）不能控制的高血压者。

（3）有不稳定栓子；对肝素、阿司匹林或其他抗血小板聚集类药物禁忌者；无法纠正的高凝状况。

（4）对比剂过敏者。

（5）颈内动脉完全闭塞者；颈内动脉严重扭曲、钙化和主动脉弓的严重粥样硬化。

（6）有严重狭窄，但前后交通或侧支代偿供血，无临床症状或症状与病变血管无关。

（7）伴有颅内动脉瘤，且不能提前或同时处理者。

（8）在30天内，预计有其他部位外科手术者。

（9）6个月内曾发生心肌梗死者。

（10）严重心、肝、肾疾病者。

【操作方法】

（1）经股动脉采用Seldinger技术穿刺，放置导管鞘，导管鞘连接"Y"形阀或止血阀，并与加压等渗盐水持续滴注冲洗。

（2）血管造影显示颅内血管分布；测量狭窄，选择支架的直径大于病变血管2mm，用超滑导丝和5F导管行选择性同侧颈外动脉造影；将导引导管交换到位。

（3）通过导引导管将保护装置小心穿过狭窄段，并释放在狭窄远端4~5cm位置，撤出保护装置外套后，选择合适的球囊行狭窄段预扩张，扩张后造影。扩张前静脉给予阿托品0.5mg以防心律失常。

（4）撤出扩张球囊后置入支架，造影检查置入支架后残余狭窄管径，酌情做支架内的后扩张。自膨式支架常常会继续扩张，而且多数情况下栓子脱落常常发生在后扩张时，所以轻度狭窄仍是可以接受的。

（5）最后撤出保护装置，行颈部及患侧颅内动脉造影，并与术前对比。

（6）停止使用肝素，当ACT小于180秒或应用封口设备时，可撤出导鞘。

【并发症】

（1）由于静脉窦刺激引起心动过缓或心律不齐，多为一过性。

（2）血压下降；动脉瘤、出血、残留狭窄。

（3）栓子脱落、脑栓塞。

（4）急性支架内血栓形成。

（5）脑灌注增高综合征和出血。

（6）血管痉挛。

【注意事项】

（1）动脉狭窄段过度迂曲或高度狭窄，保护装置到位困难时，可以选择导丝交换保护装置或使用直径较小的冠状动脉球囊，行扩张后置入保护装置。

（2）术前心率<50次/分钟或伴有慢性心功能不全者，可以预先放置临时起搏器。

（3）对侧颈内动脉完全闭塞，其血流完全依赖于患侧者，有条件者应尽量选择全身麻醉。

（4）重度狭窄病变，狭窄远端无任何侧支循环者，扩张后要适当控制血压，收缩压维持在基础血压的2/3。

（5）术前3~5天口服抗血小板聚集药物（氯吡格雷75mg＋阿司匹林100mg），术后维持3~6个月，3~6个月后酌情减量。

（6）术后血压下降，若下降不超过20mmHg，可以暂不处理，支架置入6小时内收缩压持续下降＜100mmHg者，可以给予肾上腺素或多巴胺治疗。

（7）不主张预防性溶栓治疗。

六、椎动脉起始部狭窄支架成形术

【适应证】

（1）椎动脉颅外段狭窄≥50%，患者有症状，药物治疗无效；患者无症状，椎动脉狭窄≥70%，或伴有一侧椎动脉先天发育不良。

（2）有前循环血管狭窄或闭塞病变。

（3）双侧椎动脉起始部狭窄≥50%，伴有一侧大脑后动脉脑卒中或短暂性脑缺血发作（TIA），且栓子来源不确定。

【禁忌证】

（1）病变完全闭塞或者病变动脉严重迂曲。

（2）有出血倾向，不能耐受抗血小板或抗凝治疗。

（3）患者家属不同意手术。

（4）近期发生过脑梗死、心肌梗死。

（5）严重全身系统性病变。

（6）预计生命存活＜2年。

【操作方法】

在局麻下采用Seldinger法进行股动脉穿刺，穿刺成功以后置入动脉鞘。先用造影导管送至动脉狭窄附近，行血管造影，对狭窄部位、范围及狭窄程度进行核定；然后在超滑导丝的辅助下将导引导管置于椎动脉狭窄近心端处，导引导管到位后给予3000~4000U肝素全身肝素化，手术每延长1小时，追加1000U肝素。血管支架通过导引导管输送到狭窄部位，经造影对支架位置进行调整，位置确定后立刻释放支架。有严重狭窄的患者先用球囊进行预扩张。术后3~5天皮下注射低分子肝素钠0.4ml，2次/天，密切监护24小时，监测心率和血压，观察神经系统的症状和体征。术后继续给予阿司匹林100mg/d，氯吡格雷75mg/d，联合使用3~6个月，然后长期服用阿司匹林100mg/d。

【并发症】

（1）新发性缺血性脑卒中或短暂性脑缺血发作。

（2）血管痉挛。

（3）动脉夹层。

（4）穿刺部位局部并发症，如血肿、假性动脉瘤。

（5）术后再狭窄。

【注意事项】

（1）应注意长时间使用双重抗血小板药物，可能会发生严重出血，特别是有颅内缺血病变患者。

（2）预扩张有益于支架置入时稳定，但可能会导致斑块脱落。

（3）支架在锁骨下动脉内不应长于 1～3mm。

（4）支架直径选取应适当，过细不能完全解除梗阻，过粗易造成血管撕裂、夹层和内膜过度增生。

七、颅内动脉狭窄支架成形术

【适应证】

（1）患者有症状，颅内动脉狭窄程度 >60%。

（2）狭窄远端血管正常，后循环血管病变长度 <20mm；前循环血管病变长度 <15mm。

（3）急性动脉溶栓后残余狭窄。

（4）有狭窄远端血流灌注减低的证据或有 TIA、脑卒中。

【禁忌证】

（1）难以纠正的凝血障碍。

（2）脑梗死后，遗留有严重的神经功能障碍。

（3）慢性完全血管闭塞。

（4）狭窄段呈锐角。

（5）狭窄段血管正常管径 <2mm。

（6）颅内动脉弥漫性狭窄。

（7）先天性发育不良。

（8）烟雾病、动脉炎等少数不明原因的病变。

（9）近期发生过脑梗死、心肌梗死。

（10）严重全身系统性病变。

（11）预计生命存活 <2 年。

【操作方法】

有条件者，尽量做气管插管和全身麻醉；经皮股动脉穿刺，使用 6F 导管鞘；全身肝素化，术后不中和肝素。

一般使用单导丝技术，导丝要求在 0.36mm（0.014 英寸），长度 180～190cm。导丝头端软头长度 >10cm。若狭窄段存在夹层或动脉瘤样扩张，使用微导管技术，超选择造影证实微导管穿过狭窄段，进入血管真腔后，用 0.36mm（0.014 英寸）交换导丝（300cm），然后再置入支架。可以选择球囊扩张式支架，也可选择自膨式支架。选择自膨式支架一定要进行预扩张，术后残留狭窄 ≤30%。术后停止使用肝素，当 ACT 小于 180 秒或应用封口设备时，可撤出导鞘。

【并发症】

血管破裂、血栓形成、穿支动脉闭塞、再狭窄、脑出血或蛛网膜下腔出血。

【注意事项】

（1）对 45 岁以下的有症状的颅内动脉狭变患者，若动脉粥样硬化证据不足，应严格掌握适应证。

（2）球囊扩张式支架，逐步缓慢加压。若释放支架后，在血管内仍有残余狭窄，可以选择扩张球囊行支架内的后扩张。

（3）如出现穿支动脉闭塞时可以用扩容、升高血压等方法治疗，慎用动脉内溶栓。

八、颅内静脉窦支架成形术

【适应证】

对于各种病因所致，局限性静脉窦狭窄和对尿激酶不敏感的局限性陈旧性血栓形成患者。

【禁忌证】

（1）全身情况不能耐受介入手术。

（2）对比剂过敏。

（3）患者及家属拒绝介入手术。

【操作方法】

经股静脉或颈静脉置管，对于局部静脉窦血栓，先送入微导管到血栓以远，给予尿激酶溶解新鲜血栓，在确认狭窄段的静脉窦内属于非新鲜血栓所致狭窄，和两端压力的差值>150mmHg后，选择并释放相应合适的自膨式支架成形。

【术后抗凝】

（1）肝素　血管内治疗的前3天，静脉内输入肝素100mg/24h。同时监测出血/凝血时间，使ACT值维持130～180秒。

（2）华法林　从治疗后的第3天开始，监测凝血酶原活动度（AT）保持在25%～40%之间，PT控制在20～30秒范围内，华法林的服药周期维持2年以上。

【并发症】

支架内血栓形成，导致静脉窦再狭窄或闭塞。

【注意事项】

（1）静脉窦内支架置入术的关键，是术前必须证实颅内压升高是否由局限性静脉窦狭窄所致。

（2）术后必须严格长时间肝素抗凝，APTT维持在80～120秒，抗血小板（阿司匹林300mg/d）治疗，同时积极寻找和治疗原发病。

九、上腔静脉支架成形术

【适应证】

目前尚有不同意见，一般认为下列情况应考虑介入治疗。

（1）阻塞症状发展快，静脉回流障碍明显，特别是伴有呼吸困难及颅内压增高症状者，应及时解除梗阻。

（2）对放疗、化疗不敏感的恶性肿瘤及经正规抗肿瘤治疗后复发者。

【禁忌证】

（1）一般无绝对禁忌证，血栓性静脉炎急性期应先行抗感染和抗凝处理，病情稳定后再行介入治疗。

（2）对发展较慢、临床症状轻、造影显示侧支建立较好者可不行介入治疗。

（3）肿瘤侵入静脉腔内曾作为支架置入的绝对禁忌证，因为操作过程中可能使瘤栓脱落导致转移，而目前认为可置入化疗药物带膜支架或基因膜支架。

【并发症】

出血、溶血、血管壁损伤、残留血栓、血栓复发、肺栓塞、术后血管阻塞、再狭窄、支架移位。

【术前溶栓】

支架置入前造影，如发现管腔内血栓形成且阻塞静脉回流，应先行溶栓治疗。溶栓目的在于：①对急性血栓，可溶解新鲜栓子，恢复静脉血流；②对陈旧性血栓，溶栓治疗可软化或部分再通血栓，使导丝能顺利通过病变部位；③减少支架置入术中、术后血栓脱落及支架内血栓形成的发生率。

溶栓治疗的禁忌证有：①脑血管意外病史；②近期有创伤性检查、外科手术或心肺脑复苏病史；③高血压控制不理想；④活动性消化性溃疡。

【术后抗凝】

目前对支架放置后有无必要抗凝、抗凝形式和抗凝持续时间均无统一意见。

一般认为支架术中、术后第一个 24 小时，患者必须完全肝素化，推荐血管内治疗后的前 3 天，静脉内输入肝素 100mg/24h；同时监测出凝血时间，使 ACT 值维持 130～180 秒。最佳抗凝持续时间没有定论，一般为 3～6 个月，如伴有高凝状态，则抗凝时间需更长。

【注意事项】

（1）一般根据术后造影所示的梗阻段的开通、侧支循环减少，以及临床症状和体征的缓解，作为客观评判标准。

（2）介入治疗只是作为一种姑息性治疗手段，不能根治原发疾病，所以在上腔静脉梗阻得到缓解的同时，应重视原发疾病的治疗，以延长患者的生存期并减少复发。

十、髂股静脉成形术

【适应证】

（1）不伴有急性血栓的髂股静脉重度受压（Cockett 综合征或 May – Thurner 综合征）。

（2）经导管溶栓、血栓清除术后遗留的髂静脉重度狭窄和闭塞。

（3）股静脉形态、血流正常时的股总静脉重度狭窄。

（4）慢性期短段股静脉重度狭窄（推荐单纯性 PTA）。

【禁忌证】

（1）股静脉长段狭窄、闭塞。

（2）股静脉血栓机化再通不全。

（3）髂股静脉长段急性期血栓而又未置入下腔静脉滤器者。

（4）静脉解剖异常，妊娠患者。

（5）10 天内有过大型手术者。

（6）凝血功能异常。

【并发症】

出血、溶血、血管壁损伤、残留血栓、血栓复发、肺栓塞、术后血管阻塞、再狭窄。

【注意事项】

（1）支架植入通常位于髂静脉和股总静脉内，股浅静脉中下段瓣膜较多，不宜植入支架，以防止静脉瓣膜功能不全的发生。跨关节支架须谨慎选用。

（2）植入支架的直径应大于邻近正常静脉管径 1～2mm，长度应足以完全覆盖狭窄段。

（3）当病变累及髂总静脉汇合处时，支架近心端宜伸入下腔静脉内 3mm 左右；长段病变应尽可能使用长支架，减少重叠。

（4）支架置入术中应维持足量的肝素化。

（5）采用多种方法使支架入口（股静脉侧）和支架出口（下腔静脉侧）有足够的血流、造影时无对比剂滞留。

（6）若预测支架植入后血流量不充足，支架长度不足以覆盖整个狭窄或闭塞段，则不宜选择植入支架。

第十九章 非血管管腔扩张术

非血管管腔是指体内的消化道、气道、胆管、尿路以及输尿管等软组织的中空管腔，这些管腔发生狭窄、阻塞后，可以采用球囊扩张或支架置入的方法进行治疗。

第一节 总 论

【操作方法】

（1）术前影像学检查 明确病变的部位、程度和范围。

（2）建立进入管腔的途径 开放性管腔，如气道、消化道和输卵管，可经体外管口放入介入操作器械；对于胆管等封闭性管腔，需经肝穿刺胆管或经术后 T 管或经内镜进入。

（3）术前麻醉与用药 气道与消化道插管操作需进行咽喉部局部喷雾麻醉，对儿童及神经过敏者，可用全麻，其他部位操作，也需要采取必要的麻醉措施。为减少分泌物，术前可给予阿托品或山莨菪碱。

（4）操作步骤 透视下经通道插入导管、导丝，并注入对比剂，确认导管位于管腔内，明确狭窄段，进一步用导管导丝交换法将适当大小的球囊导管置于狭窄中心部位，对狭窄段进行扩张，可反复扩张 2～3 次，扩张结束后，换入造影导管复查造影。如效果不满意，可在此基础上置入支架。

（5）术后处理 术后全面监护患者情况，注意可能发生的并发症。消化道扩张后的前 2～3 日应进流食、半流食，后进软食和普通饮食。胆管、泌尿道扩张后需置管引流。

【注意事项】

（1）严格遵循无菌操作原则。

（2）介入操作前，必须进行造影证实器械在管腔内。

（3）非血管性管腔扩张术，必须注意治疗时机，如食道化学性灼伤或术后吻合口狭窄的介入治疗，必须待急性水肿期过后才可进行。

第二节 临床应用

一、食管狭窄

（一）食管狭窄球囊扩张术

【适应证】

（1）各种良性病变引起的食管狭窄，如化学灼伤后、反流性食管炎所致的瘢痕狭窄、放疗后、手术后、外伤或异物损伤后及先天性病变等。

（2）恶性肿瘤放支架前。

（3）功能性狭窄、贲门失弛缓症。

（4）食管外压性狭窄。

【禁忌证】

（1）食管灼伤后急性炎症期。

（2）术后瘢痕狭窄在术后 3 周内不宜扩张。

（3）食管癌伴食管气管瘘。

【注意事项】

（1）术中必须随时清除口咽部液体，防止误入气道。

（2）扩张球囊时，球囊可能滑至狭窄的近侧或远侧，术者必须控制。

（3）操作要轻巧，避免粗暴，在没有证实导管在消化道前不能换入球囊导管扩张。

（4）扩张的宽径一般以 20mm 为好，对于放射损伤后的瘢痕不宜直接一次扩至 20mm，可以分次扩张。

（5）首次扩张时用 5～8mm 直径的球囊，反复 2～3 次，如很顺利，可立即改用大球囊，成人为 20mm，儿童为 12mm 直径球囊，如扩张阻力很大或患者不能耐受则暂停。

（6）对于严重狭窄，不能一次完成扩张或扩张后再狭窄者，可在首次扩张后 2 周行再次扩张。

【并发症】

（1）疼痛。

（2）食管黏膜损伤出血。

（3）食管穿孔或破裂　当穿孔很小、没有胸腔感染、症状轻微及没有毒血症状时宜保守治疗，如有气胸、纵隔气肿、胸腔渗液、毒血症、呼吸功能不全和休克者必须立即手术。

（二）食管狭窄支架置入术

【适应证】

食管恶性肿瘤引起的食管狭窄或食管气管瘘，已不可能手术或拒绝手术者；纵隔肿瘤压迫食管引起吞咽困难者。

【禁忌证】

（1）颈部肿瘤所致吞咽障碍则不宜放支架。

（2）良性食管狭窄，首选球囊扩张治疗。如球囊扩张效果不好，可考虑放置可回收支架。

（3）严重出血倾向者。

（4）肿瘤位于食管入口 2cm 以内的患者。

（5）患者无法耐受经口的途径。

【注意事项】

（1）一般食管支架最高不能靠近环状软骨 3cm 处。

（2）输送器较粗硬，必须顺导丝小心插入。

（3）支架如通过贲门括约肌，宜放置防反流支架。

（4）食管癌放支架后作放化疗时，由于肿瘤缩小，支架可能移位。

【并发症】

支架移位、出血、支架再狭窄、疼痛、食管破裂、反流、肺部感染。

二、胃十二指肠支架治疗术

【适应证】

恶性肿瘤浸润压迫引起的胃、十二指肠管腔狭窄或闭塞和胃肠吻合口肿瘤浸润复发的患者。

【禁忌证】

（1）门脉高压所致的食管、胃底重度静脉曲张出血期。

（2）严重出血倾向。

（3）严重心、肺功能衰竭。

（4）广泛的肠粘连并发多处小肠梗阻。

【并发症】

（1）食管、胃损伤出血。

（2）胃肠破裂穿孔。

（3）胰腺炎及阻塞性黄疸。

（4）支架移位脱落。

（5）再狭窄。

三、结肠、直肠支架治疗术

【适应证】

（1）恶性肿瘤浸润压迫引起结肠、直肠腔狭窄或阻塞。

（2）结肠、直肠瘘。

（3）外科术后结、直肠吻合口狭窄等。

【禁忌证】

无绝对禁忌证，以下为相对禁忌证。

（1）重度内痔或肛周静脉曲张出血期。

（2）急性炎症、溃疡性结肠炎出血期。

（3）严重的出血倾向或凝血功能障碍。

（4）严重的心、肺功能衰竭。

（5）疑有小肠广泛粘连梗阻。

【并发症】

（1）结肠损伤出血。

（2）结肠破裂穿孔。

（3）腹腔或盆腔内出血。

（4）疼痛及刺激症状。

（5）支架移位脱落。

（6）发生再狭窄或机械性肠梗阻。

四、胆管狭窄扩张术

【适应证】

（1）胆管良性狭窄　如术后、放疗后或结石所致狭窄，胆管炎、胰腺炎引起的胆管狭窄，先天性胆管狭窄。

（2）胆管恶性狭窄　胆管癌；肝脏、胆囊、肝门部或胰十二指肠区恶性肿瘤侵犯、压迫胆管造成狭窄阻塞。

【禁忌证】

（1）多发性肝内胆管梗阻。

（2）弥漫性胆管内肿瘤。

（3）凝血机制差、全身衰竭、大量腹水、脓毒血症等，为相对禁忌。

【并发症】

主要有出血、胆管穿孔、胆管十二指肠瘘、支架阻塞、支架断裂或移位等。

【注意事项】

胆道狭窄扩张术除经皮肝穿胆道引流术的注意事项外，还应注意以下几点。

（1）球囊扩张和导管通过狭窄段时，不能用力过猛。

（2）支撑导管的侧孔或扩张导管的侧孔均应放置于胆道内，以避免出血或胆汁外溢至腹膜腔。

（3）扩张过程中应注意胆汁引流通畅。

（4）扩张时如患者疼痛剧烈，应及时给予止痛药。

（5）黄疸严重者，最好行 PTCD 内 – 外引流，有效减黄 1 周后，再行球囊扩张或支架置入术，术后应继续留置引流管 3～7 天，以观察有无出血、是否发生急性闭塞、支架展开程度和胆管通畅情况。

（6）总胆管下段病变涉及壶腹时，放置支架应防止支架滑入十二指肠内。

五、气管支气管狭窄支架置入术

【适应证】

（1）恶性肿瘤侵袭造成的气管狭窄。

（2）外伤或医源性气管狭窄，狭窄长度超过 2 个气管环以上。

（3）结核或炎症侵袭造成气管狭窄，非手术适应证者。

（4）淋巴结肿大压迫造成的气管狭窄。

（5）各种原因的气管软化。

【禁忌证】

（1）狭窄距声门 5cm 以内。

（2）手术适应证的良性狭窄。

（3）对于一些气道狭窄的儿童，应首选其他治疗方法，在迫不得已时再考虑支架治疗。这是因为随着儿童生长，气道直径会逐渐变大，一旦成年后，可造成人为气道狭窄。

【并发症】

操作粗暴造成气管黏膜损伤出血、支架移位、再狭窄等。

【注意事项】

（1）主气管狭窄尽量行全身麻醉，无全身麻醉条件时，应尽量缩短手术时间，尤其是支架推送器在狭窄段内的时间。

（2）狭窄段距声门较近时，置入支架后易造成局部水肿，带来进食或发音的障碍。

（3）气管食管瘘的患者应置入带膜支架。

六、输卵管阻塞再通术

【适应证】

主要适用于输卵管间质、峡部和壶腹部的阻塞。

【禁忌证】

（1）壶腹远端、伞段阻塞。

（2）间质部严重闭塞。

（3）结核性输卵管阻塞及盆腔炎症。

（4）月经期。

【并发症】

主要有输卵管穿孔、静脉逆流和感染。

七、输尿管内涵管置入术

【适应证】

（1）预防性应用 大结石碎石术前、放射治疗前及球囊成形术后预防输尿管再狭窄。预防性地插入输尿管还有利于外科医师在手术中触摸到输尿管，减少手术损伤。

（2）治疗性应用 恶性梗阻、良性梗阻及创伤引起的输尿管梗阻或瘘。

【禁忌证】

有急性泌尿系感染伴梗阻病变时，内涵管置术应予推迟。

【并发症】

除经皮肾穿刺并发症外，内涵管术本身的并发症很少。主要有：①导管梗阻；②尿路感染；③导管长期放置于尿道内会变脆，易折断；④内涵管压迫附近髂动脉造成严重出血为罕见并发症。

第二十章　其他介入诊疗技术

一、经皮腔内异物取出术

经皮腔内异物取出术是指在影像设备监视下，利用经皮穿刺，引入导管、导丝及特殊取异物装置，以取出腔内异物的技术，主要用于心血管腔内异物的取出。

【适应证】

经证实的心血管腔内各种异物并可能引起相应并发症者。主要包括断裂或移位到心血管腔内的导管、导丝、支架、滤器或起搏器导线、弹片、栓塞用弹簧圈等。

【禁忌证】

（1）难以纠正的凝血功能障碍。

（2）异物上附着大的游离血栓。

（3）与心血管壁牢固粘连的异物或已发生心血管穿孔的异物。

（4）心内异物并发心包填塞或心脏穿孔。

（5）透视下看不见的异物。

【并发症】

（1）心血管损伤，包括心脏瓣膜损伤或乳头肌损伤、心脏或血管穿孔、心包出血和心包填塞等。

（2）血栓或异物脱落引起进一步栓塞。

（3）心腔内取异物可诱发心律失常。

【操作方法】

（1）开通血管入路，静脉去除异物通常经右股总静脉。

（2）放置鞘管。

（3）放置导丝和抓捕器导引导管达异物附近。

（4）经导引导管放置抓捕器。

（5）推送抓捕器向前直到抓捕器的环形袢在导管外打开。

（6）环形袢通过异物的游离端。

（7）导丝圈套住异物后，导管向前推送使得抓捕牢固。

（8）固定拉紧抓捕器、导管和异物通过鞘管拉出体外。

【注意事项】

（1）操作时持续心电监控和电除颤器的准备。

（2）异物太大不能从鞘管内拉出，拉动异物靠近鞘管，然后与鞘管一起拉出体外，必要时切开血管壁取出异物。

二、下腔静脉滤器置入术

【适应证】

（1）绝对适应证

①已经发生肺动脉栓塞或下腔、髂股腘静脉血栓形成的患者有下述情况之一者：存在抗凝治疗禁忌证者；抗凝治疗过程中发生出血等并发症；充分的抗凝治疗后仍复发肺动脉

栓塞和各种原因不能达到充分抗凝者。

②肺动脉栓塞，同时存在下肢深静脉血栓形成者。

③髂、股静脉或下腔静脉内有游离血栓或大量血栓。

④诊断为易栓症且反复发生肺动脉栓塞者。

⑤急性下肢深静脉血栓形成，欲行经导管溶栓和血栓清除者。

（2）相对适应证

①主要为预防性滤器置入，选择需谨慎。

②严重创伤，伴有或可能发生下肢深静脉血栓形成，包括闭合性颅脑损伤、②脊髓损伤、③下肢多发性长骨骨折或骨盆骨折等。

③临界性心肺功能储备伴有下肢深静脉血栓形成。

④慢性肺动脉高压伴高凝血状态。

⑤高危险因素患者，如肢体长期制动、重症监护患者。

⑥高龄、长期卧床伴高凝血状态。

【禁忌证】

（1）绝对禁忌证　慢性下腔静脉血栓，下腔静脉重度狭窄者。

（2）相对禁忌证　①严重的大面积肺动脉栓塞，病情凶险，已生命垂危者；②伴有菌血症或毒血症；③未成年人；④下腔静脉直径超过或等于所备用滤器的最大直径。

【操作方法】

（1）选择通路，通常采用经右股静脉或右颈静脉。有时也选用从左股静脉、左颈静脉或某些侧支静脉。如果选用颈静脉需配合超声检查穿刺静脉。

（2）经过股静脉时，穿刺后插入 5F 扩张器，注射对比剂观察髂股静脉系统有无血栓形成。

（3）插入猪尾导管，导管头放在下腔静脉下端髂静脉汇合处。

（4）下腔静脉造影　①确认下腔静脉开通，显示血栓；②估计下腔静脉直径；③肾静脉位置和数量；④肾静脉和下腔静脉畸形 – 双下腔静脉，肾静脉环绕主动脉。

（5）评估畸形，可能需要选择性插管。

（6）测量腔静脉直径，确认使用的滤器的规格是否合适。

（7）插入导丝，可能是滤器配用的专门导丝。

（8）如果需要可扩张静脉。

（9）选择正确位置释放滤器。

（10）肾静脉下方的下腔静脉内是最理想的位置滤器的顶部正好位于肾静脉开口下方。

（11）释放滤器后，造影显示滤器是否完全展开。

（12）拔除输送器，静脉穿刺点压迫止血。

【并发症】

（1）严重并发症

①滤器移位 – 相对滤器来讲腔静脉太宽大，滤器移位到右心房或肺动脉内。

②错放到不合适的血管。

③下腔静脉内血栓形成，有潜在的生命危险，血栓位于滤器上方可造成肺栓塞。

④下腔静脉穿孔可能患者可以耐受，肠道穿孔可能引起严重症状。

⑤滤器倾斜或未正确展开，可能需要放置第二个滤器。

（2）其他并发症

①穿刺部位出血、静脉内血栓形成；②由于导管或导丝造成滤器移位或缠绕；③滤器断裂。

【注意事项】

（1）仔细阅读说明书，熟知滤器装置的使用过程。

（2）正确使用比选择滤器的类型更重要。

（3）确认滤器适合选择的路径。

（4）一旦确定放置途径，需要预备合适滤器。

（5）如果允许，给予抗凝治疗以防滤器内血栓形成。

三、结石的介入治疗

（一）经皮胆道取石术

【适应证】

（1）经皮经肝取石适合于解剖困难、胆管狭窄和肝内结石及不能适应逆行操作的患者。

（2）术后胆管内残存结石，留有 T 形管者；残存结石直径小于 T 管内径，或较大结石可经取石篮或碎石钳等粉碎后取出者。

【禁忌证】

（1）凝血机制障碍和急性感染者。

（2）心、肝、肾功能严重障碍者。

（3）T 管窦道迂曲、结石过大而粉碎困难、胆管内嵌顿性结石、总胆管成角、总胆管狭窄等。

（4）周围型（位于三级肝管及其以上分支内结石）和全程型（指位于一至二级肝管内结石的中央型和周围型）的肝胆管结石患者。

（5）严重的肝内胆管狭窄、严重的胆管硬化及属于 Tsunoda Ⅲ 型及 Ⅳ 型肝内胆管结石时应慎重。

【并发症】

出血、感染（肝脓肿、感染性休克、胆管炎）、胆瘘、瘘道损伤、局部疼痛、迷走神经反射、胰腺炎。

【注意事项】

（1）取石时用力不宜过大，以免将结石夹碎增加取出次数。

（2）造影时防止气泡进入胆管，以免与结石混淆。

（3）如果结石粉碎，可在总胆管近端，注入等渗盐水，轻轻冲洗，使结石流入十二指肠。不可逆向冲洗，以免碎石流向肝内。

（二）经皮穿刺尿路结石取出术

【适应证】

复杂性肾结石和输尿管上段结石；取出体外震波碎石或手术取石后的残留结石。

【禁忌证】

（1）多发性肾盂、肾盏结石伴肾盏颈部狭窄。

（2）泌尿系感染未得到控制者。

（3）脊柱畸形，肾脏位置异常或其他疾病，妨碍经皮穿刺者。

（4）出血性疾病或其他全身性严重疾病。

【并发症】

出血；肾周脓肿形成；尿路感染引起的败血症；疼痛；肾盂黏膜撕脱及肾盂穿孔等。

四、经颈静脉肝内门－体静脉分流术（TIPS）

【适应证】

（1）诊断明确的门脉高压引起的反复食管、胃底静脉曲张破裂出血。

（2）临床上难治性腹水。

（3）肝静脉型布加综合征。

（4）外科分流或断流手术后再出血者。

（5）门静脉内大量血栓形成者。

（6）肝肾综合征。

【禁忌证】

（1）严重的或快速进展的肝功能衰竭。

（2）处于昏迷状态且生命体征不稳的患者。

（3）充血性心力衰竭。

（4）胆道梗阻。

（5）位于分流道或肝门区的原发性肝癌；门静脉系统广泛血栓或瘤栓。

（6）门静脉海绵状血管变性。

（7）存在严重全身感染。

（8）多囊肝。

【操作方法】

（1）穿刺入路　最常用右颈内静脉，也可通过左颈内静脉或颈外静脉。

（2）穿刺成功后，置入9F或10F的TIPS血管鞘进入右心房并测量压力。

（3）导丝配合下，插入多用途导管选择进入肝右静脉或肝中静脉，行肝静脉造影并测压。

（4）超硬导丝交换，引入TIPS血管鞘和穿刺套装，自选择的肝静脉穿刺门静脉右支或左支。

（5）穿刺成功后，退出穿刺套装，引入猪尾导管行直接门静脉造影和测压。

（6）球囊扩张肝内分流道。

（7）置入合适直径和长度的金属支架，具备条件者最好使用覆膜支架，以降低再狭窄发生率。

（8）重复门静脉造影和测压，必要时使用球囊进行后扩张。

（9）如胃冠状静脉曲张仍然显示，可对其进行栓塞术。

【并发症】

（1）肝功能衰竭、肝性脑病。

（2）支架内血栓形成、移位、狭窄。

（3）肝脏或腹腔内出血。

（4）穿刺点血肿、术中疼痛。

五、经鼻胃肠营养管置入术

经鼻胃肠营养管置入术主要用于建立短期无法经口进食患者的肠内营养路径。

【适应证】

（1）因脑血管病、痴呆等原因引起的神经性吞咽功能障碍或头颈部病变，食管良、恶性狭窄，贲门口梗阻（如贲门癌、贲门失弛缓症）等原因引起的进食障碍可经鼻放置胃管。

（2）对下列情况需要将营养管头端通过幽门甚至 Treitz 韧带到达空肠上段，即经鼻空肠营养管置入术。主要包括：①幽门梗阻；②严重的胃动力不良，如术后胃瘫；③急性胰腺炎；④胰头癌、壶腹周围癌等导致十二指肠降段狭窄；⑤近期进行过胃或食管手术；⑥胃食管反流并有吸入反流物病史者；⑦食管破裂或食管-胃吻合口漏；⑧肠系膜上动脉压迫综合征。

【禁忌证】

无绝对禁忌证。

【并发症】

（1）导丝导管误入气道，引起患者呛咳、肺炎等。

（2）鼻咽、口腔出血。

（3）胃肠道穿孔。

（4）导管长期留置可引起鼻咽部溃疡或继发感染。

六、经皮胃/空肠造瘘术

经前腹壁胃、空肠置管术。

【适应证】

（1）需长期营养支持（如外伤性下咽——食管梗阻；中枢神经病变）。

（2）胃肠减压治疗。

【禁忌证】

（1）绝对禁忌证　缺少穿刺胃腔的安全入路、无法纠正的凝血功能障碍和脑室腹腔引流的患者。

（2）相对禁忌证　巨大肝脏或间位结肠导致穿刺入路困难、大量腹水、既往胃大部切除和门静脉高压导致的腹壁静脉曲张。对于严重胃食管反流患者，不应行单纯的经皮胃造瘘，应行经皮胃空肠造瘘。

【术前准备】

进行血常规和凝血功能检查，纠正异常凝血状态；腹部 CT 或超声检查以排除巨大左肝和间位结肠，体表标记出左肝下界；术前禁食水，最好术前一晚放置胃管以充分减压并清洁胃腔。将鼻胃管置于合适位置，适度充气使胃膨胀。

【操作方法】

（1）前腹壁胃区备皮。

（2）静脉注射胰高血糖素以减少胃蠕动。

（3）透视监控下经鼻胃管向胃中注气，注意不要使胃过度膨胀。

（4）透视下选择穿刺点于肋下腹中线左侧、横结肠以上、胃体中部，局部麻醉；如拟置入胃空肠造瘘管，穿刺方向应斜行指向胃窦，否则可垂直穿刺或轻微指向胃底贲门侧。

（5）透视下将装有 T 型固定袢的穿刺针刺入胃腔，胃壁出现局限性凹陷，进入胃腔后可回吸到空气，注入对比剂确认穿刺位置是否合适。

（6）用导丝将穿刺针中的 T 型固定袢推出，退出穿刺针和导丝，在体外拉紧 T 型固定袢的尾丝将胃前壁钉到腹壁上，避免胃液渗漏进入腹腔；沿 0.035in 导丝由细到粗依次引入通道扩张器，然后或置入 12F～14F 剥除式鞘组通过鞘组置入胃造瘘管，或直接置入带金属内芯的胃造瘘管，造瘘管到位后即可剥除鞘组或拔除金属内芯；注入对比剂确认导管位置是否合适。

（7）胃空肠造瘘管置入术　在建立经皮穿刺通道后，经导丝引入 5F 眼镜蛇或单弯造影导管，依次选择通过幽门、十二指肠和 Treitz 韧带到达空肠，然后退出造影导管，扩张通道后送入胃－空肠造瘘管。

【并发症】

（1）出血、胃肠道穿孔。

（2）造瘘导管扭折、脱出，脱入腹膜腔致腹膜炎、伤口渗漏、感染。

（3）反流误吸、吸入性肺炎。

（4）刺伤邻近结构（如肝、脾、胰腺、肠管等）造成邻近脏器损伤。

【注意事项】

（1）没有腹膜炎症状的，术后第二天起可经造瘘管给营养；胃空肠造瘘管每次用后要充分冲洗。

（2）逐渐增加给食量，避免胃过度膨胀。

（3）术后 10～14 天拆除 T 型固定袢。

（4）每 6 个月常规更换造瘘管一次。

七、中心静脉置管（透析管、输液港等）

【适应证】

用于长期（大于 3 周）的药物输注（如肿瘤化疗、抗生素、完全肠外营养）或高流量的血液置换（如血液透析）。主要分为隧道导管和埋置药盒（输液港）两种，前者主要用于频繁或连续的输液或血液置换，后者用于间断输液和取血。

【禁忌证】

菌血症或败血症；拟行插管部位的皮肤软组织感染。

【操作方法】

（1）中心静脉置管穿刺点　常用颈内静脉、颈外静脉和锁骨下静脉，当这些部位不行时，可选择大隐静脉、股静脉甚至经腰或经肝穿刺进入下腔静脉。

（2）穿刺点消毒铺巾、局部麻醉。

（3）静脉穿刺　穿刺可依据解剖标志、静脉造影、X 线透视或超声引导下进行，静脉穿刺线路的长轴位与静脉的长轴位一致，推荐使用微穿刺套装，以减少对邻近组织的损伤和并发症的发生率。

（4）根据不同隧道导管和埋置药盒的具体说明，打皮下隧道或囊袋，留置导管或药盒，缝合固定，肝素盐水封管。

（5）X 线确认导管头端位置。

【并发症】

（1）操作相关并发症 气胸、血肿、血胸、动脉损伤、空气栓塞、臂丛神经损伤、导管打折或鞘管打折、位置不良等。

（2）导管移位、断裂、血栓形成等。

（3）导管相关感染、伤口感染、不愈合等；鞘管纤维蛋白沉积或头端位置异常。

（4）上腔静脉破裂，穿刺静脉炎、狭窄、血栓闭塞。

八、经皮椎体成形术

通过经皮向病变椎体内注入骨水泥而起到加固和止痛作用，对肿瘤组织有轻微的杀灭作用。

【适应证】

（1）疼痛性椎体压缩骨折。

（2）溶骨性转移瘤引起的疼痛。

（3）血管瘤性疼痛。

（4）坎梅尔（Kummel）病。

【禁忌证】

（1）绝对禁忌证 局部感染、难以纠正的凝血功能障碍、没有疼痛的压缩性骨折。

（2）相对禁忌证 反步症（神经系统损害）、过敏反应、严重的平面椎、椎体后缘骨折、急性创伤（尤其是脊柱后组骨折）。

【操作方法】

（1）透视下定位椎弓根。

（2）消毒、铺巾，局部麻醉。

（3）穿刺针位于椎弓根的上方，斜位透视；侧位透视观察穿刺针位于椎体的前1/4。

（4）混合骨水泥和显影剂。

（5）在透视下缓慢注入对比剂从前向后充填。

（6）拔出穿刺针，压迫止血，消毒包扎。

（7）当体外的骨水泥标本硬化后，把患者从检查床上抬下。

【并发症】

（1）严重并发症 瘫痪、神经损伤、肺动脉栓塞、感染、死亡。

（2）其他并发症 过敏反应、肋骨骨折。

【注意事项】

6周内避免负重活动；持续骨质疏松的治疗和护理。

九、岩下静脉取血

岩下静脉取血是分别在静脉注射促肾上腺皮质激素释放激素（CRH）（国内往往使用去氨加压素）前后，选择性插管入岩下静脉采集静脉血样，从而进行相应实验室检查，多用于库欣综合征的定位鉴别诊断，是目前国际上公认的术前鉴别这两种疾病的金标准。

【适应证】

判断垂体病变（库欣综合征）或促肾上腺皮质激素（ACTH）依赖性库欣综合征的异位分泌源。

（1）MRI 提示垂体可疑或正常。

（2）在 CRH 刺激后和地塞米松抑制试验，周围血 ACTH 可疑或正常。

（3）经手术后，顽固性库欣综合征。

【禁忌证】

（1）无法纠正的凝血障碍。

（2）全身或局部（腹股沟）感染。

（3）造影剂过敏（相对禁忌：预防性抗过敏药、改用磁显葡胺）。

【操作方法】

（1）穿刺双侧股静脉，放置 5F 导鞘（使用微穿刺系统）。

（2）通过超滑导丝分别选择进入双侧颈内静脉。

（3）将 4F 导管放置在颈静脉球，在颈静脉转向后行之前的前中部寻找岩下窦（IPS），可通过用力推注对比剂使其反流让 IPS 显影，作路径图，必要时使用微导管。

（4）造影证实导管放置位置合适。

（5）同时从双侧 IPS 取 2ml 血样本，分别在注射去氨加压素前及注射后 2 分钟、5 分钟、10 分钟取双侧 IPS 血样本。

（6）每次抽血时先将导管内鞘内的存血放掉。

（7）血样放在管子里，放在冰上送至试验室。

（8）证实导管仍在两侧 IPS 内。

（9）撤出导管、导鞘，局部压迫止血 10～15 分钟。

【结果释义】

（1）库欣综合征：IPS 与外周血中 ACTH 比值为 2∶1，与注射后 CRH 比值为 3∶1。

（2）静脉窦间比值≥1.4。

【并发症】

（1）严重并发症

①IPS 血栓形成（预防性肝素化）。

②导丝、导管操作及用力注射对比剂等操作造成脑干静脉损伤。

③导丝、导管等造成穿孔及蛛网膜下腔出血（微导管损伤性小，并保持导管、导丝放置在 IPS 或海绵窦连接部下方）

（2）其他　穿刺点出血（如果采用微穿刺系统，十分少见）。

第 四 篇
放射防护与安全

第二十一章　放射防护与安全总论

辐射包括电离辐射和非电离辐射两大类。X 射线属于电离辐射，依据我国放射防护基本标准 GB18871－2002《电离辐射防护与辐射源安全基本标准》的界定，本篇"放射防护与安全"针对 X 射线诊断学和介入放射学两学科，因该两学科在放射防护与安全方面均有共同之处。不包括激光、超声、核磁共振等非电离辐射医学应用的防护问题。

欲掌握放射防护与安全，除了必须熟悉它们在临床医学实践的应用情况外，还必须了解分析它们在临床应用中可能产生的放射危险来源，从而有的放矢采用相应的放射防护措施。当然，具备放射生物效应的基本知识，又是放射防护与安全的基础。

一、放射学中的放射危险来源

放射学中的放射危险来源于产生 X 射线源的发射装置。设备产生的 X 射线主要用来形成可供诊断的影像，同时又成为可能导致放射危险的来源。

在各种 X 射线诊断、检查、治疗过程中，X 射线机房工作场所存在的 X 射线辐射场，一般是由有用射线、泄漏射线和杂散射线等三种构成。放射防护是针对这三种射线而采取的相应措施。

二、电离辐射生物效应

电离辐射作用于人体可能造成器官或组织损伤，表现出对人体健康有害的各种生物效应。国际放射防护委员会（ICRP）提出按生物效应作用机制化分为两类效应，即随机性效应和确定性效应。

（1）随机性效应　是指其发生概率（而非严重程度）与照射剂量的大小有关的一类效应。该效应不存在剂量阈值，一般这种效应在受照射后一段时间（2～20 年不等）才会显现出来。电离辐射诱发癌症以及遗传疾患都属于随机性效应。对随机性效应而言，即使在剂量很小的情况下也存在一定的效应发生概率，这就是放射防护强调必须尽可能避免一切不必要照射和尽量合理降低群体剂量的道理。

（2）确定性效应　是指其严重程度取决于受照射剂量大小，并且存在有剂量阈值的一类效应。各种确定性效应只发生在相应的大于阈值剂量的照射后，显然放射防护的对策就是把照射设法控制在确定性效应相应的剂量阈值以下（表 21－1）。

表 21－1　成人确定性效应的阈剂量估算值

组织和效应	阈　　值		
	在单次短时照射中受到的总剂量当量（Sv）	在分次多照射或迁延照射中受到的总剂量（Sv）	多年中每年在分次受照射或迁延照射的剂量率（Sv）
睾丸：暂时不育	0.15	不适用	0.4
永久不育	3.5～6.0	不适用	2.0
卵巢：永久不育	2.5～6.0	6.0	＞0.2
晶状体：可查出浑浊	0.5～2.0	5.0	＞0.1
视力障碍	5.0	＞8.0	＞0.15
骨髓：造血功能低下	0.5	不适用	＞0.4
致命性再障	1.5	不适用	＞0.1
皮肤损伤	6.0～8.0	30.0	＞0.1

第二十二章　放射防护原则

一、放射防护基本原则

放射防护包括放射医学诊断从业人员的职业照射防护、受检者医疗照射的防护和对公众的放射防护。

放射防护必须全面贯彻三项基本原则，即放射实践的正当性、放射防护与安全的最优化和个人剂量限值与约束。其中，正当化是前提，剂量限值与约束是上限，最优化则是辐射防护目标。

（1）实践正当性指放射检查必须确实具有适应证，避免不必要照射。对医疗照射正当性的判断分为两个层次：第一层指对某一诊断或治疗方法，患者所受照射量大小的正当性的判断，通常称为确定放射方法总的正当性，其目的在于判断放射方法是否合理；第二层指对某个患者实施放射方法时的正当性的判断，即对具体的患者判断是否好处多于危害，意味着在诊断或治疗的情况下，尽量减小不必要的照射。

（2）放射防护最优化是指在保证患者诊断和治疗效益的前提下，所实施的辐射照射应保持在合理、尽可能低的水平。

（3）个人剂量限制是指，即使放射实践满足了正当性要求和防护安全达到了最优化，但仍然不能保证对每一个人提供足够的防护，因此有必要对不同类型的个人受到的正常照射加以限制，使得个人总有效剂量不得超过国家标准中规定的剂量限值。

二、采取外照射防护的三种基本措施

（1）时间防护　受照剂量与受照时间成正比，因此，尽可能缩短受照时间。

（2）距离防护　剂量率与离开源的距离的平方成反比，随着与射线源的距离增大，剂量率呈几何级数降低。因此，尽可能远离辐射源。

（3）屏蔽防护　最好的防护方法是屏蔽，因为高原子序数材料如铅能有效的吸收 X 射线，达到衰减消除 X 线对人体的危害。屏蔽防护分主防护与副防护两种：主防护指对原发射线照射的屏蔽防护；副防护指对散射线或漏射线照射的屏蔽防护。X 线诊断机房的主防护应有 2mm 铅当量的厚度，副防护应有 1mm 铅当量的厚度。

三、放射防护要坚持的三个准则

（1）固有防护为主与个人防护为辅的原则。

（2）X 线工作者与被检者防护兼顾。

（3）合理降低个人受照剂量与全民检查频率。

第二十三章　我国放射卫生防护标准

我国电离辐射防护与辐射源安全基本标准（GB18871－2002）的制定，是采用ICRP1996年115号出版物中综合防护原则及剂量限值。

一、放射工作人员的剂量当量限值

（1）防止确定性效应的限值　眼晶体150mSv/Y（15rem/Y），其他组织500mSv（50rem/Y）。

（2）防止随机性效应的限值　全身均匀照射时为50mSv/Y（5rem/Y）；在一般情况下，连续3个月内一次或多次接受的总当量剂量不得超过年当量剂量限值的一半（25mSv）。

二、职业照射剂量限值

（1）由审管部门决定的连续五年的年平均有效剂量（但不可做任何追述性平均）为20mSv。

（2）任何一年中的有效剂为50mSv。

（3）眼晶状体的年当量剂量为150mSv。

（4）四肢（手或足）或皮肤的年当量剂量为500mSv。

（5）对于年龄16～18岁接受涉及辐射照射培训的徒工和年龄为16～18岁在学习过程中需要使用放射源的学生应控制其职业照射使之不超过下述职业限值。

①年有效剂量为6mSv。

②眼晶体的年当量剂量为50mSv。

③四肢（手或足）或皮肤的年当量剂量为150mSv。

（6）在特殊情况下，可根据本标准所规定的要求对剂量限值进行如下变更。

①依照审管部门的规定，可将剂量平均期破例延长到10个连续年，并且在此期间内，任何工作人员所接受的年平均有效剂量不应超过20mSv，任何单一年不能超过50mSv。此外，当任何一个工作人员自此延长平均期开始以来所接受的剂量累积到100mSv时，应对这种情况进行审查。

②剂量限制的临时变更应遵循审管部门的规定，但任何一年内不能超过50mSv，临时变更的期限不能超过5年。

三、对公众的个人剂量当量限值

对于公众个人所受的辐射照射的年剂量当量不应超过下列限值。

（1）年有效剂量为1mSv。

（2）特殊情况下，如果连续5年的平均剂量不超过1mSv，则某一单一年份的有效剂量可提高到5mSv。

（3）眼晶状体的年当量计量为15mSv。

（4）皮肤的年当量计量为50mSv。

第二十四章　放射防护与安全管理

一、X 射线工作场所管理

（1）有保证放射工作人员和受检者的照射量不超过规定的最大容量的防护措施，并能保证广大公众的健康及安全。

（2）机房防护设施必须符合医用诊断 X 射线防护标准。

（3）机房门外应安装曝光指示灯，以提示和保证公众不受辐射危害。

（4）放射性工作场所要有明显的辐射危害标志及管理规定，非患者不得擅自进入机房。

（5）机器安装后，放射性工作场所需经放射卫生监督部门检测合格后方可投入临床使用。

（6）X 射线机应按规定定期进行年检，取得合格证后方可继续使用。

二、对被检者的防护与管理

按照我国卫生部颁布的"医用 X 射线诊断受检者放射卫生防护标准（GB16348 – 2010）"有关规定执行，认真做好对被检者的防护。

（1）做好宣传，公示 X 线受检者需知，提高国民对放射防护的知识水平。

（2）正确选用 X 线检查的适应证。

（3）采用恰当的 X 线质与量，严格控制照射野。

（4）婴幼儿、孕妇（尤其怀孕初期 3 个月内）以及有生育能力者下腹部或性腺部位做 X 线检查，必须慎重，采取以"摄片为主"的原则，并且检查时尽量采用必要的防护。

（5）孕妇及育龄妇女能用其他检查手段者，避免 X 线检查。

（6）对受检者非检查部位，要配合医务人员穿带防护用品。检查时，无关人员勿停留在 X 线检查室内。需陪护人员扶持时，陪护人员应穿带防护用品，严禁孕妇及 18 岁以下青少年扶持受检者。

（7）加强对受检者身体敏感部位的重点防护，如甲状腺、性腺及眼部。

（8）加强工作责任心和提高业务素质，减少或杜绝重检率，严格执行防护安全操作规则。

第二十五章　医用 X 线检查的合理应用

一、胸部 X 线检查

胸部 X 线检查的应用频率较高，为减少群体和患者不必要的照射，应严格控制、合理选择适应证和检查方法。

（1）不应将年度胸部 X 线普查作为发现非选择人群肺癌、肺结核或其他心肺疾患的首选手段。

（2）如无与胸部有关的症状，不发热，则胸部 X 线检查不应作为住院常规检查。

（3）胸部 X 线摄影。

①应尽量以后前位 X 线摄影替代 X 线前后位摄影。

②仅在能够增加诊断信息，以及为了治疗处理时，才考虑投照侧位片。

③在分析后前位片时，若诊断和治疗处理需要获得更多信息者，可加照肺尖部的补充体位摄影。

④只有对不能运送到放射科的患者，而且 X 线检查对患者的诊断治疗处理又有重要价值时，才考虑应用床边 X 线检查。

二、腹部 X 线检查

严格控制、合理选择适应证和检查方法。

（1）对事故和急诊患者是否需摄取腹部平片，应考虑以下情况。

①呕血和便血不需照腹部平片。

②肾绞痛或腹部创伤不需摄立位片。

③临床可以确诊的急性阑尾炎患者不必再作平片。

④气腹或肠梗阻应同时照仰卧位和立位片（或侧卧水平位片）。

⑤检查脏器大小异常和可扪及的腹部肿块，应首选超声检查，不用或少用腹部平片。

（2）孕妇 X 线检查

①对育龄妇女腹部 X 线检查，应严格掌握适应证。

②对孕妇，特别是在受孕后 8～15 周内，非极为必要，不得申请下腹部及盆腔部位的 X 线检查。

③有超声检查条件者，不应做产科 X 线检查。

④应作产科 X 线检查时，应限制在妊娠后期。

三、骨骼 X 线检查

（1）颅骨 X 线摄影

①轻度头颅创伤，除婴幼儿或成人有神经症状者外，一般不作颅骨摄片。

②临床疑有凹陷骨折或颅底骨折，可作颅骨 X 线摄影。

③仅有头痛症状不应作此项检查。

④癫痫发作儿童，不必作此检查。

⑤有神经症状的局灶性癫痫，经治疗无效者，以及精神运动性癫痫，婴儿性痉挛，临床状况恶化和颅内压增高者可作此项检查。

（2）腰骶椎 X 线摄影　不宜常规应用腰骶椎的斜位投照。

（3）四肢 X 线摄影

①创伤后，有下列体征者，可作 X 线摄影：明显的骨折征象；挫伤或严重肿胀；触诊局部压痛；持重时有中度或重度疼痛；膝部任何阳性体征；肌腱、血管和神经损伤；肢体某部位感觉缺失或扪及肿块。

②禁止常规拍摄非损伤侧肢体作对照。

③术中骨骼 X 线检查，应尽量使用床边 X 线机摄影或骨科手术专用 C 型臂 X 线机的点片摄影功能进行术中 X 线检查。

④骨科手术专用 C 型臂 X 线机无摄影功能时应尽可能缩短术中 X 线透视检查时间。